Inhaltsübersicht

W0176728

Checklisten der aktuellen Medizin ▬▬▬▬

Der Grundgedanke: ───────────────

➤ Mediziner in Klinik und Praxis sowie Pflegekräfte benötigen – unabhängig von ihrem Ausbildungsstand – handlungsrelevante Informationen.
➤ Der Zugriff zu den Informationen soll einfach und schnell möglich sein.
➤ Die Fakten müssen dabei umfassend und konkret dargestellt werden.

Das Konzept: ───────────────

➤ Ein Stichwort wird *einmal ausführlich* behandelt.
➤ Die Checklisten sind trotz der Faktenfülle handlich, kompakt und übersichtlich.
➤ Das ausführliche Sachregister mit Erklärung der verwendeten Abkürzungen ermöglicht einen raschen Informationszugriff.
➤ Die Informationen lassen sich direkt in die Praxis umsetzen.
➤ Farbliche Untergliederung erleichtert die Orientierung.

In der Checkliste Phytotherapie finden Sie: ───────────────

im grauen Teil
Einführung und theoretische Grundlagen zum Thema Phytotehrapie
➤ Definitionen wichtiger Grundbegriffe
➤ Informationen zur Herstellung und Qualitätssicherung von Phytopharmaka
➤ Hinweise zur Rezeptierung und Erstattungsfähigkeit von Phytopharmaka
➤ Arbeitstechniken

im grünen Teil
Von der Pflanze zur Indikation:
➤ Heilpflanzen von A bis Z geordnet nach deutscher Bezeichnung
➤ Indikationen der einzelnen Heilpflanzen
➤ Information zur Droge, zu Wirkungen, Nebenwirkungen und Kontraindikationen
➤ Literaturhinweise zu jeder Pflanze

im blauen Teil
Vom Krankheitsbild zur Pflanze:
➤ Allgemeine Information zum jeweiligen Krankheitsbild
➤ Übersicht über die anwendbaren Phytopharmaka nach Wirkmechanismen geordnet
➤ Konkrete Anwendungsmöglichkeiten bei speziellen Krankheitsbildern mit Rezepten

im roten Teil
Spezielle Therapiemöglichkeiten:
➤ Phytobalneotherapie
➤ Pflegestandards zur phytotherapeutischen Behandlung verschiedener Krankheitsbilder

im Anhang
Umfangreicher Glossar- und Serviceteil:
➤ Heilpflanzenglossar lateinisch-deutsch
➤ Heilpflanzenglossar deutsch-englisch
➤ Literaturhinweise
➤ Adressen wichtiger Organisationen

Checkliste
Phytotherapie

Checklisten
der aktuellen Medizin

Begründet von F. Largiadèr, A. Sturm, O. Wicki

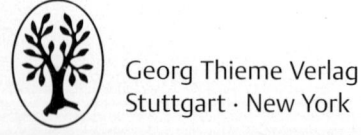

Georg Thieme Verlag
Stuttgart · New York

Checkliste
Phytotherapie

K. Kraft

unter Mitarbeit von Gisela Blaser

1. Auflage

30 Abbildungen
3 Tabellen

2000
Georg Thieme Verlag
Stuttgart · New York

Umschlaggrafik: Cyclus DTP Loenicker, Stuttgart

Die Deutsche Bibliothek – CIP-Einheitsaufnahme
Ein Titeldatensatz für diese Publikation
ist bei der Deutschen Bibliothek erhältlich.

Wichtiger Hinweis:

Wie jede Wissenschaft ist die Medizin ständigen Entwicklungen unterworfen. Forschung und klinische Erfahrung erweitern unsere Erkenntnisse, insbesondere was Behandlung und medikamentöse Therapie anbelangt. Soweit in diesem Werk eine Dosierung oder eine Applikation erwähnt wird, darf der Leser zwar darauf vertrauen, daß Autoren, Herausgeber und Verlag große Sorgfalt darauf verwandt haben, daß diese Angabe dem **Wissensstand bei Fertigstellung des Werkes** entspricht.

Für Angaben über Dosierungsanweisungen und Applikationsformen kann vom Verlag jedoch keine Gewähr übernommen werden. **Jeder Benutzer ist angehalten,** durch sorgfältige Prüfung der Beipackzettel der verwendeten Präparate und gegebenenfalls nach Konsultation eines Spezialisten festzustellen, ob die dort gegebene Empfehlung für Dosierungen oder die Beachtung von Kontraindikationen gegenüber der Angabe in diesem Buch abweicht. Eine solche Prüfung ist besonders wichtig bei selten verwendeten Präparaten oder solchen, die neu auf den Markt gebracht worden sind. **Jede Dosierung oder Applikation erfolgt auf eigene Gefahr des Benutzers.** Autoren und Verlag appellieren an jeden Benutzer, ihm etwa auffallende Ungenauigkeiten dem Verlag mitzuteilen.

© 2000 Georg Thieme Verlag, Rüdigerstraße 14, D-70469 Stuttgart
Printed in Germany

Unsere Homepage: http://www.thieme.de
Satz und Druck: Druckhaus Götz GmbH, Ludwigsburg
Gesetzt auf CCS Textline (Linotronic 630)

ISBN 3-13-124551-4   1 2 3 4 5 6

Phytopharmaka erfreuen sich in Deutschland großer Beliebtheit. In vielen Fällen sind sie nicht verschreibungspflichtig, oft auch nicht erstattungsfähig. Damit gewinnt die Selbstmedikation zunehmend an Bedeutung.

Die vorliegende Checkliste wendet sich daher nicht nur an den phytotherapeutisch interessierten Arzt, der wegen der zunehmenden Restriktionen im Gesundheitswesen oft nur noch beratend tätig sein kann im Sinne der arztgestützten Selbstmedikation. Es wendet sich ebenso an Angehörige der verschiedenen Heilberufe sowie an interessierte Laien, für die dieses Buch als eine Orientierungshilfe im oft verwirrenden Arzneimittelmarkt gedacht ist. Dabei mußte notwendigerweise eine Beschränkung auf die in Deutschland meistverwendeten Heilpflanzen vorgenommen werden. Nach einem allgemeinen Teil, in dem Herstellungsprozesse, Qualitätsmerkmale und gesetzliche Hintergründe erläutert werden, finden sich Porträts der wichtigsten Heilpflanzen mit Hinweisen auf die neuere wissenschaftliche Literatur. Krankheiten und die Möglichkeiten ihrer Therapie mit Heilpflanzenzubereitungen sowie eine kritische Wertung des Stellenwertes dieser Therapie folgen in einem weiteren Teil. Eine Spezialität dieser Checkliste ist der Teil „Pflegestandards mit Heilpflanzen". Hier wurde besonderer Wert auf die Praxisnähe gelegt, da nach den täglichen Erfahrungen der beiden Autorinnen gerade auch hier großes Interesse und Informationsbedarf sowohl bei Angehörigen der Pflegeberufe wie auch bei den Patienten besteht.

Bei der Bearbeitung der Manuskripte und bei der Redaktion haben Frau Dr. Horschel, Frau Dr. Hansen, Frau Schulz und Frau Elwing vom Georg Thieme Verlag eine ausgezeichnete Arbeit geleistet, Herrn Teubner möchten die Autorinnen für die Mithilfe bei der Erstellung der Heilpflanzenporträts danken. Wir wissen uns mit ihnen einig im Wunsch, daß diese Checkliste zu einer Versachlichung der gegenwärtigen Diskussion um die Phytopharmaka und zu einer adäquaten Berücksichtigung im Gesundheitswesen gemäß dem ihnen gebührenden Stellenwert beitragen möge.

Bonn, im Herbst 1999

Karin Kraft
Gisela Blaser

PD. Dr. med. Karin Kraft
Chefärztin der Abteilung für Naturheilverfahren
Rehabilitationsklinik Moorbad Bad Doberan
Schwaaner Chaussee 2
18209 Bad Doberan

Gisela Blaser
Medizinische Poliklinik
der Universität Bonn
Wilhelmstr. 35 – 37
53111 Bonn

Grauer Teil: Grundlagen und Arbeitstechniken

Grüner Teil: Heilpflanzenportraits

Blauer Teil: Phytotherapie spezieller Krankheitsbilder

Vorbemerkungen

➤ **Phytotherapie** ist ein wissenschaftlich anerkanntes und belegtes Naturheilverfahren.
➤ **Phytopharmaka** sind Arzneimittel im Sinne des Arzneimittelgesetzes.
➤ Sie werden vom Gesetzgeber der Bundesrepublik Deutschland als Arzneimittel mit spezifischen Eigenschaften angesehen und gemeinsam mit den Homöopathika und den Arzneimitteln der anthroposophischen Medizin als Arzneimittel der besonderen Therapierichtungen bezeichnet.
➤ **Jeder Arzt** muß nach seiner Berufsordnung Kenntnisse der Phytotherapie nachweisen.
➤ Das Interesse der Patienten an naturheilkundlichen Maßnahmen zur Erhaltung der Gesundheit und zur Unterstützung der Therapie bei chronischen Erkrankungen hat stark zugenommen.

Abgrenzung von anderen Arzneimitteln

➤ **Phytotherapeutika:** Die Besonderheit pflanzlicher Arzneimittel ist vor allem ihre komplexe Zusammensetzung.
➤ **Chemisch-synthetische Arzneimittel:** Chemisch-synthetische Arzneimittel enthalten in der Regel nur einen genau definierten Wirkstoff in exakt definierter Menge sowie Begleitstoffe.
➤ **Homöopathie:** Homöopathische Arzneimittel werden nach speziellen Vorschriften hergestellt. Ihr Einsatz erfolgt nach dem Prinzip von Hahnemann: Es soll ein Mittel verabreicht werden, das beim Gesunden ein der Krankheit möglichst entsprechendes Krankheitsbild hervorruft.
➤ **Anthroposophische Therapie:** Anthroposophische Arzneimittel werden entsprechend der Lehre von Rudolf Steiner hergestellt, die auf traditionellem Gedankengut beruht.

Definitionen

➤ **Phytotherapie:** Behandlung von Krankheiten und Befindlichkeitsstörungen mit pflanzlichen Arzneimitteln im Sinne einer **naturwissenschaftlich orientierten** Medizin.
➤ **Phytotherapeutika:** Arzneimittel, die als wirksame Bestandteile ausschließlich pflanzliche Drogen und/oder Zubereitungen aus pflanzlichen Drogen enthalten.
➤ **Phytochemie:** Umfaßt Identifikation, Isolation, Aufklärung und Charakterisierung der chemischen Strukturen der Pflanzeninhaltsstoffe.
➤ **Pharmazeutische Biologie:** Forschungsbereich zur Gewinnung und Entwicklung biogener Arzneistoffe aus Pflanzen und anderen lebenden Organismen sowie deren Verarbeitung und Anwendung.
➤ **Phytopharmakologie:** Forschungsbereich zu Wirkung, Aufnahme, Verteilung und Ausscheidung pflanzlicher Arzneistoffe im Organismus.
➤ **Wirksamkeitsbestimmende Inhaltsstoffe:** Chemisch definierte Stoffe oder Stoffgruppen, deren wesentlicher Beitrag zur therapeutischen Wirkung eines Phytopharmakons bekannt ist.
➤ **Wirksamer Bestandteil eines Phytopharmakons:** Pflanzen, Pflanzenteile oder pflanzliche Bestandteile in naturbelassenem Zustand oder nach Weiterverarbeitung in Form von Zubereitungen.
➤ **Begleitstoffe:** Substanzen, die nicht unmittelbar an der Wirkung beteiligt sind, diese aber beeinflussen können.

1.1 Kennzeichen und Stellung der Phytopharmaka ▰▰▰

> **Droge:** Derjenige Pflanzenteil einer Arzneipflanze, der in der Therapie verwendet wird.
> **Pflanzliches Monopräparat:** Pflanzliches Arzneimittel, das den Extrakt einer einzigen pflanzlichen Droge enthält.
> **Leitsubstanzen:** Chemisch definierte Inhaltsstoffe einer pflanzlichen Droge, zur Qualitätskontrolle im Herstellungsprozeß mit fakultativ wirksamkeitsbestimmenden Eigenschaften.
> **Spezies:** Fachausdruck für Pflanzenart.

Stand der wissenschaftlichen Forschung ───────────

> Bei der wissenschaftlichen Erforschung von pflanzlichen Drogen wurden in den letzten 15 Jahren erhebliche Fortschritte erzielt.
> International hat das Forschungsinteresse stark zugenommen, Trend weiter steigend.
>   – Die Universitäten sind in Zusammenarbeit mit der Pharmaindustrie maßgeblich an der Forschung beteiligt.
>   – Genau wie bei den chemisch definierten Arzneimitteln werden molekularbiologische Untersuchungen sowie pharmakologische und klinische Untersuchungen durchgeführt.
>   – Die Forschungsergebnisse werden in allgemein anerkannten Fachzeitschriften publiziert.
> Es werden qualitativ hochwertige, standardisierte Spezialextrakte mit nachgewiesener Wirksamkeit entwickelt.
> Sowohl in der Grundlagenforschung als auch bei klinischen Studien stellt sich immer wieder heraus, daß Stoffgemische hinsichtlich ihres Wirkungsspektrums und ihrer Verträglichkeit Monosubstanzen überlegen sind.

Arzneimittelrecht ─────────────────────────

> **Anforderungen für Phytopharmaka:** Nach dem deutschen Arzneimittelgesetz (AMG) gelten dieselben Anforderungen wie für chemisch definierte Arzneimittel im Hinblick auf pharmazeutische Qualität, Wirksamkeit und Unbedenklichkeit.
> **Zulassung eines Arzneimittels:** Folgende Unterlagen sind u. a. beim Bundesinstitut für Arzneimittel und Medizinprodukte vorzulegen:
>   1. Die Ergebnisse physikalischer, chemischer, biologischer bzw. mikrobiologischer Versuche sowie die angewandten Methoden (analytische Prüfung, Beurteilung der pharmazeutischen Qualität).
>   2. Die Ergebnisse der pharmakologischen und toxikologischen Versuche (pharmakologisch-toxikologische Prüfung: Wirksamkeit und Unbedenklichkeit).
>   3. Die Ergebnisse der klinischen Erprobung (Wirksamkeit, Unbedenklichkeit).
> Wenn Wirksamkeit und Nebenwirkungen eines Arzneimittels bereits bekannt sind, kann anstelle von 2. und 3. anderes wissenschaftliches Erkenntnismaterial vorgelegt werden.
> **Nachweis der erfüllten Anforderungen:**
>   – Durch Ergebnisse analytischer, pharmakologischer, toxikologischer und klinischer Prüfungen.
>   – Durch anderes wissenschaftliches Erkenntnismaterial, z.B. Anwendungsbeobachtungen, Erfahrungsberichte.

➤ **Pharmazeutische Qualität:**
- Bei Phytopharmaka ist der Zulassungsbehörde eine kurzgefaßte Erläuterung der Herstellungsmethode vorzulegen, unter Beifügung von Analyseberichten aus dem Herstellungsprozeß.
- Bei traditionell angewendeten Arzneimitteln müssen die pharmazeutischen Hersteller eine eidesstattliche Erklärung abgeben, daß die Qualität den Anforderungen der Arzneimittelprüfrichtlinien entspricht.

➤ **Zulassungsverfahren:**
- Wird durch das AMG der Bundesrepublik Deutschland von 1961 und seine Novellen geregelt. Gegenwärtig ist die 9. Novelle gültig.
- Damit hat sich das für Phytopharmaka gültige Nachzulassungsverfahren geändert (Nachzulassungsverfahren, weil die pflanzlichen Drogen und die daraus hergestellten Phytopharmaka sich bereits auf dem Markt befanden, als das Verfahren in Kraft trat).
- Auch für die Nachzulassung müssen jetzt für jedes Präparat Unterlagen und Sachverständigen-Gutachten zur Pharmakologie/Toxikologie und Klinik vorgelegt werden.
- Seit 1994 ist die Kommission E am Nachzulassungverfahren beteiligt.
- Bis 1994 bestand die Aufgabe der Kommission E in der Erarbeitung von Monographien zu den einzelnen Arzneipflanzen. Dabei wurde veröffentlichtes Material zur Pharmakologie/Toxikologie und zur klinischen Wirksamkeit der pflanzlichen Droge zusammengefaßt und bewertet.
- Die Überarbeitung bereits bestehender Monographien ist seit 1994 eine der Aufgaben der Kooperation Phytopharmaka.
- Die Kooperation Phytopharmaka wurde 1982 als Gesellschaft bürgerlichen Rechts mit wissenschaftlicher Aufgabenstellung von vier Verbänden gegründet. Sie erstellt u.a. wissenschaftliches Erkenntnismaterial hinsichtlich der Wirksamkeit, Unbedenklichkeit und Qualität von Phytopharmaka.
- Vereinfachte Nachzulassung für „traditionell angewandte Arzneimittel": Traditionell angewandte Arzneimittel müssen mit dem Hinweis „Traditionell angewendet: ...zur Stärkung oder Kräftigung ...; zur Besserung des Befindens ...; zur Unterstützung der Organfunktion ...; zur Vorbeugung gegen ... oder als mild wirkendes Arzneimittel bei ..." gekennzeichnet werden. Dabei dürfen als Indikationsgebiet keine definierten Erkrankungen angegeben werden.

1.2 Von der Pflanze zum Arzneimittel

Pflanzenherkunft

➤ **Wildvorkommen:**
 – Die Hälfte des gesamten Bedarfs an Arzneipflanzen und zwei Drittel der verwendeten Pflanzenarten stammen aus Wildvorkommen.
 – Wird bei langsamem Wachstum mancher Pflanzen oder reichlichem natürlichem Vorkommen aus ökonomischen Gründen genutzt.

➤ **Anbau in der Kultur:**
 – Wenn der Bedarf einer Arzneipflanze nicht aus dem natürlichen Bestand gedeckt werden kann oder die betreffende Pflanze unter Naturschutz steht.
 – Zunehmend *kontrollierter Anbau:*
   • Einheitliches Saatgut, optimale Anbaubedingungen und Erntezeiten.
   • Verringerung der Möglichkeit einer Verwechslung oder Verfälschung.
   • Minimierung von Verunreinigungen, mikrobieller Kontamination, unkontrollierten Rückständen von Pflanzenschutzmitteln und Schwermetallen (vor allem bei Importen aus Entwicklungsländern).
 – *Biologischer Anbau:* Einhaltung natürlicher Anbaubedingungen und ökologischer Gesichtspunkte.

➤ **Züchtung spezieller Pflanzen:**
 – Zur Anreicherung und Optimierung von wirksamkeitsbestimmenden Inhaltsstoffen.
 – Zur Verminderung unerwünschter Wirkstoffe.
 – Zur Erhöhung der Widerstandsfähigkeit gegenüber Witterungseinflüssen, Krankheiten und Schädlingen.

Qualitätssicherung

➤ **Homogenes Ausgangsmaterial:**
 – Durch Optimierung und weitgehende Normierung der Anbaubedingungen (z. B. in Kulturen).
 – ☑ *Beachte:* Unterschiedliche Zusammensetzungen der Inhaltsstoffe im Pflanzenmaterial je nach Standort, Jahreszeit und Alter der Pflanze (z. B. Ginseng, Arnika).

➤ **Standardisiertes Herstellungsverfahren:**
 – Analytische Spezifikation von Ausgangsstoff und Extrakt wird mit einbezogen, d. h. die Gehalte an Leitsubstanzen oder wirksamkeitsbestimmenden Inhaltsstoffen werden analysiert. Dadurch ist eine konstante Extraktzusammensetzung von Charge zu Charge gewährleistet.
 – Die Reproduzierbarkeit der Qualität einer Droge und ihrer Extrakte ist wichtig.
 – *Mindestgehalt an wirksamen Drogenbestandteilen* bei der nichtbearbeiteten Rohdroge ist durch Drogenmonographien der Arzneibücher (Deutsches Arzneibuch, Europäisches Arzneibuch) festgelegt.
 – ☑ *Beachte:* Da die Herstellungsverfahren von Phytopharmaka aus der gleichen pflanzlichen Droge voneinander abweichen, unterscheiden sich die Endprodukte hinsichtlich ihrer Inhaltsstoffe bzw. der Konzentration der Inhaltsstoffe oft beträchtlich.

➤ **Normierung:** Moderne Phytopharmaka sind auf einen konstanten Gehalt an einer bekannten wirksamkeitsbestimmenden Substanz oder Substanzgruppe eingestellt.

➤ **Qualität durch korrekte Ernte**, Trocknung, Aufbereitung und Lagerung (siehe Kap. Lagerung):
 – *Korrekte Ernte:* Die Wachstumsphase der Pflanze und der richtige Tageszeitpunkt sind zu beachten.
 – Die Trocknung sollte bei geeigneten Temperaturen und Lichtverhältnissen erfolgen.
 – Fachgerechte Zerkleinerung und Reinigung, Lagerung unter Lichtabschluß, korrekte Lagerungstemperatur.
➤ **Inprozeßkontrollen:** Jeder einzelne Herstellungsschritt vom Rohmaterial bis zum Extrakt wird durch *analytische Kontrollen* durch den Hersteller überwacht.
➤ **Arzneimittelsicherheit** von Phytopharmaka:
 – Unterliegt hinsichtlich Toxizität, Teratogenität und Mutagenität/Kanzerogenität grundsätzlich denselben Maßstäben wie chemisch definierte Arzneimittel. Bezugsquellen und Lagerung (Endverbraucher) (s. unten).
 – *Prüfung auf 34 Pestizide* am verwendeten Pflanzenmaterial ist vorgeschrieben.
 – ☑ *Achtung:* Gesammelte Pflanzen können hohe Konzentrationen an Pflanzenschutzmitteln und Schwermetallen aufweisen.
➤ **Bezugsquellen für den Endverbraucher:** Apotheken, Reformhäuser, Drogerien oder direkt von spezialisierten Firmen.
➤ **Lagerung:**
 – Kühl (nicht kalt), dunkel, kindersicher.
 – Beachtung des Verfallsdatums.
 – Risikofaktoren für die Haltbarkeit:
   • Feuchtigkeit.
   • Erhöhte Temperatur.
   • Licht (Zersetzungen durch Oxidation).
   • Kontamination durch Bakterien oder Pilze (Bildung giftiger Stoffwechselprodukte).
   • Verdunstung.
 – ☑ *Beachte:* Schädlingsbefallene oder verschimmelte Drogen müssen vernichtet werden.
 – Um verdorbene oder von Schädlingen befallene Drogen zu erkennen, sollte man auf sichtbare Schimmelbildung, veränderten bzw. unangenehmen Geruch, auf Insekten und ihre Spuren (z.B. Gespinste) achten.
 – Zur Lagerungsdauer sollte der Apotheker befragt werden (bei Teedrogen und in der Apotheke hergestellten Arzneimitteln).
 – Als Gefäße eignen sich gutverschließbare, licht- und wasserundurchlässige Behälter, die geruchsneutral sind.
 – *Lagerungstemperatur:* 10–20 °C.

Wirksamkeitsvergleich

➤ Wirksamkeitsvergleiche bei Produkten der gleichen Pflanzenspezies verschiedener Hersteller sind aufgrund der Unterschiede im Herstellungsprozeß kaum möglich.
➤ Präparate unterschiedlicher Hersteller mit dem gleichen Gehalt an Leitsubstanzen (oder an wirksamkeitsbestimmenden Inhaltsstoffen) können in ihrer therapeutischen Wirksamkeit unterschiedlich sein, da die unterschiedlichen Begleitstoffe die Wirkungen modifizieren können.
➤ Für unterschiedlich hergestellte Pflanzenextrakte werden zukünftig eigene Untersuchungen zu Wirksamkeit und Verträglichkeit gefordert werden.

1.3 Inhalts- und Wirkstoffe

Primär- und Sekundärstoffwechsel

➤ Grundsätzlich wird der Pflanzenstoffwechsel in einen Primär- und einen Sekundärstoffwechsel untergliedert. Primärstoffwechselprodukte sind für die Aufrechterhaltung der pflanzlichen Lebensfunktion erforderlich. Sekundäre Pflanzenstoffe sind für das Überleben der Pflanze nicht essentiell.

➤ **Produkte des Primärstoffwechsels:**
  - Kohlenhydrate, Fette und Proteine sind Ernährungsgrundlage von Menschen und Tieren. Sie sind als Arzneistoffe nur ausnahmsweise relevant.
  - Sie können aber die Wirksamkeit der eigentlichen Wirkstoffe positiv oder negativ beeinflussen.

➤ **Produkte des Sekundärstoffwechsels** (sekundäre Pflanzenstoffe):
  - Dienen der Pflanze oft als Fraßschutz oder zur Schädlings- und Krankheitsabwehr.
  - Einige können als Arzneistoffe eingesetzt werden.

Produkte des Primärstoffwechsels

➤ **Pektine:**
  - *Substanzgruppe:* Kohlenhydrate.
  - *Typischer Wirkstoff:* Apfelpektin.
  - *Struktur:* Hochmolekulare Verbindungen aus zuckerähnlichen Molekülen.
  - *Vorkommen:* In vielen, vor allem unreifen Früchten enthalten.
  - *Eigenschaften:* Durch körpereigene Darmsäfte nicht verdaubar, hohes Wasserbindungsvermögen.
  - *Anwendung:* Durchfallerkrankungen.
    • Da Pektine erst von den Darmbakterien der unteren Darmabschnitte abgebaut werden, kommt es zu einer Abnahme des pH-Wertes im Darm.
    • Die Folge ist eine Verschlechterung der Lebensbedingungen für darmfremde, durchfallerzeugende Bakterien (s. S. 178 Diarrhoe).

➤ **Essentielle Omega-3-Fettsäuren, Omega-6-Fettsäuren:**
  - *Substanzgruppe:* Fette.
  - *Typische Wirkstoffe:* α-Linolensäure, γ-Linolensäure.
  - *Vorkommen:* Z.B. in Leinsamen, Rapssamen, Samen der Nachtkerze.
  - *Struktur:* Fettsäuren.
  - *Eigenschaften:* Ausgangsstoffe der Gewebshormone der Eicosanoid-, Prostaglandin- und Thromboxangruppe.
  - *Anwendung:* Bei Entzündungsprozessen.

Produkte des Sekundärstoffwechsels

➤ **Alkaloide:**
  - *Typische Wirkstoffe:* Atropin, Coffein, Morphin, Colchicin.
  - *Vorkommen:* In Nachtschattengewächsen, z.B. Tollkirsche, Bittersüß und Stechapfel. Außerdem in Mohngewächsen (Schlafmohn, Schöllkraut) und Rauhblattgewächsen (Huflattich, Beinwell).
  - *Struktur:* Stickstoffhaltig, komplexe Struktur, basisch reagierend.
  - *Eigenschaften:* Zumeist starke Wirkungen auf das Zentralnervensystem, z.B. sympathomimetische Wirkung, Parasympatholyse.

- *Anwendung:*
  - Hochwirksame Alkaloide werden als isolierte Reinstoffe eingesetzt und sind rezeptpflichtig (z. B.: Atropin).
  - Schwach wirksame Alkaloide: Chelidonin (Schöllkraut), Coffein, Theophyllin.
  - Pyrrolizidin-Alkaloide (in Rauhblattgewächsen enthalten): Lediglich von toxikologischer Bedeutung, weil leberschädigend (Gifte).

➤ **Ätherische Öle:**
- *Typische Wirkstoffe:* Menthol, Thymol, α-Pinen, Eugenol, Chamazulen.
- *Vorkommen:* In vielen Pflanzen, z. B. Nadelhölzern, Korbblütlern, Lippenblütlern, Doldengewächsen.
- *Struktur:* Monoterpene (z. B. Menthol, Thymol), Sesquiterpene (z. B. Inhaltsstoffe der Kamille), Sesquiterpenlaktone, Iridoide und Phenylpropane (z. B. Inhaltsstoffe der Ingwerwurzel, Eugenol).
- *Eigenschaften:* Stark riechende, leicht flüchtige und fettlösliche Substanzgemische, reizen Chemorezeptoren. Sie werden leicht vom Magen-Darm-Trakt und über die Haut (Badezusätze, Einreibungen) aufgenommen.
- *Anwendung:* Entzündungshemmung, Förderung der Verdauung und der Diurese, Meteorismus, Erleichterung des Abhustens, Hautreizung, Wachstumshemmung von Mikroorganismen, Verwendung als Gewürz, Geruchs- und Geschmackskorrigens.

➤ **Bitterstoffe:**
- *Typische Wirkstoffe:* Gentianin, Gentiopikrin, Cynaropikrin, Helmalin.
- *Vorkommen:* Korbblütler, Enziangewächse (Artischocke, Bitterklee, Enzian, Löwenzahn).
- *Struktur:* Vorwiegend Derivate der Terpene und Secoiridoide.
- *Eigenschaften:* Stimulieren über die Geschmacksknospen der Zunge reflektorisch die Sekretionstätigkeit des Gastrointestinaltraktes (insbesondere Speichel- und Magensaftsekretion).
- *Anwendung:* Zur Behandlung dyspeptischer Beschwerden und bei Appetitlosigkeit.

➤ **Carotinoide:**
- *Typische Wirkstoffe:* β-Carotin, Lycopin, Lutein.
- *Vorkommen:* Farbige Früchte, Blattgemüse.
- *Struktur:* Derivate der Tetraterpene.
- *Eigenschaften:* Antioxidantien und Immunmodulatoren, Vorstufe zum Vitamin A (β-Carotin).
- *Anwendung:* Bei Entzündungen, Immunschwäche, Lichtdermatosen.

➤ **Flavonoide:**
- *Typische Wirkstoffe:* Rutin, Silymarin, Kämpferol, Quercetin.
- *Vorkommen:* Weit verbreitet.
- *Struktur:* Grundgerüst besteht aus Essigsäure-Einheiten und einem Phenylpropan, die pharmakologischen Eigenschaften werden durch die Substituenten bestimmt.
- *Eigenschaften:* Unspezifische Schutzwirkung auf die Kapillaren, Radikalfänger, zellmembranstabilisierend, krampflösend und harntreibend, erhöhen die Toleranz gegenüber Sauerstoffmangel.
- *Anwendung:* Venenleiden, Entzündungen, Ödeme, dyspeptische Beschwerden, Leberleiden, Förderung der Gallesekretion.

➤ **Gerbstoffe:**
- *Typische Wirkstoffgruppen:* Proanthocyanide, Phenolcarbonsäuren, z. B. Chlorogensäure, Cynarin, Rosmarinsäure.
- *Vorkommen:*
  • In höheren Konzentrationen in vielen Teilen von Holzgewächsen (z. B. Eiche), in Rosengewächsen, Brombeere, Gänsefingerkraut, Essigdorn, Schlehdorn, Tormentill).
  • In kleinen Mengen in vielen pflanzlichen Nahrungs- und Genußmitteln (schwarzer oder grüner Tee, Heidelbeeren).
- *Struktur:*
  • Phenolcarbonsäuren leiten sich von Kaffeesäure, Salicylsäure oder Gallensäure ab.
  • Kondensierte Proanthocyanide bestehen aus Catechinen.
- *Eigenschaften:* Vernetzen Eiweißketten irreversibel miteinander und wirken deshalb auf Haut- und Schleimhautoberflächen adstringierend, daher entzündungshemmend, blutstillend, reizmildernd und schwach antibakteriell, sowie hemmend auf eine zu starke Schleimhautsekretion.
- *Anwendung:* Äußerlich zur Behandlung von Erkrankungen der Haut und Schleimhäute, innerlich bei akuten unspezifischen Durchfallerkrankungen.

➤ **Glykoside:**
- *Typische Wirkstoffgruppen:* Herzglykoside, Anthranoide, Flavonolglykoside.
- *Vorkommen:* Im Pflanzenreich weit verbreitet.
- *Struktur:* Ein oder mehrere Zuckermoleküle und ein nicht zuckerhaltiger Teil, der die pharmakologische Wirkung bestimmt.
- *Eigenschaften:*
  • Positiv inotrop (Herzglykoside), abführend (Anthranoide), durchblutungsfördernd (Flavonolglykoside in Ginkgoblättern).
  • In höheren Dosierungen können erhebliche Nebenwirkungen, in einigen Fällen sogar Intoxikationen, auftreten.
- *Anwendung:* Bei Herzmuskelschwäche, bei Verstopfung, zur Steigerung der Durchblutung.

➤ **Phytosterine (Phytosterole):**
- *Typische Wirkstoffe:* β-Sitosterin.
- *Vorkommen:* Kürbissamen, Brennesselwurzel, Sägepalmenfrüchte.
- *Struktur:* Dem Cholesterin sehr ähnlich.
- *Eigenschaften:* Besetzen die Cholesterinrezeptoren und wirken so cholesterinsenkend, zellwandstabilisierend; hemmen die Bildung von Entzündungsmediatoren.
- *Anwendung:* Als Lipidsenker, bei benigner Prostatahyperplasie.

➤ **Saponine:**
- *Typische Wirkstoffe:* α-Hederin, Primulansäure A.
- *Vorkommen:* Z.B. Efeublätter, Primelwurzelstock, Roßkastanie.
- *Struktur:*
  • Bestehen aus einer wasserlöslichen Zuckerkette und einem fettlöslichen Anteil (Genin).
  • Entsprechend dem Geninanteil unterscheidet man Triterpen-, Steroid- und Steroidalkaloidsaponine.

- – *Eigenschaften:* Lokale Gewebereizung, reflektorische Auswurfförderung, Wachstumshemmung von Mikroorganismen, insbesondere von Pilzen, teilweise entzündungshemmend und ödemausschwemmend.
- – *Anwendung:* Als Emulgatoren zur Vermischung von wäßrigen und öligen Bestandteilen und als Lösungsvermittler für schlecht resorbierbare Arzneistoffe.
- 🔵 *Achtung*: Die meisten Saponine wirken auch noch in hoher Verdünnung hämolytisch, deshalb nicht bei Verletzungen oder Entzündungen der Verdauungsorgane anwenden.

➤ **Schleimstoffe:**
  - – *Typische Wirkstoffe:* Arabinolactane, Glucane, Lichenin.
  - – *Vorkommen:* Eibischwurzeln, Isländisches Moos, Spitzwegerich, Lindenblüten.
  - – *Struktur:* Polysaccharide.
  - – *Eigenschaften:* Quellen im Kontakt mit Wasser auf und bilden viskose Lösungen oder Gele. Wasserlösliche Schleimstoffe wirken reiz- und entzündungsmildernd. Unlösliche Schleimstoffe quellen im Gastrointestinaltrakt auf und wirken stuhlregulierend.
  - – *Anwendung:* Schleimhautreizungen im Mund- und Rachenraum, Reizhusten, Stuhlregulation.

➤ **Senföle:**
  - – *Typische Wirkstoffe:* Sinaprin, Glucobrassicin.
  - – *Vorkommen:* Schwarzer Rettich, Senf, Kapuzinerkresse.
  - – *Struktur:* Wasserdampfflüchtige, stechend riechende Verbindungen schwefelhaltiger organischer Säuren.
  - – *Eigenschaften:* Antibakteriell und hautreizend.
  - – *Anwendung:* Äußerlich zur Steigerung der Durchblutung.

1.4 Pflanzliche Zubereitungsformen ▐

Allgemeine Zubereitungsformen ────────────

➤ **Ziele der Herstellung:**
- Wirksamkeitsbestimmende Inhaltsstoffe anreichern.
- Unerwünschte Inhaltsstoffe eliminieren.
- Verschiedene Spezies einer Arzneipflanze haben eine unterschiedliche Ausprägung pharmakologisch wirksamer Inhaltsstoffe. Herstellung hochwertiger Extrakte aus *einer definierten* Pflanzenspezies, in der die wirksamkeitsbestimmenden Inhaltsstoffe in möglichst hoher Konzentration enthalten sind.

➤ **Ausgangsmaterial:**
- Gelegentlich die ganze Pflanze, meist aber nur der an wirksamen Inhaltsstoffen reichste Pflanzenteil.
- Extrakte derselben Pflanze können je nach verwendetem Pflanzenteil unterschiedlich zusammengesetzt sein und unterschiedliche Anwendungsbereiche haben (z. B. Brennesselblätter- oder -wurzelextrakt).

➤ **Beispiele für traditionelle Darreichungsformen** (Ergebnis der Verarbeitung einer Droge):
- Species (Tee).
- Decoctum (Abkochung).
- Infusum (Aufguß).
- Maceratio (Mazerat).
- Succus (Saft).
- Sirupus (Sirup).
- Tinctura (Tinktur).
- Extractum (Extrakt).

➤ **Moderne Zubereitungen** (Zugabe von pharmazeutischen Hilfsmitteln):
- Kapseln.
- Tabletten.
- Filmtabletten.
- Dragees.
- Salben.
- Cremes.

Zubereitungsformen aus Frischpflanzen ────────

➤ **Preßsäfte:**
- *Definition:* Ausgepreßter Saft von Frischpflanzen(teilen).
- *Herstellung:* Aus frisch geernteten Pflanzenteilen, enthalten vorwiegend die wasserlöslichen Inhaltsstoffe der Pflanze.
- *Lagerung* (s. s. 5): Nach Öffnung sollten die Flaschen im Kühlschrank verschlossen aufbewahrt werden, der Inhalt ist entsprechend der Packungsbeilage rasch zu verbrauchen.
- *Wirksamkeit:* Bis auf Ausnahmen (z. B. Preßsaft aus dem purpurroten Sonnenhut) relativ schwach.

➤ **Destillate:**
- *Definition:* Durch Wasserdampfdestillation frischer oder getrockneter Pflanzen gewonnene Zubereitung.
- *Herstellung:* Destillation der wasserdampfflüchtigen Inhaltsstoffe aus frischen oder getrockneten Arzneipflanzen.
- *Lagerung:* s. S. 5.
- *Wirksamkeit:* Wasserdampfflüchtige Inhaltsstoffe, (z. B. Senföle, ätherische Öle) bestimmen die Wirkung.

➤ **Ölige Pflanzenauszüge:**
- *Definition:* Fettlösliche Bestandteile von Arzneipflanzen, die in Oliven-, Mandel- oder Erdnußöl gelöst sind.
- *Herstellung:* Den frisch zerkleinerten Pflanzenteilen werden in Pflanzenöl zumeist bei Raumtemperatur die fettlöslichen Inhaltsstoffe entzogen.
- *Lagerung:* Sind relativ instabil und sollten deshalb nur in kleinen Mengen hergestellt werden. Aufbewahrung s. S. 5.

Extrakte

➤ **Definition:**
- Ein Extrakt ist ein mit Hilfe eines Lösungsmittels gewonnener, von Ballaststoffen befreiter Auszug aus einer Droge.
- Je nach Lösungsmittel (Wasser, Alkohol) erhält man einen alkoholischen oder einen wäßrigen Auszug.
- Je nach Restmenge des Lösungsmittels erhält man einen trockenen oder flüssigen Extrakt.
- ◯ *Beachte:* Zubereitungen aus ein und derselben Pflanze können je nach verwendetem Herstellungsverfahren eine unterschiedliche Zusammensetzung haben. Daher stellt jeder nach einem eigenen Verfahren hergestellte Extrakt einen gesonderten Wirkstoff dar.

➤ **Herstellungsprozeß** eines pflanzlichen Extraktes s. Abb. 1.

➤ **Wäßrige Drogenauszüge:**
- *Definition:* Wasser als Extraktionsmittel; sie enthalten wasserlösliche, kaum jedoch lipidlösliche Anteile.
- *Nachteil:* Die einzelnen Inhaltsstoffe sind wenig stabil, Keime können sich rasch vermehren.

➤ **Alkoholische Drogenauszüge:**
- *Definition:* Mit Ethanol oder Ethanol-Wasser-Gemischen verschiedener Konzentration hergestellte Extrakte.
- *Herstellung:*
  • Die Drogen werden zunächst zerkleinert und für mehrere Stunden in das Lösungsmittel eingebracht (Mazeration).
  • Anschließend wird mehrmals mit Lösungsmittel vollständig extrahiert, filtriert und konzentriert (Perkolation).
- *Vorteile:*
  • Ethanol ist ein sehr gutes Extraktionsmittel, das bei zunehmendem Volumenanteil auch lipophile Drogenbestandteile, z. B. ätherische Öle, extrahiert.
  • Eine Keimvermehrung wird durch Alkohol gehemmt.

➤ **Tinkturen:**
- *Definition:* Flüssige Zubereitungen, die mit Ethanol verschiedener Konzentrationen durch Mazeration oder Perkolation hergestellt werden.
- Ebenfalls zu den Tinkturen zählen Lösungen von Trockenextrakten in Ethanol entsprechender Konzentrationen (Deutsches Arzneibuch 1996).
- *Herstellung:* Tinkturen werden aus 1 Teil Droge und 5 Teilen Extraktionsflüssigkeit hergestellt, bei stark wirksamen Inhaltsstoffen aus 1 Teil Droge und 10 Teilen Extraktionsflüssigkeit.
- Angabe der Extraktzubereitung: DEV = 1 : 5, 1 : 10 bedeutet, daß ein Teil der Droge mit 5 bzw. 10 Teilen Extraktionsflüssigkeit hergestellt wird.

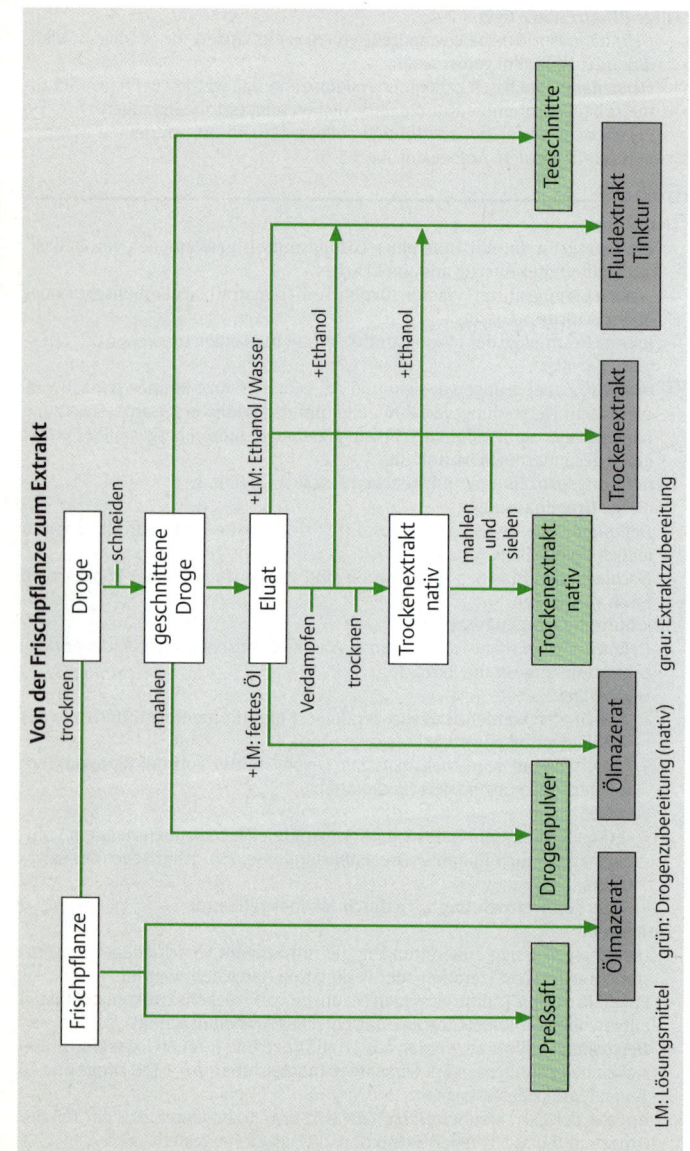

Abb. 1 Herstellung eines pflanzlichen Extraktes

- *Lagerung:* S. S. 5. Wegen möglicher Instabilität der enthaltenden Verbindungen sollten sie nicht länger als ein Jahr aufbewahrt werden.
- 🔵 *Beachte:* Tinkturen müssen vor dem Gebrauch oft verdünnt werden.

➤ **Fluidextrakte (Flüssigextrakte):**
- *Definition:* Alkoholische Auszüge, höher konzentriert als Tinkturen. Ein Teil Flüssigkeit entspricht im allgemeinen einem Teil Ausgangsdroge.
- *Herstellung:* Wie Tinkturen.

➤ **Alkoholische Extrakte:**
- *Definition:* Konzentrierte, gegebenenfalls auf einen bestimmten Gehalt an Bestandteilen bzw. Wirkstoffen eingestellte Zubereitungen aus Drogen.
- *Herstellung*: Wie alkoholische Drogenauszüge, das Lösungsmittel wird anschließend partiell oder komplett entfernt.

➤ **Trockenextrakte:**
- *Definition:* Feste Zubereitungen, die durch Einengen und Trocknen flüssiger Extrakte gewonnen wurden. Der Trockenrückstand beträgt im allgemeinen 95 %. Ein Nativextrakt oder nativer Trockenextrakt besteht nur aus pflanzlichen Extraktivstoffen ohne weitere Zusätze.
- *Herstellung*:
  - Flüssige Extrakte werden durch Erhitzen und andere trocknende Maßnahmen vorsichtig von Lösungsmitteln befreit.
  - Die Art der Trocknung entscheidet über die Qualität.
  - Um ein Klebrigwerden zu verhindern, werden teilweise Hilfsstoffe, z. B. hochdisperse Kieselerde, zugesetzt.
  - Der Trockenextrakt wird durch die Angabe der Ausgangsdroge, des Extraktionsmittels und des Verhältnisses Droge zu nativem Extrakt (DEV) gekennzeichnet. DEV 10 : 1 bedeutet also: 10 Teile Droge werden zu einem Teil Extrakt.

➤ **Spezialextrakte:**
- *Definition:* Durch spezielle Extraktions- und Reinigungsverfahren unter Abtrennung und Elimination toxischer Substanzen und unerwünschter Bestandteile hergestellter Extrakt.
- *Herstellung:*
  - Spezialextrakte werden aus Rohextrakten hergestellt.
  - Der Rohextrakt durchläuft Extraktions- und Reinigungsverfahren zur Konzentration der erwünschten, wirksamen Inhaltsstoffe.
  - Toxische Substanzen und unerwünschte Bestandteile, die nicht an der Wirkung beteiligt sind, werden entfernt.
  - Dadurch verändert sich im Vergleich zur Arzneipflanze das Nutzen-Risiko-Verhältnis günstig, der Extrakt ist nicht mehr mit der Ausgangsdroge zu vergleichen.

Arzneitees

➤ **Definition:** Tee mit Arzneiwirkung. der unter das Arzneimittelgesetz fällt (im Gegensatz zum Haustee s. S. 23). Haustee fällt unter das Nahrungsmittelgesetz und dient der Ernährung.
- Bei Arzneitees müssen das Mengenverhältnis von Droge und Auszugsmittel (Wasser), der Zerkleinerungsgrad der Droge, die Temperatur des Wassers und die Einwirkzeit des Wassers auf die Droge beachtet werden, da der Wirkstoffgehalt im fertigen Tee davon abhängt.

1.4 Pflanzliche Zubereitungsformen

- – *Nachteile:* Dosierung ungenau, Entmischung bei mehreren Komponenten möglich.
- – *Bezugsquelle für Heilpflanzentee:* Apotheke, Reformhaus, Drogeriemärkte.
- – *Herstellung:* Blätter, Blüten und Kräuter werden grob bis fein geschnitten, Hölzer, Wurzeln und Rinden fein geschnitten und pulverisiert.
- – *Aufbewahrung:* Trocken, lichtgeschützt in Metalldosen oder dunklen Schraubgläsern. Mit Verfallsdatum versehen.

➤ **Verschiedene Teeformen:**
- – *Lose Tees:* Es gibt Einzeldrogen und Teemischungen. Teemischungen sollten nicht mehr als 7 verschiedene Pflanzen enthalten. Bei Mischungen mit 20–30 Heilpflanzen kann keine gezielte Wirkung mehr erreicht werden.
- – *Filterbeuteltee:*
  - • *Definition:* In Filterbeuteln abgepackte, fein geschnittene Teedroge.
  - • *Eignung:* Alle für die Teezubereitung geeigneten Drogen.
  - • *Vorteile:* Wegen der geringen Teilchengröße sehr hoher Extraktionsgrad, praktische Handhabung, stets gleiche Dosierung und Zusammensetzung.
  - • *Nachteile:* Verlust flüchtiger Stoffe während Herstellungsprozeß und Lagerung, Oxidation von bestimmten Inhaltsstoffen durch den Sauerstoff in der Luft.
  - • Filterbeutel sollten aromageschützt einzeln abgepackt werden.
- – *Lösliche Tees (Instanttees):*
  - • *Definition:* Tassenfertige Tees. Pulvertees enthalten ca. 8–10% extrahierbare Pflanzenbestandteile, der Rest sind Füll- und Trägerstoffe sowie Aroma- und Farbstoffe (z. B. Zucker, Dextrin, Gelatine, Gummi arabicum). Bei Granulat-Tees wird der flüssige Drogenauszug auf Trägersubstanzen aufgetragen und getrocknet. Sie enthalten nur 2–3% pflanzliche Bestandteile, der Rest ist Zucker.
  - 💿 *Cave:* Diabetiker müssen den Zuckergehalt beachten!
  - • Ätherische Öle gehen bei diesem Verfahren verloren, sie werden nach dem Herstellungsprozeß wieder zugesetzt.

➤ **Arten der Teezubereitung** (siehe auch unter Arbeitstechniken, Zubereitung von Tee, S. 23):
- – *Aufguß (Infus):*
  - • *Definition:* Auszug aus einer Teedroge, der durch Übergießen mit kochendem Wasser und Ziehenlassen hergestellt wurde.
  - • *Eignung:* Zarte Pflanzenteile und fein zerkleinerte Drogen (Blätter, Blüten, Samen, Rinden und Wurzeln) mit flüchtigen und thermolabilen Inhaltsstoffen (z. B. ätherische Öle).
- – *Abkochung (Dekokt):*
  - • *Definition:* Auszug aus einer Teedroge, der durch Aufkochen mit Wasser hergestellt wurde.
  - • *Eignung:* Harte und sehr harte Drogen (Hölzer, Rinden, Wurzeln) oder solche mit schwer löslichen Bestandteilen (z. B. Kieselsäure).
- – *Kaltauszug (Mazeration, Mazerat):*
  - • *Definition:* Auszug einer Teedroge, der durch mehrstündiges Stehenlassen in kaltem Wasser hergestellt wurde.
  - • *Eignung:* Schleimhaltige Drogen (Muzilaginosa), die durch den hohen Anteil an Stärke und Pektinen durch heißes Wasser verkleistern würden. Außerdem für Drogen, bei denen durch heißes Wasser unerwünschte Bestandteile in Lösung gehen würden.

Verordnungs- und Erstattungsfähigkeit

➤ **Gesetzliche Grundlage:**
  - Versicherte haben für Phytopharmaka die gleichen Versorgungsansprüche wie für alle verordnungsfähigen Arzneimittel (§ 31, § 70 SGB V (Sozialgesetzbuch).
  - Prinzipiell muß die Versorgung mit Arzneimitteln in jedem Fall ausreichend und zweckmäßig sein, darf das Maß des Notwendigen nicht überschreiten und muß wirtschaftlich erbracht werden. Die Krankenkassen und Leistungserbringer haben eine bedarfsgerechte und gleichmäßige, dem allgemeinen Stand der medizinischen Erkenntnisse entsprechende Versorgung der Versicherten unter Berücksichtigung des Prinzips einer humanen Krankenbehandlung zu gewährleisten.

➤ **Die Arzneimittelrichtlinien (AMR)** regeln die Verordnung von Arzneimitteln zu Lasten der gesetzlichen Krankenkassen durch die an der vertragsärztlichen Versorgung teilnehmenden Ärzte. Für die Verordnung von Phytopharmaka sind die nachfolgenden Ausnahmeregelungen wichtig.

➤ **Erstattungsfähige Präparate** dürfen zu Lasten der GKV verordnet werden:
  - *Wenn allgemeine, nicht medikamentöse Maßnahmen nicht ausreichen.* Folgende Arzneimittel sind dann erstattungsfähig: Carminativa (Mittel gegen Blähungen), Amara (Bittermittel), Acida, Gallenwegs- und Lebertherapeutika, Präparate zur Regulation der Darmflora, Arzneimittel zur Behandlung dysmenorrhoischer und klimakterischer Beschwerden, Umstimmungsmittel (Mittel zur Änderung der vegetativen oder immunologischen Reaktionslage) und Immunstimulantien.
  - *Nur mit besonderer Begründung* erstattungsfähig sind bestimmte Mineralstoffpräparate (oral), Vitaminpräparate, fixe Kombinationen von Antacida, Muskelrelaxantien und Antiphlogistika/Antirheumatika mit anderen Wirkstoffen, Venentherapeutika, Antihypotonika (oral), Chondroprotektiva und Antiarthrotika.

➤ **Nicht erstattungsfähige Präparate:**
  - *Bei über 18jährigen Versicherten dürfen nicht* zu Lasten der GKV verordnet werden: Erkältungs- und Grippemittel, Mund- und Rachentherapeutika, Abführmittel und Arzneimittel gegen Reisekrankheit.
  - *Generell nicht erstattungsfähig sind Mittel zur Behandlung von Befindlichkeitsstörungen* oder geringfügigen Gesundheitsstörungen. Dazu zählen Hautreinigungsmittel, Kosmetika, Balneotherapeutika, Aphrodisiaka, Mittel zur Behandlung der erektilen Dysfunktion, Mittel zur Raucherentwöhnung, Saftzubereitungen für Erwachsene, Vitamin-Kombinationen, Mineral- und Heilwässer, Gewürze, Süßstoffe, Diätpräparate, Abmagerungsmittel, appetitanregende Mittel, Anabolika, Stimulantien, Geriatrika, Arteriosklerosemittel, Roborantien (Stärkungsmittel), Tonika, traditionell angewandte Arzneimittel (s. S. 1), Zellulartherapeutika (Arzneimittel, die aus meist fetalen Zellen hergestellt werden) und Organhydrolysate (Arzneimittel, die Organextrakte enthalten) sowie Insektenabwehrmittel.
  - Nach Inkrafttreten der gegenwärtig stark diskutierten Positiv-Liste werden weitere Phytopharmaka-Gruppen betroffen sein.

1

1.5 Rezeptierung

Rezeptierhinweise

➤ Auf Rezepten lateinische Bezeichnungen verwenden, da Vorratsbehälter der Apotheker in dieser Form beschriftet sind und eine eindeutige Zuordnung der Pflanze besser möglich ist.
➤ Tab. 1 zeigt die wichtigsten Begriffe in deutsch und lateinisch.

Tabelle 1 Pflanzenteile in deutscher und lateinischer Sprache

Pflanzenteil (deutsch)	Einzahl/Mehrzahl (lat.)	Abkürzung
Blatt	folium/folia	fol.
Blüte	flos/flores	flor.
Frucht	fructus/fructus	fruct.
Kraut	herba/herbae	herb.
Wurzel	radix/radices	rad.
Wurzelstock	rhizoma/rhizomae	rhiz.
Rinde	cortex/cortices	cort.

➤ **Rezeptierung von Tees, Tinkturen und anderen Spezialitäten:** Dem Apotheker müssen Vorgaben hinsichtlich Menge, Mengenverhältnis, zu verwendender Spezies etc. gemacht werden.
➤ **Rezepturanweisungen** sollten in abgekürzter Form in lateinischer Sprache erfolgen. In der Tab. 2 sind die wichtigsten Rezepturanweisungen und ihre Abkürzungen zusammengefaßt.

Tabelle 2 Wichtige Rezepturanweisungen in deutscher und lateinischer Sprache

Lateinische Abkürzung	Anweisung lateinisch	Anweisung deutsch
aa	ana partes aequales	zu gleichen Teilen
aqu.	aqua	Wasser
add.	adde	füge hinzu
aut simil.	aut similia	oder ähnliches
c.	cum	mit
cc, conc.	concisus	geschnitten
cont.	contusus	gequetscht
d.	da	gib
d.s.	detur signetur	gib und bezeichne
f.	fiat	mache, fertige an
gtt.	gutta, guttae	Tropfen
inf.	Infunde	mache einen Aufguß

Tabelle 2 Fortsetzung

Lateinische Abkürzung	Anweisung lateinisch	Anweisung deutsch
m.	misce	mische
m.f.spec.	misce fiat species	mische und fertige einen Tee an
m.f.ungt.	misce fiat unguentum	mische und fertige eine Salbe an
M.D.S.	misce, da, signa	mische, gib, bezeichne
p.c.	post cibum	nach dem Essen
pulv.	pulvus, pulveratus	Pulver, gepulvert
Rp.	recipe	rezeptiere
S.	signa	bezeichne
spec.	species	Tee
supp.	suppositorium	Zäpfchen
tal. dos.	tales doses	solche Mengen
tct., tr.	tinctura	Tinktur
ungt.	unguentum	Salbe

2.1 Möglichkeiten und Grenzen

Einsatzmöglichkeiten der Phytotherapie

➤ **Hauptindikationsgebiete:**
  - Magen- und Darmerkrankungen.
  - Erkältungskrankheit.
  - Erkrankungen der Leber und der Gallenblase.
  - Psychovegetative Störungen.
  - Durchblutungs- und Hirnleistungsstörungen.
  - Schlafstörungen.
  - Erkrankungen der Niere und der ableitenden Harnwege.
  - Erkrankungen der Prostata.
  - Erkrankungen des weiblichen Genitaltraktes.
  - Venenleiden.
  - Nachbehandlung in der Rekonvaleszenz.
  - Prophylaxe von degenerativen Erkrankungen.
  - Ergänzend (adjuvant) in der Krankenpflege.

➤ **Nur adjuvante Indikationen:**
  - Schwere Krankheitsbilder.
  - Infektionskrankheiten.
  - In der Notfallmedizin.

➤ **Vorteile:**
  - Geringe Interaktion mit anderen, auch chemisch definierten, Arzneimitteln.
  - Große therapeutische Breite (Intervall zwischen therapeutischer und toxischer Dosis ist sehr groß); dadurch günstiges Nutzen-Risiko-Verhältnis.
  - Hohe Therapiesicherheit.
  - Phytopharmaka werden bei oben genannten Leiden oft eher vom Patienten akzeptiert als „chemische" Pharmaka.
  - Der Einstieg in eine Langzeittherapie wird erleichtert.
  - Bei chronischen Krankheiten und Multimorbidität ist oft der Ersatz von nebenwirkungsträchtigen chemisch definierten Pharmaka durch Phytopharmaka möglich.

➤ **Nachteile:**
  - Bei schweren Krankheiten nicht ausreichend wirksam.
  - Verschleppung von Krankheiten durch Selbstmedikation möglich.
  - Ein unreflektierter längerfristiger Gebrauch kann bei manchen Drogen zu ernsten Nebenwirkungen führen.

Selbstmedikation

➤ Bei knapper Budgetierung und Abnahme der Verordnungsfähigkeit kommt es zunehmend zur Selbstmedikation im Bereich der Phytotherapie.
➤ Bei der Selbstmedikation übernimmt der Patient die Verantwortung für die korrekte Anwendung und Dosierung.
➤ Unerwünschte Arzneimittelwirkungen und Interaktionen mit anderen Arzneimitteln können vom Patienten unbemerkt eintreten.
➤ Eine genaue Information über die betreffende Arzneipflanze und Arzneidroge ist deshalb wichtig. Eine Absprache mit dem Arzt oder Apotheker ist stets anzuraten.

➤ **Rolle des Arztes:**
  – Der Arzt sollte über die Selbstmedikation des Patienten informiert sein, um Übertherapie oder unerwünschte Interaktionen zwischen chemisch definierten Arzneimitteln verhindern zu können (arztgeführte Selbstmedikation).
  – Der Arzt sollte die Patienten auf die Grenzen der Selbstmedikation hinweisen können. Dazu muß er über solide Kenntnisse der Phytotherapie verfügen.

🔵 *Beachte:* Phytopharmaka sind nicht grundsätzlich unbedenklich und mild wirksam! Der unreflektierte längerfristige Gebrauch von Phytopharmaka kann zu ernsten Nebenwirkungen führen. Eine Selbstmedikation über längere Zeit sollte stets arztgestützt erfolgen.

2.2 Spezielle Patientengruppen

Vorbemerkungen

➤ Phytopharmaka gelangen wegen der geringen Häufigkeit an unerwünschten Arzneimittelwirkungen insbesondere auch bei chronisch erkrankten Kindern, Schwangeren und Stillenden und bei Senioren zum Einsatz.
➤ Spezielle Aspekte für die Phytopharmakatherapie sind bei Allergikern und bei Patienten der Intensivmedizin zu beachten.

Säuglinge und Kinder

➤ **Pharmakokinetik:**
   – Der Kinder- und Säuglingsorganismus zeigt gegenüber dem des Erwachsenen Unterschiede in der Pharmakokinetik und den pharmakodynamischen Reaktionen, damit bestehen Unterschiede bei der therapeutischen Breite von Phytopharmaka.
   – Die Unterschiede sind durch die nicht abgeschlossene Reifung der Organfunktion/-strukturen und der Rezeptorstrukturen bedingt,
   – Längere Verweildauer des Pharmakons im Organismus durch verminderte Ausscheidungs- und Metabolisierungskapazitäten.

➤ **Therapiegrundsätze:**
   – Grundsätzlich auch bei Kindern nur arztgestützte Phytopharmaka-Medikation.
   – Anwendung von für Kinder geeigneten Phytopharmaka in möglichst niedriger Dosierung.
   – Dosisreduktion bei Kindern und Säuglingen (z. B. auf der Basis des Körpergewichtes): Kinderdosierung = Erwachsenendosis/1100×1,5×kgKG.
   – Darreichung:
      • Tee und Frischpflanzensaft sollten bevorzugt werden, da diese niedrig dosiert sind.
      ☑ *Cave:* Hoher kariesfördernder Saccharoseanteil bei Instanttees.
      • Es sollten alkoholfreie Phytopharmaka bevorzugt werden. Flüssige, pflanzliche Arzneimittel (z. B. Hustentropfen oder -säfte) enthalten oft zur Erhöhung der Haltbarkeit Ethanol (Ethanolgehalt muß bei Fertigarzneimitteln deklariert werden).
   – *Hinweis:* Häufig findet sich in der Packungsbeilage die Formulierung „zur Anwendung dieses Arzneimittels bei Kindern liegen keine ausreichenden Untersuchungen vor. Es sollte deshalb bei Kindern unter 12 Jahren nicht angewendet werden". Diese Formulierung findet sich auch bei Phytopharmaka, die schon seit Jahrzehnten von Kindern eingenommen wurden und soll auf ein Restrisiko hinweisen. Die arztgestützte Medikation ist hierbei von besonderer Bedeutung. Die Formulierung: „Kinder unter 12 Jahren sollen ... nicht einnehmen" weist dagegen auf eine eindeutige Kontraindikation hin.

➤ **Stellenwert der Phytotherapie:** Die Spontanheilungsrate bei Säuglingen und Kleinkindern ist viel höher als bei Erwachsenen; die Beurteilung der Wirksamkeit ist daher erschwert.

Senioren

➤ **Vorbemerkung:** Von den über 65jährigen leiden ca. 27% an einer chronischen Krankheit, 20% an zwei chronischen Krankheiten und 3% an drei und mehr chronischen Krankheiten. Funktionelle Störungen der Organe gehen manifesten Erkrankungen oft um Jahre voraus, können aber oft gut durch Phytotherapie behandelt werden.

➤ **Veränderungen der Pharmakokinetik:**
  – Schlechte Regulationsfähigkeit hinsichtlich des pH-Wertes im Blut.
  – Abnahme der Sauerstoffaufnahme im Blut.
  – Abnahme der Ventilationsrate.
  – Abnahme der Nierenfunktion.

➤ **Therapiegrundsätze:**
  – Aufgrund ihrer Nebenwirkungsarmut und der geringen Interaktionshäufigkeit können Phytopharmaka gut mit den erforderlichen chemisch definierten Arzneimitteln kombiniert werden.
  – Wegen der abnehmenden Metabolisierungsfähigkeit können auch niedrigere Dosierungen wirksam sein.

➤ **Stellenwert der Phytotherapie:** Phytopharmaka können bei guter Akzeptanz durch die Patienten sehr hilfreich sein.

Schwangere und Stillende

➤ **Pharmakokinetik:**
  – Bei Schwangeren und Stillenden ist die Gabe von Arzneimitteln stets problematisch, da Fruchtschädigungen oft darauf zurückgeführt werden.
  – Der Beweis der Unschädlichkeit ist im Einzelfall meist kaum möglich.

➤ **Therapiegrundsätze:**
  – Behandlung dieser Personengruppe mit Phytopharmaka hat eine lange Tradition.
  – Hinweise in Packungsbeilagen:
    • „Aus der verbreiteten Anwendung von .... als Arzneimittel haben sich bisher keine Anhaltspunkte für Risiken in Schwangerschaft und Stillzeit ergeben. Ergebnisse experimenteller Untersuchungen liegen nicht vor. Daher sollte ... in Schwangerschaft und Stillzeit nicht eingenommen werden." Diese Formulierung kann so interpretiert werden, daß seit vielen Jahren das betreffende Arzneimittel auch von Schwangeren und Stillenden eingenommen wird, daß aber bisher keine Nebenwirkungsmeldungen vorliegen. Beim Einsatz in Schwangerschaft und Stillzeit bleibt somit ein im allgemeinen geringes Restrisiko. Damit könnte das Medikament im Einzelfall eine Nebenwirkung hervorrufen, die Wahrscheinlichkeit ist jedoch sehr gering.
    • „Wegen unzureichender toxikologischer Untersuchungen ist ... in Schwangerschaft und Stillzeit nicht anzuwenden" oder „... sollten in den ersten drei Monaten der Schwangerschaft nur dann angewendet werden, wenn durch ..... die Erkrankung nicht zu beheben ist. Bitte befragen Sie hierzu Ihren behandelnden Arzt." Diese Formulierung ist in gleicher Weise wie die obige zu verstehen.
    • Eindeutig kontraindiziert sind Phytopharmaka bei der Formulierung „Schwangerschaft: Kontraindiziert, Stillzeit: Kontraindiziert".

Allgemeines zur Anwendung von Phytotherapeutika

Allergiker

➤ Heilpflanzen können Allergene enthalten, die bei entsprechend prädisponierten Individuen zu allergischen Erscheinungen bis hin zum anaphylaktischen Schock führen können. Prinzipiell können Heilpflanzen *Allergien vom Typ I* (Soforttyp) oder *Typ IV* (Spättyp) auslösen.

➤ Verschiedene Pflanzen oder ihre Inhaltsstoffe haben eine unterschiedliche allergene Potenz.

➤ Kreuzallergien sind häufig.

◉ *Beachte:* Bei einer Allergie auf eine Frischpflanze muß nicht unbedingt eine Allergie auch auf das entsprechende Phytopharmakon auftreten.

➤ **Allergie Typ I:**
 – *Pathophysiologie:* Antikörper vom Typ IgE setzen in einer Kettenreaktion verschiedene Mediatoren, u. a. Histamin, frei.
 – *Klinik:*
  • Innerhalb von Sekunden oder Minuten, evtl. auch als Zweitreaktion nach 4 – 6 Std., allergische Konjunktivitis, Rhinitis, Juckreiz, Urtikaria bis hin zum Quincke-Ödem, allergisches Asthma oder krampfartige Oberbauchbeschwerden mit Diarrhoe.
  • Anaphylaktischer Schock meist nur nach intravenöser Injektion des Allergens.
 – *Auslöser aus der Phytotherapie:*
  • Ätherische Öle aus Fenchel, Ingwer, Knoblauch, Koriander, Kümmel, Liebstöckel, Melisse, Pfeffer, Salbei, Senf und aus verschiedenen Zitrusarten sind von größerer Bedeutung. Sie können durch ihre schleimhautreizenden Eigenschaften auch andere Allergien fördern.
  • Staub von Iriswurzel, Senf, Rhizinus und Leinsamen kann bei Einatmung zu Rhinitis führen.
  • Pollenallergien spielen bei der Phytotherapie nur eine geringe Rolle.

➤ **Allergien Typ IV:**
 – *Pathophysiologie:* Aus sensibilisierten T-Lymphozyten werden Entzündungsmediatoren freigesetzt.
 – *Klinik:* Kontaktekzem mit Juckreiz, Rötung, Schwellung und Schuppung an der Expositionsstelle nach 48 – 72 Std.
 – *Auslöser aus der Phytotherapie:* Niedermolekulare sekundäre Pflanzenstoffe wie Cumarine, Terpene oder Flavone, Sesquiterpenlaktone (aus der Familie der Korbblütler).

Patienten in der Intensivmedizin

➤ **Vorbemerkung:** Bei intensivmedizinisch betreuten Patienten ist die Behandlung mit chemisch definierten Arzneimitteln wegen ihres Akuteffektes und ihrer guten Dosierbarkeit vorrangig. Allerdings können Phytopharmaka sehr gut als Ergänzungstherapie eingesetzt werden.

➤ **Stellenwert der Phytotherapie:** Bei sorgfältiger und frühzeitiger Therapie sind z. B. Einspareffekte bei Antibiotika und eine Verbesserung der Wundheilung zu beobachten. Für die Einzelheiten wird auf die Pflegestandards (s. S. 278) verwiesen.

Vorbemerkung

➤ Die Anwendung von Phytotherapeutika kann je nach Wirkstoff, Situation und Indikation variieren (s. Standards im roten Teil S. 278 ff). Einige Grundsätze für die Anwendung sind im folgenden Abschnitt dargestellt.

Zubereitung von Tees

➤ **Vorbereitung:**
- *Bei Teemischungen* sollte der geschlossene Behälter vor Entnahme geschüttelt werden, da bei verschieden großen Bestandteilen leicht eine Entmischung eintritt.
- Drogen, die ätherische Öle enthalten, dürfen erst direkt vor der Zubereitung zerkleinert oder angequetscht (Früchte und Samen) werden.
- ◙ *Beachte:* Lösliche Tees sind hygroskopisch und verklumpen leicht. Eine exakte Dosierung ist dann nicht mehr möglich. Entnahme des Granulats oder Pulvers daher nur mit einem trockenen Löffel; das Gefäß ist sofort nach Gebrauch wieder zu verschließen.

➤ **Zubereitung:**
- *Aufguß (Infus):* Die benötigte Menge Droge (z. B. 1 TL) pro Tasse (150 ml) mit kochendem Wasser übergießen und zugedeckt 10—15 Min. ziehen lassen, dann abseihen.
- *Aufkochung (Dekokt):* 1 TL Droge pro Tasse (150 ml) mit kaltem Wasser aufsetzen, zum Kochen bringen, 10 – 15 Min. zugedeckt leicht kochen lassen, nach kurzem Stehenlassen abseihen.
- *Kaltauszug (Mazerat):* 1 TL der zerkleinerten Droge pro Tasse (150 ml) mit kaltem Wasser übergießen, 5—8 Std. zugedeckt bei Raumtemperatur stehen lassen, gelegentlich umrühren, schließlich abseihen. Wegen der bei diesem Auszugsverfahren rasch ansteigenden Keimzahl muß der Kaltauszug vor der Verwendung kurz aufgekocht werden.
- *Kombinationsform:*
  • Bei Teemischungen, die Pflanzen enthalten, deren Wirkstoffe einen Kaltauszug erfordern und solchen, die aufgebrüht werden müssen:
  • Pro Tasse nimmt man 1 TL der Mischung. Die gesamte benötigte Kräutermenge mit einer Hälfte der benötigten Wassermenge kalt ansetzen. 5—8 Std. stehenlassen, dann abseihen. Die im Sieb zurückgebliebenen Kräuter mit der 2. Hälfte kochenden Wassers übergießen und mit dem Kaltansatz mischen.

➤ **Allgemein zu beachten:**
- Gefäße: Keine Metallgefäße zur Zubereitung verwenden!
- Bei der Zubereitung sollte man den Tee gelegentlich umrühren und zum Schluß den Teefilter ausdrücken.
- Süßen: Husten- und Erkältungstee mit Honig süßen, Magen-, Darm-Leber-Gallentee nicht süßen. Für Diabetiker Süßstoff verwenden.
- Arzneitees sollten in speziellen Teetassen mit Deckel zubereitet werden, da das Abdecken der Tasse den Verlust an flüchtigen Bestandteilen vermindert.

➤ **Dosierung:**
- *Erwachsene:* 1 TL Droge auf 150 ml.
- *Kinder bis 10 Jahre:* 1 TL Droge auf 250 ml.
- *Kinder bis 1 Jahr:* $^1/_2$ TL Droge auf 250 ml.
- *Tagesdosis:* 2—3 Tassen schluckweise über den Tag verteilt.

2.3 Arbeitstechniken

> 💊 *Beachte:* Diese Dosierungsangaben sind sehr allgemein. Im Einzelfall ist stets die genau Dosierungsanleitung zu beachten. Manche Tees sind für Kinder nicht geeignet. Im Zweifelsfall Apotheker fragen bzw. Angaben des Herstellers beachten. Bei Überdosierung von Heilpflanzentee kann es zu unerwünschten Arzneimittelwirkungen kommen.

> ➤ **Anwendungsdauer:**
>   – 4 Wochen, danach ein Pause von 4 Wochen einlegen oder ähnlich wirkende Heilpflanze auswählen.
>   – Ausnahme: Johanniskraut- und Weißdornblütentee (Anwendungsdauer mindestens 3 Monate).

Herstellung von Wickeln und Auflagen

> ➤ **Definition:** Bei einem Wickel werden mehrere Tücher zirkulär um den betreffenden Körper gelegt, das innerste Tuch ist dabei Träger der Arzneisubstanz. Bei Auflagen, Umschlägen und Kompressen liegt das Tuch mit der Arzneisubstanz einem bestimmten Körperteil auf.

> ➤ **Materialien:**
>   – Grundsätzlich Naturmaterialien verwenden wie Baumwolle, Leinen, Flanell oder Wolle (z.B. alte Bettücher, Küchentücher, Mullwindeln, Taschentücher, Mullkompressen, Badetücher, Frottiertücher, Flanell- und Moltontücher, mögliche Materialien Abb. 2). Synthetische Stoffe oder Mischgewebe eignen sich nicht.
>   • *Innentuch:* Baumwolle oder Leinen.
>   • *Zwischentuch:* Baumwolle (z.B. Frottiertücher).
>   • *Außentuch:* Wolle, Molton oder Baumwolle (z.B. Stecklaken, Wolldecken, Schals).
>   – Zusätzlich benötigt man noch 1 – 2 Wärmflaschen.
>   – Befestigungsmaterial wie Pflaster, Klettverband, Babysicherheitsnadeln.

> ➤ **Ablauf:**
>   – *Vorbereitung:* Materialien bereitlegen (Abb. 3). Zusatz (Arzneisubstanz) vorbereiten. Der Patient sollte während der Wickelanwendung möglichst ungestört sein.
>   – *Wickelauflagezeit:* Wickel mit Ruhe, aber zügig anlegen. Die Auflagezeit variiert je nach Wickel (s. roter Teil S. 278). Patient während des Wickels gut beobachten!
>   – *Nachruhe:* 15 – 20 Min. Nachruhe nach dem Wickel/der Auflage.

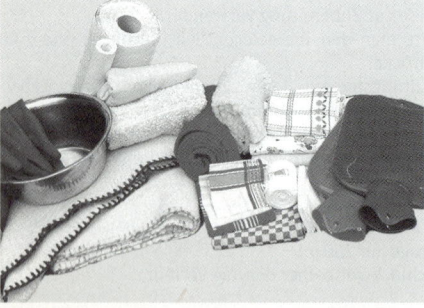

Abb. 2   Materialien
für einen Wickel
(aus A. Sonn. Wickel
und Auflagen. Stuttgart:
Thieme 1998)

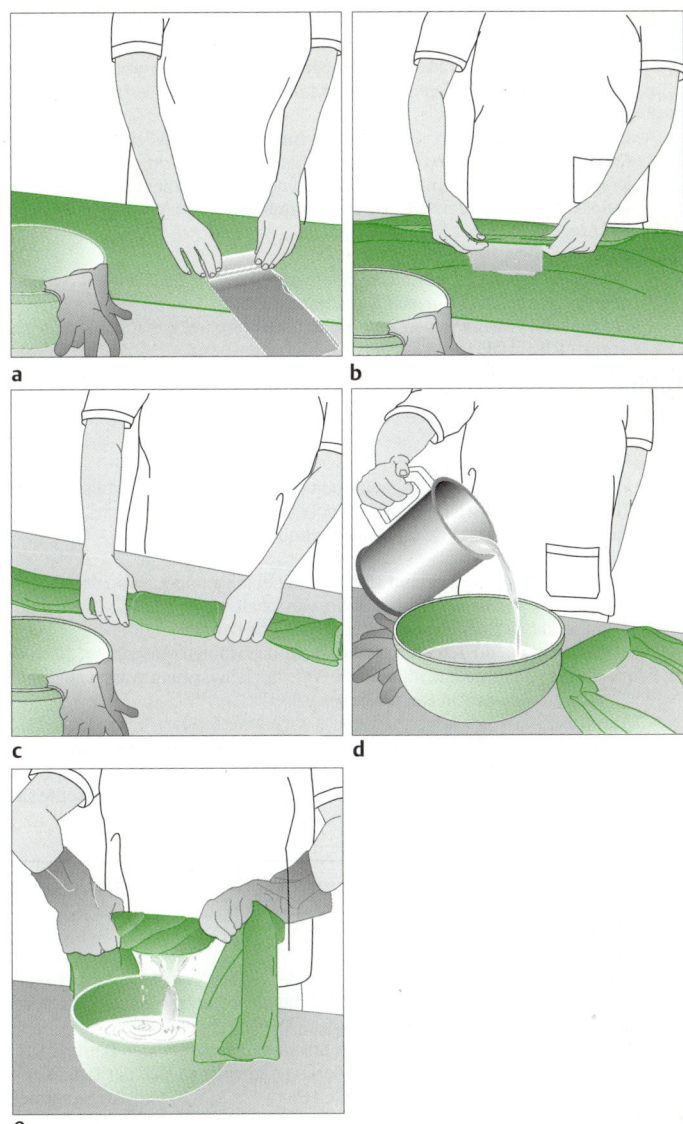

a

b

c

d

e

Abb. 3 Vorbereitung von Wickeln und Auflagen (aus A. Sonn. Wickel und Auflagen. Stuttgart: Thieme 1998)

2.3 Arbeitstechniken

➤ **Durchführung:**
- Die Temperatur des Wickels hängt vom Wickelzusatz ab. Jeder Wickel hat je nach Wickelzusatz eine andere Temperatur. Eine gute Krankenbeobachtung entsprechend Alter, Allgemeinzustand und aktueller Körpertemperatur des Patienten ist wichtig.
- Das Auflagetuch/-paket mit der Arzneisubstanz wird auf den Körper oder Körperteil aufgelegt, mit einem Zwischentuch abgedeckt und der Körper/ Körperteil dann mit dem Außentuch umwickelt. Der Patient sollte warm zugedeckt sein, besonders wichtig sind warme Füße (evtl. Wärmflasche an die Füße legen).

🔘 *Beachte:*
- Wickelzusätze in den Restmüll entsorgen, auf keinen Fall weiterverwenden oder konsumieren und auch nicht kompostieren.
- Vorsicht mit Wärmflaschen auf der Haut, Verbrennungsgefahr. Wärmflasche in ein Tuch einschlagen.

Fußbäder

➤ **Material:** Ausreichend große Schüssel (Füße sollen bequem hineinpassen), Wasser, Zusatz.
➤ **Durchführung:**
- *Vorbereitung:* Das Wasser in gewünschter Temperatur in eine Schüssel geben, Zusatz in Form von Heilpflanzentee oder ätherischem Öl, Meersalz, Senfmehl etc. hinzugeben. Das Wasser sollte die Knöchel bedecken.
- *Badezeit:*
  • Der Patient sollte bequem sitzen, keine einengende Kleidung tragen, die Knie evtl. mit einer leichten Decke warmhalten.
  • Dauer des Fußbades 5–20 Min. je nach Badezusatz.
  • Nach dem Bad Füße abtrocknen, nicht nachspülen. Ausnahme: Nach einem Senfmehlfußbad müssen die Füße mit lauwarmem Wasser abgespült werden (Gefahr von Hautnekrosen).
- *Nachruhe:*
  • Nach dem Bad warme Socken anziehen und $1/2$ Std. nachruhen oder abends vor dem Schlafengehen durchführen.
  • Belebende Fußbäder gehören in den Vormittag, und der Patient sollte sich anschließend bewegen.

Inhalation

➤ **Allgemeines:** Die Inhalation ist vorwiegend bei Erkrankungen der Luftwege indiziert. Die einfachste Form ist die Dampfinhalation.
➤ **Material:** Schüssel, Handtuch, Zusatz.
➤ **Durchführung:**
- *Vorbereitung:* Heißen Heilpflanzentee oder heißes Wasser mit ätherischen Ölen in eine kleine Schüssel geben. Als mögliche Zusätze können Heilpflanzentees, ätherische Öle oder Sole-Lösungen verwendet werden.
- *Inhalation:* Kopf in entsprechendem Abstand über den heißen Dampf halten und Haare mit einem Handtuch bedecken und zwar so, daß der Dampf zwischen Kopf und Schüssel bleibt. Heißen Dampf ca. 10–15 Min. lang einatmen, bis er abkühlt.

Ganzkörperwäsche

➤ **Allgemeines:** Die Wirkung der Ganzkörperwäsche hängt zum einen von der Art der Berührung ab, zum anderen von der Temperatur und der Art des Zusatzes (z. B. zur Fiebersenkung, Juckreizstillung, Schweißreduktion).

➤ **Material:** Waschschüssel, Handtücher (mind. 2) und Waschlappen, Zusatz (Heilpflanzentees, ätherische Öle oder Salz).

➤ **Durchführung:**
  – *Vorbereitung:* Waschschüssel mit Wasser in der gewünschten Temperatur füllen, Zusatz hineingeben. Bei Zusatz von ätherischen Ölen ist es wichtig, einen natürlichen Emulgator in Form von Milch, Sahne oder Honig zu verwenden.
  – *Waschung:*
    • Eine Ganzkörperwäsche beginnt immer am Kopf und endet bei den Füßen.
    • Mit der Haarwuchsrichtung und vom Körper weg waschen wirkt beruhigend.
    • Gegen den Haarwuchs und zum Körper hin waschen wirkt belebend.
  – Während und nach der Waschung den Patienten nicht auskühlen lassen.
  ◉ *Beachte:* Der Patient muß den Duft der Zusätze mögen, es sollten keine Allergien gegen den Zusatz bestehen.

3.1 A–Heilpflanzen

Adonisröschen (Adonis vernalis L.)

➤ **Allgemeine Hinweise:** Die oberirdischen Pflanzenteile, das Adonisröschenkraut, finden Anwendung in der Medizin.
➤ **Pharmakologie:**
  – *Droge:* Adoniskraut (Adonidis herba).
  – *Wichtige Inhaltsstoffe:* Flavonoide; herzwirksame Steroidglykoside.
  – *Pharmakologische Eigenschaften:* Steroidglykoside sind positiv inotrop.
➤ **Indikationen:**
  – Herzinsuffizienz (Stadium I-II NYHA).
  – Herzrhythmusstörungen.
  – Nervöse Herzbeschwerden.
➤ **Kontraindikationen:** Schwangerschaft, Stillzeit, Kinder unter 12 Jahren; Unverträglichkeit von Digitaloiden.
➤ **Dosierung, Dauer der Einnahme:** Mittlere Tagesdosis 0,5 g; höchste Tagesdosis 3 g.
➤ **Unerwünschte Arzneimittelwirkungen:** Erbrechen, Durchfälle, Kopfschmerzen, Appetitlosigkeit, Gynäkomastie. Bei Überdosierung Gefahr von Herzrhythmusstörungen bis hin zu lebensbedrohlichen Kammertachykardien, Vorhoftachykardien mit AV-Block, Benommenheit, Verwirrtheitszustände, Halluzinationen, Sehstörungen, Depressionen und Psychosen. Vergiftungen sind selten, da die Resorptionsrate nach oraler Aufnahme niedrig ist.
➤ **Wechselwirkungen:** Vergleichbar mit anderen digitaloidhaltigen Drogen.
➤ **Zusammenfassende Bewertung:** Wegen der niedrigen, unreproduzierbaren Resorption und der geringen Dokumentation nur in Kombination mit anderen Digitalisdrogen verwenden.
✿ **Literatur:**
  – *Monographien:* DAB 1998, KomE.
  – *Wissenschaftliche Veröffentlichungen:* S.S. 322, *ESCOP-Monographs* Fascicule I and II 1996; *Loew* D: Phytotherapie bei Herzinsuffizienz. Z Phytother 18 (1997), 92 – 96.

Andorn (Marrubium vulgare L.)

➤ **Pharmakologie:**
  – *Droge:* Andornkraut besteht aus den frischen oder getrockneten oberirdischen Teilen von Marrubium vulgare L. sowie dessen Zubereitungen.
  – *Wichtige Inhaltsstoffe:* Diterpenbitterstoffe (Marrubiin 0,1 – 1,0%, Premarrubiin ca. 0,1%), Kaffeesäurederivate (Chlorogensäure, Kryptochlorogensäure), Flavonoide (Luteolin-7-lactat, Apigenin-7-lactat), ätherisches Öl 0,05 – 0,6% (Camphen, p-Cymen, Fenchel).
  – *Pharmakologische Eigenschaften:* Bei Tieren wird die Gallesekretion durch Marrubinsäure gesteigert. Ätherisches Öl, Diterpen-Bitterstoffe, Gerbstoffe und Flavonoide (Bitterstoffe) regen die Magensaftsekretion an.
➤ **Indikationen:**
  – Appetitlosigkeit.
  – Dyspeptische Beschwerden.
  – Husten/Bronchitis.
  – Mund- und Rachenraumentzündungen.
➤ **Kontraindikationen:** Nicht bekannt.
➤ **Dosierung, Dauer der Einnahme:** Fluidextrakt 1 : 1 Ethanol 20% (V/V) (BHP83). Dosis: 2 – 4 ml 3×tgl.

➤ **Unerwünschte Arzneimittelwirkungen:** Risiken bei bestimmungsgemäßer Anwendung und Nebenwirkungen sind nicht bekannt.
➤ **Zusammenfassende Bewertung:** Die Droge wird relativ selten verwendet. Systematische Untersuchungen zur Wirksamkeit liegen nicht vor.
✿ **Literatur:**
  – *Monographien:* KomE.
  – *Wissenschaftliche Veröffentlichungen:* S.S. 322; *Roth* L, Daunderer M, Kormann K: Giftpflanzen, Pflanzengifte. 4. Aufl., Ecomed Fachverlag Landsberg/Lech 1993.

Angelika (Angelica Archangelica L.)

➤ **Allgemeine Hinweise:** Synonym Engelwurz (dt.). Würziger Geruch, süßlicher Geschmack.
➤ **Pharmakologie:**
  – *Droge:* Angelikawurzel (Angelicae radix).
  – *Wichtige Inhaltsstoffe:* Ätherisches Öl (β-Phellandren, α-Pinen), Furanocumarine (Bergapten, Xanthotoxin , Imperatorin, Isoimperatorin, Angelicin, Archangelicin), Kaffeesäurederivate (Chlorogensäure).
  – *Pharmakologische Eigenschaften:* Wurzelextrakte haben in vitro eine kalziumantagonistische Wirkung.
➤ **Indikationen:**
  – Appetitlosigkeit, Anorexie.
  – Dyspeptische Beschwerden.
➤ **Kontraindikationen:** Schwangerschaft.
➤ **Unerwünschte Arzneimittelwirkungen:** Während der Anwendung von Angelikawurzel sollten wegen der enthaltenen Furocumarine Sonnenbäder/intensive UV-Bestrahlung gemieden werden.
✿ **Literatur:**
  – *Monographien:* KomE.
  – *Wissenschaftliche Veröffentlichungen:* S.S. 322.

Anis (Pimpinella anisum L.)

➤ **Allgemeine Hinweise:** Medizinisch verwendet werden das ätherische Öl aus den reifen Früchten und die getrockneten Früchte.
➤ **Pharmakologie:**
  – *Droge:* Anisfrüchte (Anisi fructus).
  – *Wichtige Inhaltsstoffe:* Ätherisches Öl 2 – 6 % (trans-Anethol ca. 94 %), Apigenin-7-O-glucosid, Luteolin-7-O-glucosid.
  – *Pharmakologische Eigenschaften:* Anis wirkt expektorierend, schwach spasmolytisch und antibakteriell. Anisöl wirkt antibakteriell und antiviral.
➤ **Indikationen:**
  – Fieber und Erkältungen.
  – Husten, Schnupfen, Bronchitis.
  – Mund- und Rachenraumentzündungen.
  – Dyspeptische Beschwerden.
  – Appetitlosigkeit.
  – Akute Pharyngitis.
➤ **Kontraindikationen:** Allergie gegen Anis bzw. Anethol, Schwangerschaft.

3.1 A–Heilpflanzen

➤ **Dosierung, Dauer der Einnahme:**
   – Innerliche Anwendung Tagesdosis: 3 g Droge.
   – Tee: Morgens und/oder abends 1 Tasse trinken (schleimlösend); 1 EL voll tgl. (Magen- und Darmbeschwerden), Säuglinge 1 TL (in die Flasche).
   – Äußere Anwendung: Inhalation des ätherischen Öls.
   – Einreibung alle 30–60 Min. (akut) und 1–3×tgl. (chronisch).
➤ **Unerwünschte Arzneimittelwirkungen:** Gelegentlich allergische Reaktionen der Haut, den Atemwegen und im Magen-Darm-Trakt. Risiken bei bestimmungsgemäßer Anwendung sind nicht bekannt. Sehr selten bei wiederholter Anwendung Sensibilisierung möglich.
◉ *Häufige Irrtümer:* Eine östrogenartige Wirkung ist nicht belegt.
➤ **Zusammenfassende Bewertung:** Die Angaben beruhen auf Erfahrungswerten. Neuere Studien liegen nicht vor. In seiner karminativen Wirkung ist Anis schwächer als Fenchel oder Kümmel.
✿ **Literatur:**
   – *Monographien:* ESCOP, KomE.
   – *Wissenschaftliche Veröffentlichungen:* S.S. 322; *Reichling* J, Merkel B: Elicitor-Induced Formation of Coumarin Derivatives of Pimpinella anisum. Planta Med 59 (1993), 187.

Arnika (Arnica Montana L.)

➤ **Allgemeine Hinweise:** Medizinisch verwendet werden Arnikaöl als das ätherische Öl der Blüten und die getrockneten Arnikablüten.
➤ **Pharmakologie:**
   – *Droge:* Arnikablüten (Arnicae flos).
   – *Wichtige Inhaltsstoffe:*
     • Arnica montana: Sesquiterpenlactone vom Pseudoguajanolid-Typ, vor allem Ester des Helenalins- und 11α,13-Dihydrohelenalins, ätherisches Öl 0,2–0,35%, Flavonoide 0,4–0,6%.
     • Arnica chamissonis ssp. Foliosa: Sesquiterpenlactone vom Pseudoguajanolid-Typ 0,2–1,5%, Helenalinderivate, Arnifoline, Chamissonolide.
➤ **Pharmakologische Eigenschaften:** Die Sesquiterpene (Helenanin) wirken in vitro antimikrobiell und bei Tieren antiphlogistisch. Arnika hat bei topischer Anwendung antiphlogistische, analgetische und antiseptische Wirkung (Sesquiterpenlactone). Flavonoidverbindungen und ätherische Öle könnten daran mitwirken.
➤ **Indikationen:**
   – Thrombophlebitis.
   – Furunkulose und Entzündungen als Folge von Insektenstichen.
   – Hautentzündungen.
   – Mund- und Rachenraumentzündungen.
   – Rheumatische Muskel- und Gelenkbeschwerden.
   – Stumpfe Verletzungen.
➤ **Kontraindikationen:** Bekannte Allergie gegen Arnika und andere Korbblütler. Arnikatinktur nicht bei offenen Wunden und nicht unverdünnt anwenden.

➤ **Dosierung, Dauer der Einnahme:**
  – Äußere Anwendung:
    • Tinktur: Arnikablüten und Ethanol 70% v/v nach DAB 10 1 : 10.
    • Umschlag: Arnika-Tinktur 3–10fach mit Wasser verdünnen.
    • Mundspülung: Tinktur 10fach verdünnen.
    • Salbe: 10–20% Tinktur, höchstens 25% Tinktur in einer neutralen Salben-grundlage. Die Salbe sollte max. 15% Arnikaöl enthalten.
    • Öl: Auszug aus Droge und leicht angewärmtem, fettem Pflanzenöl 1 : 5.
➤ **Unerwünschte Arzneimittelwirkungen:** Risiken bei äußerlicher, bestimmungsgemäßer Anwendung sind gering. Bei häufiger Anwendung der unverdünnten Tinktur ist eine Sensibilisierung möglich (allergische Hautausschläge, Juckreiz, Blasenbildung, Ulzera/oberflächliche Gangrän). Bei äußerlicher Anwendung sehr hoher Konzentrationen kann primär toxische Bläschenbildung und Nekrotisierung auftreten
◉ *Häufige Irrtümer:* Nicht alle Arnikasorten lösen Kontaktallergien aus. Die Arnica-montana-Salben spanischer Herkunft enthalten sehr wenig allergieauslösendes Helenalin.
➤ **Zusammenfassende Bewertung:** Bewährtes Mittel vor allem bei stumpfen Verletzungen oder Muskelzerrungen.
✿ **Literatur:**
  – *Monographien:* DAB 1998, ESCOP, KomE.
  – *Wissenschaftliche Veröffentlichungen:* S.S. 322; *Hörmann* HP, Kortin HC: Allergic acute contact dermatitis due to Arnica tincture self-medication. Phytomedicine 4 (1995), 315–317; *Lyss* G, Schmidt TJ, Merfort I, Pahl HL: Helenalin an anti-inflammatory sesquiterpene lactone from Arnica selectively inhibits transcription factor NF-kappaB. Biol Chem, 378 : 951–61, 1997; *Willuhn* G, Leven W: Qualität von Arnikazubereitungen. Deutsche Apotheker Ztg 135 (1995), 1939–1942.

Artischocke (Cynara Scolymus L.)

➤ **Allgemeine Hinweise:** Medizinisch verwendet werden die getrockneten, ganzen oder geschnittenen Grundblätter und das getrocknete oder frische Kraut der Artischocke.
➤ **Pharmakologie:**
  – *Droge:* Artischockenblätter (Cynarae folium).
  – *Wichtige Inhaltsstoffe:* Kaffeesäurederivate ca. 1% (Chlorogensäure, Neochlorogensäure, Cryptochlorogensäure, Cynarin), Flavonoide 0,5% (Cynarosid, Scolymosid, Cynarotriosid, Luteolin), Sesquiterpenlactone 4% (Cynaropicrin 47–83%, Dehydrocynaropicrin, Grosheimin, Cynaratriol).
  – *Pharmakologische Eigenschaften:* Sesquiterpenlactone (Bitterstoffe), Hydroxizimtsäure und Flavonoide wirken choleretisch, hepatoprotektiv, antidyspeptisch und lipidsenkend. Bei Ratten konnten die Cholesterinwerte gesenkt werden (Luteolin hemmt die Cholesterinsynthese).
➤ **Indikationen:**
  – Appetitlosigkeit.
  – Meteorismus.
  – Leber- und Gallenbeschwerden.
  – Hyperlipoproteinämie (hoch dosierte und standardisierte Extrakte).
➤ **Kontraindikationen:** Korbblütlerallergie, Verschluß der Gallenwege, Gallensteine.

➤ **Dosierung, Dauer der Einnahme:**
  – Verwendet werden die frischen Blätter, Frischpflanzenpreßsaft und Trockenextrakt für Fertigarzneimittel.
  – Tagesdosis 6 g Droge.
➤ **Unerwünschte Arzneimittelwirkungen:** Risiken und Nebenwirkungen sind bei bestimmungsgemäßer Anwendung nicht bekannt.
➤ **Zusammenfassende Bewertung:** Zum antidyspeptischen Effekt gibt es klinische Untersuchungen, der lipidsenkende Effekt wird noch untersucht.
✿ **Literatur:**
  – *Monographien:* BHP 96, Brasil 3, KomE, Mar 29, Mar 3, PF X, Rom IX.
  – *Wissenschaftliche Veröffentlichungen:* S.S. 322; *Fintelmann* V: Antidyspeptische und lipidsenkende Wirkung von Artischockenblätterextrakt. Z Phytother 17 (1996), Beilage ZFA; *Gebhardt* R: Antioxidative and protective properties of extracts from leaves of the artichoke (Cynara scolymus L.) against hydroperoxide-induced oxidative stress in cultured rat hepatocytes. Toxicol Appl Pharmacol, 144 : 279 – 86, 1997; *Wasielewski* S: Artischockenblätterextrakt: Prävention der Arteriosklerose. Deutsche Apotheker Ztg 137 (1997), 2065 – 2067.

Bärentraube (Arctostaphylos Uva-Ursi L. Sprengel) ───────

➤ **Allgemeine Hinweise:** Medizinisch verwendet werden die getrockneten Blätter (Bärentraubenblätter) und Zubereitungen aus frischen Blättern. Die Pflanze ist geschützt und darf nicht gesammelt werden.

➤ **Pharmakologie:**
   – *Droge:* Bärentraubenblätter (Uvae ursi folium), sie bestehen aus den frischen oder getrockneten Laubblättern von Arctostaphylos uvae ursi (L.) S. sowie deren Zubereitungen. Kleingeschnittene Droge, Drogenpulver oder Trockenextrakte für Aufgüsse, Kaltmazerate und andere Darreichungsformen zur inneren Anwendung.
   – *Wichtige Inhaltsstoffe:* Hydrochinonglykoside (Arbutin, Arbutosid, Hydrochinon-O-beta-D-glucosid 5 – 16 %, Methylarbutin), O-Galloylhydrochinon-O-beta-D-glucosid (p-Galloyloxyphenyl-O-beta-D-glucosid), 2'-O-Galloylarbutin, 6'-O-Galloylarbutin, freies Hydrochinon 0,3 %), Flavonoide (Flavonolglykoside: Hyperosid 0,8 – 1,5 %, Quercetin, Isoquercetin), Phenolcarbonsäuren (Gallussäure frei 180 mg/100 g), p-Cumarsäure (18,0 mg/100 g), Syringasäure (16,8 mg/100 g), Salicylsäure (12,0 mg/100 g), p-Hydroxybenzoesäure (9,6 mg/100 g), Gerbstoffe 7 – 18 % (Gallotannine, Proanthocyanidine).
   – *Pharmakologische Eigenschaften:* Phenolglukoside haben antibakterielle Wirkung, Gerbstoffe wirken adstringierend. Hydrochinonkonjugate an Glucuronsäure und Schwefelsäure wirken bakteriostatisch und harndesinfizierend.

➤ **Indikationen:**
   – Harnwegsinfektionen.
   – Zystitis.

➤ **Kontraindikationen:** Schwangerschaft, Stillzeit, Kinder unter 12 Jahren. Anwendungsbeschränkung: Einnahme nicht länger als eine Woche bzw. 5 × im Jahr.

➤ **Dosierung, Dauer der Einnahme:**
   – Teezubereitung mit bis zu 30 % Bärentraubenanteil: 2 g fein zerschnittene oder grob gepulverte Droge mit 150 ml kochendem Wasser übergießen, 15 Min. ziehen lassen. Bei höherem Bärentraubenanteil Kaltmazerat ansetzen (6 – 12 Std.), da sonst der Gerbstoffanteil zu hoch wird, was schlechte Verträglichkeit zur Folge hat.
   – Tagesdosis: 10 g feingeschnittene oder pulverisierte Droge (Arbutin 400 – 840 mg).

➤ **Unerwünschte Arzneimittelwirkungen:** Bei hohem Gerbstoffgehalt kann es zu Übelkeit und Erbrechen kommen. Langdauernder Einsatz kann Leberschäden verursachen.

➤ **Wechselwirkungen:** Abgeschwächte Wirkung bei harnsäuernden Arzneimitteln. Pflanzenreiche Nahrung verstärkt die Wirkung durch Alkalisierung des Urins.

➤ **Zusammenfassende Bewertung:** Es liegen keine eindeutigen klinischen Studien vor.

✿ **Literatur:**
   – *Monographien:* ESCOP, KomE.
   – *Wissenschaftliche Veröffentlichungen:* S.S. 322; *Matsuo* K, Kobayashi M, Takuno Y, Kuwajima H, Ito H, Yoshida T: Anti-tyrosinase activity constituents of Arctostaphylos uva-ursi. Yakugaku Zasshi, 117 : 1028 – 32, 1997; *Ng TB* et al: Examination of coumarins, flavonoids and polysaccharopeptides for antibacterial activity. General Pharmacology 27 (1996), 1237 – 1240; *Ritch-Krc* EM, Thomas S, Turner NJ, Towers GH: Carrier herbal medicine: traditional and contemporary plant use. J Ethnopharmacol, 117 : 85 – 94, 1996; *Stammwitz* U: Pflanzliche Harnwegsdesinfizienzien – heute noch aktuell? Z Phytother 19 (1998), 90 – 95.

Baldrian (Valeriana officinalis L.)

➤ **Allgemeine Hinweise:** Baldrianwurzel besteht aus den unterirdischen, unterhalb 40 °C sorgfältig getrockneten Pflanzenteilen der Sammelart Valeriana officinalis L. Die Droge umfaßt den Wurzelstock, die Wurzeln und die Ausläufer sowie deren Zubereitungen.

➤ **Pharmakologie:**
   – *Droge:* Baldrianwurzel (Valerianae radix).
   – *Wichtige Inhaltsstoffe:* Iridoide (Valepotriate 0,5 – 2,0 %), ätherisches Öl 0,2 – 1,0 % ((-)-Borneylisovalerianat, Isovaleriansäure, evtl. auch Valerenal, Valeranon), Sesquiterpene (Valerensäure 0,1 – 0,9 %).
   – *Pharmakologische Eigenschaften:* Bei Tieren zentral dämpfende, sedative, angstlösende, spasmolytische und muskelrelaxierende Wirkung, benzodiazepinähnlicher Einfluß auf das GABA-System. Valepotriate sind vegetativ dämpfend, das ätherische Öl zentral dämpfend und spasmolytisch. Die Wirksamkeit ist stark von der Qualität des Extrakts abhängig. Beim Menschen Verkürzung der Einschlafzeit, sedierend am Tag.
   ◪ *Achtung:* Tee und Tinktur enthalten keine Valepotriate (instabil), jedoch ähnlich wirkende Abbauprodukte.

➤ **Indikationen:**
   – Nervös bedingte Einschlafstörungen.
   – Unruhe, Angst- und Spannungszustände.
   – Leistungs- und Konzentrationsschwäche.

➤ **Kontraindikationen:** Nicht bekannt.

➤ **Dosierung, Dauer der Einnahme:**
   – Anwendung innerlich und äußerlich (als Bad).
   – Tee: 1 TL (3 – 5 g) mit ca. 150 ml heißem Wasser übergießen und 10 – 15 Min. ziehen lassen.
   – Tagesdosis 15 g Droge.
   – Tee 2 – 3×tgl. und vor dem Schlafengehen 1 Tasse trinken.
   – Tinktur (1 : 5) mehrmals tgl. 15 – 20 Trpf. einnehmen.
   – Extrakt (2 – 3 g Droge) ein – mehrmals tgl.

➤ **Unerwünschte Arzneimittelwirkungen:** Risiken sind nicht bekannt. Selten gastrointestinale Beschwerden, sehr selten Kontaktallergien. Bei längerer Anwendung treten gelegentlich Kopfschmerzen, Unruhezustände, Schlaflosigkeit, Mydriasis und Störungen der Herztätigkeit auf.

◐ *Achtung:* In der Kinderheilkunde werden gegenwärtig valepotriatfreie Zubereitungen angewendet, da ein mögliche mutagene/gentoxische Risiken nicht abgeklärt sind.

➤ **Zusammenfassende Bewertung:** Baldriantee/-tinktur und andere valepotriatfreie Zubereitungen erhöhen die Schlafbereitschaft. Valepotriathaltige Präparate wirken gut bei psychischer und motorischer Unruhe tagsüber, bei Konzentrationsschwäche und beruhigend vor Streßsituationen.

✿ **Literatur:**
– *Monographien:* DAB 1998, ESCOP, KomE.
– *Wissenschaftliche Veröffentlichungen:* S.S. 322; *Anon*: Phytotherapeutika: Nachgewiesene Wirkung, aber wirksame Stoffe meist nicht bekannt. Deutsche Apotheker Ztg 137 (1997), 1221 – 1222; *Bodesheim* U, Hölzl J: Isolation and receptor binding properties of alkaloids and lignans from Valeriana officinalis L. PA 52 (1997), 386 – 391; *Hiller* K-O, Zetler G: Neuropharmacological Studies on Ethanol Extracts of Valeriana officinalis: Behavioural, Anticonvulsant Properties. Phytotherapy Res 10 (1996), 145 – 151; *Hölzl* J: Baldrian ein Mittel gegen Schlafstörungen. Deutsche Apotheker Ztg 136 (1996), 751 – 759; *Jansen* W: Doppelblindstudie mit Baldrisedon. Therapiewoche 27 (1977), 2779 – 2786; *Kubitschek* J: Baldrian beeinflußt die Melatoninwirkung. PZ 142 (1997), 433.

Birke (Betula pendula roth.)

➤ **Allgemeine Hinweise:** Von den beiden relevanten Birkenarten Hängebirke (Betula pendula) und Moorbirke (Betula pubescens) werden die Blätter und verschiedene Zubereitungen medizinisch verwendet.

➤ **Pharmakologie:**
– *Droge:* Birkenblätter (Betulae folium).
– *Wichtige Inhaltsstoffe:* Flavonoide, Triterpen-Saponine, ätherisches Öl, Phenylcarbonsäuren.
– *Pharmakologische Eigenschaften:* Die Inhaltsstoffe der Birkenblätter erhöhen die Harnmenge und steigern die Durchströmung der Harnwege. Es kommt zu einer vermehrten Wasserausscheidung (Aquarese).

➤ **Indikationen:**
– Rheumatische Erkrankungen (unterstützend).
– Durchspülungstherapie und Ausschwemmung von Bakterien aus den ableitenden Harnwegen und bei Nierengrieß.

➤ **Kontraindikationen:** Keine Durchspülungstherapie bei Ödemen durch eingeschränkte Herz- und Nierentätigkeit.

➤ **Dosierung, Dauer der Einnahme:**
– Mittlere Tagesdosis 2 – 3 g, mehrmals tgl.
– 1 – 2 EL Birkenblätter mit 150 ml Wasser übergießen. 3 – 4×tgl. 1 Tasse zwischen den Mahlzeiten trinken. Auf reichliche Flüssigkeitszufuhr achten.

➤ **Unerwünschte Arzneimittelwirkungen:** Risiken bei bestimmungsgemäßer Anwendung der Droge sind nicht bekannt.

◐ *Häufige Irrtümer:* Das Nierenparenchym wird durch Birkenblätterzubereitungen nicht gereizt.

➤ **Zusammenfassende Bewertung:** Bewährte pflanzliche Droge zur Durchspülungstherapie, Kombination mit anderen aquaretisch wirkenden Drogen ist sinnvoll.

✿ **Literatur:**
– *Monographien:* KomE.
– *Wissenschaftliche Veröffentlichungen:* S.S. 322.

Bitterkraut (Centaurium erythraea rafn)

➤ **Allgemeine Hinweise:**
– Synonym: Tausendgüldenkraut, echtes.
– Medizinisch verwendet werden die getrockneten, oberirdischen Teile der blühenden Pflanze.

➤ **Pharmakologie:**
– *Droge:* Tausendgüldenkraut (Centaurii herba).
– *Wichtige Inhaltsstoffe:* Iridoide, Bitterstoffe (Swertiamarin 75 %, Gentiopikrin, Swerosid).
– *Pharmakologische Eigenschaften:* Reflektorische Steigerung der Speichel- und Magensaftsekretion, wirken außerdem antiphlogistisch und antipyretisch bei Tieren.

➤ **Indikationen:**
– Appetitlosigkeit.
– Dyspeptische Beschwerden.

➤ **Kontraindikationen:** Magen- und Dünndarmgeschwüre.

➤ **Dosierung, Dauer der Einnahme:**
– Tee: 2–3 g Droge mit 150 ml kochendem Wasser überbrühen und 15 Min. ziehen lassen. $^1/_2$ Std. vor den Mahlzeiten trinken.
– Tinktur 5:1, 2–5 g/Tag.
– Tagesdosis 6 g Droge.

➤ **Unerwünschte Arzneimittelwirkungen:** Risiken und Nebenwirkungen bei bestimmungsgemäßer Anwendung der Droge nicht bekannt.

➤ **Zusammenfassende Bewertung:** Gute Wirkung hinsichtlich Appetitsteigerung und Verdauungsförderung durch die Bitterstoffe.

✿ **Literatur:**
– *Monographien:* DAB 1998, KomE.
– *Wissenschaftliche Veröffentlichungen:* S.S. 322; Schimmer O, Mauthner H: Centaurium erythraea RAFN. Tausendgüldenkraut. Z Phytother 15 (1994), 299–304; Schimmer O, Mauthner H: Polymethoxylated xanthones from the herb of Centaurium erythraea with strong antimutagenic properties in Salmonella typhimurium. Planta Med 62 (1996), 561–564.

Brennessel, grosse (Urtica dioica L.); Brennessel, kleine (Urtica urens)

➤ **Allgemeine Hinweise:** Medizinisch verwendet werden frische und getrocknete blühende Pflanzen und die Wurzeln.

➤ **Pharmakologie:**
– *Droge:* Brennesselkraut (Urticae herba) besteht aus den während der Blüte gesammelten frischen oder getrockneten oberirdischen Teilen von Urtica dioica L., Urtica urens L. und/oder deren Hybriden sowie deren Zubereitungen.
– *Wichtige Inhaltsstoffe:* Histamin, Serotonin, Leukotriene, Acetylcholin, Ameisensäure, Flavonoide 0,7–1,8 % (Rutin 0,1–0,6 %, Isoquercetin 0,2 %), Kieselsäure 1–5 %.

– *Pharmakologische Eigenschaften:* Aquaretisch und harnsäureausscheidend, in Kombination mit ausreichender Flüssigkeitszufuhr Ausschwemmung von Ödemen. Bei Tieren auch lokalanästhetische/analgetische Wirkung. In vitro hemmt die Droge die Leukotrien- und Prostaglandinsynthese. Bei Studien mit großen Patientenzahlen signifikante antirheumatische und antiarthritische Wirkung.

➤ **Indikationen (innerlich):**
  – Rheuma.
  – Harnwegsinfektionen.
  – Nieren- und Blasensteine.

➤ **Indikationen (äußerlich):** Rheumatische Schmerzen (Brennesselspiritus).

➤ **Kontraindikationen:** Keine Durchspülungstherapie bei Ödemen durch eingeschränkte Herz- und Nierentätigkeit.

➤ **Dosierung, Dauer der Einnahme:**
  – Innere Anwendung: Tagesdosis 4 – 6 g Droge. Auf eine ausreichende Flüssigkeitszufuhr ist zu achten (mindestens 2 l/Tag).
  – Tee: 1,5 g (2 TL) fein geschnittenes Kraut werden mit kaltem Wasser angesetzt, kurz aufkochen, 10 Min. ziehen lassen, mehrmals tgl. 1 Tasse trinken (1 TL entspricht etwa 0,8 g Droge).
  – Äußere Anwendung: Tinktur/Spiritus (1 : 10).

➤ **Unerwünschte Arzneimittelwirkungen:** Keine bekannt.

◐ *Häufige Irrtümer:* Die volkstümliche Anwendung bei Diabetes mellitus ist wissenschaftlich nicht gesichert.

➤ **Zusammenfassende Bewertung:** Die entzündungshemmende Wirkung wird durch klinische Studien zunehmend belegt.

✿ **Literatur:**
  – *Monographien:* BHP 96, DAB 1998, DAC 86, ESCOP, KomE, Mar 31.
  – *Wissenschaftliche Veröffentlichungen:* S.S. 322; *Anon:* Vet Hum Toxicol 24 (1982), 247; *Chaurasia* N, Wichtl M: Planta Med 53 (1987), 432; *Hughes* RE et al: J Sci Food Agric 31 (1980), 1279; *Kern* W, List PH, Hörhammer L (Ed): Hagers Handbuch der Pharmazeutischen Praxis. 4. Aufl., Bde. 1 – 8, Springer Verlag Berlin, Heidelberg, New York 1969; *Lewin* L: Gifte und Vergiftungen. 6. Aufl., Nachdruck, Haug Verlag, Heidelberg 1992; *Schiebel-Schlosser* G: Die Brennessel. PTA 8 (1994), 53; *Schilcher* H: Urtica-Arten - Die Brennessel. Z Phytother 9 (1988), 160; *Schomakers* J, Bollbach FD, Hagels H: Brennesselkraut – Phytochemische und anatomische Unterscheidung der Herba-Drogen von Urtica dioica und U. urens. Deutsche Apotheker Ztg 135 (1995), 578 – 584.

Brennesselwurzel, Urticae radix ────────────

➤ **Allgemeine Hinweise** s.S. 36.

➤ **Pharmakologie:**
  – *Droge:* Brennesselwurzeln sind die getrockneten Wurzeln und Rhizome von Urtica dioica L., Urtica urens L., und/oder deren Hybriden.
  – *Wichtige Inhaltsstoffe:* Sterole (β-Sitosterol 0,03 – 0,6 %), Lectine 0,1 % (Urtica dioica Agglutinin), Polysaccharide (Glukane, Glukogalakturonane, saure Arabinogalaktane).
  – *Pharmakologische Eigenschaften:* Immunmodulation (Lektingehalt), Hemmung der Umwandlung von Testosteron zu Östradiol in der Prostata, Steigerung des Harnflusses und der irritativen Symptome bei benigner Prostatahyperplasie Stadium I bis III.

➤ **Indikationen:**
  – Prostatabeschwerden.
  – Reizblase.
➤ **Kontraindikationen:** Keine Durchspülungstherapie bei Ödemen durch eingeschränkte Herz- und Nierentätigkeit.
➤ **Dosierung, Dauer der Einnahme:**
  – Tee: 1,5 g (1 gehäufter TL) grob gepulverte Droge mit mindestens 200 ml kaltem Wasser ansetzen, 1 Min. lang kochen, 10 Min. abgedeckt ziehen lassen.
  – Trockenextrakt: Droge 8,3 – 12,5 : 1 Ethanol 60 % (m/m), 2×120 mg tgl.
  – Tagesdosis 4 – 6 g Droge.
➤ **Unerwünschte Arzneimittelwirkungen:** Gelegentlich leichte Magen-Darm-Beschwerden.
➤ **Zusammenfassende Bewertung:** Es liegen klinische Studien zur Wirksamkeit bei benigner Prostatahyperplasie vor.
✿ **Literatur:**
  – *Monographien:* DAB 1998, ESCOP, KomE.
  – *Wissenschaftliche Veröffentlichungen:* S.S. 322; *Ganßer* D, Spiteller G: Aromatase inhibitors from Urtica dioica. Planta Med 61 (1995), 138 – 140; *Sonnenschein* R: Untersuchung der Wirksamkeit eines prostatotropen Phytotherapeutikums (Urtica plus) bei benigner Prostatahyperplasie und Prostatitis - eine prospektive multizentrische Studie. Urologe [B] 27 (1987), 232 – 237; *Wagner* H et al: Studies on the binding of Urtica dioica agglutinin (UDA) and other lectins in an in vitro epidermal growth factor receptor test. Phytomedicine 1 (1994), 287 – 290; *Wagner* H, Willer F, Samtleben R, Boos G: Search for the antiprostatic principle of stinging nettle (Urtica dioica) roots. Phytomedicine 1 (1994), 213 – 224.

Campherbaum (Cinnamomum camphora L. Sieb.) _____

➤ **Allgemeine Hinweise:** Medizinisch verwendet wird das aus dem Kampferbaum durch Dämpfen der Holzspäne gewonnene Destillat.

➤ **Pharmakologie:**
  – *Droge:*
    • Campher (Cinnamomi camphorae aetheroleum) besteht aus dem durch Wasserdampfdestillation aus dem Holz des Campherbaumes und durch anschließende Sublimation gereinigtem R-(+)-Campher oder synthetischem Campher.
    • Anwendung lokal in flüssigen (Campherspiritus) oder halbfesten (Liniment/Salbe) Zubereitungen. Inhalation: Flüssige Zubereitungen.
  – *Wichtige Inhaltsstoffe:* D(+)-Campher (1 R,4 R)-1,7,7-Trimethyl-bicyclo [2.2.1]heptan-2-on). Synthetischer Campher ist DL-Campher.
  – *Pharmakologische Eigenschaften:* Bei äußerlicher Anwendung hyperämisierend und bronchosekretolytisch.

➤ **Indikationen:**
  – Herzrhythmusstörungen.
  – Husten/Bronchitis.
  – Hypotonie.
  – Nervöse Herzbeschwerden.
  – Rheumatische Beschwerden.

➤ **Kontraindikationen:** Bei Säuglingen und Kleinkindern nicht im Gesicht, speziell im Bereich der Nase auftragen! Keine innere Anwendung!

➤ **Dosierung, Dauer der Einnahme:**
  – Halbfeste Formen (Salben, Linimente) 10 – 20 % Campher, max. 25 %; bei Säuglingen und Kleinkindern max. 5 %.
  – Campherspiritus (nach DAB 10) 9,5 – 10,5 % Campher, mehrmals tgl. einreiben.

➤ **Unerwünschte Arzneimittelwirkungen:** Hautreizungen, resorptive und/oder inhalative Vergiftungen mit (besonders bei Kindern) rauschartigen Zuständen, Delirien, Krämpfen und Atemregulationsstörungen. Kontaktekzeme durch ölige kampferhaltige Einreibungen.

✿ **Literatur:**
  – *Monographien:* DAB 1998, KomE.
  – *Wissenschaftliche Veröffentlichungen:* S.S. 322, *Bruchhausen* F von, Ebel S, Frahm AW, Hackenthal E (Eds): Hagers Handbuch der Pharmazeutischen Praxis. 5. Aufl., Bde 7 – 9 (Stoffe), Springer Verlag Berlin, Heidelberg, New York 1993; *Roth* L, Daunderer M, Kormann K: Giftpflanzen, Pflanzengifte. 4. Aufl., Ecomed Fachverlag Landsberg/Lech 1993.

3.4 E–Heilpflanzen

Efeu (Hedera Helix L.)

➤ **Allgemeine Hinweise:** Medizinisch verwendet werden die Blätter und Beeren.
➤ **Pharmakologie:**
  – *Droge:* Efeublätter (Hederae helicis folium). Sie bestehen aus den getrockneten Laubblättern von Hedera helix L. sowie deren Zubereitungen.
  – *Wichtige Inhaltsstoffe:* Triterpensaponine ca. 5 % (Hederacosid C, wird in α-Hederin gespalten), Alkaloide (Emetin.),
  – *Pharmakologische Eigenschaften:* Saponine wirken bei Tieren entzündungshemmend und antiviral, antibakteriell, antimykotisch und anthelminthisch. Außerdem haben sie sekretolytisch-expektorierende, antitussive und spasmolytische Wirkung.
➤ **Indikationen:** Husten/Bronchitis.
➤ **Kontraindikationen:** Nicht bekannt.
➤ **Dosierung, Dauer der Einnahme:** Fertigarzneimttel entsprechend den Angaben der Hersteller einnehmen.
➤ **Unerwünschte Arzneimittelwirkungen:** Risiken bei bestimmungsgemäßer Anwendung nicht bekannt. Die Droge hat mittelstarke Sensibilisierungspotenz.
➤ **Zusammenfassende Bewertung:** Es sollten nur Fertigarzneimittel verwendet werden. Neuere klinische Untersuchungen liegen nicht vor.
✿ **Literatur:**
  – *Monographien:* KomE.
  – *Wissenschaftliche Veröffentlichungen:* S.S. 322; *Gladtke* E: Zur Wirksamkeit eines Efeublätterpräparates (Prospan). Intern Praxis 32 (1992), 187; *Trute* A, Gross J, Mutschler E, Nahrstedt A: In vitro antispasmodic compounds of the dry extract obtained from Hedera helix. Planta Med 63 (1997), 125 – 129; *Trute* A, Nahrstedt A: Identification and quantitative analysis of phenolic dry extracts of Hedera helix. Planta Med 63 (1997), 177 – 179.

Eibisch (Altheae officinalis L.)

➤ **Allgemeine Hinweise:** Medizinisch verwendet werden die Eibischblätter (Altheae folium) und die Eibischwurzel (Althaeae radix).

Eibischblätter (Altheae folium)

➤ **Pharmakologie:**
  – *Droge:* Eibischblätter sind die getrockneten Laubblätter von Althaea officinalis L.
  – *Wichtige Inhaltsstoffe:* Schleimstoffe 6 – 10 % (kolloidlösliche Polysaccharide, Arabinogalaktane),
  – *Pharmakologische Eigenschaften:* Schleimstoffe haben eine einhüllende Wirkung und sind dadurch an den Schleimhäuten reizmildernd. Bei Tieren und in vitro wirken sie entzündungshemmend und immunstimulierend.
➤ **Indikationen:**
  – Trockener Reizhusten.
  – Schleimhautreizungen im Mund- und Rachenraum.
➤ **Kontraindikationen:** Nicht bekannt.
➤ **Dosierung, Dauer der Einnahme:**
  – Tee: Eibischblätter 1 – 2 g 10 Min. in heißem Wasser ziehen lassen. Mehrmals tgl. 1 Tasse trinken.
  – Tagesdosis 5 g Droge.
➤ **Unerwünschte Arzneimittelwirkungen:** Nicht bekannt.
➤ **Zusammenfassende Bewertung:** Siehe Eibischwurzel.

✿ **Literatur:**
- *Monographien:* KomE.
- *Wissenschaftliche Veröffentlichungen:* S.S. 322; *Hahn-Deinstrop* E: Eibischwurzel Identifizierung von Eibischwurzel-Extrakt und Gehaltsbestimmung in einem Instant-Tee. Deutsche Apotheker Ztg 135 (1995), 1147 – 1149; *Wunderer* H: Zentral und peripher wirksame Antitussiva: eine kritische Übersicht. PZ 142 (1997), 847 – 852.

Eibischwurzel, Althaeae radix

➤ **Pharmakologie:**
- *Droge:* Eibischwurzel sind die getrockneten, zerkleinerten, geschälten oder ungeschälten Wurzeln von Althaea officinalis L.
- *Wichtige Inhaltsstoffe:* Schleimstoffe 10 – 20 % (kolloidlösliche Polysaccharide, Galakturonorhamnane, Arabinogalaktane), Stärke 30 – 38 %,
- *Pharmakologische Eigenschaften:* Siehe Blätter.

➤ **Indikationen:**
- Schleimhautreizungen im Mund- und Rachenraum, damit verbundener trockener Reizhusten.
- Leichte Entzündungen der Magenschleimhaut.

➤ **Kontraindikationen:** Nicht bekannt.

➤ **Dosierung, Dauer der Einnahme:**
- Die zerkleinerte Droge wird für wäßrige Auszüge sowie für andere galenische Zubereitungen zum Einnehmen verwendet.
- Tee: Eibischwurzel 6 g mit 150 ml kaltem Wasser und unter häufigem Umrühren 90 Min. stehen lassen. Mehrmals tgl. 1 Tasse heiß trinken oder zum Gurgeln verwenden.

➤ **Unerwünschte Arzneimittelwirkungen:** Nicht bekannt.

➤ **Zusammenfassende Bewertung:** Besonders in der Kinderheilkunde gern verwendete, gut verträgliche Droge.

✿ **Literatur:**
- *Monographien:* DAB 10, ESCOP, KomE.
- *Wissenschaftliche Veröffentlichungen:* S.S. 322; *Hahn-Deinstrop* E: Eibischwurzel Identifizierung von Eibischwurzel-Extrakt und Gehaltsbestimmung in einem Instant-Tee. Deutsche Apotheker Ztg 135 (1995), 1147 – 1149.

Eiche (Quercus robur L.)

➤ **Allgemeine Hinweise:** Zu unterscheiden sind Stiel- oder Sommereiche (Quercus robur), Stein-, Trauben- oder Wintereiche (Quercus petraea). Sommer- und Wintereiche unterscheiden sich hinsichtlich des Wirkstoffgehaltes in der Eichenrinde nicht wesentlich. Die Pflanze ist in Europa, Kleinasien und in den Kaukasusländern verbreitet.

➤ **Pharmakologie:**
- *Droge:* Eichenrinde (Quercus cortex). Eichenrinde besteht aus der im Frühjahr gesammelten und getrockneten Rinde junger Zweige und Stockausschläge von Quercus robur L. und/oder Quercus petraea (M.) L. sowie deren Zubereitungen.
- *Wichtige Inhaltsstoffe:* Gerbstoffe 12 – 16 % (Catechingerbstoffe, oligomere Proanthocyanidine, Gallotannine).
- *Pharmakologische Eigenschaften:* Die Gerbstoffe haben adstringierende, entzündungshemmende, antivirale und anthelminthische Wirkung.

➤ **Indikationen, äußerlich:**
- Entzündliche Hauterkrankungen verschiedener Ursache.
- Lokale Behandlung von leichten Entzündungen im Mund- und Rachenraum sowie im Genital- und Analbereich.

➤ **Indikationen, innerlich:** Unspezifische, akute Durchfallerkrankungen.

➤ **Kontraindikationen:** Bei äußerlicher Anwendung: Großflächige Hautschäden.

➤ **Dosierung, Dauer der Einnahme:**
- Innere Anwendung: Tee, 1 g fein geschnittene oder grob gepulverte Droge wird mit kaltem Wasser angesetzt, kurz aufgekocht und nach einiger Zeit durch ein Teesieb gegeben (1 TL entspricht etwa 3 g Droge). Tagesdosis 3 g Droge.

   ◨ *Achtung:* Bei Durchfällen, die länger als 3 – 4 Tage andauern, ist ein Arzt aufzusuchen.

- Äußere Anwendung:
   • Spülung/Umschlag: 2 EL feingeschnittene Droge mit 3 Tassen Wasser aufkochen. Bei Entzündungen im Mund- und Rachenraum mehrmals tgl. gurgeln.
   • Badezusatz: 5 g Droge mit 1 l Wasser aufkochen und Lösung in das Voll- oder Teilbad geben. Badedauer 20 Min. bei 32 – 37 °C, zu Beginn 1 ×, später 2 – 3 ×/Woche.

➤ **Unerwünschte Arzneimittelwirkungen:** Risiken sind nicht bekannt. Bei innerlicher Anwendung können durch die sekretionshemmende Wirkung Verdauungsbeschwerden auftreten.

➤ **Wechselwirkungen:** Die Resorption von Alkaloiden und anderen basischen Arzneistoffen wird erschwert.

➤ **Zusammenfassende Bewertung:** Bewährte Therapie bei den angegebenen Indikationen.

✿ **Literatur:**
- *Monographien:* KomE.
- *Wissenschaftliche Veröffentlichungen:* S.S. 322; *König* M et al: Ellegitannins and complex tannins from Quercus petraea bark. J Nat Prod 57 (1994), 1411 – 1415; *Pallenbach* E, Scholz E, König M, Rimpler H: Proanthocyanidins from Quercus petraea bark. Planta Med 59 (1993), 264.

Enzian (Gentiana lutea L.)

➤ **Allgemeine Hinweise:** Geruch schwach süßlich. Verwechslung mit dem stark giftigen weißen Germer möglich.

➤ **Pharmakologie:**
- *Droge:* Enzianwurzel (Gentianae radix). Enzianwurzel besteht aus den getrockneten, nicht fermentierten Wurzeln und Wurzelstöcken von Gentiana lutea L. sowie deren Zubereitungen.
- *Wichtige Inhaltsstoffe:* Iridoide, Bitterstoffe (Amarogentin 0,1 – 0,5 % und Gentiopicrosid), Saccharide (Saccharose, Gentianose, Gentiobiose),
- *Pharmakologische Eigenschaften:* Bitterstoffe regen reflektorisch Speichel- und Magensaftsekretion (Nervus vagus) an. Sie wirken daneben cholagog (auch sensorisch-reflektorisch), immunstimulierend und steigern die Bronchialsekretmenge.

➤ **Indikationen:**
- Appetitlosigkeit.
- Dyspeptische Beschwerden.

➤ **Kontraindikationen:** Magen- und Zwölffingerdarmgeschwüre.

➤ **Dosierung, Dauer der Einnahme:**
- Tee: Ein halber TL (1 – 2 g) wird mit 150 ml kochendem Wasser übergossen; 5 – 10 Min. ziehen lassen, mit Honig süßen. Eine Tasse mehrmals tgl. 30 Min. vor den Mahlzeiten lauwarm trinken.
- Tinktur 1 : 5 in Ethanol 45 %, 1 – 4 ml 3×tgl.
- Einzeldosis 1 g Droge, Tagesdosis 2 – 4 g Droge.

➤ **Unerwünschte Arzneimittelwirkungen:** Risiken der bestimmungsgemäßen Anwendung therapeutischer Dosen der Droge sind nicht bekannt. In seltenen Fällen Kopfschmerzen.

➤ **Zusammenfassende Bewertung:** Die Droge hat sich vor allem in Kombination mit anderen Bitterstoffdrogen oder karminativ wirkenden Drogen bewährt. In Kombination mit entzündungshemmenden und sekretolytischen Drogen kann sie auch bei chronischen Entzündungen der Nasennebenhöhlen eingesetzt werden.

✿ **Literatur:**
- *Monographien:* DAB 1998, ESCOP, Kom.
- *Wissenschaftliche Veröffentlichungen:* S. S. 322.

Erdrauch (Fumaria officinalis L.)

➤ **Allgemeine Hinweise:** Medizinisch verwendet werden das getrocknete Kraut und die oberirdischen Teile frischer, blühender Pflanzen.

➤ **Pharmakologie:**
- *Droge:* Erdrauchkraut (Fumariae herba), entspricht den getrockneten, während der Blütezeit gesammelten oberirdischen Teilen von Fumaria officinalis L.
- *Wichtige Inhaltsstoffe:* Isochinolinalkaloide 1,25 % ((-)-Scoulerin, Protopin/Fumarin, Fumaricin, (+)-Fumarilin, Fumaretin, Fumarofin), Flavonoide (Rutin), Fumarsäure, Hydroxyzimtsäurederivate (Kaffeoyläpfelsäure).
- *Pharmakologische Eigenschaften:* Leichte spasmolytische Wirkung an den Gallenwegen und am Magen-Darm-Trakt.

➤ **Indikationen:**
- Leber- und Gallenbeschwerden.
- Cholelithiasis.
- Cholezystitis.
- Krankheiten der Leber.
- Sonstige Krankheiten der Gallenblase/Gallenwege.

➤ **Kontraindikationen:** Keine bekannt.

➤ **Dosierung, Dauer der Einnahme:**
- Zubereitungen: Für Tee 2 – 3 g Droge mit 150 ml kochendem Wasser übergießen und 10 Min. ziehen lassen. 1 Tasse 30 Min. vor den Mahlzeiten warm trinken.
- Preßsaft: 2 – 3 Teelöffel (2,4 – 3,5 g Droge) tgl. als kalter Auszug oder heißer Infus.
- Frischpflanzenverreibung: 3×tgl. 1 TL.
- Tagesdosis 6 g Droge.

➤ **Unerwünschte Arzneimittelwirkungen:** Risiken nicht bekannt.

✿ **Literatur:**
– *Monographien:* BHP 96, DAB 1998, EB 6, HAB 1, KomE, Mar 31, PF X.
– *Wissenschaftliche Veröffentlichungen:* S.S. 322; *Duke* JA: Die amphocholeretische Wirkung der Fumaria officinalis. Z Allg Med 34 (1985), 1819; *Hahn* R, Nahrstedt A: High Content of Hydroxycinnamic Acids Esterified with (+)-D-Malic-Acid in the Upper Parts of Fumaria officinalis. Planta Med 59 (1993), 189; *Roth* L, Daunderer M, Kormann K: Giftpflanzen, Pflanzengifte. 4. Aufl., Ecomed Fachverlag Landsberg/Lech 1993; *Willaman* JJ, Hui-Li L: Lloydia 33 (1970), 1.

Eukalyptus (Eucalyptus globulus L. B.)

➤ **Allgemeine Hinweise:** Eukalyptusöl ist das aus dem durch Wasserdampfdestillation und anschließender Rektifikation der frischen Blätter oder frischen Zweigspitzen von Eukalyptus gewonnene ätherische Öl.
➤ **Pharmakologie:**
– *Wichtige Inhaltsstoffe:* 80 % (des rektifizierten ätherischen Öls) 1,8-Cineol, außerdem p-Cymen, α-Pinen.
– *Pharmakologische Eigenschaften:* Einige der nachfolgend genannten Eigenschaften beziehen sich auf das isolierte Cineol. Eukalyptusöle wirken in vitro antibakteriell und fungizid. Die Droge hemmt die Prostaglandinbiosynthese, wirkt lokal schwach hyperämisierend, expektorierend, sekretomotorisch, hustenstillend und zeigt eine oberflächenaktive, surfactantartige Wirkung. Die Lungencompliance wird verbessert.
➤ **Indikationen:**
– Husten/Bronchitis.
– Rheumatische Beschwerden.
➤ **Kontraindikationen:**
– Innerlich: Kinder < 12 Jahre, erstes Schwangerschaftsdrittel. Bei entzündlichen Erkrankungen im Magen-Darm-Bereich und der Gallenwege, bei schweren Lebererkrankungen.
– Äußerlich: Bei Säuglingen und Kleinkindern nicht im Gesicht auftragen (Glottiskrampf, Bronchospasmus bis hin zu asthmaähnlichen Anfällen oder zum Atemstillstand möglich).
➤ **Dosierung, Dauer der Einnahme:**
– Innerlich: Tagesdosis 0,3 – 0,6 g (0,2 g entspr. 10 Trpf.). 3 – 6 Trpf. Öl in 150 ml warmes Wasser geben und mehrmals tgl. einnehmen. Inhalation: 2 – 3 Trpf. in kochendes Wasser geben und Dämpfe einatmen.
– Äußerlich: Ölige und halbfeste Formen mit 5 – 20 % ätherischem Öl. Wäßrig-ethanolische Zubereitungen mit 5 – 10 % ätherischem Öl. Einreibung: Einige Tropfen 20 % Eukalyptusöl in die erkrankten Hautpartien einreiben.
➤ **Unerwünschte Arzneimittelwirkungen:** Selten Übelkeit, Erbrechen und Durchfälle. Bei Überdosierung kann es zu lebensgefährlichen Vergiftungen kommen (schwere Vergiftungen bei Kindern bereits nach einigen Trpf. möglich, bei Erwachsenen tödliche Vergiftungen ab 4 – 5 ml). Symptome: Blutdrucksenkung, Kreislaufstörungen, Kollaps und Atemlähmung.
➤ **Wechselwirkungen:** Beschleunigter Abbau von anderen Arzneimitteln, deren Wirkung abgeschwächt und verkürzt wird.
➤ **Zusammenfassende Bewertung:** Bewährte pflanzliche Droge, deren klinische Wirkung in letzter Zeit intensiv erforscht wird.

✿ **Literatur:**
- *Monographien:* DAB 10, KomE.
- *Wissenschaftliche Veröffentlichungen:* S.S. 322; *Gräfe* AK: Besonderheiten der Arzneimitteltherapie im Säuglings- und Kindesalter. PZ 140 (1995), 2659 – 2667.

Eukalyptusblätter (Eucalypti folium) ───────────

➤ **Pharmakologie:**
- *Droge:* Eukalyptusblätter (Eucalypti folium) sind die getrockneten Folgeblätter älterer Bäume von Eucalyptus globulus L. B.
- *Wichtige Inhaltsstoffe:* Ätherisches Öl 1 – 3 % (1,8-Cineol (45 – 75 %), α-Pinen, β-Pinen, Pinocarvon), Flavonoide (Rutin, Hyperosid, Quercetin).
- *Pharmakologische Eigenschaften:* Sekretomotorische, expektorierende, adstringierende und schwach spasmolytische Wirkung. Bei Tieren auch entzündungshemmend und antiproliferativ wirksam.
➤ **Indikationen:** Husten/Bronchitis.
➤ **Kontraindikationen:** Siehe Eukalyptusöl innerlich.
➤ **Dosierung, Dauer der Einnahme:**
- Tinktur: Tinctura Eucalypti: 1 : 5 Ethanol 70 % (V/V), TD 3 – 9 g.
- Tee: 1,5 g– 2 g der feingeschnittenen Droge mit 150 ml kochendem Wasser übergießen und 5 – 10 Min. ziehen lassen (bedeckt).
- Tagesdosis 4 – 6 g Droge; Einzeldosis 1,5 g Droge.
➤ **Unerwünschte Arzneimittelwirkungen:** Selten Übelkeit, Erbrechen und Durchfälle. Überdosierungen sind nicht bekannt.
✿ **Literatur:**
- *Monographien:* DAB 1998, KomE.
- *Wissenschaftliche Veröffentlichungen:* S.S. 322; *Fenaroli's* Handbook of Flavor Ingredients, Vol. 1, 2nd Ed., CRC Press 1975; *Osawa* K et al: Macrocarpals H, I, and J from the leaves of Eucalyptus globulus. J Nat Prod 59 (1996), 824 – 827.

Faulbaum (Rhamus frangula L.)

➤ **Pharmakologie:**
- *Droge:* Faulbaumrinde (Frangulae cortex) ist die getrocknete Rinde der Stämme und Zweige von Rhamnus frangula L.
- *Wichtige Inhaltsstoffe:* Anthracenderivate 4 – 6 % (Anthranoide, Glucofrangulin A, Glucofrangulin A-diacetat, Frangulin A und C).
- *Pharmakologische Eigenschaften:* Anthranoide fördern die aktive Sekretion von Elektrolyten und Wasser in das Darmlumen und hemmen gleichzeitig deren Resorption aus dem Darm. Der Füllungsdruck im Darm wird verstärkt durch Verflüssigung des Darminhaltes und die Darmperistaltik angeregt.

➤ **Indikationen:** Obstipation.

➤ **Kontraindikationen:** Darmverschluß, akut-entzündliche Erkrankungen des Darmes, Appendizitis, bei Kindern unter 10 Jahren, Schwangerschaft und Stillzeit.

➤ **Dosierung, Dauer der Einnahme:**
- Tee: 2 g Feinschnitt mit 150 ml kochendem Wasser überbrühen, 15 Min. ziehen lassen. Morgens und abends 1 Tasse trinken.
- Eine wäßrige Aufschwemmung von 0,6 g gepulverter Droge führt nach 6 – 24 Std. zu vermehrt breiigem Stuhlgang.
- Tagesdosis 20 – 30 mg Hydroxyanthracen-Derivate, berechnet als Glucofrangulin A.
- Es ist die geringstmögliche Dosis zur Erreichung eines weichen Stuhls einzusetzen.
- Dauer der Anwendung: Max. 1 – 2 Wochen.

➤ **Unerwünschte Arzneimittelwirkungen:** Erbrechen und krampfartige Magen-Darm-Beschwerden. Bei Langzeitanwendung Elektrolyt-, besonders Kalium-Ionen-Verlust, infolgedessen Hyperaldosteronismus, Hemmung der Darmmotilität, in seltenen Fällen auch Arrhythmien, Nephropathien, Muskelschwäche, Ödeme und beschleunigter Knochenabbau.

➤ **Wechselwirkungen:** Wegen des Kaliumverlustes ist Wirkungsverstärkung von gleichzeitig eingenommenen Herzglykosiden möglich.

➤ **Zusammenfassende Bewertung:** Die Droge sollte nur kurzfristig bei Verstopfung oder zur Darmentleerung vor Röntgenuntersuchungen eingenommen werden.

◐ *Besonderheit:* Die Rinde muß vor ihrer Verwendung ein Jahr gelagert werden, da sie in frischem Zustand Brechreiz auslöst.

✿ **Literatur:**
- *Monographien:* DAB 10, ESCOP, KomE.
- *Wissenschaftliche Veröffentlichungen:* S.S. 322; *Anon*: Abwehr von Arzneimittelrisiken, Stufe II. Deutsche Apotheker Ztg 136 (1996), 3253 – 2354.

Fenchel (Foeniculum vulgare Miller)

➤ **Allgemeiner Hinweis:** Aus Fenchel werden Fenchelöl (Foeniculi antheroleum) und Fenchelfrüchte (Foeniculi fructus) gewonnen.

➤ **Pharmakologie:**

– *Droge:*
  - Fenchelöl (Foeniculi aetheroleum) ist das durch Wasserdampfdestillation gewonnene ätherische Öl aus den getrockneten reifen Früchten von Bitterfenchel (Foeniculum vulgare) oder Süßfenchel (Foeniculum dulce).
  - Fenchelfrüchte (Foeniculi fructus) sind die getrockneten reifen Früchte von Foeniculum vulgare M. var. vulgare.

– *Wichtige Inhaltsstoffe:*
  - In Bitterfenchel Trans-Anethol (50 – 75 %), Fenchon (12 – 33 %), Estragol (2 – 5 %).
  - In Süßfenchel Trans-Anethol (80 – 90 %), Fenchon (1 – 10 %), Estragol (3 – 10 %).
  - Bei beiden: Flavonoide, Rutin, fettes Öl 9 – 21 %.

– *Pharmakologische Eigenschaften:*
  - Anethol fördert die Beweglichkeit der glatten Muskulatur im Verdauungstrakt, in höherer Dosierung wirkt es krampflösend. Die Dichte der Atemwegsflüssigkeit wird dosisabhängig vermindert (Bronchosekretolyse). Fenchon wirkt in vitro antimikrobiell und fungizid.
  - Fenchelfrüchte wirken an der glatten Muskulatur spasmolytisch und beschleunigen an der Bronchialschleimhaut die Schlagfrequenz der Flimmerepithelien (Sekretomotorikum). In vitro wirkt Fenchel antimikrobiell und steigert die Magenmotilität, ist antiexsudativ und vermutlich antiproliferativ wirksam (vgl. auch Foeniculi aetheroleum S. 47).

➤ **Indikationen:**
  – Dyspeptische Beschwerden.
  – Husten/Bronchitis.
  – Katarrhe der oberen Luftwege bei Kindern (Fenchelhonig und Fenchelsirup).

➤ **Kontraindikationen:** Fenchelöl nicht bei Schwangerschaft und Kleinkindern anwenden.

➤ **Dosierung, Dauer der Einnahme:**
  – Fenchelhonig (enthält 0,5 g Fenchelöl/kg) bzw. Fenchelsirup: Tagesdosis 10 – 20 g. Bei Diabetes ist der Zuckergehalt zu beachten.
  – Fenchelöl: Tagesdosis 0,1 – 0,6 ml; 2 – 5 Trpf. nach jeder Mahlzeit, Einnahme auf 2 Wochen befristet.
  – Tee aus Fenchelfrüchten: 2 – 5 g der unmittelbar zuvor zerquetschten Droge werden mit 150 ml kochendem Wasser übergossen, 10 – 15 Min. ziehen lassen. 2 – 4×tgl. 1 Tasse zwischen den Mahlzeiten trinken; Tagesdosis 5 – 7 g zerkleinerte Droge.
  – Fenchelsirup: Tagesdosis 10 – 20 g, Fencheltinktur 0,8 – 2 ml 3×tgl. Nicht länger als 2 Wochen ohne Rücksprache mit dem Arzt einnehmen.

➤ **Unerwünschte Arzneimittelwirkungen:** Risiken sind nicht bekannt. Sehr selten kann es allergische Reaktionen nach Aufnahme von Fenchel geben; Kreuzreaktionen bei Sellerieallergie sind möglich.

➤ **Zusammenfassende Bewertung:** Bewährte pflanzliche Droge, weltweit verwendet.

✿ **Literatur:**
- *Monographien:*
  - Fenchelöl: DAB 1998, KomE.
  - Fenchelfrüchte: ESCOP, KomE.
- *Wissenschaftliche Veröffentlichungen:*
  S.S: 322; *Hiller* K: Pharmazeutische Bewertung ausgewählter Teedrogen. Deutsche Apotheker Ztg 135 (1995), 1425–1440; *Massoud* H: Study on the essential oil in seeds of some fennel cultivars under egyptian environmental conditions. Planta Med 58 (1992), A681; *Parzinger* R: Fenchel. Deutsche Apotheker Ztg 136 (1996), 529–530; *Albert-Puleo* M: J Ethnopharmacol 2 (1980), 337; *Betts* TJ: J Pharm Pharmacol 20 (1968), 61–64, 469–472; *Czygan* FC: Z Phytother 8 (1987), 82; *El-Khrisy* EAM et al: Fitoterapia 51 (1980), 273; *Forster* HB et al: Planta Med 40 (1980), 309; *Harborne* JB, Williams CE: Phytochemistry 11 (1972), 1741–1750; *Harries* N et al: J Clin Pharm 2 (1978), 171; *Rothbacher* H, Kraus A: Pharmazie 25 (1970), 566; *Trenkle* K: PA 27 (1972), 319–324.

Flohsamen (Planatago afra [psyllium])

➤ **Allgemeine Hinweise:** Verwandt ist der indische Flohsamen (Plantago ovata).
➤ **Pharmakologie:**
- *Droge:* Flohsamen (Psyllii semen) besteht aus den getrockneten, reifen Samen von Plantago psyllium L. mit einer Quellungszahl von mindestens 10 sowie deren Zubereitungen.
- *Wichtige Inhaltsstoffe:* Schleimstoffe in Samenschale 10–12% (Arabinoxylane), Iridoide (Aucubin ca. 0,14%).
- *Pharmakologische Eigenschaften:* Stuhlregulierende Wirkung durch die Quellfähigkeit der Schleimstoffe, der Darm nimmt an Volumen zu, die Transitzeit wird dadurch verkürzt (bei Obstipation erwünscht). Die Darmperistaltik wird angeregt. Bei Durchfällen wird die Transitzeit durch Flüssigkeitsbindung normalisiert. Gallensäuren werden vermehrt ausgeschieden.
➤ **Indikationen:**
- Alle Flohsamenarten: Colon irritabile (Reizdarm), habituelle Obstipation.
- Indischer Flohsamen zusätzlich:
  - Diarrhoe unterschiedlicher Genese.
  - Darmerkrankungen, bei denen eine erleichterte Darmentleerung mit weichem Stuhl erwünscht ist.
➤ **Kontraindikationen:** Stenosen im Magen-Darm-Trakt, entzündliche Erkrankungen des Magen-Darm-Traktes (Gefahr von Irritationen und Spasmen!), drohender oder bestehender Darmverschluß, schwer einstellbarer Diabetes mellitus.
➤ **Dosierung, Dauer der Einnahme:**
- Tagesdosis 12–40 g Droge unzerkleinert oder grob zerkleinert mit wenig Wasser leicht vorquellen lassen, mit reichlich Wasser (150 ml auf 5 g Droge) einnehmen. Die Einnahme erfolgt am besten morgens nüchtern.
- Wirkungseintritt nach einmaliger Gabe nach 12–24 Std., der max. Effekt wird nach 2–3 Tagen erreicht. Bei Durchfällen, die länger als 3–4 Tage andauern, muß ein Arzt aufgesucht werden.

➤ **Unerwünschte Arzneimittelwirkungen:** In Einzelfällen sind Überempfindlichkeitsreaktionen beschrieben (Rhinitis, Conjunctivitis, Asthma, Urtikaria). Bei Einnahme mit zu wenig Flüssigkeit kann es, besonders bei älteren Menschen, zu Verstopfung der Speiseröhre oder des Darmes, evtl. sogar zu Erstickungsanfällen kommen.

➤ **Wechselwirkungen:** Die Resorption gleichzeitig eingenommener Arzneimittel kann verzögert werden. Flohsamenpolysaccharide können die Wirkung von Insulin oder oralen Antidiabetika verstärken.

➤ **Zusammenfassende Bewertung:** Bewährte, auch von Kindern gut vertragene, pflanzliche Droge. Klinische Studien zur Wirksamkeit liegen vor.

✿ **Literatur:**
  – *Monographien:* DAB 10, ESCOP, KomE.
  – *Wissenschaftliche Veröffentlichungen:* S.S. 322; *Anon:* Pharmaceutical Care: „Den Mißbrauch von Laxanzien vermeiden helfen". Deutsche Apotheker Ztg 135 (1995), 1867 – 1868.

Gänsefingerkraut (Potentilla anserina L.)

➤ **Pharmakologie:**
  – *Droge:* Gänsefingerkraut (Potentillae anserinae herba). Gänsefingerkraut besteht aus den kurz vor oder während der Blüte gesammelten frischen oder getrockneten Blättern und Blüten von Potentilla anserina L. sowie deren Zubereitungen.
  – *Wichtige Inhaltsstoffe:* Gerbstoffe 5 – 10 % (Ellagitannine).
  – *Pharmakologische Eigenschaften:* Gerbstoffe wirken adstringierend.

➤ **Indikationen:**
  – Unspezifische Diarrhoe.
  – Mund- und Rachenraumentzündungen.
  – Dysmenorrhoische Beschwerden.

➤ **Kontraindikationen:** Nicht bekannt.

➤ **Dosierung, Dauer der Einnahme:**
  – Tee: 2 g fein geschnittene Droge mit siedendem Wasser übergießen und 10 Min. ziehen lassen. 3×tgl. 1 Tasse frisch zubereiteten Tee zwischen den Mahlzeiten trinken. (1 TL entspricht etwa 0,7 g Droge).
  – Tagesdosis 4 – 6 g Droge.
  – Lokale Behandlung: Mehrmals tgl. mit einem Aufguß (4 g Droge mit $^1/_2$l Wasser heiß aufgießen und 15 Min. ziehen lassen) spülen.

➤ **Unerwünschte Arzneimittelwirkungen:** Nicht bekannt.

➤ **Zusammenfassende Bewertung:** Zur Selbstmedikation ohne Einschränkungen geeignet.

✿ **Literatur:**
  – *Monographien:* KomE.
  – *Wissenschaftliche Veröffentlichungen:* S.S. 322; *Kombal* R, Glasl H: Flavan-3-ols and flavonoids from Potentilla anserina. Planta Med 61 (1995), 484 – 485; *Schimmer* O, Lindenbaum M: Tannins with antimutagenic properties in the herb of Alchemilla species and Potentilla anserina. Planta Med 61 (1995), 141 – 145.

Gewürznelkenbaum (Szygium aromaticum L. Merr. Et M. Perry)

➤ **Pharmakologie:**
  – *Droge:* Gewürznelken (Caryophylli flos). Gewürznelken sind die von Hand gepflückten und anschließend getrockneten Blütenknospen von Syzygium aromaticum (L.) M. e. L. M. P.
  – *Wichtige Inhaltsstoffe:* Ätherisches Öl 15 – 21 % (Eugenol 70 – 90 %, Eugenylacetat, Aceteugenol 17 %, β-Caryophyllen 5 – 12 %), Flavonoide, Gerbstoffe 10 %.
  – *Pharmakologische Eigenschaften:* Antiseptische, bakterizide, fungizide und virostatische, lokalanästhetische und spasmolytische Wirkungen, allerdings sind sie nur teilweise experimentell nachgewiesen. Gesicherte Angaben liegen nur für das ätherische Öl vor.

➤ **Indikationen:**
  – Mund- und Rachenraumentzündungen .
  – Schmerzstillung in der Zahnheilkunde.

➤ **Kontraindikationen:** Nicht bekannt.

➤ **Dosierung, Dauer der Einnahme:**
  – Mundwasser: Wäßrige Lösung mit 1 – 5 % ätherischem Öl, mehrmals tgl. spülen oder gurgeln.
  – Zahnheilkunde: Unverdünntes ätherisches Öl.

➤ **Unerwünschte Arzneimittelwirkungen:** Selten allergische Reaktionen gegen Eugenol. Konzentriertes ätherisches Öl kann Schleimhautreaktionen hervorrufen.

➤ **Zusammenfassende Bewertung:** Bewährte pflanzliche Droge. Die Anwendung erfolgt auf der Basis der pharmakologischen Eigenschaften von Nelkenöl. Klinische Studien liegen nicht vor. Zur Selbstmedikation ohne Einschränkungen geeignet.

✿ **Literatur:**
- *Monographien:* DAB 10, KomE.
- *Wissenschaftliche Veröffentlichungen:* S.S. 322;*Cai* L, Wu CHD: Compounds from Syzygium aromaticum possessing growth inhibitory activity against oral pathogens. J Nat Prod 59 (1996), 987 – 990; *Debelmas* AM, Rochat J: Plant Med Phytother 1 (1967), 23; *Tanaka* T, Orii Y, Nonaka GI et al: Syziginins A and B, two ellegitannins from Syzygium aromaticum. Phytochemistry 43 (1996), 1345 – 1348.

Ginkgobaum (Ginkgo Biloba L.)

➤ **Pharmakologie:**
- *Droge:* Ginkgoblätter (Ginkgo bilobae folium). Die Droge besteht aus den getrockneten Blättern von Ginkgo biloba L. sowie deren Zubereitungen.
- *Wichtige Inhaltsstoffe:* Flavonoide 0,5 – 1,8 % (Bioside, Monoside, Trioside des Quercetins, Isorhamnetins, 3'-O-Methylmyristicins), Biflavonoide 0,4 – 1,9 %, Proanthocyanidine 8 – 12 %, Diterpene 0,06 – 0,23 % (Ginkgolide A, B, C), Sesquiterpene (Bilobaolid 0,04 – 0,2 %).
- *Pharmakologische Eigenschaften:* Antioxidativ, membranstabilisierend und durchblutungsfördernd. Erhöhung der zerebralen Hypoxietoleranz, die altersbedingte Reduktion muscarinerger Cholinrezeptoren und α2-Adrenozeptoren wird verringert und die Cholinaufnahme im Hippocampus gesteigert. Bei Tieren verbessern Ginkgolide und Bilobalid die Fließeigenschaften des Blutes durch Senkung der Viskosität, inaktivieren toxische Sauerstoffradikale und fördern die zerebrale und periphere arterielle Durchblutung. Eine Gehirnödementwicklung wird gehemmt und die Rückbildung beschleunigt, ATP- und der Glukoseutilisation werden verbessert und Membranen stabilisiert. Klinische plazebokontrollierte Doppelblindversuche beim Menschen bestätigen Ergebnisse der Tierversuche (Steigerung der Gedächtnisleistung, Verbesserung der Mikrozirkulation und Abnahme der Plasmaviskosität).

➤ **Indikationen:**
- Schwindel, Tinnitus vaskulärer und involutiver Genese.
- Durchblutungsstörungen (periphere arterielle Verschlußkrankheit).
- Symptomatische Behandlung von hirnorganisch bedingten Leistungsstörungen.

➤ **Kontraindikationen:** Überempfindlichkeitsreaktionen auf Ginkgopräparate.

➤ **Dosierung, Dauer der Einnahme:** Bei Hirnleistungsstörungen Tagesdosis (p. o.) 120 – 240 mg standardisierter Spezialextrakt in 2 – 3 Einzeldosen über mind. 8 Wochen. Nach 3 Monaten ist zu prüfen, ob die Weiterführung der Behandlung gerechtfertigt ist. Bei peripherer arterieller Verschlußkrankheit sowie Schwindel und Tinnitus 120 – 160 mg Spezialextrakt pro Tag. Bei Schwindel und Tinnitus bringt eine Anwendung über mehr als 6 – 8 Wochen keine therapeutischen Vorteile.

➤ **Unerwünschte Arzneimittelwirkungen:** Sehr selten leichte Magen-Darm-Beschwerden, Kopfschmerzen und allergische Reaktionen.

➤ **Zusammenfassende Bewertung:** Droge mit nachgewiesener Wirksamkeit, die in Absprache mit dem Arzt eingesetzt werden sollte.

✿ **Literatur:**
  – *Monographien:* KomE, positiv monographiert ist nur der standardisierte Spezialextrakt (s. S. 130).
  – *Wissenschaftliche Veröffentlichungen:* S.S. 322; *Caesar* W: Alles über Ginkgo. Deutsche Apotheker Ztg 134 (1994), 4363; *Deutsches Institut für medizinische Dokumentation und Information* (Ed): ICD-10. Internationale und statistische Klassifikation der Krankheiten und verwandter Gesundheitsprobleme. 10. Revision. Bd 1. Urban & Schwarzenberg, München Wien Baltimore 1994; *Dingermann* T: Phytopharmaka im Alter: Crataegus, Ginkgo, Hypericum und Kava-Kava. PZ 140 (1995), 2017 – 2024; *Hopfenmüller* W: Nachweis der therapeutischen Wirksamkeit eines Ginkgo biloba-Spezialextraktes. Metaanalyse von 11 klinischen Studien bei Patienten mit Hirnleistungsstörungen im Alter Arzneim Forsch/Drug Res 44 (1994), 1005 – 1013; *Joyeux* M et al: Comparative antilipoperoxidant, antinecrotic and scavenging properties of terpenes and biflavones from Ginkgo and some flavonoids. Planta Med 61 (1995), 126 – 129; *Kanowski* S et al: Proof of efficacy of the ginkgo biloba special extract Egb 761 in outpatients suffering from primary degenerative dementia of the Alzheimer type and multi-infarct dementia. Pharmacopsychiatry 4 (1995), 149 – 158; *Pfister-Hotz* G: Phytotherapie in der Geriatrie. Z Phytother 18 (1997), 165 – 162.

Ginseng (Panax Ginseng C.A. Mey)

➤ **Pharmakologie:**
  – *Droge:* Ginsengwurzel (Ginseng radix). Ginsengwurzel besteht aus den getrockneten Haupt-, Neben- und Haarwurzeln von 4 – 7 Jahre altem Panax ginseng C. A. M. sowie deren Zubereitungen.
  – *Wichtige Inhaltsstoffe:* Triterpensaponine 0,8 – 6 %, Polysaccharide und Polyine.
  – *Pharmakologische Eigenschaften:* Die Droge erhöht bei Tieren unspezifisch die körpereigene Abwehr gegen exogene Noxen und Stressoren physikalischer, chemischer und biologischer Art, dadurch adaptogene bzw. Antistress-Wirkung. Die Belastbarkeit steigt in Streßmodellen an. Beim Menschen Verbesserung der maximalen anaeroben körperlichen Leistung, des Koordinationsvermögens und der Gedächtnisleistung.

➤ **Indikationen:**
  – Erschöpfungszustände, Rekonvaleszenz.
  – Bei nachlassender Leistungs- und Konzentrationsfähigkeit.
  – Ermüdung und Schwächegefühl.

➤ **Kontraindikationen:** Nicht bekannt.

➤ **Dosierung, Dauer der Einnahme:** Tee: 3 g fein zerschnittene Droge mit kochendem Wasser übergießen, 5 – 10 Min. lang bedeckt ziehen lassen. Tagesdosis des Trockenextraktes 1 – 2 g Droge des Tees 3 – 4×tgl. 1 Tasse. Die Dauer der Anwendung sollte auf 3 Monate begrenzt werden. Nach einer Anwendungspause können Ginsengzubereitungen erneut eingenommen werden.

➤ **Unerwünschte Arzneimittelwirkungen:** Bei Überdosierung wurden Schlaflosigkeit, Hypertonie und Ödeme beschrieben.

➤ **Wechselwirkungen:** Die gleichzeitige Einnahme koffeinhaltiger Genußmittel sollte vermieden werden.

➤ **Zusammenfassende Bewertung:** Bei den genannten Indikationen bewährte pflanzliche Droge. Klinische Studien zur Wirksamkeit liegen vor. Es sollten nur solche Präparate verwendet werden, die dem deutschen Arzneimittelrecht unterliegen.

✿ **Literatur:**
  – *Monographien:* DAB 1998, KomE.
  – *Wissenschaftliche Veröffentlichungen:* S.S. 322; *Blasius* H: Phytotherapie: Adaptogene Wirkung von Ginseng. Deutsche Apotheker Ztg 135 (1995), 2136 – 2138; *Pfister-Hotz* G: Phytotherapie in der Geriatrie. Z Phytother 18 (1997), 165 – 162.

Goldrutenkraut (Solidago virgaurea L.)

➤ **Pharmakologie:**
  – *Droge:* Goldrutenkraut (Solidaginis virgaureae herba). Echtes Goldrutenkraut ist der oberirdische Teil von Solidago virgaurea (L.).
  – *Wichtige Inhaltsstoffe:* Triterpensaponine 0,2 – 0,3 %, ätherisches Öl 0,4 – 0,5 % (in der gelagerten Droge weniger als 0,2 %), Polysaccharide 6 – 8 %, Flavonoide 1,1 – 2 % (Rutin 0,8 %), Phenolglucoside 0,2 – 1,0 %, Kaffeesäurederivate 0,2 – 0,4 %.
  – *Pharmakologische Eigenschaften:* Diuretische und analgetische Wirkung (durch die Phenolglykoside). Saponine und das ätherisches Öl haben antimikrobielle, schwach spasmolytische, antiexsudative und aquaretische Effekte.

➤ **Indikationen:**
  – Zur Durchspülungstherapie bei Harnwegsinfektionen, Nieren- und Blasensteinen.
  – Zur vorbeugenden Behandlung bei Harnsteinen und Nierengrieß.

➤ **Kontraindikationen:** Keine Durchspülungstherapie bei Ödemen durch eingeschränkte Herz- und Nierentätigkeit.

➤ **Dosierung, Dauer der Einnahme:**
  – Tee: 1 – 2 TL (3 – 5 g) Droge werden mit ca. 150 ml kochendem Wasser überbrüht, 15 Min. ziehen lassen. 2 – 4×tgl. 1 Tasse zwischen den Mahlzeiten trinken.
  – Tagesdosis: 6 – 12 g zerkleinerte Droge für Aufgüsse sowie andere galenische Zubereitungen zum Einnehmen.

◉ *Hinweis:* Auf reichliche Flüssigkeitszufuhr ist zu achten!

➤ **Unerwünschte Arzneimittelwirkungen:** Risiken sind nicht bekannt. Bei chronischen Nierenerkrankungen Anwendung nur auf Rat des Arztes!

➤ **Zusammenfassende Bewertung:** Die Anwendung beruht auf der Basis der pharmakologischen Eigenschaften der Inhaltsstoffe sowie der therapeutischen Erfahrung. Die Kombination mit anderen aquaretisch und harndesinfizierend wirkenden Drogen ist zu empfehlen.

✿ **Literatur:**
  – *Monographien:* DAB 1998, ESCOP, KomE.
  – *Wissenschaftliche Veröffentlichungen:* S.S. 322; *Bader* G, Wray, V, Hiller, K: The main saponins from the arial parts and the roots of Solidago virgaurea subsp. virgaurea. Planta Med 61 (1995), 158 – 161; *Hiller* K, Bader G: Goldruten-Kraut Portrait einer Arzneipflanze. Z Phytother 17 (1996), 123 – 130.

Hamamelisstrauch (Hamamelis virginiana L.)

➤ **Allgemeine Hinweise:**
- Synonym: virginische Zaubernuß.
- Vom Hamamelisstrauch werden als Droge die Rinde und die Blätter verwen-det.

➤ **Pharmakologie:**
- *Droge:*
  - Hamamelisrinde (Hamamelidis cortex) besteht aus der getrockneten Rin-de der Stämme und Zweige von Hamamelis virginiana L. sowie deren Zu-bereitungen.
  - Hamamelisblätter (Hamamelidis folium) bestehen aus den getrockneten Laubblättern von Hamamelis virginia L. sowie deren Zubereitungen.
- *Wichtige Inhaltsstoffe:*
  - Rinde: Gerbstoffe 12 % (Hamamelitannin, Catechine, oligomere Procyani-dine).
  - Blätter: Gerbstoffe 5 % (Hamamelitannin, Catechine, oligomere Procyani-dine).
- *Pharmakologische Eigenschaften:* Gerbstoffe wirken adstringierend, entzün-dungshemmend, venentonisierend und lokal blutstillend.

➤ **Indikationen:**
- Hämorrhoiden.
- Hautentzündungen.
- Venenerkrankungen.
- Wunden und Verbrennungen.

➤ **Kontraindikationen:** Nicht bekannt.

➤ **Dosierung, Dauer der Einnahme:**
- Äußere Anwendung: Decoct, 250 ml Wasser mit 5 – 10 g Droge zum Spülen oder als Umschlag; 2 – 3 g auf 150 ml Wasser als Gurgellösung, mehrmals tgl. anwenden.
- Innere Anwendung: Zäpfchen, 0,1 – 1 g Droge/Supp 3×tgl.

➤ **Unerwünschte Arzneimittelwirkungen:** Risiken der bestimmungsgemäßen Anwendung therapeutischer Dosen der Droge sind nicht bekannt. Der Gerbstoff-gehalt kann zu Verdauungsbeschwerden führen, in seltenen Fällen sind bei lang-zeitiger innerlicher Anwendung Leberschäden denkbar.

➤ **Zusammenfassende Bewertung:** Bewährte Drogen, die in neuerer Zeit intensi-ver wissenschaftlich untersucht werden.

✿ **Literatur:**
- *Monographien:* KomE.
- *Wissenschaftliche Veröffentlichungen:* S.S. 322, *Erdelmeier* CAJ et al: Antiviral and antiphlogistic activities of Hamamelis virginiana bark. Planta Med 62 (1996), 241 – 245; *Hartisch* C et al: Dual inhibitory activities of tannins from Hamamelis virginiana and related polyphenols on 5-lipoxygenase and Lyso-PAF: Acetyl-CoA-Acetyltransferase. Planta Med 63 (1997), 106 – 110; *Mennet-von Eiff* M, Meier B: Phytotherapie in der Dermatologie. Z Phytother 16 (1995), 201 – 210.

Holunder (Sambucus nigra L.)

➤ **Allgemeine Hinweise:** Vom Holunder werden die Blüten als Droge verwendet.
➤ **Pharmakologie:**
  – *Droge:* Holunderblüten (Sambuci flos) bestehen aus den getrockneten, gesiebten Blütenständen von Sambucus nigra L. sowie deren Zubereitungen.
  – *Wichtige Inhaltsstoffe:* Flavonoide 3 % (Rutin, Isoquercitrin, Quercetin, Hyperosid), ätherisches Öl (0,03 – 0,14 %), Kaffeesäurederivate (ca. 3 %).
  – *Pharmakologische Eigenschaften:* Bei Tieren wird die Bronchialsekretion gesteigert, an der schweißtreibenden Wirkung sind ätherisches Öl und die Flavonoide beteiligt, dazu gibt es aber noch keine Untersuchungen.
➤ **Indikationen:**
  – Fieber und Erkältungen.
  – Husten/Bronchitis.
➤ **Kontraindikationen:** Nicht bekannt.
➤ **Dosierung, Dauer der Einnahme:**
  – Tee: 2 TL (3 – 4 g) Holunderblüten auf 150 ml kochendes Wasser, 5 Min. ziehen lassen.
  – Tagesdosis: 10 – 15 g Droge.
  – 1 – 2 Tassen Teeaufguß so heiß wie möglich mehrmals tgl. (besonders in der zweiten Tageshälfte) trinken.
➤ **Unerwünschte Arzneimittelwirkungen:** Risiken der bestimmungsgemäßen Anwendung therapeutischer Dosen der Droge und Nebenwirkungen sind nicht bekannt.
➤ **Zusammenfassende Bewertung:** Altbewährtes Hausmittel bei den angegebenen Indikationen.
✿ **Literatur:**
  – *Monographien:* KomE.
  – *Wissenschaftliche Veröffentlichungen:* S.S. 322.

Hopfen (Humulus lupulus L.)

➤ **Allgemeine Hinweise:** Von der Hopfenpflanze, die einen sehr bitteren Geschmack hat und in der Bierbrauerei von großer Bedeutung ist, werden die Hopfenzapfen als Droge verwendet.
➤ **Pharmakologie:**
  – *Droge:* Hopfenzapfen (Lupuli strobulus) bestehen aus den ganzen, getrockneten, weiblichen Blütenständen von Humulus lupulus L. sowie deren Zubereitungen.
  – *Wichtige Inhaltsstoffe:* Acylphloroglucinole 10 % (α-Bittersäuren Humulon, β-Bittersäuren Lupulon), ätherisches Öl 0,3 – 1,0 % (Myrcen 27 – 62 %, Humulen, 2-Methyl-but-3-en-2-ol), Gerbstoffe, Flavonoide (Isoxanthohumol).
  – *Pharmakologische Eigenschaften:* Möglicherweise sedative Wirkung, fördert die Schlafbereitschaft. Wirksamkeit je nach Qualität des Einzelextrakts. 2-Methyl-3-buten-2-ol führt bei Tieren zu einem anhaltenden, tiefen Narkoseschlaf. Hopfenbittersäuren wirken antibakteriell/antimykotisch und stimulieren die Magensaftsekretion.
➤ **Indikationen:** Nervosität und Schlaflosigkeit.
➤ **Kontraindikationen:** Nicht bekannt.

➤ **Dosierung, Dauer der Einnahme:**
  - Einzeldosis: 0,5 g Droge; als Schlafmittel: Einzeldosis 1 – 2 g Droge. Nervosität: Tee 2 – 3× tgl. und vor dem Schlafengehen 1 Tasse trinken.
  - Tinktur: Einzeldosis 1 – 2 ml.

➤ **Unerwünschte Arzneimittelwirkungen:**
  - Risiken der bestimmungsgemäßen Anwendung therapeutischer Dosen der Droge und Nebenwirkungen sind nicht bekannt.
  - ⊙ *Anmerkung:* Die frische Pflanze wirkt sensibilisierend (Hopfenpflückerkrankheit).

➤ **Zusammenfassende Bewertung:** Die schlaffördernde Wirkung ist schwächer als die der Baldrianwurzelextrakte, die Einnahme in Kombination mit anderen schlaffördernden Drogen ist zu bevorzugen.

✿ **Literatur:**
  - *Monographien:* DAB 10, ESCOP, KomE.
  - *Wissenschaftliche Veröffentlichungen:* S.S. 322, *Orth-Wagner* S, Ressin WJ, Friedrich I: Phytosedativum gegen Schlafstörungen. Z Phytother 16 (1995), 147 – 156; *Stevens* JF, Ivancic M, Hsu VL, Deinzer ML: Prenylflavonoids from Humulus lupulus. Phytochemistry 44 (1997), 1575 – 1585.

Ingwer (Zingiber officinale Rosc.)

➤ **Allgemeine Hinweise:** Die Pflanze ist im südostasiatischen Raum heimisch, als Droge wird der Wurzelstock verwendet.

➤ **Pharmakologie:**
  – *Droge:* Ingwerwurzelstock (Zingiberis rhizoma), er besteht aus dem geschälten, frischen oder getrockneten Wurzelstock von Zingiber officinalis R. sowie dessen Zubereitungen.
  – *Wichtige Inhaltsstoffe:* Ätherisches Öl 2,5 – 3,0 % (α-Zingiberen, ar-Curcumen, β-Bisabolen, Neral, Geranial, (E)-α-Farnesen, Zingiberol), Gingerole, Diarylheptanoide (Gingerenon A und B), Stärke (50 %).
  – *Pharmakologische Eigenschaften:* Antiemetische Wirkung, fördert die Speichel- und Magensaftsekretion und steigert die Darmperistaltik. Außerdem antibakterielle, antifungale, molluskizide, nematozide Wirkungen und Hemmung der Plättchenaggregation bekannt.

➤ **Indikationen:**
  – Appetitlosigkeit.
  – Reisekrankheit.
  – Dyspeptische Beschwerden.

➤ **Kontraindikationen:**
  – Schwangerschaftserbrechen.
  – Wegen der cholagogen Wirkung sollte die Droge bei Gallensteinleiden nur nach Rücksprache mit dem Arzt verwendet werden.

➤ **Dosierung, Dauer der Einnahme:**
  – Innere Anwendung: Tagesdosis 2 – 4 g Droge.
  – Tee: 0,5 – 1 g grob gepulverte Droge mit kochendem Wasser übergießen, 5 Min. ziehen lassen, anschließend durch ein Teesieb geben. (1 TL entspricht etwa 3 g Droge).
  – Als Antiemetikum: 2 g frisch gepulverte Droge mit etwas Flüssigkeit einnehmen.
  – Einzeldosis: 0,3 – 1,5 g Droge, mehrfach tgl.

➤ **Unerwünschte Arzneimittelwirkungen:** Risiken der bestimmungsgemäßen Anwendung therapeutischer Dosen der Droge und Nebenwirkungen sind nicht bekannt.

➤ **Zusammenfassende Bewertung:** Für die genannten Indikationen bewährte, gut untersuchte Droge.

✿ **Literatur:**
  – *Monographien:* DAB 1998, ESCOP, KomE.
  – *Wissenschaftliche Veröffentlichungen:* S.S. 322, *Kawai* T et al: Anti-emtic principles of Magnolia obovata bark and Zingiber officinale rhizome. Planta Med 60 (1994), 17; *Kikuzaki* H, Tsai SM, Nakatani N: Gingerdiol related compounds from the rhizomes of Zingiber officinale. Phytochemistry 31 (1992), 1783 – 1786.

Isländisches Moos (Cetraria islandica L. acharius)

➤ **Allgemeine Hinweise:** Isländisches Moos ist eine Flechte und kommt in den alpinen und arktischen Regionen der nördlichen Hemisphäre vor. Genutzt wird der Vegetationskörper (Thallus).

3.8 I, J–Heilpflanzen

➤ **Pharmakologie:**
- *Droge:* Isländisches Moos (Lichen islandicus) besteht aus dem getrockneten Thallus von Cetraria islandica (L.) A. S. l. sowie dessen Zubereitungen.
- *Wichtige Inhaltsstoffe:* Schleimstoffe (Glucane 50%, Lichenin, Isolichenin), Flechtensäuren (3 – 4,5%), antibakteriell wirksame Substanzen.
- *Pharmakologische Eigenschaften:* Reizlindernde und einhüllende Wirkung der enthaltenen Polysaccharide. Flechtensäuren wirken appetitanregend und stimulieren die Speichelsekretion. Außerdem wirkt der Extrakt schwach antibiotisch.

➤ **Indikationen:**
- Appetitlosigkeit.
- Dyspeptische Beschwerden.
- Husten/Bronchitis.
- Mund- und Rachenraumentzündungen.

➤ **Kontraindikationen:** Nicht bekannt.

➤ **Dosierung, Dauer der Einnahme:**
- Tee: 1,5 – 2,5 g (1 – 2 TL) fein zerschnittene Droge mit kochendem Wasser übergießen, 10 Min. ziehen lassen; eventuell süßen.
- Tagesdosis 4 – 6 g Droge, Einzeldosis 1,5 g Droge auf eine Teetasse.

  ◉ *Hinweis:* Weniger bitter schmeckende Zubereitungen erhält man, wenn man nach Überbrühen der Droge mit heißem Wasser dieses sofort abgießt und die Droge erneut mit heißem Wasser ansetzt.

➤ **Unerwünschte Arzneimittelwirkungen:** Risiken der bestimmungsgemäßen Anwendung therapeutischer Dosen der Droge und Nebenwirkungen sind nicht bekannt.

➤ **Zusammenfassende Bewertung:** In der Volksmedizin bewährte Droge, die noch wenig wissenschaftlich untersucht ist.

✿ **Literatur:**
- *Monographien:* DAB 1998, ESCOP, KomE.
- *Wissenschaftliche Literatur:* S.S. 322, *Pengsuparp* T et al: Mechanistic evaluation of new plant-derived compounds that inhibit HIV-1 reverse transcriptase. J Nat Prod 58 (1995), 1024 – 1031; *Wunderer* H: Zentral und peripher wirksame Antitussiva: eine kritische Übersicht. PZ 142 (1997), 847 –852.

Johanniskraut (Hypericum perforatum L.)

➤ **Allgemeine Hinweise:** Die Pflanze wurde früher sehr vielfältig eingesetzt. Als Droge von Erkrankungen im nervenheilkundlichen Bereich ist sie erst seit neuerer Zeit bekannt.

➤ **Pharmakologie:**
- *Droge:* Johanniskraut (Hyperici herba) besteht aus den während der Blütezeit gesammelten Pflanzen oder getrockneten oberirdischen Teilen von Hypericum perforatum L. sowie deren Zubereitungen.
- *Wichtige Inhaltsstoffe:* Anthracenderivate 0,1 – 0,15% (Hypericin, Pseudohypericin), Flavonoide 2 – 4% (Hyperosid 0,7%, Quercetin, Rutin), Acylphloroglucinole 2 – 4% (Hyperforin), ätherisches Öl (0,1 – 1%), oligomere Procyanidine und andere Catechingerbstoffe (6,5 – 15%).

  ◉ *Beachte:* Die Pflanzen mit dem höchsten Hypericingehalt weisen im allgemeinen auch den höchsten Inhalt an allen anderen Inhaltsstoffen auf.

- *Pharmakologische Eigenschaften:*
  - Orale Zubereitungen aus Johanniskraut: Mild sedierende, antidepressive und anxiolytische Wirkungen (wahrscheinlich synergistischer Effekt der Inhaltsstoffe).
  - Ölige Hypericum-Zubereitungen zur äußeren Anwendung wirken antiphlogistisch aufgrund des hohen Flavonoidgehaltes, außerdem antibakterielle, antivirale und immunmodulierende Wirkung erwiesen.

➤ **Indikationen:**
  - Innerlich: Depressive Verstimmung, Angst.
  - Äußerlich (ölige Zubereitung): Stumpfe Verletzungen, Wunden und Verbrennungen.

➤ **Kontraindikationen:** Nicht bekannt.

➤ **Dosierung, Dauer der Einnahme:**
  - Tee: 2 TL mit 150 ml kochendem Wasser überbrühen, 10 Min. ziehen lassen; morgens und abends 1 Tasse frischen Tee trinken.
  - Tinktur: 20 g Droge mit 100 g Ethanol (70 %) extrahieren, filtrieren und vor Licht geschützt lagern.
  - Mittlere Tagesdosis 2 – 4 g Droge oder 0,2 – 1 mg Gesamt-Hypericin in anderen Darreichungsformen.
  - Bei depressiver Verstimmung: Einnahme über einen Zeitraum von mindestens 4 – 6 Wochen. Dabei werden feste und flüssige Präparationen mit einer Dosierung von 2 – 3×tgl. 300 mg Nativ-Extrakt verwendet.

➤ **Unerwünschte Arzneimittelwirkungen:**
  - Risiken der bestimmungsgemäßen Anwendung therapeutischer Dosen der Droge sind nicht bekannt.
  - Eine Photosensibilisierung, wie sie bei Tieren nach Aufnahmen großer Mengen der Pflanze beobachtet wurde (Hypericismus), ist bei Anwendung therapeutischer Dosen unwahrscheinlich. Hellhäutigen Personen wird dennoch zur Vorsicht geraten.

➤ **Zusammenfassende Bewertung:** Bei milder bis mittelschwerer Depression und den anderen angegebenen Indikationen wirksame Droge, die wissenschaftlich schon recht gut untersucht ist.

✿ **Literatur:**
  - *Monographien:* ESCOP, KomE.
  - *Wissenschaftliche Veröffentlichungen:* S.S. 322, *Hänsgen* KD: Vesper, J.: Antidepressive Wirksamkeit eines hochdosierten Hypericum-Extraktes. Münch Med Wschr 138 (1996), 29 – 33; *Rammert* K: Phytopharmaka: Johanniskraut als Antidepressivum. Deutsche Apotheker Ztg 136 (1996), 4131 – 4132; *Teuscher* E, Lindequist U: Biogene Gifte - Biologie, Chemie, Pharmakologie. 2. Aufl., Fischer Verlag Stuttgart 1994.

3.9 K–Heilpflanzen

Kaffee (Coffea arabica L.)

➤ **Weiteres siehe** Kaffeekohle und Kaffeebohnen.

Kaffeekohle (Coffeae carbo)

➤ **Pharmakologie:**
- *Droge:* Kaffeekohle (Coffeae carbo) sind die gemahlenen, bis zur Schwarzbräunung und Verkohlung der äußeren Samenpartien gerösteten, grünen, getrockneten Samen von Coffea arabica L. s. l., Coffea liberica B. e. H., Coffea canephora P. e. F. und anderen Coffeaarten.
- *Wichtige Inhaltsstoffe:* Purinalkaloide (Coffein 0,8 – 1 %), Trigonellin, Karamelisierungsprodukte von Hemicellulosen.
- *Pharmakologische Eigenschaften:* Purinalkaloide (Coffein) wirken adsorbierend und adstringierend.

➤ **Indikationen:**
- Diarrhoe.
- Mund- und Rachenraumentzündungen.
- Akute Pharyngitis.
- Gingivitis und Krankheiten des Parodonts.
- Krankheiten der Lippe, Mundhöhle und Zunge.

➤ **Kontraindikationen:** Nicht bekannt.

➤ **Dosierung, Dauer der Einnahme:**
- Tagesdosis 9 g gemahlene Kaffeekohle.
- Einzelgabe 3 g Streupulver.

➤ **Unerwünschte Arzneimittelwirkungen:** Risiken der bestimmungsgemäßen Anwendung therapeutischer Dosen der Droge und Nebenwirkungen sind nicht bekannt. Die Resorption anderer Arzneistoffe kann durch die Droge beeinträchtigt werden.

✿ **Literatur:**
- *Monographien:* KomE.
- *Wissenschaftliche Veröffentlichungen:* S.S. 322, *Dieudonne* S, Forero ME, Llano I: Lipid analysis of Coffea arabica Linn. beans and their possible hypercholesterolemic effects. Int J Food Sci Nutr, 159 : 135 – 9, 1997; *Mensink* RP, Lebbink WJ, Lobbezoo IE, Weusten-Van der Wouw MP, Zock PL, Katan MB: Diterpene composition of oils from Arabica and Robusta coffee beans and their effects on serum lipids in man. J Intern Med, 237 : 543 – 50, 1995, *Ratnayake* WM, Pelletier G, Hollywood R, Malcolm S, Stavric B: Investigation of the effect of coffee lipids on serum cholesterol in hamsters. Food Chem Toxicol, 33 (1995):195 – 201.

Kaffeebohnen (Coffeae semen)

➤ **Pharmakologie:**
- *Droge:* Kaffeebohnen (Coffeae semen) sind die getrockneten, von der Samenhaut befreiten Bohnen von Coffea arabica (L.) und anderen Arten.
- *Wichtige Inhaltsstoffe:* Purinalkaloide (Coffein 0,6 – 2,2 %), daneben Theobromin, Theophyllin, Kaffee- und Ferulasäureester der Chinasäure (Chlorogensäure 5 – 8 %), Trigonellin, Norditerpenglykosidester (Atractyloside), Diterpene (Diterpenalkoholfettsäureester Kahweol und Cafestol). Bei gerösteten Kaffeesamen zahlreiche durch Pyrolyse von Kohlenhydraten, Eiweißen, Fetten und aromatischen Säuren entstandene Aromastoffe.

– *Pharmakologische Eigenschaften:*
  • Die stimulierende Wirkung durch Coffein setzt wenige Minuten nach der Einnahme ein. Die meisten für den Kaffee beschriebenen Wirkungen lassen sich auf die Anwesenheit von Coffein zurückführen.
  • Coffeineffekte: Coffein hat eine positiv inotrope und in hohen Konzentrationen eine positiv chronotrope Wirkung auf das Herz und ist zentral erregend. Auf die glatte Muskulatur der Gefäße (außer der zerebralen Gefäße, dort Vasokonstriktion) und der Bronchien wirkt es relaxierend. Coffein wirkt kurzfristig diuretisch und verursacht eine Erhöhung der Magensekretion und die Steigerung der Freisetzung von Catecholaminen.
  • Herz, Kreislauf, Gefäße: Personen, die normalerweise keinen Kaffee trinken, reagieren 1 Stunde nach Verabreichung von 250 mg Coffein bereits mit dem Anstieg des systolischen Blutdruckes um durchschnittlich 10 mmHg. Habituelle Kaffeetrinker sind diesbezüglich tolerant.
  • Wird der Kaffee 9 Wochen durchschnittlich 5 – 6 Tassen pro Tag (mit kochendem Wasser übergossen und nach 10 Min. getrunken) eingenommen, dann steigt das Gesamt- sowie LDL-Cholesterol im Serum signifikant an. Mit Filterpapier kann dieser Effekt um 80 % verringert werden.
➤ **Indikationen:**
  – Migräne.
  – Leistungsschwäche.
➤ **Kontraindikationen:** Nicht bekannt.
➤ **Dosierung, Dauer der Einnahme:** Tagesdosis 15 g Droge.
➤ **Unerwünschte Arzneimittelwirkungen:** Mengen, die bis zu 500 mg Coffein/ tgl. entsprechen (5 Tassen Kaffee), über den Tag verteilt, sind für einen gesunden, an Kaffeegenuß gewöhnten Erwachsenen toxikologisch unbedenklich. Vorsicht jedoch bei labilem Herz-Kreislaufsystem, Nierenerkrankungen, Überfunktion der Schilddrüse, erhöhter Krampfbereitschaft und bestimmten psychischen Störungen, z.B. panischen Angstzuständen. Nebenwirkungen sind (bedingt durch den Chlorogensäuregehalt) Hyperazidität, Magenreizung, Durchfall, Appetitminderung. Vergiftungssymptome sind Erbrechen und abdominale Krämpfe. Schwangere und Stillende sollten Coffein meiden (Höchsttagesdosis 300 mg/ tgl. = 3 Tassen).
➤ **Vergiftungen:**
  – Bei längerer Aufnahme von mehr als 1,5 g Coffein/tgl. treten unspezifische Symptome wie Ruhelosigkeit, Reizbarkeit, Schlaflosigkeit, Herzklopfen, Schwindel, Erbrechen, Durchfall, Appetitlosigkeit und Kopfschmerzen auf.
  – Coffein kann zu psychischer, aber auch physischer Abhängigkeit führen (Coffeinismus). Entzugssymptome können u.a. Kopfschmerzen und Schlafstörungen sein.
✿ **Literatur:**
  – *Wissenschaftliche Veröffentlichungen:* S.S. 322 und s. Kaffeekohle S. 60, *Anon:* „Kaffee erhöht den Cholesterinspiegel". Aga 19 (1991), 10 682; *Anon:* Coffein-Entzugssyndrom bei Kaffeetrinkern. Deutsche Apotheker Ztg 133 (1993), 441; *Bättig* K: Kaffee in wissenschaftlicher Sicht. Z Phytother 9 (1988), 95; *Butz* S: Nurses'-Health-Studie: Kaffee – kein Risikofaktor für koronare Herzkrankheit?. Deutsche Apotheker Ztg 136 (1996), 1680 –1582; *Garattini* S: Caffeine, Coffee, and Health. Garattini S. Monographs of the Mario Negri Institute for Pharmacological Research, Milan. Raven Press, New York 1993; *Lewin* L: Gifte und Vergiftungen. 6. Aufl., Nachdruck, Haug Verlag, Heidelberg 1992;

3.9 K–Heilpflanzen

Silnermann K et al: Entzugssymptome nach regelmäßigem Kaffeegenuß. New Engl J Med 327 (1992), 1109.

Kalmus (Acorus calmus L.)

➤ **Allgemeines:** Kalmus ist weltweit verbreitet, als Droge wird der Wurzelstock genutzt.

➤ **Pharmakologie:**
  – *Droge:* Kalmuswurzelstock (Calami rhizoma) ist der getrocknete und grob zerkleinerte, zumeist geschälte Wurzelstock von Acorus calamus (L.). Kalmusöl wird aus der gleichen Pflanze gewonnen.
  – *Wichtige Inhaltsstoffe:* Ätherisches Öl (1,7–9,3%), α- und γ-Asaron, β-Gurjunen, α-Calacoren, α-Selinen, Acoron (Gehalt an β-Asaron/cis-Isoasaron vom Ploidiegrad abhängig).
  – *Pharmakologische Eigenschaften:* In vitro Hemmung der Thrombozytenaggregation und vermizide/insektizide Wirkung. Bei Tieren spasmolytische Wirkung, Sedierung, Reduktion der Spontanaktivität und des Ulkusindex (magensaft- und -säurereduzierend). Als Stomachikum geeignet durch die enthaltenen Bitterstoffe und den spasmolytischen Effekt des ätherischen Öles. Äußerlich hyperämisierend.

➤ **Indikationen:**
  – *Innerlich:* Dyspeptische Beschwerden.
  – *Äußerlich:* Zur hautreizenden Einreibung, bei Erschöpfungszuständen, Bäder bei Durchblutungsstörungen der Arme und Beine.

➤ **Kontraindikationen:** Schwangerschaft, Stillzeit. Kinder unter 12 Jahren.

➤ **Dosierung, Dauer der Einnahme:**
  – *Tee:* 1–1,5 g (ca. 2 TL) mit ca. 150 ml kochendem Wasser aufgießen, nach 3–5 Min. abseihen. Zu den Mahlzeiten eine Tasse trinken.
  – *Vollbad:* 250 g–500 g der Droge aufgießen (s. S. 270).

➤ **Unerwünschte Arzneimittelwirkungen:** Risiken der bestimmungsgemäßen Anwendung therapeutischer Dosen der Droge europäischer Herkunft (15% β-Asaron im ätherischen Öl) und deren Nebenwirkungen sind nicht bekannt. Vom Dauergebrauch dieser Droge ist abzuraten, da bei Ratten maligne Tumore auftraten.

➤ **Zusammenfassende Bewertung:** Bisher wenig untersuchte Droge, deren Daueranwendung nicht empfohlen wird. In Deutschland besteht keine offizielle Nutzen-Risiko-Abwägung für Kalmusrhizom durch eine Monographie. Indischer Kalmus darf nicht verwendet werden (hoher β-Asaron-Gehalt).

✿ **Literatur:**
  – *Wissenschaftliche Veröffentlichungen:* S.S. 322, *Schneider* K, Jurenitsch, J: Kalmus als Arzneidroge: Nutzen oder Risiko. Pharmazie 47 (1992), 79–85; *Steinegger* E, Hänsel R: Pharmakognosie. 5. Aufl., Springer Verlag Heidelberg 1992.

Kamille (Chamomilla recutita L. Rauschert)

➤ **Allgemeines:** Die Kamille ist in Europa weitverbreitet und wird gerne gesammelt. Es ist darauf zu achten, daß der Boden des Blütenköpfchens hohl ist. Das Blütenköpfchen wird als Droge verwendet.

➤ **Pharmakologie:**
  – *Droge:* Kamillenblüten (Matricariae flos) bestehen aus den frischen oder getrockneten Blütenköpfchen von Matricaria recutita L. (Syn.: Chamomilla recutita [L.] R.) sowie deren Zubereitungen.

- *Wichtige Inhaltsstoffe:* Ätherisches Öl 0,4 – 1,5 % (α-Bisabolol 5 – 70 %, Bisabololoxid A und B 5 – 60 %, β-trans-Farnesen 7 – 45 %, Chamazulen [erst bei Wasserdampfdestillation aus dem nichtflüchtigen Proazulen Matricin hervorgehend] 1 – 35 %), Flavonoide, Schleimstoffe.
- *Pharmakologische Eigenschaften:* Das ätherische Öl wirkt antiphlogistisch, spasmolytisch und wundheilungsfördernd. α-Bisabolol hemmt das Wachstum von Bakterien und Pilzen.
- ➤ **Indikationen:**
  - Fieber und Erkältungen.
  - Hautentzündungen.
  - Husten/Bronchitis.
  - Infektanfälligkeit.
  - Mund- und Rachenraumentzündungen.
- ➤ **Kontraindikationen:** Umschläge mit Kamillenblüten nicht im Bereich des Auges anwenden, da Blütenpollen und andere Blütenteile ins Auge gelangen können.
- ➤ **Dosierung, Dauer der Einnahme:**
  - Tee: 1 EL (3 g Droge) mit 1 Tasse heißem Wasser übergießen, 5 – 10 Min. abgedeckt ziehen lassen (1 TL = 1 g Droge). 3 – 4×tgl. 1 Tasse frisch zubereiteten Tee zwischen den Mahlzeiten trinken.
  - Badezusatz: 50 g Droge in 1 L Wasser heiß aufgießen und dem Bad zusetzen.
  - Dampfbad: Ca. 6 g Droge mit heißem Wasser übergießen.
  - Spülung und Gurgeln: Mehrmals tgl. mit frischem Tee.
- ➤ **Nebenwirkungen:** Risiken der bestimmungsgemäßen Anwendung therapeutischer Dosen der Droge und Nebenwirkungen sind nicht bekannt. Schwache Sensibilisierungspotenz.
- ➤ **Zusammenfassende Bewertung:** Bewährte, gut verträgliche Droge mit relativ breitem Einsatzspektrum, die wissenschaftlich gut untersucht ist. Das ätherische Öl ist in ausreichender Konzentration nur in Destillaten und alkoholischen Zubereitungen enthalten.
- ✿ **Literatur:**
  - *Monographien:* DAB 1998, KomE.
  - *Wissenschaftliche Veröffentlichungen:* S.S. 322, *Ammon* HPT, Sabieraj J, Kaul R: Kamille - Mechanismus der antiphlogistischen Wirkung von Kamillenextrakten und -inhaltsstoffen. Deutsche Apotheker Ztg 136 (1996), 1821 – 1834; *Miller* T, Wittstock U, Lindequist U, Teuscher E: Effects of some components of the essential oil of chamomile, Chamomilla recutita, on Histamine release from mast cells. Planta Med 62 (1997), 60 – 61.

Kapuzinerkresse (Tropaeolum Majus L.)

- ➤ **Pharmakologie:**
  - *Droge:* Kapuzinerkresse (Tropaeoli herba) besteht aus den oberirdischen Teilen, den Samen oder Laubblättern von Tropaeolum majus (maius) L. sowie deren Zubereitungen in wirksamer Dosierung.
  - *Wichtige Inhaltsstoffe:* Glukosinolate 0,1 % in der frischen Pflanze (Glucotropaeolin, bei Zerstörung der Zellen wird Benzylisothiocyanat frei), Ascorbinsäure (Vitamin C, ca. 300 mg/100 g Frischgewicht), Cucurbitacine (Cucurbitacine B und E), fettes Öl (in den Samen ca. 7,5 %, Erucasäure ca. 50 %, 11-cis-Eicosensäure 25 %, Ölsäure 12 %), Oxalate, Flavonoide (Isoquercetin und Quercetinglykoside), Carotinoide (Blütenfarbstoffe Lutein, Zeaxanthin).

3.9 K–Heilpflanzen

– *Pharmakologische Eigenschaften:* Benzylsenföl wirkt in vitro bakteriostatisch, virostatisch und antimykotisch. Senföle werden vorwiegend in der Atemluft bzw. im Harn angereichert und ausgeschieden. Bei äußerer Anwendung hyperämisierend.

➤ **Indikationen:**
– Harnwegsinfektionen.
– Husten/akute oder chronische Bronchitis.
– Krankheiten der Niere und des Ureters.
– Urethritis und urethrales Syndrom.
– Zystitis.
– Menstruationsstörungen.

➤ **Kontraindikationen:** Nicht bei Säuglingen und Kleinkindern anwenden, keine Einnahme bei Magen- und Darmgeschwüren sowie bei Nierenerkrankungen.

➤ **Dosierung, Dauer der Einnahme:**
– *Zubereitung als Aufguß:* 30 g Blätter auf 1 Liter Wasser.
– *Aufguß:* 2 – 3 Tassen/Tag.
– *Preßsaft:* TD 30 g.

➤ **Unerwünschte Arzneimittelwirkungen:** Bei Anwendung hoher Dosen der frischen Pflanze oder ihres ätherischen Öls kann es zu Schleimhautreizungen des Magen-Darm-Traktes kommen. Äußerlich angewendet kann längerer intensiver Kontakt mit der frischen Pflanze zu Hautirritationen führen. Die Pflanze hat geringe Sensibilisierungspotenz.

➤ **Zusammenfassende Bewertung:** Es liegen keine genauen Informationen vor.

✿ **Literatur:**
– *Monographien:* KomE.
– *Wissenschaftliche Veröffentlichungen:* S.S. 322, *Fanutti* C, Gidley MJ, Reid JS: Tropaeolum majus and contact dermatitis. Br J Dermatol, 200 : 221 – 8, 1996; *Franz* G: Kapuzinerkresse (Tropaeolum majus L.) Portrait einer Arzneipflanze. Z Phytother 17 (1996), 255 – 622; *Pintao* AM, Pais MS, Coley H, Kelland LR, Judson IR: In vitro and in vivo antitumor activity of benzyl isothiocyanate: a natural product from Tropaeolum majus. Planta Med, 61 : 233 – 6, 1995 Jun.

Kava-Kava (Piper methysticum G. Fort)

➤ **Allgemeines:** Kava-Kava ist auf den Südseeinseln heimisch, die Einwohner von Polynesien stellen aus dem Wurzelstock ein leicht berauschendes Getränk her. Der Extrakt aus dem Rhizom wirkt angst- und spannungslösend.

➤ **Pharmakologie:**
– *Droge:* Kava-Kava-Wurzelstock (Kava Kava rhizoma) besteht aus dem geschälten, zerschnittenen, meistens von den Wurzeln befreiten und getrockneten Wurzelstock von Piper methysticum G. F. sowie dessen Zubereitungen.
– *Wichtige Inhaltsstoffe:* Kavalactone (Kavapyrone 5 – 12 %, (+)-Kavain 1,8 %, (+)-Methysticin 1,2 %, Desmethoxyyangonin 1 %, Yangonin 1 %).
– *Pharmakologische Eigenschaften:* Kavapyrone haben sedierende und zentral muskelrelaxierende Wirkung. Bei Tieren wirkt die Droge antikonvulsiv, neuroprotektiv, narkoseverstärkend und zentral-muskelrelaxierend, spasmolytisch, analgetisch und lokalanästhetisch. Beim Menschen hat sie anxiolytische und schlaffördernde Wirkung.

➤ **Indikationen:** Nervöse Angst-, Spannungs- und Erregungszustände.

➤ **Kontraindikationen:** Schwangerschaft, Stillzeit und endogene Depressionen (Vergrößerung der Suizidgefahr!). Ohne ärztliche Kontrolle nicht länger als 3 Monate einnehmen.

➤ **Dosierung, Dauer der Einnahme:** Tagesdosis 60 – 120 mg Drogenzubereitungen.

➤ **Unerwünschte Arzneimittelwirkungen:** Selten kommt es bei längerer Anwendung und höheren Dosen zu leichter Gelbfärbung der Haut, zu Magen-Darm-Beschwerden, Akkomodationsstörungen, Pupillenerweiterung sowie zu Störungen des okulomotorischen Gleichgewichts. Zu Beginn der Therapie kann leichte morgendliche Müdigkeit auftreten. Bei Überdosierung treten Störungen der Bewegungsabläufe bei ungetrübtem Bewußtsein, später Müdigkeit und Schlafneigung auf. *Wechselwirkungen:* Wirkungsverstärkung von zentral-wirksamen Substanzen wie Alkohol, Barbituraten und anderen Psychopharmaka.

➤ **Zusammenfassende Bewertung:** Bei den angegebenen Indikationen wirksame und nebenwirkungsarme Droge (pflanzlicher Tranquilizer), die schon relativ gut untersucht ist.

✿ **Literatur:**
   – *Monographien:* KomE.
   – *Wissenschaftliche Veröffentlichungen:* S.S. 322, *Gleitz* J et al: Kavain inhibits non-stereospecifically veratridine-activated Na+ channels. Planta Med 62 (1996), 580 – 581; *Hänsel* R: Kava-Kava (Piper methysticum G. Forster) in der modernen Arzneimittelforschung Portrait einer Arzneipflanze. Z Phytother 17 (1996), 180 – 195; *Volz* HP: Die anxiolytische Wirksamkeit von Kava-Spezialextrakt WS 1490 unter Langzeittherapie – eine randomisierte Doppelblindstudie. Z Phytother Abstractband, (1995), 9.

Kegelblume, blasse (Echinacea pallida Nutt.)

➤ **Allgemeines:** Die Pflanze ist in den USA heimisch, als Droge wird die Wurzel verwendet.

➤ **Pharmakologie:**
   – *Droge:* Kegelblumenwurzel (Echinaceae pallidae radix) ist die frische oder getrocknete, im Herbst gesammelte Wurzel von Echinacea pallida (N.) N.
   – *Wichtige Inhaltsstoffe:* Polysaccharide (immunstimulierend, Arabinorhamnogalaktane), ätherisches Öl (0,2 – 2 %), Kaffeesäurederivate (Echinacosid 1 %), Alkamide (0,1 %).
   – *Pharmakologische Eigenschaften:* Immunstimulierend, antibakteriell und virustatisch. Bei Tieren wirken alkoholische Wurzelextrakte der Droge phagozytosestimulierend. In vitro ist die Phagozytoserate von Granulozyten um 23 % erhöht. Bei Mäusen wird die Proliferation von Milzzellen stark gesteigert, die Produktion von Zytokinen und Antikörpern nimmt zu. Klinische Studien zeigen eine schnellere Besserung bakterieller und viraler Infekte des oberen Respirationstraktes.

➤ **Indikationen:** Zur unterstützenden Behandlung grippeartiger Infekte.

➤ **Kontraindikationen:** Überempfindlichkeit gegen Wirkstoffe oder gegen Korbblütler. Aus grundsätzlichen Erwägungen nicht anzuwenden bei progredienten Systemerkrankungen wie Tuberkulose, Leukosen, Kollagenosen, multipler Sklerose und anderen Autoimmunerkrankungen sowie HIV-Infektion. Keine parenteralen Anwendungen während der Schwangerschaft.

➤ **Dosierung, Dauer der Einnahme:** Als Tinktur 1 : 5 nicht länger als 8 Wochen ohne Pause anwenden.

➤ **Unerwünschte Arzneimittelwirkungen:** Risiken der Einnahme und äußerlichen Anwendung therapeutischer Dosen der Droge und Nebenwirkungen sind nicht bekannt. In Einzelfällen wurden Hautausschlag, Juckreiz, selten Gesichtsschwellung, Atemnot, Schwindel und Blutdruckabfall beobachtet. Bei Diabetikern kann sich bei parenteraler Applikation die Stoffwechsellage verschlechtern.

➤ **Zusammenfassende Bewertung:** Häufig verwendete Droge, deren wissenschaftliche und insbesondere klinische Untersuchung noch nicht abgeschlossen ist.

✿ **Literatur:**
  – *Monographien:* KomE.
  – *Wissenschaftliche Veröffentlichungen:* S.S. 322, *Beuscher* N et al: Immunmodulierende Eigenschaften von Wurzelextrakten verschiedener Echinacea-Arten. Z Phytother 16 (1995): 157 – 166.

Kegelblume, purpurfarbene (Echinacea purpurea L. Moench)

➤ **Allgemeines:** Die purpurfarbene Kegelblume oder der purpurfarbene Sonnenhut ist eine in den USA heimische Pflanze und wurde dort von den Indianern als Antiseptikum verwendet. Als Droge werden die zur Blütezeit geernteten oberirdischen Teile verwendet.

➤ **Pharmakologie:**
  – *Droge:* Purpurfarbenes Sonnenhutkraut (Echinaceae purpureae herba) besteht aus den frischen, zur Blütezeit geernteten oberirdischen Teilen von Echinacea purpurea (L.) M.
  – *Wichtige Inhaltsstoffe:* Polysaccharide (immunstimulierend, 4-O-Methylglucuronylarabinoxylane, saure Arabinorhamnogalaktane), ätherisches Öl 0,08 – 0,32 %.
  – *Pharmakologische Eigenschaften:* Förderung der Wundheilung. Bei parenteraler und oraler Gabe Steigerung der Phagozytoseleistung von Granulozyten und Makrophagen und vermehrte Bildung von T-Lymphozyten bei mittleren Dosen. Bei niedrigen Dosen des Preßsaftes Induktion von TNF-α, Interleukin-1 und Interleukin-6. Nachgewiesene antivirale und prophylaktische Wirkung gegen Infektionen.

➤ **Indikationen:**
  – Fieber und Erkältungen.
  – Harnwegsinfektionen.
  – Husten/Bronchitis.
  – Infektanfälligkeit.
  – Mund- und Rachenraumentzündungen.
  – Schnupfen.
  – Wunden und Verbrennungen.

➤ **Kontraindikationen:** Überempfindlichkeit gegen Inhaltsstoffe oder gegen Korbblütler. Aus grundsätzlichen Erwägungen nicht anzuwenden bei progredienten Systemerkrankungen wie Tuberkulose, Leukosen, Kollagenosen, multipler Sklerose und anderen Autoimmunerkrankungen sowie HIV-Infektion.

➤ **Dosierung, Dauer der Einnahme:**
  – Es sind die von den Herstellern angegebenen Dosierungen zu beachten.
  – Tagesdosis 6–9 ml Preßsaft, kontinuierliche Einnahme auf 14 Tage begrenzen.
➤ **Unerwünschte Arzneimittelwirkungen:** In Einzelfällen wurden Hautausschlag, Juckreiz, selten Gesichtsschwellung, Atemnot, Schwindel und Blutdruckabfall beobachtet. Keine parenterale Anwendung in der Schwangerschaft.
➤ **Zusammenfassende Bewertung:** Häufig angewendete Droge, deren immunmodulierende Wirkung mehr und mehr wissenschaftlich belegt wird.
✿ **Literatur:**
  – *Monographien:* KomE.
  – *Wissenschaftliche Veröffentlichungen:* S.S. 322, *Melchert* D, Linde K, Worku F et al: Immunomodulation with Echinacea – a systematic review of controlled clinical trials. Phytomedicine 1 (1994), 245–254; *Mose* J R: Med Welt 34 (1983), 51; *Parnham* MJ: Benefit-risk assessment of the squeezed sap of the purple coneflower (Echinacea purpurea) for long-term oral immunostimulation. Phytomedicine 3 (1996), 95–102.

Kiefer (Pinus spec. L.)–Pini aetheroleum

➤ **Pharmakologie:**
  – *Droge:* Kiefernnadelöl (Pini aetheroleum) ist das aus den frischen Nadeln und Zweigspitzen von Pinus sylvestris L., Pinus mugo ssp. pumilio (H.) F., Pinus nigra A. oder Pinus pinaster S. gewonnene ätherische Öl sowie dessen Zubereitungen.
  – *Wichtige Inhaltsstoffe:*
    • Aus Pinus silvestris L.: α-Pinen (10–50%), Delta3-Caren (20%), Camphen (12%), β-Pinen (10–25%), Limonen (10%), Myrcen, Terpinolen, Bornylacetat.
    • Aus Pinus mugo Turra: Delta3-Caren (35%), α- und β-Pinen (20%), β-Phellandren (15%).
    • Aus Pinus nigra Arnold: α-Pinen (48–65%), β-Pinen (32%), Germacren D (19%).
    • Aus Pinus palustris Mill.: α- und β-Pinen (95%).
  – *Pharmakologische Eigenschaften:* Das ätherische Öl wirkt antimikrobiell, expektorationsfördernd und lokal hyperämisierend.
➤ **Indikationen:**
  – Husten/akute und chronische Bronchitis.
  – Infektanfälligkeit.
  – Mund- und Rachenraumentzündungen.
  – Rheuma und akutes rheumatisches Fieber.
  – Akute Infektion der oberen und unteren Atemwege.
  – Akute (obstruktive) Laryngitis, Pharyngitis und Tracheitis.
  – Akute Rhinopharyngitis und Tonsillitis.
  – Arthropathien.
  – Neuralgie und Neuritis, Radikulopathie.
➤ **Kontraindikationen:** Asthma bronchiale, Keuchhusten. In Bädern keine Anwendung bei größeren Hautverletzungen, akuten Hautkrankheiten, fieberhaften und infektiösen Erkrankungen, Herzinsuffizienz, Hypertonie.

➤ **Dosierung, Dauer der Einnahme:**
  – Inhalation: 2 g Öl in 2 Tassen heißes Wasser geben und die Dämpfe mehrmals tgl. einatmen.
  – Als Badezusatz: 0,025 g Droge pro Liter Wasser; Badedauer 10 – 20 Min., bei Badetemperaturen von 35 – 38 °C.
  – Einige Tropfen auf die betroffenen Hautpartien auftragen.
  – Salbe: Mehrmals tgl. mit einer 10 – 50 %igen Salbe einreiben.
➤ **Unerwünschte Arzneimittelwirkungen:** An Haut und Schleimhaut können Reizerscheinungen auftreten. Bronchospasmen können verstärkt werden.
➤ **Zusammenfassende Bewertung:** Bewährte pflanzliche Droge.
✿ **Literatur:**
  – *Monographien:* DAB 1998, KomE, Mar 31.
  – *Wissenschaftliche Veröffentlichungen:* S.S. 322, *Glasl* H et al: Gaschromatographische Untersuchung von Arzneibuchdrogen 7. Mitt.: GC-Untersuchung von Pinaceen-Ölen des Handels und Versuche zu ihrer Standardisierung. Deutsche Apotheker Ztg 120 (1980), 64 – 67; 455; *Leung* AY: Encyclopedia of Common Natural Ingredients Used in Food Drugs and Cosmetics. John Wiley & Sons Inc. New York 1980.

Kiefernsprossen (Pini turiones)

➤ **Allgemeines** s. Kiefer.
➤ **Pharmakologie:**
  – *Droge:* Kiefernsprossen (Pini turiones) bestehen aus den frischen oder getrockneten, 3 – 5 cm langen, im Frühjahr gesammelten Trieben von Pinus sylvestris L. sowie deren Zubereitungen.
  – *Wichtige Inhaltsstoffe:* Ätherisches Öl 0,2 – 0,5 %, (Bornylacetat, Cadinen, Delta3-Caren, Limonen, Phellandren, α-Pinen), Harze, BitterstoffePinicrin, Ascorbinsäure (Vitamin C).
  – *Pharmakologische Eigenschaften:* Das ätherische Öl wirkt bronchosekretolytisch und schwach antiseptisch, an der Haut hyperämisierend.
➤ **Indikationen und Kontraindikationen:** Siehe Kiefer.
➤ **Dosierung, Dauer der Einnahme:**
  – Badezusatz: 100 g alkoholischer Extrakt auf 1 Vollbad.
  – Halbfeste Formen: Mehrmals tgl. mit einer 20 – 50 %igen Salbe einreiben.
➤ **Unerwünschte Arzneimittelwirkungen:** Risiken der bestimmungsgemäßen Anwendung therapeutischer Dosen der Droge und Nebenwirkungen sind nicht bekannt.
➤ **Zusammenfassende Bewertung:** Bewährte pflanzliche Droge.
✿ **Literatur:**
  – *Monographien:* KomE.
  – *Wissenschaftliche Veröffentlichungen:* S.S. 322, s. Kiefer.

Terpentinöl (Terebinthinae aetheroleum rectificatum)

➤ **Pharmakologie:**
  – *Droge:* Gereinigtes Terpentinöl (Terebinthinae aetheroleum rectificatum) ist das ätherische Öl aus dem Terpentin von Pinus-Arten, besonders Pinus palustris M. (Syn.: Pinus australis M. filius), Pinus pinaster A..
  – *Wichtige Inhaltsstoffe:* (-)-α-Pinen (39 – 87 %), Delta3-Caren (14 – 33 %), (-)-β-Pinen (bis 27 %), Limonen (6 %), Camphen (5 %).
  – *Pharmakologische Eigenschaften:* Das ätherische Öl wirkt hyperämisierend und antiseptisch und steigert bei Tieren die Bronchialsekretion.

➤ **Indikationen:** Siehe Kiefer.
➤ **Kontraindikationen:** Bei größeren Hautverletzungen, schweren fieberhaften und infektiösen Erkrankungen, Herzinsuffizienz und Hypertonie sollten Vollbäder mit Zusatz des ätherischen Öles nur nach Rücksprache mit dem Arzt erfolgen. Inhalation sollte bei akuten Entzündungen der Atemwege vermieden werden.
➤ **Dosierung, Dauer der Einnahme:**
  – Dosis individuell entsprechend Art und Schwere des Krankheitsbildes der besonderen Anwendungsgebiete sowie nach Angaben des Herstellers.
  – Salbe/Gel: Mehrmals tgl. die betroffenen Bezirke mit einer 20%igen Salbe/Gel einreiben.
  – Inhalation: 3×tgl. 5 Trpf. Öl in heißes Wasser geben und die Dämpfe einatmen.
➤ **Unerwünschte Arzneimittelwirkungen:** Risiken der bestimmungsgemäßen äußerlichen Anwendung therapeutischer Dosen der Droge sind nicht bekannt. Bei großflächiger Anwendung sind jedoch resorptive Vergiftungen möglich, z. B. Nieren- und ZNS-Schäden.
➤ **Vergiftungen:**
  – Bei Einnahme großer Dosen sind schwere Vergiftungen möglich. Es kommt zu Übelkeit, Erbrechen, Gesichtsrötung, Speichelfluß, Halsschmerzen, Durst, Diarrhoe, Darmkoliken, Dyspnoe, Schwindelgefühlen, taumelndem Gang, Zuckungen, Dysurie, Hämaturie, Albuminurie und Hauteffloreszenzen. Auch durch Einatmen der Dämpfe oder Hautkontakt können Vergiftungen ausgelöst werden.
➤ **Zusammenfassende Bewertung:** Andere ätherische Öle sind vorzuziehen.
✿ **Literatur:**
  – *Monographien:* DAB 10, KomE, Mar 31.
  – *Wissenschaftliche Veröffentlichungen:* S.S. 322, s. Kiefer S. 67, *Bauer* L: Die Feinstruktur der menschlichen Bronchialschleimhaut nach Behandlung mit Ozothin. Klin Wochenschr 51 (1973), 450 – 453; *Iconomou* N et al: J Chromatogr 16 (1964), 29; *Iravani* J: Wirkung eines Broncholytikums auf die tracheobronchiale Reinigung. Arzneim Forsch (Drug Res) 22 (1972), 1744 – 1746; *Zänker* KS, Blümel G, Probst J, Reiterer W: Theoretical and experimental evidence for the action of terpens as modulators in lung function. Prog Resp Res 18 (1984), 302 – 304.

Knoblauch (Allum sativum L.)

➤ **Allgemeines:** Knoblauch ist eine uralte Kulturpflanze, deren Sproßzwiebel als Droge verwendet wird.
➤ **Pharmakologie:**
  – *Droge:* Knoblauchzwiebeln (Allii sativi bulbus) sind die frischen oder getrockneten Sproßzwiebeln von Allium sativum L., die sich aus einer Hauptzwiebel und mehreren Nebenzwiebeln zusammensetzen.
  – *Wichtige Inhaltsstoffe:* Alliine (ca. 1%), Propenylalliin (ca. 0,2%) und Methylalliin, Lauchöle (Allicin und Ajoene).
  – *Pharmakologische Eigenschaften:* Alliine wirken antimikrobiell, lipidsenkend, gefäßerweiternd, antioxidativ, aggregationshemmend und fibrinolytisch. In klinischen Studien wurde eine Hemmung der Thrombozytenaggregation, Verlängerung der Blutungs- und Gerinnungszeit und eine Steigerung der Fibrinolyseaktivität nachgewiesen.

➤ **Indikationen:**
  – Prophylaxe der Arteriosklerose.
  – Hypertonie.
➤ **Kontraindikationen:** Nicht bekannt.
➤ **Dosierung, Dauer der Einnahme:**
  – *Tagesdosis:* 4 g frische Knoblauchzwiebel, d. h. 1 – 2×tgl. eine frische Knoblauchzehe bzw. Fertigarzneimittel in entsprechender Dosis.
➤ **Unerwünschte Arzneimittelwirkungen**: Risiken der bestimmungsgemäßen Anwendung therapeutischer Dosen der Droge und Nebenwirkungen sind nicht bekannt. Aufnahme großer Mengen kann zu Magenreizung führen.
➤ **Zusammenfassende Bewertung:** Altbekannte Droge, zu deren Indikationen viele Publikationen vorliegen. Es besteht jedoch weiterer Forschungsbedarf.
✿ **Literatur:**
  – *Monographien:* ESCOP, KomE.
  – *Wissenschaftliche Veröffentlichungen:* S.S: 322, *Ide* N et al: Aged garlic extract and its constituents inhibit Cu++-induced oxidative modification of low density lipoproteins. Planta Med 63 (1997), 263 – 264; *Koch* HP, Lawson LD: Garlic – The Science and Therapeutic Application of Allium sativum L. and Related Species, Williams & Wilkins, Baltimore. 1996; *Orekov* AN, Gruenwald J: Effects of Garlic on Atherosclerosis. Nutrition 13 (1997) 656 – 663.

Königskerze (Verbascum densiflorum Bertol.)

➤ **Allgemeines:** Die Königskerze wird schon seit dem Altertum gegen viele Krankheiten verwendet, z. B. als Expektorans. Heutzutage werden die Blüten als Droge eingesetzt.
➤ **Pharmakologie:**
  – *Droge:* Königskerzenblüten (Verbasci flos) bestehen aus den Blüten von Verbascum densiflorum B., oder Verbascum phlomoides L. sowie deren Zubereitungen.
  – *Wichtige Inhaltsstoffe:* Triterpensaponine, Iridoide (Aucubin, 6β-Xylosylaucubin, Catalpol), Kaffeesäurederivate (Verbascosid, Acteosid), Flavonoide 0,5 – 4,0 % (Rutin, Diosmin, Quercetin-7-O-Glukosid), Schleimstoffe 3 % (Arabinogalaktane, Xyloglucane).
  – *Pharmakologische Eigenschaften:* Die expektorierende und reizlindernde Wirkung ist auf den Schleim- und Saponingehalt zurückzuführen.
➤ **Indikationen:** Trockener Husten, chronische Bronchitis.
➤ **Kontraindikationen:** Nicht bekannt.
➤ **Dosierung, Dauer der Einnahme:**
  – Tee: 1,5 – 2 g (3 – 4 TL) fein zerschnittene Droge mit 150 ml kochendem Wasser übergießen, 10 – 15 Min. ziehen lassen.
  – Tagesdosis 3 – 4 g Droge.
➤ **Unerwünschte Arzneimittelwirkungen:** Risiken der bestimmungsgemäßen Anwendung therapeutischer Dosen der Droge und Nebenwirkungen sind nicht bekannt.
➤ **Zusammenfassende Bewertung:** Altbekannte Droge, die in Kombination mit anderen schleimhaltigen Drogen verwendet werden sollte (Hustentee).
✿ **Literatur:**
  – *Monographien:* KomE.
  – *Wissenschaftliche Veröffentlichungen:* S.S 322, *Grzybek* J, Szewczyk A: Verbascum-Arten–Königskerze oder Wollblume Portrait einer Arzneipflanze. Z Phytother 17 (1996), 389 – 398.

Kondurango (Marsdenia condurango Reichb. F.)

➤ **Allgemeines:** Der Kondurangobaum wächst an den Waldhängen der Anden, seine Rinde wird als Bitterstoffdroge verwendet.

➤ **Pharmakologie:**
– *Droge:* Kondurangorinde (Condurango cortex) ist die getrocknete Rinde der Zweige und Stämme von Marsdenia condurango R. fl.
– *Wichtige Inhaltsstoffe:* Pregnanglykoside, Pregn-5-englykoside (Gemisch Kondurangin, 2%), Kaffeesäurederivate (0,7 – 2,1%).
– *Pharmakologische Eigenschaften:* Das bittere Kondurangin steigert wie die anderen Bitterstoffdrogen reflektorisch die Speichel- und Magensaftsekretion. Klinische Studien liegen nicht vor.

➤ **Indikationen:**
– Appetitlosigkeit.
– Dyspeptische Beschwerden.

➤ **Kontraindikationen:** Nicht bekannt.

➤ **Dosierung, Dauer der Einnahme:**
– Tagesdosis: 2 – 4 g Droge.
– Droge in kaltem Wasser ansetzen, kalt trinken.
– 1 Tasse Tee oder 1 Likörglas Kondurangowein 30 Min. vor den Mahlzeiten einnehmen.

➤ **Unerwünschte Arzneimittelwirkungen:** Risiken der bestimmungsgemäßen Anwendung therapeutischer Dosen der Droge und Nebenwirkungen sind nicht bekannt.

➤ **Zusammenfassende Bewertung:** Gut verträgliche Bitterstoffdroge, die in letzter Zeit zunehmend eingesetzt wird. Die Kombination mit anderen Bitterstoffdrogen ist sinnvoll.

✿ **Literatur:**
– *Monographien:* KomE.
– *Wissenschaftliche Veröffentlichungen:* S.S. 322.

Koriander (Coriandrum Sativum L.)

➤ **Allgemeines:** Die Früchte des Koriander werden als Gewürz für Brot und Backwaren und als Droge bei dyspeptischen Beschwerden verwendet.

➤ **Pharmakologie:**
– *Droge:* Koriander (Coriandri fructus) sind die getrockneten, reifen Früchte von Coriandrum sativum L. und deren Varietäten vulgare A. und microcarpum.
– *Wichtige Inhaltsstoffe:* Ätherisches Öl 0,4 – 1,7% (D-(+)-Linalool, Koriandrol 60 – 75%), fettes Öl 13 – 21% (Ölsäure, Linolensäure).
– *Pharmakologische Eigenschaften:* Das ätherische Öl wirkt stimulierend auf die Magensaftsekretion, karminativ und leicht spasmolytisch.

➤ **Indikationen:**
– Appetitlosigkeit.
– Dyspeptische Beschwerden.

➤ **Kontraindikationen:** Nicht bekannt.

➤ **Dosierung, Dauer der Einnahme:**
– Tagesdosis: 3 g zerquetschte Droge.
– 1 g Droge frisch anquetschen, mit 150 ml heißem Wasser übergießen, 10 Min. abgedeckt stehenlassen. 3×tgl. zwischen den Mahlzeiten trinken.

➤ **Unerwünschte Arzneimittelwirkungen:** Risiken der bestimmungsgemäßen Anwendung therapeutischer Dosen der Droge und Nebenwirkungen sind nicht bekannt. Die Droge besitzt eine schwache Sensibilisierungspotenz.

➤ **Zusammenfassende Bewertung:** Altbekannte Droge, die mit anderen antidyspeptisch wirksamen Drogen kombiniert werden sollte. Klinische Studien liegen nicht vor.

✿ **Literatur:**
  – *Monographien:* KomE.
  – *Wissenschaftliche Veröffentlichungen:* S.S. 322.

Kreuzdorn (Rhamnus catharticus L.)

➤ **Allgemeines:** In Europa weitverbreiteter Strauch, dessen Früchte abführend wirken.

➤ **Pharmakologie:**
  – *Droge:* Kreuzdornbeeren (Rhamni cathartici fructus) bestehen aus den frischen oder getrockneten reifen Früchten von Rhamnus catharticus L. sowie deren Zubereitungen.
  – *Wichtige Inhaltsstoffe:* Anthracenderivate 2 – 7%, (Anthranoide), Gerbstoffe (3 – 4%), Flavonoide(1 – 2%).
  – *Pharmakologische Eigenschaften:* Anthranoide wirken laxierend, antiabsorptiv und hydragog, dadurch wird der Stuhl flüssiger, das Volumen des Darminhaltes nimmt zu.

➤ **Indikationen:** Obstipation.

➤ **Kontraindikationen:** Darmverschluß, akut-entzündliche Erkrankungen des Darmes, Appendizitis, abdominale Schmerzen unbekannter Ursache. In der Schwangerschaft und Stillzeit nur nach Rücksprache mit dem Arzt, bei Kindern unter 12 Jahren kontraindiziert.

➤ **Dosierung, Dauer der Einnahme:**
  – Tee: 4 g (ca. 1 TL) zerkleinerte Droge mit kochendem Wasser übergießen, 10 – 15 Min. ziehen lassen. Oder die Droge mit kaltem Wasser ansetzen, anschließend 2 – 3 Min. aufkochen und sofort abseihen. Morgens und abends eine Tasse trinken.
  – Tagesdosis: 2 – 5 g.
  – Grundsätzlich ist die kleinstmögliche Dosis zur Erreichung eines weichen Stuhls einzusetzen, die Anwendung ist auf wenige Tage zu begrenzen.

➤ **Unerwünschte Arzneimittelwirkungen:** Als Nebenwirkungen des abführenden Effekts können krampfartige Magen-Darm-Beschwerden auftreten. Bei Langzeitanwendung Verluste an Elektrolyten, bes. Kalium-Ionen, möglich und in deren Folge Hyperaldosteronismus, Hemmung der Darmmotilität. In seltenen Fällen als weitere Folgen Arrhythmien, Nephropathien, Ödeme und beschleunigter Knochenabbau. Bei Aufnahme größerer Mengen der frischen Beeren können Brechdurchfälle und Nierenreizungen auftreten.

➤ **Wechselwirkungen:** Aufgrund der laxierenden Wirkungen kann die Resorption gleichzeitig verabreichter anderer Arzneimittel behindert werden. Bei chronischem Gebrauch/Mißbrauch ist infolge des Kaliummangels eine Verstärkung der Wirkung von Herzglykosiden und Diuretika möglich.

➤ **Zusammenfassende Bewertung:** Anthranoidhaltige Drogen wie die Kreuzdornbeeren sollten nicht zur Behandlung der chronischen Verstopfung eingesetzt werden.

✿ **Literatur:**
  – *Monographien:* DAB 1998, KomE.
  – *Wissenschaftliche Veröffentlichungen:* S.S. 322, *Anon:* Abwehr von Arzneimittelrisiken, Stufe II. Deutsche Apotheker Ztg 136 (1996), 3253–2354, *Anon:* Anwendungseinschränkungen für Anthranoid-haltige Abführmittel angeordnet. PUZ 25 (1996), 341–342.

Kümmel (Carum carvi L.–Carvi aetheroleum)

➤ **Allgemeines:** Der Kümmel ist eine gut bekannte Gewürzpflanze, dessen Früchte auch als Arzneidroge mit karminativer Wirkung genutzt werden.

➤ **Pharmakologie:**
  – *Droge:* Kümmelöl (Carvi aetheroleum) ist das aus den reifen Früchten gewonnene ätherische Öl.
  – *Wichtige Inhaltsstoffe:* D-(+)-Carvon (45 – 65%), D-(+)-Limonen (30 – 40%).
  – *Pharmakologische Eigenschaften:* Carvon zeigt eine antimikrobielle Wirkung bei Bacillus subtilis, Pseudomonas aeruginosa, Candida albicans und Aspergillus niger, auch eine mäßig starke Wirkung gegen Dermatophyten wird beschrieben. Kümmelöl wirkt im Tierversuch spasmolytisch.

➤ **Indikationen:** Dyspeptische Beschwerden.

➤ **Kontraindikationen:** Nicht bekannt.

➤ **Dosierung, Dauer der Einnahme:** 1 – 2 Trpf. Öl auf Zucker als Einzeldosis, Tagesdosis 3 – 6 Trpf. Öl.

➤ **Unerwünschte Arzneimittelwirkungen:** Risiken der bestimmungsgemäßen Anwendung therapeutischer Dosen der Droge und Nebenwirkungen sind nicht bekannt. Langzeitige Aufnahme hoher Dosen des ätherischen Öls (z.B. im Kümmellikör) kann zu Nieren- und Leberschäden führen.

➤ **Zusammenfassende Bewertung:** Ausgeprägte entblähende Wirkung (siehe Kümmelfrüchte, Carvi fructus).

Kümmelfrüchte (Carvi fructus)

➤ **Pharmakologie:**
  – *Droge:* Kümmel (Carvi fructus) sind die reifen, getrockneten Früchten von Carum carvi L.
  – *Wichtige Inhaltsstoffe:* Ätherisches Öl (3 – 7%), fettes Öl 10 – 18% (Petroselinsäure 40 – 50%, Ölsäure 29 – 30%), Polysaccharide (13%).
  – *Pharmakologische Eigenschaften:* Siehe Kümmelöl.

➤ **Indikationen:** Dyspeptische Beschwerden.

➤ **Kontraindikationen:** Nicht bekannt.

➤ **Dosierung, Dauer der Einnahme:**
  – *Zubereitung als Tee:* 1 – 2 TL (1 TL entspricht. 1,5 g) vor Gebrauch quetschen und mit 150 ml heißem Wasser übergießen, 10 – 15 Min. bedeckt ziehen lassen.
  – *Dosierung:* Einzeldosis 1 – 5 g Droge. Tagesdosis 1,5 – 6 g Droge.

➤ **Unerwünschte Arzneimittelwirkungen:** Risiken der bestimmungsgemäßen Anwendung therapeutischer Dosen der Droge und Nebenwirkungen sind nicht bekannt. Langzeitige Aufnahme hoher Dosen des ätherischen Öls (z.B. im Kümmellikör) kann zu Nieren- und Leberschäden führen.

➤ **Zusammenfassende Bewertung:** In der Reihe Anis, Fenchel, Kümmel haben Kümmelfrüchte die stärkste karminative Wirkung. Wegen der Flüchtigkeit des ätherischen Öls sollten Kümmelfrüchte erst direkt vor der Teezubereitung angequetscht werden.

3.9 K–Heilpflanzen

✿ **Literatur:**
  – *Monographien:* DAB 1998, KomE.
  – *Wissenschaftliche Veröffentlichungen:* S.S. 322.

Kürbis (Cucurbita pepo L.)

➤ **Allgemeines:** Der aus Amerika stammende Kürbis dient der Ernährung; die Kürbiskerne sind gleichfalls Nahrungsmittel, werden aber auch als pflanzliche Droge bei Prostatabeschwerden und Reizblase eingesetzt.

➤ **Pharmakologie:**
  – *Droge:* Kürbissamen (Cucurbitae peponis semen) sind die reifen getrockneten Samen von Cucurbita pepo L. und dessen Kulturformen.
  – *Wichtige Inhaltsstoffe:* Steroide 1 % (24-Alkylsterole, Delta-5-Sterole, Delta-7-Sterole (ca. 0,5%), Clerosterol, Isofucosterol, β-Sitosterol), fettes Öl 35 – 53 % (Ölsäure und Linolsäure 35 – 68 %), Aminosäuren (Cucurbitin 0,2 – 0,7 %).
  – *Pharmakologische Eigenschaften:* Die Delta-7-Sterole sind dem Dihydrotestosteron konformativ sehr ähnlich. Sie haben antiphlogistische, antioxidative und diuretische Wirkungen. Für die klinische Wirksamkeit der Droge lassen sich kaum experimentell nachgewiesene Daten heranziehen. Die Wirksamkeit der Droge bei Prostatahyperplasie ist empirisch, jedoch kaum durch Studien belegt.

➤ **Indikationen:** Prostatabeschwerden bei Prostataadenom Stadium I–II, Reizblase.

➤ **Kontraindikationen:** Nicht bekannt.

➤ **Dosierung, Dauer der Einnahme:**
  – Tagesdosis: 10 g zerkleinerte Samen.
  – Morgens und abends 1 – 2 gehäufte TL zerkauen und mit etwas Flüssigkeit oder in Speisen einnehmen.

➤ **Unerwünschte Arzneimittelwirkungen:** Risiken der bestimmungsgemäßen Anwendung therapeutischer Dosen der Droge und Nebenwirkungen sind nicht bekannt.

➤ **Zusammenfassende Bewertung:** Zur Selbstmedikation ohne Einschränkungen geeignet. Fertigarzneimittel werden empfohlen.

✿ **Literatur:**
  – *Monographien:* DAB 1998, KomE.
  – *Wissenschaftliche Veröffentlichungen:* S.S. 322, *Koch* E: Pharmakologie und Wirkmechanismen von Extrakten aus Sabal fructus, Urticae radix und Cucurbitae peponis semen bei der Behandlung der benignen Prostatahyperplasie. Loew D (Ed.): Phytopharm. in Forsch. und klin. Anwend. Darmstadt, 1995.

Kurkuma (Curcuma longa, xanthorriza Val.)

➤ **Allgemeines:** Die Gelbwurzel stammt ursprünglich aus Indien, ist jetzt aber in tropischen Gebieten Südostasiens weit verbreitet. Als Gewürz und Droge wird der Wurzelstock verwendet. Es gelangen sowohl Curcuma longa als auch Curcuma xanthorriza zur Anwendung.

➤ **Pharmakologie:**
  – *Droge:* Kurkumawurzelstock (Curcumae rhizoma) sind die fingerförmigen, zuweilen knollenförmigen, nach dem Ernten gebrühten und getrockneten Wurzelstöcke von Curcuma longa L. (Synonym: Curcuma domestica V.) bzw. Curcuma xanthorriza.

– *Wichtige Inhaltsstoffe:* Ätherisches Öl 3 – 4 % (ar-Tumeron, α-und β-Tumeron, Zingiberen, α- und γ-Atlanton, Curlon, Curcumol), Curcuminoide 3 – 5 % (Curcumin, Desmethoxycurcumin), Curcuma longa enthält Di-p-commaroylmethan, das die Wirkung der anderen Curcuminoide vermindert.
– *Pharmakologische Eigenschaften:* Curcumin wirkt antihepatotoxisch, antihyperlipidämisch, antiinflammatorisch (bei chronischen Entzündungen), antioxidativ, antimikrobiell, choleretisch, cholekinetisch.

➤ **Indikationen:**
– Appetitlosigkeit.
– Dyspeptische Beschwerden.

➤ **Kontraindikationen:** Nicht anwenden bei Verschluß der Gallenwege und Gallensteinleiden (Rücksprache mit dem Arzt).

➤ **Dosierung, Dauer der Einnahme:**
– Tee: 0,5 – 1 g (1 TL) mit 1 Tasse kochendem Wasser überbrühen, 5 – 10 Min. abgedeckt ziehen lassen. Zwischen den Mahlzeiten trinken.
– Tagesdosis 2 g Droge.

➤ **Unerwünschte Arzneimittelwirkungen:** Bei längerem Gebrauch oder bei Überdosierung können Magenbeschwerden auftreten.

➤ **Zusammenfassende Bewertung:** Die Verwendung von Curcuma xanthorriza bei dyspeptischen Beschwerden ist der von Curcuma longa überlegen.

✿ **Literatur:**
– *Monographien:* KomE.
– *Wissenschaftliche Veröffentlichungen:* S.S. 322, *Babu* PS, Srinivasan K: Hypolipidemic action of curcumin the active principle of turmeric (Curcuma longa) in streptozotocin induced diabetic rats. Mol Cell Biochem, 30 : 169 – 75, 1997 Jan; *Bonte* F, Noel-Hudson MS, Wepierre J, Meybeck A: Protective effect of curcuminoids on epidermal skin cells under free oxygen radical stress. Planta Med, 8 : 265 – 6, 1997 Jun; *Hanif* R, Qiao L, Shiff SJ, Rigas B: Curcumin a natural plant phenolic food additive inhibits cell proliferation and induces cell cycle changes in colon adenocarcinoma cell lines by a prostaglandin-independent pathway. J Lab Clin Med, 42 : 576 – 84, 1997 Dec; *Sikora* E, Bielak-ZmiJewska A, Piwocka K, Skierski J, Radziszewska E: Inhibition of proliferation and apoptosis of human and rat T lymphocytes by curcumin a curry pigment. Biochem Pharmacol, 54 : 899 – 907, 1997 Oct 15; *Verma* SP, Salamone E, Goldin B: Curcumin and genistein plant natural products show synergistic inhibitory effects on the growth of human breast cancer MCF-7 cells induced by estrogenic pesticides. Biochem Biophys Res Commun, 233 : 692 – 6, 1997 Apr 28.

Latschenkiefer

➤ Siehe Kiefer.

Lavendel (Lavandula angustifolia Mill.)

➤ **Allgemeines:** Lavendelblüten wurden volksmedizinisch vielfältig verwendet, das Öl und die Blüte kommen als Droge zum Einsatz.

➤ **Pharmakologie:**
– *Droge:* Lavendelblüten (Lavandulae flos) bestehen aus den kurz vor der völligen Entfaltung gesammelten und getrockneten Blüten von Lavandula angustifolia M. sowie deren Zubereitungen.
– *Wichtige Inhaltsstoffe:* Ätherisches Öl (1 – 3 %), Hauptkomponenten (-)-Linolool (20 – 50 %) und Linalylacetat (30 – 40 %).
– *Pharmakologische Eigenschaften:* Bei Tieren zeigte sich ein neurodepressiver Effekt (Verkürzung der Einschlafphase und Verlängerung der Schlafdauer) sowie eine Verminderung der motorischen Aktivität. Beim Menschen konnte nach Inhalation der Droge ein Effekt auf den limbischen Cortex (ähnlich Nitrazepam) nachgewiesen werden.

➤ **Indikationen:**
– Appetitlosigkeit.
– Dyspeptische Beschwerden.
– Kreislaufbeschwerden.
– Nervosität und Schlaflosigkeit.

➤ **Kontraindikationen:** Keine bekannt.

➤ **Dosierung, Dauer der Einnahme:**
– Tee: 1 – 2 TL (1 – 2 g) Lavendelblüten mit 1 Tasse Wasser (150 ml) heiß aufgießen, 10 Min. ziehen lassen. Tagesdosis 3 – 5 g, 3 Tassen pro Tag.
– Badezusatz: 100 g Lavendelblüten auf 2 L heißes Wasser geben, kurz ziehen lassen, abseihen, oder 100 g Lavendelblüten mit 2 L Wasser kurz aufkochen, abseihen und das Konzentrat ins Badewasser geben.
– Aufguß (äußerlich): Eine Handvoll Blüten auf 1 L Wasser 10 Min. kochen und anschließend mit 1 L Wasser auffüllen.
– Lavendelöl: 1 – 4 Trpf. z. B. auf 1 Stück Würfelzucker geben und einnehmen.

➤ **Unerwünschte Arzneimittelwirkungen:** Risiken der bestimmungsgemäßen Anwendung therapeutischer Dosen der Droge und Nebenwirkungen sind nicht bekannt. Das ätherische Öl besitzt ein schwaches Sensibilisierungspotential.

➤ **Zusammenfassende Bewertung:** Die in der Erfahrungsmedizin bewährte Droge ist weder pharmakologisch noch klinisch hinreichend geprüft. Die Kombination mit anderen beruhigenden und schlaffördernden Mitteln wird empfohlen.

✿ **Literatur:**
– *Monographien:* DAB 1998, KomE.
– *Wissenschaftliche Veröffentlichungen:* S.S. 322, *Buchbauer* G, Jirovetz L, Jäger W et al: Aromatherapy: Evidence for Sedative Effects of the Essential Oil of Lavender after Inhalation. Z Naturforsch 46 c (1991), 1067 – 1072; *Hausen* B: Allergiepflanzen, Pflanzenallergene. ecomed Verlagsgesellsch. mbH, Landsberg 1988.

Lebensbaum, atlantischer (Thuja occidentalis L.)

➤ **Pharmakologie:**
  – *Droge:* Lebensbaumkraut (Thujae herba) sind die Zweigspitzen und jüngeren Triebe von Thuja occidentalis.
  – *Wichtige Inhaltsstoffe:* Polysaccharide (immunstimulierend), Glykoproteine (immunstimulierend), ätherisches Öl (1,4 – 4%), (-)-Thujon (α-Thujon; 49 – 59%), (+)-Isothujon (β-Thujon, 7 – 10%), Fenchon (10 – 15%), Flavonoide (Quercetin, Mearusitrin, die Biflavonoide Hinokiflavon, Amentoflavon, Bilobetin), Proanthocyanidine, Lignane, Gerbstoffe.
  – *Pharmakologische Eigenschaften:* Die antivirale Wirkung des Thujon wurde in verschiedenen Versuchen nachgewiesen, topische Anwendung bei viralem Warzenwachstum ist daher sinnvoll. Außerdem bewirken die Drogen T-Zell-Proliferation durch Polysaccharide (insbesondere CD-4*-T-Helfer/Inducer-Zellen) und eine Zunahme der Interleukin-2-Produktion. Das ätherische Öl wirkt krampferregend und führt in hohen Dosen zu klonisch-tonischen Krämpfen, schwersten Stoffwechselstörungen durch fettige Degeneration der Leber und zu Nierenparenchymschäden.
➤ **Indikationen:**
  – Fieber und Erkältungen.
  – Infektanfälligkeit.
  – Psoriasis.
  – Warzen.
➤ **Kontraindikationen:** Nicht bekannt.
➤ **Dosierung, Dauer der Einnahme:**
  – Extrakt: 1 – 2 ml, 3×tgl.
  – Tinktur (unverdünnt): max. 0,5 g zur Pinselung.
➤ **Unerwünschte Arzneimittelwirkungen:** Die Droge ist toxisch. Als Vergiftungssymptome, besonders nach Mißbrauch der Droge als Abortivum, werden beschrieben: Übelkeit, Erbrechen, schmerzhafte Durchfälle, Schleimhautblutungen. Todesfälle sind bekannt geworden. Die toxische Wirkung ist auf den Gehalt an Thujon zurückzuführen. Die toxikologische Grenze, bis zu der Thujon ohne Gesundheitsrisiko peroral aufgenommen werden kann, wird mit 1,25 mg/kg Körpergewicht angegeben.
➤ **Vergiftungen:**
  – Vergiftungen wurden seit 1980 nur durch den Genuß von Blättern und Trieben frischer Pflanzen bekannt. In therapeutischen Dosen von Arzneimitteln ist Thujon nur in Mengen enthalten, die die toxikologische Grenze weit unterschreiten.
➤ **Zusammenfassende Bewertung:** Es sollten nur Fertigarzneimittel verwendet werden.
✿ **Literatur:**
  – *Monographien:* BHP 83, EB 6, Mar 31.
  – *Wissenschaftliche Veröffentlichungen:* S.S. 322, *Anon*: Behandlung mit pflanzlichen Immunmodulatoren. Symbiose 5 (1993), 9; *Baba* T, Nakano H, Tamai K, Sawamura D, Hanada K, Hashimoto I, Arima Y: Inhibitory effect of beta-thujaplicin on ultraviolet B-induced apoptosis in mouse keratinocytes. J Invest Dermatol, 110 : 24 – 8, 1998 Jan; *Baumann* J: Vergleichende pharmakognostisch-phytochemische Untersuchungen an Drogen der Familie der Cupressaceae. Diplomarbeit Göttingen 1987; *Gohla* SH: Dissertation Universität Hamburg 1988; *Gross* G: Papillomvirus-Infektionen der Haut. Med Welt 36 (1985), 437 – 440.

Leinsamen (Linum usitatissimum L.)

- ➤ **Allgemeines:** Leinsamen kommt in mehreren Variationen vor. Manche dienen der Fasergewinnung, andere liefern bevorzugt das wertvolle Leinöl, das sowohl als Nahrungsmittel als auch als Arzneimittel dient.
- ➤ **Pharmakologie:**
  - *Droge:* Leinsamen (Lini semen) besteht aus den getrockneten, reifen Samen von Linum usitatissimum sowie deren Zubereitungen.
  - *Wichtige Inhaltsstoffe:* Schleimstoffe 3 – 10 % (Arabinoxylane, Galaktane, Rhamnogalakturonane), zyanogene Glykoside (0,05 – 0,1 %), fettes Öl 10 – 45 % (Linolensäure 40 – 70 %, Linolsäure 10 – 25 %, Ölsäure 13 – 30 %).
  - *Pharmakologische Eigenschaften:* Durch den Ballast- und Schleimstoffgehalt wirkt die Droge laxierend. Bei Tieren wird der Cholesterolgehalt der Leber gesenkt. Die toxische Wirkung der zyanogenen Glykoside ist zu vernachlässigen; Blausäure wird in den entstehenden Mengen problemlos vom Körper verkraftet.
- ➤ **Indikationen:** Obstipation, Gastritis, Enteritis, Hautentzündungen.
- ➤ **Kontraindikationen:** Ileus, Stenosen der Speiseröhre oder im Magen-Darm-Bereich, akut entzündliche Erkrankungen des Darmes, der Speiseröhre und des Mageneingangs.
- ➤ **Dosierung, Dauer der Einnahme:**
  - *Innere Anwendung:*
    - Bei Obstipation 2 – 3×tgl. 1 EL unzerkleinerten oder angestoßenen Leinsamen zusammen mit mindestens jeweils 150 ml Flüssigkeit einnehmen.
    - Bei Gastritis und Enteritis Leinsamenschleim aus 2 – 3 EL eines geschroteten bzw. zerkleinerten Leinsamens zubereiten.
  - *Äußere Anwendung als Kompresse:* 125 g Leinsamenmehl mit 1 Tasse Wasser zu Brei verrühren und in Stoff einschlagen, als feucht-heiße Kompresse 2×tgl. bei entzündlichen Hauterkrankungen anwenden.
- ➤ **Unerwünschte Arzneimittelwirkungen:** Bei Verwendung großer Dosen als Laxans kann es bei zu geringer Flüssigkeitsaufnahme zum Obstruktionsileus kommen. Die zyanogenen Glykoside stellen bei Aufnahme therapeutischer Dosen keine Gefahr dar.
- ➤ **Wechselwirkungen:** Die Resorption anderer, gleichzeitig eingenommener Arzneimittel kann behindert werden.
- ➤ **Zusammenfassende Beurteilung:** Auch bei chronischer Obstipation zu empfehlende Droge, die sehr wenig Nebenwirkungen hat und nicht in die Physiologie des Darmes eingreift.
- ✿ **Literatur:**
  - *Monographien:* ESCOP, KomE.
  - *Wissenschaftliche Veröffentlichungen:* S.S. 322.

Liebstöckel (Levisticum officinale Koch)

➤ **Allgemeines:** Liebstöckel ist ein weitverbreitetes Küchengewürz, dessen Wurzelstock als Arzneidroge dient.

➤ **Pharmakologie:**
  – *Droge:* Liebstöckelwurzel (Levistici radix) besteht aus den getrockneten Wurzelstöcken und Wurzeln von Levisticum officinale K. sowie deren Zubereitungen.
  – *Wichtige Inhaltsstoffe:* Ätherisches Öl 0,35 – 1,7 % (Alkylphthalide, E- und Z-Ligustilid, 3-Butylphthalid, Ligusticumlacton), Hydroxycumarine (Umbelliferon), Furanocumarine (Bergapten, Apterin).
  – *Pharmakologische Eigenschaften:* Bei Tieren wurden für das ätherische Öl spasmolytische, anticholinerge, antibakterielle und sedative Wirkungen an der glatten Muskulatur nachgewiesen. Der Terpengehalt wirkt aquaretisch.

➤ **Indikationen:**
  – Harnwegsinfektionen.
  – Nieren- und Blasensteine.

➤ **Kontraindikationen:** Keine Durchspülungstherapie bei Ödemen infolge eingeschränkter Herz- oder Nierentätigkeit.

➤ **Dosierung, Dauer der Einnahme:** Tee: 2 g Droge auf 1 Tasse als Aufguß zubereiten, mehrmals tgl. zwischen den Mahlzeiten trinken. Tagesdosis 4 – 8 g.

➤ **Unerwünschte Arzneimittelwirkungen:** Die Droge besitzt geringe Sensibilisierungspotenz. Wegen der reizenden Wirkung des ätherischen Öls soll die Droge bei Entzündungen der Nieren und der ableitenden Harnwege sowie bei eingeschränkter Nierentätigkeit nicht angewendet werden. Bei hellhäutigen Personen ist eine Steigerung der UV-Empfindlichkeit möglich (phototoxische Wirkung der Furanocumarine).

➤ **Zusammenfassende Bewertung:** Die Droge sollte in Kombination mit anderen pflanzlichen Urologika angewendet werden.

✿ **Literatur:**
  – *Monographien:* KomE.
  – *Wissenschaftliche Veröffentlichungen:* S.S. 322.

3.10 L–Heilpflanzen

Linde (Tilia Spec.)

➤ **Allgemeines:** Die Linde ist in der holzverarbeitenden Industrie ein beliebter Baum, die Lindenblüten werden seit dem 18. Jahrhundert als Arzneidroge verwendet.

➤ **Pharmakologie:**
   – *Droge:* Lindenblüten (Tiliae flos) bestehen aus den getrockneten Blütenständen von Tilia cordata M. und/oder Tilia platyphyllos S. sowie deren Zubereitungen.
   – *Wichtige Inhaltsstoffe:* Flavonoide 1 % (Astragalin, Isoquercitrin, Kämpferol-3-O-rhamnosid, Quercetin, Tilirosid), Schleimstoffe 10 % (Arabinogalaktane mit Uronsäureanteil), ätherisches Öl (0,01 – 0,2 %), Gerbstoffe (2 %).
   – *Pharmakologische Eigenschaften:* Die Droge wirkt antitussiv, adstringierend, diaphoretisch, diuretisch und allgemein abwehrsteigernd, für diese Wirkungen gibt es bisher jedoch kaum Studien. Tannine, Glykoside und das ätherische Öl haben beim Menschen antimikrobielle Wirkung. Nach Wasserdampfinhalation unter Lindenblütenzusatz zeigte sich bei unkomplizierten Erkältungskrankheiten eine Besserung der Beschwerdesymptomatik im Vergleich zur Kontrollgruppe (nur Wasserdampf).

➤ **Indikationen:** Erkältungskrankheiten und damit verbundener Husten.

➤ **Kontraindikationen:** Nicht bekannt.

➤ **Dosierung, Dauer der Einnahme:**
   – Tagesdosis 2 – 4 g Droge.
   – Tee: 2 g Droge mit kochendem Wasser übergießen, 5 – 10 Min. ziehen lassen (1 TL entspricht etwa 1,8 g Droge). Den Tee möglichst heiß und am besten in den Nachmittagsstunden trinken.

➤ **Unerwünschte Arzneimittelwirkungen:** Risiken der bestimmungsgemäßen Anwendung therapeutischer Dosen der Droge und Nebenwirkungen sind nicht bekannt.

➤ **Zusammenfassende Bewertung:** Die in der Volksmedizin gerne verwendete, nebenwirkungsarme Droge ist wissenschaftlich kaum untersucht.

✿ **Literatur:**
   – *Monographien:* DAB 10, KomE.
   – *Wissenschaftliche Veröffentlichungen:* S.S. 322.

Löwenzahn (Taraxum officinale Web.)

➤ **Allgemeines:** Der weitverbreitete Löwenzahn wurde unter vielfältigen Indikationen in der Volksmedizin angewendet. Die ganze Pflanze wird als pflanzliche Droge eingesetzt.

➤ **Pharmakologie:**
  – *Droge:* Löwenzahnwurzel mit -kraut (Taraxaci radix cum herba) besteht aus der zur Blütezeit gesammelten Pflanze von Taraxacum officinale G. H. Weber ex Wigger s. l. sowie deren Zubereitungen.
  – *Wichtige Inhaltsstoffe:* Sesquiterpenlactone (Bitterstoffe), Triterpene (Taraxasterol, psi-Taraxasterol, Taraxerol, Taraxol), Flavonoide (Luteolin-7-O-Glukosid), Inulin (2 – 40 %).
  – *Pharmakologische Eigenschaften:* Die enthaltenen Bitterstoffe wirken cholagog und sekretionsfördernd. Bei Tieren ist eine saluretische Wirkung erwiesen, die durch den hohen Mineralstoffgehalt bedingt ist.

➤ **Indikationen:**
  – Appetitlosigkeit.
  – Dyspeptische Beschwerden.
  – Harnwegsinfektionen.

➤ **Kontraindikationen:** Verschluß der Gallenwege, Gallenblasenempyem und Ileus. Bei Gallenleiden ist Rücksprache mit dem Arzt erforderlich (Auslösung von Koliken möglich).

➤ **Dosierung, Dauer der Einnahme:** Tee: 3 – 4 g (1 EL) feingeschnittene Droge mit ca. 150 ml Wasser kurz aufkochen, 15 Min. ziehen lassen. Morgens und abends 1 Tasse Teeaufguß warm trinken.

➤ **Unerwünschte Arzneimittelwirkungen:** Wegen der sekretionsfördernden Wirkung können superacide Magenbeschwerden ausgelöst werden. Die Droge besitzt schwache Sensibilisierungspotenz.

➤ **Zusammenfassende Bewertung:** Bewährte Droge, die allerdings noch weiterer wissenschaftlicher Untersuchungen bedarf.

✿ **Literatur:**
  – *Monographien:* ESCOP, KomE.
  – *Wissenschaftliche Veröffentlichungen:* S.S. 322, *Budzianowski* J: Coumarins, caffeoyltartaric acids and their artifactual estres from Taraxacum officinale. Planta Med 63 (1997), 288.

3.11 M–Heilpflanzen

Mädesüß (Filipendula ulmaria L. Maxim)

➤ **Allgemeine Hinweise:** Medizinisch verwendet werden die getrockneten Blüten. Die Pflanze ist auf der gesamten Nordhalbkugel heimisch.

➤ **Pharmakologie:**
- *Droge:* Mädesüßblüten (Spireae flos) bestehen aus den getrockneten Blüten von Filipendula ulmaria (L.) M. (synonym: Spiraea ulmaria L.) sowie deren Zubereitungen.
- *Wichtige Inhaltsstoffe:* Ätherisches Öl 0,2 % (Salicylaldehyd und Salicylsäure-methylether), Flavonoide bis 5 % (Spiraeosid, Quercetin-4'-O-glucosid, 3 – 4 %), Gerbstoffe (Ellagitannine).
- *Pharmakologische Eigenschaften:* Antimikrobielle, antipyretische und aquaretische Wirkung. Bei Tieren wurde durch die enthaltene Flavonoidfraktion ein positiver Einfluß auf die Heilung von Magengeschwüren und eine Tonussteigerung der glatten Muskulatur beobachtet.

➤ **Indikationen:**
- Fieber und Erkältungen.
- Husten und Bronchitis.

➤ **Kontraindikationen:** Aufgrund des Salicylatgehaltes bei bekannter Salicylatüberempfindlichkeit nicht anwenden.

➤ **Dosierung, Dauer der Einnahme:**
- Tee: 1 TL geschnittene Droge mit kochendem Wasser übergießen, 10 Min. ziehen lassen, (1 TL entspricht etwa 1,4 g Droge). Mehrmals tgl. 1 Tasse trinken.
- Tagesdosis: 2,5 – 3,5 g (Flos).

➤ **Unerwünschte Arzneimittelwirkungen:** Risiken der bestimmungsgemäßen Anwendung therapeutischer Dosen der Droge und Nebenwirkungen sind nicht bekannt. Bei Überdosierung kann es zu Übelkeit und Magenbeschwerden kommen.

➤ **Zusammenfassende Bewertung:** Altbewährtes Hausmittel bei grippalen Infekten.

✿ **Literatur:**
- *Monographien:* Belg IV, EB 6, HAB 1, Helv V, KomE.
- *Wissenschaftliche Veröffentlichungen:* S.S. 322, *Barnaulov* OD: Rastit Resur 14 (1978), 573; *Haslam* E et al: Ann Proc Phytochemistry Soc Eur 25 (1985), 252; *Hörhammer* L et al: Arch Pharm 61 (1956), 133; *Valle* MG et al: Planta Med 54 (1988), 181.

Maiglöckchen (Convallaria majalis L.)

➤ **Allgemeines:** Medizinisch verwendet werden die getrockneten Blütenspitzen und der getrocknete Blütenstand. Die Pflanze ist heimisch in Europa, eingeführt in Nordamerika und im nördlichen Asien.

➤ **Pharmakologie:**
- *Droge:* Maiglöckchenkraut (Convallariae herba) entspricht den getrockneten, während der Blütezeit gesammelten oberirdischen Teilen von Convallaria majalis L. oder ihr nahestehender Arten.
- *Wichtige Inhaltsstoffe:* Herzwirksame Steroidglykoside (Cardenolide, 0,1 – 0,5 %); je nach Herkunft Convallatoxin (West-und Nordwesteuropa), Convallosid (Nord- und Osteuropa) oder Convallatoxin und Convallatoxol (Mitteleuropa).

– *Pharmakologische Eigenschaften:* Convallaria-Glykoside wirken digitoxin- und strophantinartig. Die Kontraktionskraft und -geschwindigkeit der Herzmuskulatur wird bei verzögerter Relaxationszeit gesteigert, die Schlagfrequenz verringert, die Erregungsleitung verzögert und die Erregbarkeit der Kammermuskulatur erhöht (positiv inotrop, negativ chronotrop, negativ dromotrop und positiv bathmotrop). Im Tierversuch diuretische und natriuretische, außerdem venokonstriktorische Wirkung.

▶ **Indikationen:**
  – Herzinsuffizienz NYHA I und II.
  – Herzrhythmusstörungen.
  – Nervöse Herzbeschwerden.

▶ **Dosierung, Dauer der Einnahme:**
  – Alle Angaben beziehen sich auf eingestelltes Maiglöckchenpulver (DAB 8).
  – Tinktur 1 : 10 Einzeldosis 2,0; Tagesdosis 6,0.
  – Fluidextrakt 1 : 1 Einzeldosis 0,2; Tagesdosis 0,6.
  – Trockenextrakt 4 : 1 Einzeldosis 0,05; Tagesdosis 0,15.

▶ **Unerwünschte Wirkungen:**
  – Risiken der bestimmungsgemäßen Anwendung therapeutischer Dosen der Droge sind nicht bekannt. Besonders bei Überdosierung können Übelkeit, Erbrechen, Kopfschmerzen, Benommenheit, Störungen des Farbsehens und Herzarrhythmien auftreten.
  – Die Vergiftungsgefahren sind bei peroraler Applikationn wegen der schlechten Resorbierbarkeit der Glykoside relativ gering.
  – Wechselwirkungen: Gleichzeitige Anwendung von Chinidin, Calciumsalzen, Saluretika, Laxantien und Glucocorticoiden verstärkt Wirkungen und Nebenwirkungen.

▶ **Zusammenfassende Bewertung:** Die Droge wird nur noch selten verwendet, kann aber bei den oben angegebenen Indikationen eingesetzt werden.

◉ *Achtung:* Anwendung nur unter ärztlicher Aufsicht und gemäß den Vorgaben eines Arztes.

✿ **Literatur:**
  – *Monographien:* DAB 1998, KomE.
  – *Wissenschaftliche Veröffentlichungen:* S.S 322; *Krenn* L, Schlifelner, L, Stimpfl, T, Kopp, B: HPLC separation and quantitative determination of cardenolides in Herba Convallariae. Planta Med 58 (1992), A682; *Laufke* R: Planta Med 6 (1958), 237; *Loew* D: Phytotherapie bei Herzinsuffizienz. Z Phytother 18 (1997), 92 – 96.

Mahonie (Mahonia aquifolium Pursh Nutt) ────────────

▶ **Allgemeines:** Berberitze (dt.). Der Strauch ist im pazifischen Nordamerika heimisch und in Europa Zierstrauch oder verwildert.

▶ **Pharmakologie:**
  – *Droge:* Mahonienrinde (Mahoniae cortex) besteht aus der Ast- und Zweigrinde sowie den Zweigspitzen von Mahonia aquifolium (Pursh.) Nutt.
  – *Wichtige Inhaltsstoffe:* Isochinolinalkaloide (Wurzelrinde 7 – 16 %, Stammrinde 2 – 4,5 %), Berberin, Berbamin, Oxyacanthin , Isocorydin.
  – *Pharmakologische Eigenschaften:* Sinnvolle Anwendung bei Appetitlosigkeit aufgrund der enthaltenen Bitterstoffe. Bei äußerlicher Anwendung soll die Droge antipsoriatisch wirken.

➤ **Indikationen:**
- Dyspeptische Beschwerden.
- Ekzeme, Furunkel, Akne.
- Psoriasis.

➤ **Kontraindikationen:** Nicht bekannt.

➤ **Dosierung, Dauer der Einnahme:**
- Decoct/Pulver: Einzeldosis 1 – 2 g Droge.
- Fluidextrakt: 1 – 2 ml max. 3×tgl.

➤ **Unerwünschte Wirkungen:** Risiken der bestimmungsgemäßen Anwendung therapeutischer Dosen der Droge und Nebenwirkungen sind nicht bekannt.

➤ **Zusammenfassende Bewertung:** Die Anwendung ist bei leichtgradiger bis mittelschwerer Psoriasis sinnvoll.

✿ **Literatur:**
- *Monographien:* HAB 1.
- *Wissenschaftliche Veröffentlichungen:* S.S 322; *Augustin* M: Mahonia aquifolium bei Psoriasis. Z Phytother 17 (1996), 44; *Misik* V et al: Lipoxygenase inhibition and antioxidant properties of protoberberine and aporphine alkaloids isolated from Mahonia aquifolium. Planta Med 61 (1995), 372 – 373.

Malve (Malva sylvestris L.)

➤ **Allgemeines:** Die Pflanze ist heute in den subtropischen und gemäßigten Breiten beider Hemisphären anzutreffen.

Malvenblüten (Malvae flos)

➤ **Pharmakologie:**
- *Droge:* Malvenblüten (Malvae flos) bestehen aus den getrockneten Blüten von Malva sylvestris L. und/oder von Malva sylvestris L. ssp. mauritiana (L.) A. e. G. sowie deren Zubereitungen.
- *Wichtige Inhaltsstoffe:* Schleimstoffe 6 – 10 % (Galacturonorhamane und Arabinogalactane), Anthocyane(Malvin), Polysaccharide, Flavonoide.
- *Pharmakologische Eigenschaften:* Die Droge hat eine einhüllende und reizlindernde Wirkung aufgrund des hohen Schleimgehalts.

➤ **Indikationen:**
- Husten/Bronchitis.
- Mund- und Rachenraumentzündungen.

➤ **Kontraindikationen:** Nicht bekannt.

➤ **Unerwünschte Wirkungen:** Risiken sind bei bestimmungsgemäßer Anwendung nicht bekannt.

➤ **Dosierung, Dauer der Einnahme:**
- Tee: 1,5 – 2 g feingeschnittene Droge mit kaltem Wasser ansetzen und kurz aufkochen oder mit kochendem Wasser übergießen, 10 Min. ziehen lassen. 2 – 3×tgl. trinken.
- Tagesdosis 5 g Droge.

➤ **Zusammenfassende Bewertung:** Bewährte pflanzliche Droge bei den angegebenen Indikationen.

✿ **Literatur:**
- *Monographien:* KomE.
- *Wissenschaftliche Veröffentlichungen:* S.S. 322; *Classen* B, Amelunxen F, Blaschek W: Malva sylvestris - Mikroskopische Untersuchungen zur Entstehung von Schleimbehältern. Deutsche Apotheker Ztg 134 (1994), 3597.

Malvenblätter (Malvae folium)

➤ **Pharmakologie:**
- *Droge:* Malvenblätter (Malvae folium) bestehen aus den getrockneten Laubblättern von Malva sylvestris L. und/oder Malva neglecta W. sowie deren Zubereitungen.
- *Wichtige Inhaltsstoffe:* Schleimstoffe 6 – 8 % (Galacturonorhamane und Arabinogalactane), Flavonoide (Hypolaetin-3-O-glucosid, Gossypetin-3-O-glucosid), Flavonoidsulfate (Gossypetin-8-O-beta-D-glucuronid-3-sulfat, Hypolaetin-8-O-glucosid-3'-sulfat).
- *Pharmakologische Eigenschaften:* Es liegen keine Untersuchungen vor.
➤ **Indikationen:**
- Husten/Bronchitis.
- Mund- und Rachenraumentzündungen.
➤ **Kontraindikationen:** Nicht bekannt.
➤ **Unerwünschte Wirkungen:** Nicht bekannt.
➤ **Dosierung, Dauer der Einnahme:**
- Tee: 3 – 5 g Droge (ca. 2 TL) mit 150 ml siedendem Wasser übergießen und 10 – 15 Min. ziehen lassen, alternativ in kaltem Wasser 2 – 3 Std. unter gelegentlichem Umrühren ziehen lassen. Tee 1 – 2×tgl. trinken.
- Tagesdosis 5 g Droge.
➤ **Zusammenfassende Bewertung:** Bei den angegebenen Dosen bewährte pflanzliche Droge.
✿ **Literatur:**
- *Monographien:* KomE.
- *Wissenschaftliche Veröffentlichungen:* S.S. 322; *Classen* B, Amelunxen F, Blaschek W: Malva sylvestris - Mikroskopische Untersuchungen zur Entstehung von Schleimbehältern. Deutsche Apotheker Ztg 134 (1994), 3597.

Mariendistel (Silybum marianum L Gaertn.)

➤ **Allgemeine Hinweise:** Die Pflanze ist in Europa heimisch und wird schon seit dem Altertum verwendet. Charakteristisch sind die entlang der Blattnerven weiß gefleckten Blätter.
➤ **Pharmakologie:**
- *Droge:* Mariendistelfrüchte sind die reifen, vom Pappus befreiten Früchte von Silybum marianum (L.) G.
- *Wichtige Inhaltsstoffe:* Silymarin (Flavonolignangemisch 1,5 – 3 %), Hauptkomponenten Silybin A und B (Gemisch heißt Silibinin), Isosilybin A, Isosilybin B, Silychristin, Silydianin, Flavonoide (Apigenin, Chryseriol, Eriodictyol, Naringenin, Quercetin, Taxifolin), fettes Öl (20 – 30 %).
- *Pharmakologische Eigenschaften:* Silymarin bzw Silibinin wirken hepatoprotektiv bei leberschädigenden Versuchen. Silymarin stimuliert die RNA-Polymerase I im Zellkern der Hepatozyten, wodurch die ribosomale Proteinsynthese und die Regenerationsfähigkeit der Leber zunehmen. Die Wirkung als Antidot gegenüber der Knollenblätterpilzintoxikation wird durch die Hemmung dieses Enzyms im Zellkern durch α-Amanitin erklärt. Die Droge wirkt außerdem cholagog.

3.11 M–Heilpflanzen

➤ **Indikationen:**
 – Dyspeptische Beschwerden.
 – Leber- und Gallenbeschwerden.
➤ **Kontraindikationen:** Nicht bekannt.
➤ **Unerwünschte Wirkungen:** Nicht bekannt.
➤ **Dosierung, Dauer der Einnahme:**
 – Tee: 3 g zerquetschte Früchte mit kaltem Wasser ansetzen und kurz aufkochen, 10 – 20 Min. ziehen lassen.
 – Tagesdosis 12 – 15 g Droge, entsprechend 200 – 400 mg Silymarin, berechnet als Silybinin.
➤ **Zusammenfassende Bewertung:** Mariendistelzubereitungen werden zur Behandlung dyspeptischer Beschwerden eingesetzt, sie sollten mit anderen gallewirksamen Drogen kombiniert werden.
✿ **Literatur:**
 – *Monographien:* DAB 1998, KomE.
 – *Wissenschaftliche Veröffentlichungen:* S.S. 322; *Lorenz* D, Mennicke WH, Behrendt W: Untersuchungen zur Elimination von Silymarin bei cholecystektomierten Patienten. Planta Med 45 (1992), 216 – 233; *Schulz* HU, Schürer M, Krumbiegel G et al: Untersuchungen zum Freisetzungsverhalten und zur Bioäquivalenz von Silymarin-Präparaten. Arzneim Forsch/Drug Res 45 (1995), 61 – 64; *Tuchweber* B et al: J Med 4 (1973), 327.

Mäusedorn (Ruscus aculeatus L.)

➤ **Allgemeine Hinweise:** Die Pflanze ist in fast ganz Europa, Westasien und Nordafrika heimisch und wurde schon im Altertum verwendet.
➤ **Pharmakologie:**
 – *Droge:* Mäusedornwurzelstock (Rusci aculeati rhizoma) besteht aus dem getrockneten Wurzelstock mit Wurzeln von Ruscus aculeatus L. sowie dessen Zubereitungen.
 – *Wichtige Inhaltsstoffe:* Steroidsaponine 4 – 6 % (Ruscin, Ruscosid, Aglyka Neoruscogenin, Ruscogenin), Benzofurane.
 – *Pharmakologische Eigenschaften:* Antiexsudativ, antiphlogistisch, diuretisch, venentonisierend.
➤ **Indikationen:**
 – Hämorrhoiden.
 – Venenerkrankungen.
➤ **Kontraindikationen:** Nicht bekannt.
➤ **Unerwünschte Wirkungen:** Nicht bekannt. In seltenen Fällen können Magenbeschwerden und Übelkeit auftreten.
➤ **Dosierung, Dauer der Einnahme:** Tagesdosis 7 – 11 mg Gesamttruscogeninen.
➤ **Zusammenfassende Bewertung:** Kontrollierte klinische Studien liegen nicht vor, die Anwendung erfolgt aus langjähriger Erfahrung.
✿ **Literatur:**
 – *Monographien:* KomE.
 – *Wissenschaftliche Veröffentlichungen:* S.S. 322; *Adamek* B, Drozdzik M, Samochowiec L, Wojcicki J: Clinical effect of buckwheat herb, Ruscus extract and troxerutin on retinopathy and lipids in diabetic patients. Phytotherapy Res 10 (1996), 659 – 662; *Dunaouau* CH et al: Triterpenes and sterols from Ruscus aculeatus. Planta Med 62 (1997), 189 – 190.

Meerzwiebel (Urginnea maritima L. Bak.)

➤ **Allgemeine Hinweise:** Die Pflanze ist im gesamten Mittelmeergebiet heimisch und wird hier z.T. auch kultiviert. Ihre herzstärkende Wirkung war schon im Altertum bekannt.

➤ **Pharmakologie:**
   - *Droge:* Meerzwiebeln (Scillae bulbus) bestehen aus den in Quer- oder Längs-streifen geschnittenen, getrockneten, mittleren, fleischigen Zwiebelschuppen der nach der Blütezeit gesammelten Zwiebel der weißzwiebeligen Rasse von Urginea maritima (L.) B. sowie deren Zubereitungen.
   - *Wichtige Inhaltsstoffe:* Herzwirksame Steroidglykoside (Bufadienolide 1 – 3 %), Glucoscillaren A, Proscillaridin A, Scillaren A.
   - *Pharmakologische Eigenschaften:* Die Droge wirkt positiv-inotrop, negativ chronotrop stark diuretisch und senkt den linksventrikulären enddiastolischen Druck.

➤ **Indikationen:**
   - Herzinsuffizienz NYHA I und II.
   - Herzrhythmusstörungen.
   - Nervöse Herzbeschwerden.

➤ **Kontraindikationen:** Die Droge selbst und Reinglykoside sollten bei AV-Block II. und III. Grades, Hyperkalzämie, Hypokaliämie, hypertropher Kardiomyopathie, Karotissinussyndrom, Kammertachykardie, thorakalem Aortenaneurysma und WPW-Syndrom nicht angewendet werden.

➤ **Unerwünschte Wirkungen:**
   - Wegen der geringen therapeutischen Breite der herzwirksamen Steroidgly-koside können bei einem Teil der Patienten bereits bei Gabe therapeutischer Dosen Nebenwirkungen auftreten: Tonussteigerungen im Magen-Darm-Bereich, Appetitlosigkeit, Erbrechen, Durchfälle, Kopfschmerzen und unregelmäßiger Puls.
   - Bei Überdosierung:
     • Am Herzen: Herzrhythmusstörungen bis hin zu lebensbedrohlichen Kammertachykardien, Vorhoftachykardien mit AV-Block.
     • Am ZNS: Benommenheit, Sehstörungen, Depressionen, Verwirrtheitszu-stände, Halluzinationen, Psychosen.
     • Bei tödlichen Dosen kommt es zum Herzstillstand oder zur Asphyxie.
   - Wechselwirkungen: Bei gleichzeitiger Gabe von arrhythmogenen Substanzen (Sympathomimetika, Methylxanthinen, Phosphodiesterasehemmer, Chinidin) erhöht sich das Risiko des Auftretens von Herzarrhythmien.

➤ **Dosierung, Dauer der Einnahme:**
   - Einzeldosis 60 – 200 mg, Tagesdosis 180 – 200 mg.
   - Eingestelltes Pulver: 0,1 – 0,5 g.
   - Extractum Scillae: 1,0 g.
   - Fluidextrakt: 0,03 – 2,0 ml.
   - Tinktur: 0,3 – 2,0 ml.
   ◉ *Beachte:* Wegen der schwierigen Standardisierbarkeit der Droge ist die Anwendung von Reinglykosiden vorzuziehen (Proscillaridin A).

➤ **Zusammenfassende Bewertung:** Die herzglykosidhaltige Droge eignet sich als Ersatz der synthetischen Glykoside insbesondere leichten Nierenfunktionsstörungen.

✿ **Literatur:**
- *Monographien:* DAB 1998, KomE.
- *Wissenschaftliche Veröffentlichungen:* S.S. 322; *Eichstädt* H, Hansen G, Danne O et al: Die positiv inotrope Wirkung eines Scilla-Extraktes nach Einmal-Applikation. Z Phytother 12 (1991), 46; *Majinda* RRT et al: Bufadienolides and other constituents of Urginea sanguinea. Planta Med 63 (1997), 188 – 190.

Melisse (Melissa officinalisL.)

➤ **Allgemeine Hinweise:** Die Pflanze ist im östlichen Mittelmeergebiet und Westasien beheimatet und in Mitteleuropa kultiviert oder verwildert. Sie wurde schon im Altertum als Heilpflanze verwendet.

➤ **Pharmakologie:**
- *Droge:* Melissenblätter (Melissae folium) bestehen aus den frischen oder getrockneten Laubblättern von Melissa officinalis L. sowie deren Zubereitungen.
- *Wichtige Inhaltsstoffe:* Ätherisches Öl 0,02 – 0,8 % (Geranial/Citral a, Neral/Citral b, zusammen 40 – 70 %), Citronellal 1 – 20 %, Citrale und Citronellal zusammen 40 – 75 %.
- *Pharmakologische Eigenschaften:* In vitro zeigt sich eine antivirale und antioxidative Wirkung. Im Tierexperiment ergaben sich Belege für choleretische, beruhigende und karminative Wirkungen.

➤ **Indikationen:** Nervosität und Schlaflosigkeit.

➤ **Kontraindikationen:** Nicht bekannt.

➤ **Unerwünschte Wirkungen:** Nicht bekannt bei bestimmungsgemäßer Anwendung.

➤ **Dosierung, Dauer der Einnahme:**
- Tee: 1,5 – 4,5 g Droge mit einer Tasse heißem Wasser übergießen, 10 Min. ziehen lassen. Mehrmals tgl. 1 Tasse trinken.
- Tagesdosis 1,5 – 4,5 g Droge.

➤ **Zusammenfassende Bewertung:** Bewährte pflanzliche Droge, die sich gut für die Kombination mit Drogen mit dem gleichen Wirkspektrum eignet. Klinische Studien liegen nicht vor.

✿ **Literatur:**
- *Monographien:* DAB 1998, ESCOP, KomE.
- *Wissenschaftliche Veröffentlichungen:* S.S. 322; *Hermann* EC jr, Kucera LS: Antiviral substances in plants of the mint family (Labiatae): II. Nontanninia polyphenols of Melissa officinalis. Proc soc Exp Bio Med 124 (1995), 869; *Mohrig* A: Melissenextrakt bei Herpes simplex - die Alternative zu Nucleosid-Analoga. Deutsche Apotheker Ztg 136 (1996), 4575 – 4580; *Orth-Wagner* S, Ressin WJ, Friedrich I: Phytosedativum gegen Schlafstörungen. Z Phytother 16 (1995), 147 – 156; *Schultze* W, König WA, Hilker A, Richter R: Melissenöle. Deutsche Apotheker Ztg 135 (1995), 557 – 577; *Walz* A: Melisse hilft heilen. Deutsche Apotheker Ztg 136 (1996) 26.

Mistel (Viscum album L.)

➤ **Allgemeine Hinweise:** Die Mistel fand schon in vorchristlicher Zeit als Heilpflanze Verwendung. Sie kommt vorwiegend in Europa vor.

Mistelkraut (Visci herba)

➤ **Pharmakologie:**
- *Droge:* Mistelkraut besteht aus den frischen oder getrockneten jüngeren Zweigen mit Blättern, Blüten und Früchten von Viscum album L. sowie deren Zubereitungen.
- *Wichtige Inhaltsstoffe:* Lectine (Glykoproteine mit 11 % Kohlenhydratanteil), Mistellectin I (ML I, VAA 1, Viscumin), Mistellektin II (ML II), Mistelectin III (ML III, VAA II), die genannten Lektinfraktionen sind Isolektingemische, Polypeptide 0,05 – 0,1 % (Viscotoxine A 2, A 3, B, Ps 1), Schleimstoffe 4 – 5 % (Galakturonane, Arabinogalaktane), Zuckeralkohole (Mannitol, Quebrachitol, Pinitol, Viscumitol), Flavonoide (Glykoside von Quercetin, Quercetinmethylethern, Isorhamnetin, Sakuranetin und Homoeriodictyol).
- *Pharmakologische Eigenschaften:* Die Mistellectine wirken blutdrucksenkend, zytostatisch und immunstimulierend. Bei chronischen Gelenkerkrankungen zeigt sich eine signifikante Besserung der Beschwerdesymptomatik durch Auslösung kutiviszeraler Reflexe, bei onkologischen Patienten eine Verbesserung der Lebensqualität.

➤ **Indikationen:**
- Rheuma.
- Adjuvante Tumortherapie.
- Hypertonie.
- Arterioskleroseprophylaxe.

➤ **Kontraindikationen:** Bei parenteraler Applikation: Eiweißüberempfindlichkeit, chronisch-progrediente Infektionen, z. B. Tuberkulose, hochfieberhafte Zustände.

➤ **Unerwünschte Wirkungen:** Die Droge ist bei peroraler Applikation untoxisch. Bei parenteraler Applikation von Mistelextrakten können örtliche Reaktionen (Quaddelbildung, auch Nekrosen), Schüttelfrost, Fieber, Kopfschmerzen, pektanginöse Beschwerden, orthostatische Kreislaufstörungen und allergische Reaktionen auftreten. Quaddelbildung und Erhöhung der Körpertemperatur werden als Zeichen der Immunstimulation betrachtet.

➤ **Dosierung, Dauer der Einnahme:**
- Tee (Behandlung der Hypertonie und zur Arterioskleroseprophylaxe): 2,5 g (1 TL) der fein geschnittenen Droge mit 1 Tasse kaltem Wasser übergießen, 12 Std. bei Raumtemperatur stehenlassen, danach abseihen. 1 – 2 Tassen tgl. trinken.
- Fluidextrakt 1 : 1 mit verdünntem Ethanol. 1 – 3 ml, 3×tgl.
- Tinktur 1 : 5 mit Ethanol 45 %. 0,5 ml 3×tgl.
- Tagesdosis 10 g Droge.

➤ **Zusammenfassende Bewertung:** Zur Beurteilung der Wirksamkeit bei oraler wie parenteraler Applikation werden gegenwärtig Studien durchgeführt.

✿ **Literatur:**
- *Monographien:* DAB 1998, KomE.
- *Wissenschaftliche Veröffentlichungen:* S.S. 322; *Anon*: Die Mistel. Deutsche Apotheker Ztg 136 (1996), 4330 – 4332; *Beuth* J, Lenartz D, Uhlenbruck G: Lektionoptimierter Mistelextrakt. Z Phytother 18 (1997), 85 – 91; *Gabius* HJ: Mythos Mistel: Anspruch und Wirklichkeit. PZ 140 (1995), 1029 – 1030; *Hamacher* H: Mistel (Viscum album L.) - Forschung und therapeutische Anwendung. Z Phytother 18 (1997), 34 – 35; *Saenz* MT, Ahumada MC, Garcia MD: Extracts from Viscum and Crataegus are cytotoxic against larynx cancer cells. Z

Naturforsch C 52(1 – 2) (1997), 42 – 44; *Schmidt* S: Unkonventionelle Heilverfahren in der Tumortherapie. Z Phytother 17 (1996), 115 – 117; *Timoshenko* AV et al: Influence of the galactoside-specific lectin from Viscum album and its subunits on cell aggregation and selected intracellular parameters of rat thymocytes. Planta Med 61 (1995), 130 – 133.

Mönchspfeffer (Vitex agnus-castus L.)

➤ **Allgemeine Hinweise:** Die Pflanze wurde schon im Altertum genutzt. Sie ist als Wildpflanze im gesamten Mittelmeergebiet bis Westasien verbreitet.

➤ **Pharmakologie:**
– *Droge:* Keuschlammfrüchte (Agni casti fructus) sind die reifen, getrockneten Früchte von Vitex agnus castus L.
– *Wichtige Inhaltsstoffe:* Iridoide (Agnusid, Aucubin), Flavonoide, ätherisches Öl 0,8 – 1,6 %.
– *Pharmakologische Eigenschaften:* Dopaminerge und laktationshemmende Wirkung. Die Prolaktinfreisetzung wird unterdrückt und Begleiterscheinungen des prämenstruellen Syndroms verbessert. Bei Tieren wurde die Laktation gehemmt, die streßinduzierte Hyperprolaktinämie normalisiert und eine dopaminerge Wirkung nachgewiesen. Auf Folgesymptome der Hyperprolaktinämie wirkt die Droge günstig, wie mit klinischen Studien belegt wurde.

➤ **Indikationen:**
– Klimakterische Beschwerden.
– Prämenstruelles Syndrom (PMS).

➤ **Kontraindikationen:** Schwangerschaft und Stillzeit.

➤ **Dosierung, Dauer der Einnahme:** Tagesdosis 30 – 40 mg Droge in Form wäßrig-alkoholischer Extrakte.

➤ **Unerwünschte Wirkungen:** Gelegentlich führt die Anwendung der Droge zur Bildung von Exanthemen.

➤ **Zusammenfassende Bewertung:** Präparate aus Keuschlammfrüchten haben sich beim prämenstruellen Syndrom bewährt, klinische Studien hierzu liegen vor.

✿ **Literatur:**
– *Monographien:* KomE.
– *Wissenschaftliche Veröffentlichungen:* S.S. 322, *Jarry* H et al: In vitro prolactin but not LH and FSH release is inhibited by compounds in extracts of Agnus castus, direct evidence for a dopaminergic principle by the dopamine receptor assay. Exp Clin Endocrinol 102 (1994), 448 – 454; *Loew* D, Gorkow C, Schröder A et al: Zur dosisabhängigen Verträglichkeit eines Agnus-castus-Spezialextraktes. Z Phytother 17 (1996), 237 – 243; *Winterhoff* H: Arzneipflanzen mit endokriner Wirksamkeit. Z Phytother 14 (1993), 83 – 94.

Nachtschatten/Bittersüß (Solanum dulcamara L.)

➤ **Allgemeine Hinweise:** Die Pflanze wird auch bittersüßer Nachtschatten genannt. Verwendet werden die an Wirkstoffen besonders reichen Blätter.

➤ **Pharmakologie:**
  – *Droge:* Bittersüßstengel (Dulcamarae stipites) bestehen aus den getrockneten, 2 – 3jährigen, im Frühjahr vor dem Austreiben der Blätter oder im Spätherbst nach dem Abfallen der Blätter gesammelten Stengeln von Solanum dulcamara L. sowie deren Zubereitungen.
  – *Wichtige Inhaltsstoffe:* Steroidalkaloidglykoside (0,07 – 0,4%), Steroidsaponine.
  – *Pharmakologische Eigenschaften:* Die Resorption der Steroidalkaloidglykoside wird durch Saponine gefördert. Sie wirken phagozytosestimulierend, hämolytisch, zytotoxisch, antiviral, anticholinerg und lokalanästhetisch. Solasodin hat eine kortisonartige Wirkung bei Patienten mit rheumatischer Polyarthritis und M. Bechterew; es wirkt außerdem desensibilisierend.

➤ **Indikationen:**
  – Ekzeme, Furunkel, Akne.
  – Warzen.
  – Zur unterstützenden Therapie bei chronischem Ekzem.

➤ **Kontraindikationen:** Schwangerschaft, Stillzeit.

➤ **Dosierung, Dauer der Einnahme:**
  – Bei Abkochung 1 – 2 g Droge auf 250 ml Wasser.
  – Äußere Anwendung, mehrmals tgl. Umschläge mit Abkochung.

➤ **Unerwünschte Arzneimittelwirkungen:** Risiken der bestimmungsgemäßen Anwendung therapeutischer Dosen der Droge und Nebenwirkungen sind nicht bekannt. Toxische Wirkungen sind bei Einnahme erst bei einer Dosis von etwa 25 g zu erwarten.

➤ **Zusammenfassende Bewertung:** In jüngster Zeit zunehmend zur Behandlung des chronischen Ekzems verwendete Droge, die weiter untersucht werden sollte.

✿ **Literatur:**
  – *Monographien:* KomE.
  – *Wissenschaftliche Veröffentlichungen:* S. S. 322.

Orange (Citrus sinensis L. Osbeck)

➤ **Allgemeine Hinweise:** Medizinisch verwendet werden die frische und getrocknete Schale sowie das daraus gewonnene Öl.

➤ **Pharmakologie:**
   – *Droge:* Orangenschalen (Citri sinensis pericarpium) bestehen aus der frischen und der getrockneten, vom schwammigen, weißen Gewebe (Albedoschicht) weitgehend befreiten, äußeren Schicht der Fruchtwand von Citrus sinensis (L.) O. sowie deren Zubereitungen.
   – *Wichtige Inhaltsstoffe:* Ätherisches Öl ca. 1,5 % (+-Limonen 90 %), in gepreßten Ölen auch lipophile Flavonoide und Furanocumarine, Flavonoide.
   – *Pharmakologische Eigenschaften:* Reflektorische Förderung der Magensaftsekretion.

➤ **Indikationen:**
   – Appetitlosigkeit.
   – Dyspeptische Beschwerden.

➤ **Kontraindikationen:** Nicht bekannt.

➤ **Dosierung:** Tagesdosis 10 – 15 g Droge.

➤ **Unerwünschte Arzneimittelwirkungen:** Risiken der bestimmungsgemäßen Anwendung therapeutischer Dosen der Droge und Nebenwirkungen sind nicht bekannt. Es besteht eine geringes Sensibilisierungspotential bei Hautkontakt mit dem ätherischen Öl.

➤ **Zusammenfassende Bewertung:** Relativ schwache Wirkung. Die Kombination mit anderen Drogen wird empfohlen.

✿ **Literatur:**
   – *Monographien:* KomE, Mar 31.
   – *Wissenschaftliche Veröffentlichungen:* S.S. 322, *Hausen* B: Allergiepflanzen, Pflanzenallergene. ecomed Verlagsgesellsch. mbH, Landsberg 1988; *Ihrig* M: Qualitätskontrolle von süßem Orangenschalenöl. PZ 140 (1995), 2350–2353; *Kern* W, List PH, Hörhammer L (Ed): Hagers Handbuch der Pharmazeutischen Praxis. 4. Aufl., Bde. 1 – 8, Springer Verlag Berlin, Heidelberg, New York 1969.

Orthosiphon (Orthosiphon aristatus Miquel)

➤ **Allgemeine Hinweise:** Die Blätter dieser südostasiatischen Pflanze werden im dortigen Raum schon seit Jahrzehnten gegen Blasen- und Nierenleiden verwendet.

➤ **Pharmakologie:**
   – *Droge:* Orthosiphonblätter (Orthosiphonis folium) bestehen aus den kurz vor der Blütezeit geernteten, getrockneten Laubblättern und Stengelspitzen von Orthosiphon aristatus oder Orthosiphon spicatus (T.) B. (Syn.: Orthosiphon stamineus B.) sowie deren Zubereitungen.
   – *Wichtige Inhaltsstoffe:* Ätherisches Öl 0,02 – 0,6 % (β-Caryophyllen, α-Humulen, Caryophyllenepoxid), Flavonoide (Eupatorin), Triterpensaponine (bis 4,5 %), Kaliumsalze.
   – *Pharmakologische Eigenschaften:* Das ätherische Öl wirkt antimikrobiell und antiphlogistisch. Im Tierversuch und beim Menschen zeigte sich ein diuretischer Effekt (kombinierte Wirkung von Saponinenund Flavonoiden).

➤ **Indikationen:**
   – Harnwegsinfektionen.
   – Nieren- und Blasensteine.

➤ **Kontraindikationen:** Durchspülungstherapie bei Ödemen infolge einge-schränkter Herz- und Nierentätigkeit.
➤ **Dosierung, Dauer der Einnahme:**
  – Tee: 2 g Droge mit 150 ml heißem Wasser übergießen, 15 Min. ziehen lassen, mehrmals tgl. 1 Tasse trinken; Tagesdosis 6 – 12 g Droge.
  🔲 *Beachte:* Auf ausreichende Flüssigkeitszufuhr von mind. 2 l/tgl. achten!
➤ **Unerwünschte Arzneimittelwirkungen:** Risiken der bestimmungsgemäßen Anwendung therapeutischer Dosen der Droge und Nebenwirkungen sind nicht bekannt.
➤ **Zusammenfassende Bewertung:** Die Kombination mit anderen harntreiben-den und harndesinfizierenden Drogen wird empfohlen.
✿ **Literatur:**
  – *Monographien:* DAB 10, ESCOP, KomE.
  – *Wissenschaftliche Veröffentlichungen:* S.S. 322.

Paprika (Capsicum annum L.)

➤ **Allgemeine Hinweise:** Die Früchte der aus Mittelamerika stammenden Pflanze werden wegen ihrer Schärfe als Gewürz verwendet, finden aber auch als Arzneimittel Verwendung.

➤ **Pharmakologie:**
– *Droge:* Paprikafrüchte (Capsici fructus) sind die reifen, getrockneten und vom Kelch befreiten Früchte von Capsicum anuum L. bzw. Capsicum fructescens L..
– *Wichtige Inhaltsstoffe:* Capsaicinoide (vor allem Capsaicin 32 – 38 %), Dihydrocapsaicin (18 – 52 %), Carotinoide (0,3 – 0,8 %), Flavonoide.
– *Pharmakologische Eigenschaften:* Capsaicinoide wirken stark hyperämisierend. Bei lokaler Anwendung zeigt sich zunächst ein Erythem mit Schmerz- und Wärmegefühl, dann folgt eine Phase der Unempfindlichkeit (reversible oder irreversible Ausschaltung afferenter Fasern). Die antinozizeptive und antiphlogistische Wirkung kann Stunden bis Wochen anhalten.

➤ **Indikationen:**
– Muskelverspannungen.
– Erkrankungen des rheumatischen Formenkreises.

➤ **Kontraindikationen:** Hauterkrankungen, entzündete oder verletzte Haut.
◙ *Beachte:* Keine Anwendung auf Schleimhäuten.

➤ **Dosierung, Dauer der Einnahme:**
– Tinktur (1 : 10) mehrmals tgl. einige Tropfen auf die schmerzenden Hautareale auftragen und einreiben.
– Halbfeste Zubereitungen: Höchstens 50 mg Capsaicin in 100 g neutraler Grundlage.
– Wegen der möglichen Nebenwirkungen sollte die Anwendung auf 3 Tage beschränkt werden.

➤ **Unerwünschte Arzneimittelwirkungen:** Äußerlich angewendet können sich neben der beabsichtigten Hautreizung Blasen und Geschwüre bilden.

➤ **Zusammenfassende Bewertung:** Die Kombination mit anderen entzündungshemmenden Drogen erscheint sinnvoll.

✿ **Literatur:**
– *Monographien:* DAB 1998, KomE.
– *Wissenschaftliche Veröffentlichungen:* S.S: 322, *Anon*: Behandlung chronischer Schmerzen: Capsaicin - Lichtblick für Schmerzpatienten. Deutsche Apotheker Ztg 137 (1997), 1027 – 1028; *Anon*: Phytotherapie: Pflanzliche Antirheumatika - was bringen sie? Deutsche Apotheker Ztg 136 (1996), 4012 – 4015; *Kreymeier* J: Rheumatherapie mit Phytopharmaka. Deutsche Apotheker Ztg 137 (1997), 611 – 613.

Passionsblume (Passiflora incarnata L.)

➤ **Allgemeine Hinweise:** Die Passionsblume (in Nord- und Südamerika heimisch) liefert sehr wohlschmeckende Früchte, das Kraut wird als pflanzliche Droge verwendet.

➤ **Pharmakologie:**
– *Droge:* Passionsblumenkraut (Passiflorae herba) besteht aus den frischen oder getrockneten oberirdischen Teilen von Passiflora incarnata L. sowie deren Zubereitungen.

- *Wichtige Inhaltsstoffe:* Flavonoide bis 2,5 % (besonders C-Glykosylflavone), Zyanogene Glykoside (Gynocardin bis 0,1 %).
- *Pharmakologische Eigenschaften:* Die zyanogenen Glykoside senken bei Tieren den Blutdruck und regen das Atemzentrum an. Ein sedativer oder spasmolytischer Effekt konnte bislang nicht zweifelsfrei nachgewiesen werden.

➤ **Indikationen:** Nervöse Unruhezustände.

➤ **Kontraindikationen:** Nicht bekannt.

➤ **Dosierung, Dauer der Einnahme:** Tee: 1 TL (2 g) auf 150 ml heißes Wasser, 10 Min. ziehen lassen. 2–3×tgl. und eine halbe Std. vor dem Schlafengehen je 1 Tasse trinken. Tagesdosis 4 – 8 g.

➤ **Unerwünschte Arzneimittelwirkungen:** Risiken der bestimmungsgemäßen Anwendung therapeutischer Dosen der Droge und Nebenwirkungen sind nicht bekannt.

➤ **Zusammenfassende Bewertung:** Die Droge ist wissenschaftlich kaum untersucht. Es wird eine Kombination mit anderen schlaffördernden Drogen empfohlen.

✿ **Literatur:**
- *Monographien:* DAB 1998, ESCOP, KomE.
- *Wissenschaftliche Veröffentlichungen:* S.S. 322, *Anon*: Phytotherapeutika: Nachgewiesene Wirkung, aber wirksame Stoffe meist nicht bekannt. Deutsche Apotheker Ztg 137 (1997), 1221–1222.

Pestwurz (Petasites hybridus L. Gaertn., Mey. et Scherb.) ⎯⎯⎯⎯

➤ **Allgemeine Hinweise:** Die Pestwurz hat die größten Blätter der heimischen Flora, der Wurzelstock wird als pflanzliche Droge verwendet.

➤ **Pharmakologie:**
- *Droge:* Pestwurzwurzelstock (Petasitidis rhizoma) besteht aus den getrockneten unterirdischen Teilen von Petasites hybridus L. P. G. B. M. e. S. sowie deren Zubereitungen.
- *Wichtige Inhaltsstoffe:* Petasin, Neopetasin und Isopetasin, Sesquiterpene, Furanopetasin und 9-Hydroxyfuranoeremophilan, Pyrrolizidinalkaloide (0,0001 – 0,5 %).
- *Pharmakologische Eigenschaften:* Pyrrolizidinalkaloide hemmen die Leukotriensynthese und wirken bei Tieren spasmolytisch, analgetisch und zytoprotektiv. Beim Menschen haben sie analgetische Wirkung bei nervös bedingten Kopfschmerzen und werden auch sinnvoll bei psychasthenischen Beschwerden angewendet. In höheren Dosen und bei chronischem Gebrauch kann eine hepatotoxische, mutagene, teratogene und karzinogene Wirkung eintreten.

➤ **Indikationen:**
- Nieren- und Blasensteine.
- Kopfschmerzen.

➤ **Kontraindikationen:** Schwangerschaft, Stillzeit.

➤ **Dosierung, Dauer der Einnahme:** Von Teezubereitungen ist abzuraten, die Einnahme von industriell hergestellten Extrakten ist zu bevorzugen. Die Angaben der Hersteller sind zu beachten.

➤ **Unerwünschte Arzneimittelwirkungen:** Tee und Nativextrakt enthalten hepatotoxisch und kanzerogen wirksame Pyrrolizidinalkaloide. Die industrielle Herstellung von (fast) pyrrolizidinalkaloidfreien Extrakten ist möglich.

3.14 P–Heilpflanzen

➤ **Zusammenfassende Bewertung:** In letzter Zeit wegen der Wirkung bei Kopfschmerzen interessanter gewordene Droge. Von der Einnahme von Tees oder Nativextrakten ist abzuraten.

✿ **Literatur:**
  – *Monographien:* KomE.
  – *Wissenschaftliche Veröffentlichungen:* S.S. 322.

Petersilie (Petroselinum crispum Mill. Nymph.)

➤ **Allgemeine Hinweise:** Das Petersilienkraut und die -wurzel werden als Küchengewürz sehr geschätzt, finden aber auch als pflanzliche Drogen Anwendung.

➤ **Pharmakologie:**
  – *Droge:*
    • *Petersilienkraut* (Petroselini herba) besteht aus den frischen oder getrockneten oberirdischen Teilen von Petroselinum crispum (M.) N. e. A. W H. sowie deren Zubereitungen.
    • *Petersilienwurzel* (Petroselini radix) besteht aus den getrockneten unterirdischen Teilen von Petroselinum crispum (M.) N. e. A. W. H. sowie deren Zubereitungen.
  – *Wichtige Inhaltsstoffe Petersilienkraut:* Ätherisches Öl (0,02 – 0,3 % im frischen Kraut, ca. 1,2 % im getrockneten Kraut), je nach Sorte bis zu 90 % Apiol und Myristicin; Furanocumarine, Flavonoide (1,9 – 5,6 %), Vitamine/Vitamin C (bis 165 mg/100 g im frischen Kraut).
  – *Wichtige Inhaltsstoffe Petersilienwurzel:* Ätherisches Öl 0,05 – 0,12 % (Apiol, Myristicin), Furanocumarine, Flavonoide 0,2 – 1,3 % (Apiin).
  – *Pharmakologische Eigenschaften:* Die Wirkungsweise beim Menschen ist nicht eindeutig belegt. Es wird eine Reizung des Nierenparenchyms durch das ätherische Öl angenommen.

➤ **Indikationen:**
  – Harnweginfektionen.
  – Nieren- und Blasensteine.

➤ **Kontraindikationen:** Allergie gegen Petersilie oder Apiol, Nierenentzündungen, Schwangerschaft. Durchspülungstherapie bei Ödemen infolge eingeschränkter Herz- oder Nierentätigkeit darf nicht durchgeführt werden.

➤ **Dosierung, Dauer der Einnahme:**
  – Infus: 2 – 3 Tassen über den Tag verteilt trinken.
  – Tagesdosis 6 g Droge.
  – ◐ *Beachte:* Bei der Durchspülungstherapie auf ausreichende Flüssigkeitszufuhr achten!

➤ **Unerwünschte Arzneimittelwirkungen:** Risiken der bestimmungsgemäßen Anwendung therapeutischer Dosen der Droge und Nebenwirkungen sind nicht bekannt. Die Droge führt selten zu Kontaktallergien.

➤ **Zusammenfassende Bewertung:** Die Kombination mit anderen harntreibenden und harndesinfizierenden Drogen wird empfohlen.

✿ **Literatur:**
  – *Monographien:* KomE.
  – *Wissenschaftliche Veröffentlichungen:* S.S. 322.

Pfefferminzöl (Menthae piperitae aetheroleum)

➤ **Allgemeine Hinweise:** Die Pfefferminze ist in Europa und Nordamerika weitverbreitet. Arzneilich verwendet werden die Blätter und das daraus gewonnene Öl.

➤ **Pharmakologie:**
  – *Droge:* Pfefferminzöl (Menthae piperitae aetheroleum) besteht aus dem von frisch geernteten blühenden Zweigspitzen von Mentha piperita L. durch Wasserdampfdestillation gewonnenen ätherischen Öl sowie dessen Zubereitungen.
  – *Wichtige Inhaltsstoffe:* Menthol (35 – 45 %), Menthon (15 – 20 %), Menthylacetat (3 – 5 %), Neomenthol (2,5 – 3,5 %), Isomenthon (2 – 3 %), Menthofuran (2 – 7 %), 1,8-Cineol (6 – 8 %).
  – *Pharmakologische Eigenschaften:* Die Droge wirkt antimikrobiell, insektizid, choleretisch, karminativ, spasmolytisch an der glatten Muskulatur des Darms sowie kühlend an der Haut.

➤ **Indikationen:**
  – Dyspeptische Beschwerden.
  – Fieber und Erkältungen, Schnupfen.
  – Husten/Bronchitis.
  – Infektanfälligkeit.
  – Leber- und Gallenbeschwerden.
  – Mund- und Rachenraumentzündungen.

➤ **Kontraindikationen:**
  – *Innerliche Anwendung:* Verschluß der Gallenwege, Gallenblasenentzündung und schwere Leberschäden. Durch die cholagoge Wirkung können bei Gallensteinträgern Koliken ausgelöst werden.
  – *Äußerliche Anwendung:* Bei Säuglingen und Kleinkindern sollten Zubereitungen, die das Öl enthalten, nicht im Gesicht , speziell im Bereich der Nase, aufgetragen werden (Glottiskrampf oder Bronchospasmus bis hin zu asthmaähnlichen Anfällen oder zum Atemstillstand möglich).

➤ **Dosierung, Dauer der Einnahme:**
  – Tagesdosis 6 – 12 Trpf. Bei Colon irritabile Tagesdosis 0,6 ml, Einzeldosis 0,2 ml in magensaftresistenter Umhüllung.
  – Inhalation: 3 – 4 Trpf. in heißes Wasser geben und die Dämpfe einatmen.
  – 2 – 4 × tgl. mit einigen Trpf. die betroffenen Hautpartien einreiben.
  – Bei Kleinkindern 5 – 15 Trpf. auf Brust und Rücken verreiben.

➤ **Unerwünschte Arzneimittelwirkungen:** Bei empfindlichen Personen können Magenbeschwerden auftreten. Vor Anwendung bei Neigung zu gastroösophagealem Reflux wird abgeraten. Bei Asthma bronchiale können Menthol enthaltende ätherische Öle den Spasmus verstärken. Das ätherische Öl besitzt wegen seines Menthol-Gehaltes schwache Sensibilisierungspotenz.

➤ **Zusammenfassende Bewertung:** Äußerst beliebtes Arzneimittel mit relativ breitem Wirkungsspektrum.

✿ **Literatur:**
  – *Monographien:* ESCOP, KomE.
  – *Wissenschaftliche Veröffentlichungen:* S.S. 322, *Gräfe* AK: Besonderheiten der Arzneimitteltherapie im Säuglings- und Kindesalter. PZ 140 (1995), 2659–2667.

3.14 P–Heilpflanzen

Pfefferminze (Mentha piperita)

➤ **Allgemeine Hinweise:** S. Pfefferminzöl S. 322.
➤ **Pharmakologie:**
  – *Droge:* Pfefferminzblätter (Menthae piperitae folium) bestehen aus den getrockneten Blättern von Mentha piperita L. sowie deren Zubereitungen.
  – *Wichtige Inhaltsstoffe:* Ätherisches Öl 0,5 – 4,0 % (Menthol 35 – 45 %, Menthon 15 – 20 %, Menthylacetat 3 – 5 %, 1,8-Cineol 6 – 8 %), Flavonoide.
  – *Pharmakologische Eigenschaften:* Antivirale, antimikrobielle, aquaretische, choleretische und leicht sedative Wirkung.
➤ **Indikationen:**
  – Dyspeptische Beschwerden.
  – Leber- und Gallenbeschwerden.
➤ **Kontraindikationen:** Nicht bekannt.
➤ **Dosierung, Dauer der Einnahme:**
  – Tee: 1 EL (3 – 6 g) Droge auf 150 ml heißes Wasser, 10 Min. ziehen lassen, Tee langsam warm und schluckweise trinken.
  – 3 – 4×tgl. 1 Tasse zwischen den Mahlzeiten trinken.
➤ **Unerwünschte Arzneimittelwirkungen:** Durch die cholagoge Wirkung können bei Gallensteinträgern Koliken ausgelöst werden.
➤ **Zusammenfassende Bewertung:** Die Kombination mit anderen krampflösenden und verdauungsfördernden Drogen ist sinnvoll.
✿ **Literatur:**
  – *Monographien:* ESCOP, HAB 34, KomE.
  – *Wissenschaftliche Veröffentlichungen:* S.S. 322, *Nöller* HG: Elektronische Messungen an der Nasenschleimhaut unter Mentholwirkung. In: Menthol and menthol-containing external remedies. Thieme, Stuttgart 1967, S 146 – 153, 179.

Primel (Primula veris L.)

➤ **Allgemeine Hinweise:** Bei der Primel, die oft auch als Schlüsselblume bezeichnet wird, werden die beiden in Europa vorkommenden Arten Wiesenschlüsselblume und Waldschlüsselblume als Arzneipflanzen verwendet. Man verwendet sowohl die Wurzel als auch die Blüten.
➤ **Pharmakologie:**
  – *Droge:*
    • Schlüsselblumenblüten (Primulae flos cum calycibus) bestehen aus den getrockneten ganzen Blüten mit Kelch von Primula veris L. und/oder Primula elatior (L.) H. sowie deren Zubereitungen.
    • Primelwurzel (Primulae radix) besteht aus dem getrockneten Wurzelstock mit den Wurzeln von Primula veris L. und/oder Primula elatior (L.) H. sowie deren Zubereitungen.
  – *Wichtige Inhaltsstoffe Schlüsselblumenblüten:* Triterpensaponine bis 2 % (Primulasäure A), Flavonoide (ca. 3 %), Phenolglykoside (Primverin und Primulaverin).
  – *Wichtige Inhaltsstoffe Primelwurzel:* Triterpensaponine 5 – 10 % (Primulasäure A), Phenolglykoside 0,2 – 2,3 %, hohe Werte im Frühjahr (Primulaverin).

– *Pharmakologische Eigenschaften:*
  - *Schlüsselblumenblüten:* Aufgrund des Flavonoid- und Saponingehaltes bronchosekretolytisch und expektorierend. Bei Tieren wird das Bronchialsekretvolumen gesteigert. Saponine wirken außerdem antimykotisch.
  - *Primelwurzel:* Infolge des Saponingehalts hat die Droge eine bronchosekretolytisch - expektorierende Wirkung. Der Wirkungsmechanismus geht über eine Reizung der Magenschleimhaut und löst dadurch möglicherweise über den Vaguskern im ZNS reflektorisch die Steigerung der bronchialen Sekretion aus.

➤ **Indikationen:** Akuter und chronischer Husten/Bronchitis.

➤ **Kontraindikationen:** Bekannte Allergie gegen Primeln.

➤ **Dosierung, Dauer der Einnahme:**
  - *Schlüsselblumenblüten:*
    - Tee: 1,3 g (1 TL) Primelblüten mit kochendem Wasser übergießen, 10 Min. ziehen lassen. Mehrmals tgl. 1 Tasse trinken, besonders morgens und abends vor dem Schlafengehen. Tagesdosis 3 g Droge.
    - Als Bronchialtee evtl. mit Honig süßen.
  - *Primelwurzel:* Tee: 0,2 – 0,5 g fein zerschnittene oder gepulverte Droge werden mit kaltem Wasser angesetzt, zum Sieden erhitzt und 5 Min. ziehen gelassen (1 TL entspricht etwa 3,5 g Droge). Alle 2 – 3 Std. 1 Tasse mit Honig gesüßt trinken. Tagesdosis 1 g Droge.

➤ **Unerwünschte Arzneimittelwirkungen:** Risiken der bestimmungsgemäßen Anwendung therapeutischer Dosen der Droge und Nebenwirkungen sind nicht bekannt. Bei Überdosierung können Magenbeschwerden und Übelkeit auftreten.

➤ **Zusammenfassende Bewertung:** Schlüsselblumenblüten, insbesondere aber die Primelwurzel, eignen sich besonders für die Behandlung eines länger anhaltenden Hustens mit chronischem Auswurf.

✿ **Literatur:**
  - *Monographien:* KomE.
  - *Wissenschaftliche Veröffentlichungen:* S.S. 322, *Büechi* S: Antivirale Saponine, pharmakologische und klinische Untersuchungen. Deutsche Apotheker Ztg 136 (1996), 89–98.

Ratanhia (Krameria trianda Ruiz Par.)

➤ **Allgemeine Hinweise:** Der Ratanhiastrauch wächst in den Zentralanden, vorwiegend in Peru. Als Droge wird die getrocknete Wurzel verwendet.
➤ **Pharmakologie:**
  – *Droge:* Ratanhiawurzel (Ratanhiae radix) besteht aus der getrockneten Wurzel von Krameria triandra R.e.P. sowie deren Zubereitungen.
  – *Wichtige Inhaltsstoffe:* Gerbstoffe 10 – 15 % (oligomere Proanthocyanidine), Gerbstoffrote (Phlobaphene, Polymere, unlösliche Oxidationsprodukte der Gerbstoffe), Neolignane (Ratanhiaphenole I–III 0,3 %).
  – *Pharmakologische Eigenschaften:* In vitro antimikrobielle und fungitoxische Wirkung, durch den Gerbstoff- und Lignangehalt auch adstringierend.
➤ **Indikationen:** Äußere Anwendung bei Zahnfleischentzündungen und Entzündungen der Mund- und Rachenschleimhaut.
➤ **Kontraindikationen:** Nicht bekannt.
➤ **Dosierung, Dauer der Einnahme:** Tee: 1,5 – 2 g (1 TL) grob gepulverte Droge mit kochendem Wasser übergießen, 10 – 15 Min. ziehen lassen. 2 – 3×tgl. frisch zubereitet spülen oder gurgeln. Anwendung solange wie Beschwerden bestehen.
➤ **Unerwünschte Arzneimittelwirkungen:** Risiken der bestimmungsgemäßen Anwendung therapeutischer Dosen der Droge und Nebenwirkungen sind nicht bekannt. In seltenen Fällen wurden allergische Hautreaktionen beobachtet.
➤ **Zusammenfassende Bewertung:** Gut verträgliche Droge zur Lokaltherapie.
✿ **Literatur:**
  – *Monographien:* DAB 1998, KomE,
  – *Wissenschaftliche Veröffentlichungen:* S.S. 322.

Ringelblume (Calendula officinalis L.)

➤ **Allgemeine Hinweise:** Die auf der Nordhalbkugel weitverbreitete Pflanze ist als volkstümliches Heilmittel sehr beliebt. Als pflanzliche Droge werden die Blüten verwendet.
➤ **Pharmakologie:**
  – *Droge:* Ringelblumenblüten (Calendulae flos) sind die Randblüten der völlig entfalteten gesammelten und getrockneten Blütenköpfchen von Calendula officinalis L..
  – *Wichtige Inhaltsstoffe:* Triterpensaponine (2 – 10 %), Triterpenalkohole (4,8 %), Flavonoide (0,3 – 0,8 %), Hydroxycumarine, Carotinoide, ätherisches Öl (0,2 %), wasserlösliche Polysaccharide (15 %).
  – *Pharmakologische Eigenschaften:* Ringelblumenblüten wirken antimikrobiell (ätherisches Öl, Flavone), fungizid, viruzid (Grippeviren und Herpes simplex), antiphlogistisch, wundheilend und immunstimulierend (Polysaccharide). Es liegt umfangreiches Untersuchungsmaterial vor.
➤ **Indikationen:**
  – Mund- und Rachenraumentzündungen.
  – Verbrennungen und Wunden, auch mit schlechter Heilungstendenz.
➤ **Kontraindikationen:** Nicht bekannt.
➤ **Dosierung, Dauer der Einnahme:**
  – Tee: 1 – 2 TL (2 – 3 g) Droge mit 150 ml heißem Wasser übergießen und ca. 10 Min. ziehen lassen. Mehrmals tgl. mit warmem Tee gurgeln oder spülen.
  – Auflage: Mit warmem Aufguß getränktes Leinen auf Wunden geben, mehrmals tgl. wechseln.

➤ **Unerwünschte Arzneimittelwirkungen:** Risiken der bestimmungsgemäßen Anwendung therapeutischer Dosen der Droge und Nebenwirkungen sind nicht bekannt. Es besteht geringe Sensibilisierungspotenz bei häufigem Hautkontakt mit der Droge.

➤ **Zusammenfassende Bewertung:** Zuverlässiges Wundmittel, das auch bei Kindern eingesetzt werden kann.

✿ **Literatur:**
  – *Monographien:* DAB 1998, ESCOP, KomE.
  – *Wissenschaftliche Veröffentlichungen:* S.S. 322, *Mennet-von Eiff* M, Meier B: Phytotherapie in der Dermatologie. Z Phytother 16 (1995), 201–210.

Rosmarin (Rosmarinus officinalis L.)

➤ **Allgemeine Hinweise:** Rosmarin wird bereits seit dem Altertum als Arzneipflanze genutzt, verwendet werden die Laubblätter.

➤ **Pharmakologie:**
  – *Droge:* Rosmarinblätter (Rosmarini folium) bestehen aus den während und nach der Blüte gesammelten frischen oder getrockneten Laubblättern von Rosmarinus officinalis L. sowie deren Zubereitungen.
  – *Wichtige Inhaltsstoffe:* Ätherisches Öl 1,0 – 2,5 % (1,8-Cineol 20 – 50 %, α-Pinen 15 – 25 %, Campher 10 – 25 %), Diterpene (bitter schmeckend), Kaffeesäurederivate (Rosmarinsäure), Flavonoide, Triterpene.
  – *Pharmakologische Eigenschaften:* Die Droge wirkt vermutlich durch Diterpengehalt schwach antimikrobiell und antiviral. Bei Tieren spasmolytisch (Gallenwege, Dünndarm), choleretische und leberprotektive Wirkung. Beim Menschen wirkt Rosmarinöl bei äußerer Anwendung hautreizend und durchblutungsfördernd.

➤ **Indikationen:**
  – Dyspeptische Beschwerden.
  – Unterstützende Therapie rheumatischer Erkrankungen.
  – Kreislaufbeschwerden.

➤ **Kontraindikationen:** Schwangerschaft.

➤ **Dosierung, Dauer der Einnahme:**
  – Tee 2 g (ca. 1 TL) fein geschnittene Droge werden mit kochendem Wasser übergossen und nach 25 Min. durch ein Teesieb gegeben. Mehrmals tgl. 1 Tasse trinken.
  – Innere Anwendung: Tagesdosis 4 – 6 g Droge.
  – Äußere Anwendung:
    • Halbfeste und flüssige Formen mit 6 – 10 % ätherischem Öl für schmerzstillende Einreibungen 2 – 3×tgl.
    • Badezusatz: 50 g Droge auf 1 l Wasser heiß aufgießen und in ein Vollbad oder Sitzbad geben.

➤ **Unerwünschte Arzneimittelwirkungen:**
  – Gelegentlich wurden Kontaktallergien beobachtet. Von der Anwendung bei Schwangerschaft wird abgeraten.
  – Sehr große Mengen an Rosmarinblättern sollen beim Menschen zu tiefem Koma, Krämpfen, Erbrechen, Gastroenteritis, Uterusblutungen, Nierenreizung, in schweren Fällen unter Lungenödem zum Tode führen. Konkrete Fälle sind nicht bekannt.

– Für die innere Einnahme sind bei der Indikation Kreislaufbeschwerden alkoholische Extrakte wegen ihres höheren Gehaltes an ätherischem Öl besser geeignet als der Tee. Auch bei äußerer Anwendung muß das Rosmarinöl konzentriert genug sein.

➤ **Wechselwirkungen:** Bei regelmäßiger Einnahme kann der Metabolismus von Arzneimitteln beschleunigt werden.

➤ **Zusammenfassende Bewertung:** Bewährte pflanzliche Droge, die allerdings noch kaum klinisch geprüft ist.

✿ **Literatur:**
   – *Monographien:* DAB 1998, ESCOP, KomE.
   – *Wissenschaftliche Veröffentlichungen:* S.S. 322, *Czygan* I, Czygan FC: Rosmarin - Rosmarinus officinalis L.. ZPZ 18 (1997), 182–186.

Roßkastanie (Aesculus hippocastanum L.)

➤ **Allgemeine Hinweise:** Die Roßkastanie war ursprünglich in Südosteuropa und Vorderasien beheimatet, ist aber mittlerweile in ganz Europa heimisch. Als Arzneidroge werden die Samen verwendet.

➤ **Pharmakologie:**
   – *Droge:* Roßkastaniensamen (Hippocastani semen) bestehen aus den getrockneten Samen von Aesculus hippocastanum L. sowie deren Zubereitungen.
   – *Wichtige Inhaltsstoffe:* Wichtigster Wirkstoff der Droge ist das Aescin. Triterpensaponine (3 – 5 %), Flavonoide.
   – *Pharmakologische Eigenschaften:* Bei Tieren wurde eine antiexsudative, gefäßabdichtende und damit antiödematöse Wirkung von Roßkastanienextrakt nachgewiesen. Zur venentonisierenden Wirkung liegen klinische Studien vor. Beim Menschen wird die transkapilläre Filtration signifikant reduziert und in Doppelblind-Studien wurde eine signifikante Besserung von Symptomen der chronischen Veneninsuffizienz nachgewiesen. Beinödeme werden deutlich reduziert, ähnlich wie bei Kompressionstherapie.

➤ **Indikationen:**
   – Beschwerden bei chronischer Veneninsuffizienz.
   – Posttraumatische und postoperative Weichteilschwellungen.

➤ **Kontraindikationen:** Nicht bekannt.

➤ **Dosierung, Dauer der Einnahme:** Tagesdosis entsprechend 100 mg Aescin.

◧ *Achtung:* Aescinhaltige Salben sollten nicht einmassiert, sondern nur sanft aufgetragen werden, da sonst Venenentzündungen hervorgerufen oder verstärkt werden können.

➤ **Unerwünschte Arzneimittelwirkungen:** Bei Einnahme können in seltenen Fällen Schleimhautreizungen des Magen-Darm-Traktes auftreten.

➤ **Zusammenfassende Bewertung:** Bewährte, klinisch gut untersuchte Arzneipflanze. Auf eine Kompressionstherapie sollte bei chronisch venöser Insuffizienz dennoch keinesfalls verzichtet werden.

✿ **Literatur:**
   – *Monographien:* DAB 1998, KomE.
   – *Wissenschaftliche Veröffentlichungen:* S.S. 322, *Daub* B: Chronische Veneninsuffizienz: Roßkastanienextrakt oder Kompressionsstrumpf – gleiche Wirkung. Deutsche Apotheker Ztg 136 (1996), 946.

Sabal

➤ **Siehe** Sägepalme.

Sägepalme (Serenoa Repens Bartr. Small)

➤ **Allgemeine Hinweise:** Die Beerenfrüchte der in den Südstaaten der USA heimischen Sägepalme sind erst Anfang dieses Jahrhunderts in den Arzneipflanzenschatz eingeführt worden.

➤ **Pharmakologie:**
  – *Droge:* Sägepalmenfrüchte (Sabal fructus) bestehen aus den reifen und getrockneten Früchten von Serenoa repens (B.) S. (Syn.: Sabal serrulata [M.] N. e. S.) sowie deren Zubereitungen.
  – *Wichtige Inhaltsstoffe:* Steroide (β-Sitosterol und deren Glukoside), Flavonoide, wasserlösliche Polysaccharide, fettes Öl (80% Laurin-, Myristin- und Ölsäure; $^2/_3$ davon als freie Fettsäuren).
  – *Pharmakologische Eigenschaften:* Der lipophile Extrakt der Droge hemmt bei Tieren die Testosteronbindung an die Zytosolrezeptoren und bewirkt so eine signifikante Wachstumshemmung der Prostata. Durch β-Sitosterol nimmt bei weiblichen Mäusen das Uterusgewicht zu. Sabalextrakte haben antiandrogene und antiöstrogene Wirkung, lipophile Drogenauszüge wirken spasmolytisch auf glattmuskuläre Organe. Bei Tieren wirkt der Extrakt antiexsudativ/dekongestiv und fördert den Abbau von Prostaglandinen und Leukotrienen. Bei Patienten mit Prostatahyperplasie Grad I und II (Alken) bessert sich die Harnflußrate und das Restharnvolumen nahm ab.

➤ **Indikationen:** Harnwegserkrankungen.

➤ **Kontraindikationen:** Nicht bekannt.

➤ **Dosierung, Dauer der Einnahme:** Tagesdosis 1 – 2 g Droge oder 320 mg lipophiler Drogenauszug als Fertigarzneimittel.

➤ **Unerwünschte Arzneimittelwirkungen:** Risiken der bestimmungsgemäßen Anwendung therapeutischer Dosen der Droge und Nebenwirkungen sind nicht bekannt. In seltenen Fällen wurden nach Einnahme Magenbeschwerden beobachtet.

➤ **Zusammenfassende Bewertung:** Die Extrakte aus Sägepalmenfrüchten sind zur Therapie der Beschwerden bei Prostatahyperplasie und Reizblase nützlich, haben jedoch keinen Einfluß auf die Größe der Prostata.

🔲 *Achtung:* Vor einer phytotherapeutischen Behandlung von Prostatabeschwerden sollte eine bösartige Erkrankung oder ein Harnstau ausgeschlossen werden.

✿ **Literatur:**
  – *Monographien:* KomE.
  – *Wissenschaftliche Veröffentlichungen:* s. S. 322, *Bach* D, Ebeling, L: Long-term drug treatment of benign prostatic hyperplasia - Results of a prospective 3-year multicenter study using Sabal extract IDS 89. Phytomedicine 3 (1996), 105 – 111; *Engelmann* U: Phytopharmaka und Synthetika bei der Behandlung der benignen Prostatahypertrophie. Z Phytother 18 (1997), 13 – 19; *Plosker* GL, Brogden RN: Serenoa repens (Permixon (R)): A review of its pharmacological and therapeutic efficacy in benign prostatic hyperplasia. Drugs & Aging 9 (1996), 379 – 395; *Ravenna* L et al: Effects of the lipidosterolic extract of Serenoa repens (Permixon (R)) on human prostatic cell lines. Prostate 29 (1996), 219 – 230; *Shimada* H et al: Biological active acylglycerides from the berries of saw-palmetto (Serenoa repens). J Nat Prod 60 (1997), 417 – 418.

3.16 S–Heilpflanzen

Salbei (Salvia officinalis L.)

➤ **Allgemeine Hinweise:** Salbei ist eine in der Volksmedizin bei vielerlei Erkrankungen hochgeschätzte Arzneipflanze. Als pflanzliche Droge werden die Salbeiblätter verwendet.

➤ **Pharmakologie:**
  – *Droge:* Salbeiblätter (Salviae folium) bestehen aus den frischen oder getrockneten Laubblättern von Salvia officinalis L. sowie deren Zubereitungen.
  – *Wichtige Inhaltsstoffe:* Ätherisches Öl 1,5 – 3,5 % (α-Thujon und β-Thujon 20 – 60 %, 1,8-Cineol 6 – 16 %, Campher 14 – 37 %), Kaffeesäurederivate 3 – 6 % (Rosmarinsäure, Chlorogensäuren), Diterpene (Carnosolsäure 0,2 – 0,4 %), Flavonoide (Apigenin- und Luteolin-7-O-Glukosid), Triterpene (Ursolsäure 5 %).
  – *Pharmakologische Eigenschaften:* Das Thujon-reiche ätherische Öl und das Diterpen Carnosol wirken antimikrobiell, antimykotisch und antiviral. Flavonoide wirken spasmolytisch und choleretisch. Carnosolsäure und Carnosol wirken bei Tieren auf das ZNS, die enthaltenen Gerbstoffe (Rosmarinsäure) wirken entzündungshemmend, adstringierend und antihidrotisch.

➤ **Indikationen:**
  – Appetitlosigkeit.
  – Hyperhidrosis.
  – Mund- und Rachenraumentzündungen.

➤ **Kontraindikationen:** Das reine ätherische Salbeiöl sollte nicht während der Schwangerschaft und nicht in höheren Dosierungen oder über einen längeren Zeitraum innerlich angewendet werden.

➤ **Dosierung, Dauer der Einnahme:**
  – *Innere Anwendung:* 1 – 2 g Droge auf 150 ml heißes Wasser, 15 Min. ziehen lassen, mit Zucker oder Honig süßen. Mehrmals tgl. 1 Tasse trinken. Bei Magen-Darm-Beschwerden warm 30 Min. vor den Mahlzeiten trinken, bei übermäßiger Schweißneigung sollte der Tee kalt getrunken werden.
  – *Äußere Anwendung:* Für Aufguß zum Gurgeln/Mundspülen 2,5 g Droge auf 100 ml heißes Wasser, 15 Min. ziehen lassen, mehrmals tgl. gurgeln.

➤ **Unerwünschte Arzneimittelwirkungen:** Risiken der bestimmungsgemäßen Anwendung therapeutischer Dosen der Droge und Nebenwirkungen sind nicht bekannt. Bei längerer Einnahme ethanolischer Extrakte aus der Droge oder des ätherischen Öls sowie bei Überdosierung (entsprechend mehr als 15 g Salbeiblätter) können Hitzegefühl, Tachykardie, Schwindelgefühle und epileptiforme Krämpfe auftreten.

➤ **Zusammenfassende Bewertung:** Bewährte pflanzliche Droge, für die kurzfristige Anwendung geeignet.

✿ **Literatur:**
  – *Monographien:* DAB 1998, ESCOP, KomE.
  – *Wissenschaftliche Veröffentlichungen:* S.S. 322, *Paris* A, Strukelj B, Renko M et al: Inhibitory effect of carnosolic acid on HIV-1 protease in cell free assays. J Nat Prod 56 (1993), 1426 – 1430; *Tada* M et al: Antiviral diterpenes from Salvia officinalis. Phytochemistry 35 (1994), 539.

Schachtelhalm (Equisetum arvense L.)

➤ **Allgemeine Hinweise:** Der (Acker-)Schachtelhalm ist eine weitverbreitete Pflanze mit hohem Kieselsäuregehalt.

➤ **Pharmakologie:**
  – *Droge:* Schachtelhalmkraut (Equiseti herba) besteht aus den getrockneten, in den Sommermonaten gesammelten grünen, sterilen Sprossen von Equisetum arvense L.
  – *Wichtige Inhaltsstoffe:* Flavonoide (0,6 – 0,9 %), Kaffeesäureester (1 %), Kieselsäure (5 – 7,7 %).
  – *Pharmakologische Eigenschaften:* Bei Tieren wirkt die Droge harntreibend und spasmolytisch. Die Wundheilung wird wahrscheinlich durch die Flavonoide und Kieselsäure bewirkt.

➤ **Indikationen:**
  – Harnwegsinfektionen.
  – Nieren- und Blasensteine.
  – Wunden und Verbrennungen.

➤ **Kontraindikationen:** Zur Ausschwemmung von Ödemen infolge eingeschränkter Herz- und Nierentätigkeit ist die Droge nicht geeignet.

➤ **Dosierung, Dauer der Einnahme:**
  – *Innerlich:* Tee, 2 – 3 g der Droge mit 150 – 200 ml Wasser 5 Min. lang kochen, dann 10 – 15 Min. ziehen lassen, mehrmals tgl. zwischen den Mahlzeiten trinken. Tagesdosis 6 g Droge. Auf ausreichende Flüssigkeitszufuhr ist zu achten.
  – *Äußerlich:* Umschlag, 10 g Droge mit 1 l Wasser wie Tee zubereiten.

➤ **Unerwünschte Arzneimittelwirkungen:** Risiken der bestimmungsgemäßen Anwendung therapeutischer Dosen der Droge und Nebenwirkungen sind nicht bekannt.

➤ **Zusammenfassende Bewertung:** Bei der inneren Anwendung sollte die Droge mit anderen aquaretisch wirkenden Drogen kombiniert werden.

✿ **Literatur:**
  – *Monographien:* DAB 1998, KomE.
  – *Wissenschaftliche Veröffentlichungen:* S.S. 322, *Beckert* C et al: Styrylpyrone biosynthesis in Equisetum arvense L. Phytochemistry 44 (1997), 275 – 283.

Schafgarbe (Achillea millefolium L.)

➤ **Allgemeine Hinweise:** Die Schafgarbe ist eine altbekannte Heilpflanze, die bei der Wundbehandlung verwendet wurde. Heutzutage wird das Kraut bei gastrointestinalen Beschwerden verwendet. Es gibt zahlreiche Unterarten.

➤ **Pharmakologie:**
  – *Droge:* Schafgarbenkraut (Millefolii herba) besteht aus den frischen oder getrockneten, zur Blütezeit geernteten oberirdischen Teilen von Achillea millefolium sowie deren Zubereitungen.
  – *Wichtige Inhaltsstoffe:* Ätherisches Öl 0,2 – 1,0 % (Chamazulen 6 – max. 40 %, Campher 20 %, β-Pinen 23 %, 1,8-Cineol bis 10 %), Sesquiterpenlactone (vorwiegend Guajanolide), Flavonoide (Apigenin-7-O-Glukosid, Luteolin-7-O-GluKosid, Rutin).
  – *Pharmakologische Eigenschaften:* Die Bitterstoffe (Guajanolide) wirken cholagog, die Flavonoide wirken spasmolytisch. Das Zusammenspiel verschiedener Verbindungen (Chamazulen, Flavonoide) wirkt antiödematös/antiinflammatorisch und antibakteriell.

3.16 S–Heilpflanzen

➤ **Indikationen:**
  – *Innerlich:* Appetitlosigkeit, dyspeptische Beschwerden, Leber- und Gallenbeschwerden.
  – *Äußerlich:* Zur Therapie schmerzhafter Krampfzustände des kleinen Beckens.
➤ **Kontraindikationen:** Allergie gegen Schafgarbe und andere Korbblütler.
➤ **Dosierung, Dauer der Einnahme:**
  – Tee: 2 – 5 g fein geschnittene Droge mit kochendem Wasser übergießen und 10 – 15 Min. bedeckt ziehen lassen. 3 – 4×tgl. 1 Tasse zwischen den Mahlzeiten trinken.
  – Äußere Anwendung: 100 g Schafgarbenkraut mit 1 – 2 l Wasser 20 Min. ziehen lassen, dann dem Badewasser zugeben (s. S. 276).
➤ **Unerwünschte Arzneimittelwirkungen:** Risiken der bestimmungsgemäßen Anwendung therapeutischer Dosen der Droge und Nebenwirkungen sind nicht bekannt. Die Droge besitzt schwache bis mittelstarke Sensibilisierungspotenz.
➤ **Zusammenfassende Bewertung:** Altbewährte, gut verträgliche Arzneidroge.
✿ **Literatur:**
  – *Monographien:* DAB 1998, KomE.
  – *Wissenschaftliche Veröffentlichungen:* S.S. 322, *Kastner* U, Glasl S, Jurenitsch J: Achillea millefolium - ein Gallentherapeuticum. Z Phytother 16 (1995), 34 – 36, *Müller-Jakic* B et al: In vitro inhibition of cyclooxygenase and 5-lipoxygenase by alkamides from Echinacea and Achillea species. Planta Med 60 (1994), 37.

Schlangenwurz (Rauwolfia serpentina L. Benth.)

➤ **Allgemeine Hinweise:** Die Pflanze ist in Südostasien heimisch, dort wurde die Wurzel bei Insekten- und Schlangenbissen, bei Durchfall und als Beruhigungsmittel verwendet.
➤ **Pharmakologie:**
  – *Droge:* Rauwolfiawurzel (Rauwolfiae radix) besteht aus den getrockneten Wurzeln von Rauwolfia serpentina (L.) B. e. K. sowie deren Zubereitungen.
  – *Wichtige Inhaltsstoffe:* Indolalkaloide 1 – 2,5 % (Reserpin, Serpentinin, Raubasin, Ajmalin).
  – *Pharmakologische Eigenschaften:* Reserpin und Alkaloide der Rauwolfiawurzel wirken sympathikolytisch über einen Katecholaminmangel durch Entspeicherung und Hemmung der Wiederaufnahme von Noradrenalin in die Nervenendigungen. Daduch wird der Blutdruck gesenkt. Ajmalin wirkt membranstabilisierend und antiarrhythmisch. Bei Tieren wurde eine zentral sedierende Wirkung nachgewiesen.
➤ **Indikationen:**
  – Hypertonie.
  – Nervosität und Schlaflosigkeit.
➤ **Kontraindikationen:** Depressionen, Ulkus-Krankheit, Phäochromozytom, Schwangerschaft, Stillzeit.
➤ **Dosierung, Dauer der Einnahme:** Tagesdosis 600 mg Droge entsprechend 6 mg Gesamtalkaloide, jahrelange Einnahme ist möglich.
➤ **Unerwünschte Arzneimittelwirkungen:** Verstopfte Nase, depressive Verstimmung, Müdigkeit, Potenzstörungen. Das Reaktionsvermögen kann so beeinträchtigt werden, daß eine aktive Teilnahme am Straßenverkehr und die Bedienung von Maschinen beeinträchtigt ist.

➤ **Wechselwirkungen:** Die Kombination mit Alkohol verstärkt die Beeinträchtigung des Reaktionsvermögens erheblich. Eine gegenseitige Wirkungsverstärkung ergibt sich bei Neuroleptika und Barbituraten. Bei Kombination mit Digitalisglykosiden resultiert eine ausgeprägte Bradykardie, bei Kombination mit Levodopa wird eine Wirkungsabschwächung beobachtet, zusätzlich eine unerwünschte Verstärkung von extrapyramidal-motorischen Symptomen. Bei Kombination mit Sympathikomimetika, z. B. in Husten- und Grippemitteln enthalten, können initial erhebliche Blutdrucksteigerungen auftreten.

➤ **Zusammenfassende Bewertung:** Wegen unerwünschter Nebenwirkungen wird die Droge kaum noch eingesetzt. Das enthaltene Reserpin findet sich in Kombinationspräparaten zur Blutdrucksenkung.

✿ **Literatur:**
- *Monographien:* DAB 1998, KomE.
- *Wissenschaftliche Veröffentlichungen:* S.S. 322, *Lounasmaa* M et al: On the structure of the indole alkaloid ajmalicidine. Planta Med 60 (1994), 480.

Schlüsselblume

➤ **Siehe** Primel.

Schöllkraut (Chelidonium majus L.)

➤ **Allgemeine Hinweise:** Das Schöllkraut ist eine altbekannte europäische Heilpflanze, die vor allem bei Leberleiden verwendet wird.

➤ **Pharmakologie:**
- *Droge:* Schöllkraut (Chelidonii herba) sind die zur Blütezeit gesammelten, getrockneten oberirdischen Teile von Chelidonium majus L.
- *Wichtige Inhaltsstoffe:* Isochinolinalkaloide 0,01 – 1 % (Coptisin, Berberin), Protopin, Kaffeesäurederivate.
- *Pharmakologische Eigenschaften:* Das Alkaloidgemisch wirkt bei Tieren analgetisch, cholagog, antimikrobiell, onkostatisch und zentral-sedativ. Es wirkt spasmolytisch durch direkten Angriff auf die glatte Muskulatur und hat zytostatische und unspezifisch immunstimulierende Wirkung.

➤ **Indikationen:** Leber- und Gallenbeschwerden.

➤ **Kontraindikationen:** Relative Kontraindikationen sind Lebererkrankungen und die gleichzeitige Einnahme leberschädigender Medikamente.

➤ **Dosierung, Dauer der Einnahme:** Tagesdosis in flüssigen oder festen Extrakten 12 – 30 mg Gesamtalkaloide, (berechnet als Chelidonin), 3×tgl.
   ◐ *Beachte:* Bei Einnahme länger als 4 Wochen Leberwerte überprüfen!

➤ **Unerwünschte Arzneimittelwirkungen:** Vereinzelt wird die Induktion einer toxischen Hepatitis beschrieben.

➤ **Zusammenfassende Bewertung:** Klinische Studien liegen vor. Das Schöllkraut sollte nur in Fertigpräparaten, die eine genaue Dosierung ermöglichen, eingenommen werden. Die Kombination mit anderen spasmolytisch wirkenden Gallenwegstherapeutika scheint sinnvoll.

✿ **Literatur:**
- *Monographien:* DAB 1998, KomE.
- *Wissenschaftliche Veröffentlichungen:* S.S. 322, *Äberlein* H et al: Chelidonium majus L.: Components with in vitro affinity for GABA A receptor: Positive cooperation of alkaloids. Planta Med 62 (1996), 227–231; *Anon*: Brennpunkt ZNS. Deutsche Apotheker Ztg 137 (1997), 2166–2167; *Boegge* SC et al: Reduction of ACh-induced contraction on rat isolated ileum by Coptisin, (+)-Caffeoylmalic acid, Chelidonium majus, and Corydalis lutea extracts. Planta Med 62 (1997), 173–174.

Senf, weißer (Sinapis alba L.)

➤ **Allgemeine Hinweise:** Weißer Senf ist eine seit dem Altertum bekannte Kultur- und Heilpflanze, die Senfsamen werden äußerlich und innerlich angewendet. Schwarzer Senf (Brassica nigra L.) wird in gleicher Weise wie weißer verwendet.

➤ **Pharmakologie:**
 – *Droge:* Weiße Senfsamen (Sinapis albae semen) bestehen aus den reifen, getrockneten Samen von Sinapis alba L. sowie deren Zubereitungen.
 – *Wichtige Inhaltsstoffe:* Glukosinolate (Sinalbin 2,5 % aus dem beim Pulvern der Samen und Anreiben mit warmem Wasser oder Zerkauen Hydroxyben- zylsenfölentsteht), Phenylpropanderivate (Sinapin, Cholinester der Sinapin- säure 1,5 %).
 – *Pharmakologische Eigenschaften:* p-Hydroxybenzylsenföl wirkt bakteriosta- tisch, hautreizend und hyperämisierend im Bereich der Akren.

➤ **Indikationen:**
 – Husten/Bronchitis.
 – Rheuma.
 – Schnupfen.

➤ **Kontraindikationen:** Magen- und Darmgeschwüre, entzündliche Nierener- krankungen. Keine Anwendung bei Kindern unter 6 Jahren.

➤ **Dosierung, Dauer der Einnahme:**
 – Tagesdosis 60 – 240 g Droge.
 – Äußerlich:
  • Brei-Umschläge: 4 EL Pulverdroge unmittelbar vor der Anwendung mit Wasser verrühren (s. Pflegestandard S. 284). Sie verbleiben bei Erwachse- nen 10 – 15 Min., bei Kindern 5 – 10 Min. auf der Haut. Bei empfindlicher Haut Anwendungszeit verkürzen.
  • Senfbad: Zugabe von 150 g Senfmehl in einem Beutel zum Bad (35 – 40 °C warm).
  • Fußbad: 20 – 30 g Senfmehl/L Wasser.
  • Die maximale Dauer der Anwendung beträgt bis zu 2 Wochen.

➤ **Unerwünschte Arzneimittelwirkungen:** Bei langfristiger äußerlicher Anwen- dung besteht die Gefahr von Hautschäden. Die Droge besitzt geringes Sensibili- sierungspotential (mögliche Ursache von Nahrungsmittelallergien!).

➤ **Zusammenfassende Bewertung:** Sehr wirksame Droge zur Hyperämisierung.

✿ **Literatur:**
 – *Monographien:* KomE.
 – *Wissenschaftliche Veröffentlichungen:* S.S. 322.

Sonnenhut

➤ **Siehe** Kegelblume.

Sonnentau (Drosera rotundifolia L.)

➤ **Allgemeine Hinweise:** Der Sonnentau ist auf der ganzen Nordhalbkugel ver- breitet und eine für feuchte bis morastige Böden typische Pflanze. Es werden verschiedene Arten für Arzneizwecke verwendet.

➤ **Pharmakologie:**
 – *Droge:* Sonnentaukraut (Droserae herba) sind die getrockneten oberirdischen und unterirdischen Teile von Drosera ramentacea. B. e. H. e. S.
 – *Wichtige Inhaltsstoffe:* Flavonoide, Anthozyane, Naphthalenderivate (Naph- thochinone 0,5 % z. B. Plumbagin).

- *Pharmakologische Eigenschaften:* Bei Tieren antimikrobielle, sekretolytische, bronchospasmolytische und antitussive Wirkung. Plumbagin wirkt hemmt in vitro die Prostaglandinsynthese. Eine immunmodulierende Wirksamkeit wird noch diskutiert.
➤ **Indikationen:** Husten/Bronchitis.
➤ **Kontraindikationen:** Nicht bekannt.
➤ **Dosierung, Dauer der Einnahme:** Tee, 1 – 2 g der Droge mit kochendem Wasser übergießen und 10 Min. ziehen lassen, 3 – 4×tgl. 1 Tasse trinken. Mittlere Tagesdosis 3 g Droge.
➤ **Unerwünschte Arzneimittelwirkungen:** Plumbagin kann allergische Nebenwirkungen hervorrufen.
➤ **Zusammenfassende Bewertung:** Das Sonnentaukraut ist in Form von Tinkturen oder Extrakten Bestandteil von Fertigarzneimitteln, als Teedroge kommt es selten zum Einsatz. Kontrollierte klinische Studien liegen nicht vor.
✿ **Literatur:**
- *Monographien:* KomE.
- *Wissenschaftliche Veröffentlichungen:* S.S. 322, *Wunderer* H: Zentral und peripher wirksame Antitussiva: eine kritische Übersicht. PZ 142 (1997), 847 – 852.

Spitzwegerich (Plantago lanceolata L.)

➤ **Allgemeine Hinweise:** Spitzwegerich ist eine schon im Altertum für vielerlei Indikationen verwendete Heilpflanze. Er ist weltweit in kühl-gemäßigten Zonen verbreitet.
➤ **Pharmakologie:**
- *Droge:* Spitzwegerichkraut (Plantaginis lanceolatae herba) besteht aus den zur Blütezeit geernteten, frischen oder getrockneten, oberirdischen Teilen von Plantago lanceolata L. sowie deren Zubereitungen.
- *Wichtige Inhaltsstoffe:* Iridoide 2 – 3% (Aucubin/Rhinantin, Catalpol), Schleimstoffe (2 – 6 %), Flavonoide, Gerbstoffe (6%).
- *Pharmakologische Eigenschaften:* Fluidextrakte und Preßsaft aus frischen Blättern wirken durch den Gehalt an Aucubigenin (hydrolysiertes Aucubin) und antimikrobiell wirksames Saponin bakterizid. Wäßrige Extrakte wirken fördern die Wundheilung und beschleunigen die Blutgerinnung. Aucubin wirkt vermutlich leberschützend, der Schleim bei Schleimhautentzündungen reizlindernd, die Gerbstoffe adstringierend.
➤ **Indikationen:**
- Fieber und Erkältungen.
- Hautentzündungen.
- Husten/Bronchitis.
- Mund- und Rachenraumentzündungen.
- Schnupfen.
➤ **Kontraindikationen:** Nicht bekannt.
➤ **Dosierung, Dauer der Einnahme:**
- Tee: 2 – 4 g geschnittene Droge mit kochendem Wasser übergießen oder auch kalt ansetzen, kurz bis zum Sieden erhitzen und 10 Min. ziehen lassen (2 TL entsprechen etwa 3 g Droge). Mehrmals tgl. 1 Tasse trinken.
◪ *Beachte:* Beim Erhitzen der Droge werden die Enzyme, die Aucubin hydrolysieren, inaktiviert.

– Tagesdosis: 3 – 6 g Droge.
– Bei Entzündungen der Mund- und Rachenschleimhaut mehrmals tgl. mit Teeaufguß spülen.

➤ **Unerwünschte Arzneimittelwirkungen:** Risiken der bestimmungsgemäßen Anwendung therapeutischer Dosen der Droge und Nebenwirkungen sind nicht bekannt.

➤ **Zusammenfassende Bewertung:** Für die innerliche und äußerliche Anwendung bewährte Droge, die auch in der Kinderheilkunde (Hustensaft) beliebt ist.

✿ **Literatur:**
– *Monographien:* DAB 1998, KomE.
– *Wissenschaftliche Veröffentlichungen:* S.S. 322, *Murai* M et al: Phenylethanoids in the herb of Planatago lanceolata and inhibitory effects on arachidonic acid-induced mouse ear edema. Planta Med 61 (1995), 479 – 480.

Stiefmütterchen, wildes (Viola tricolor L.)

➤ **Allgemeine Hinweise:** Das wilde Stiefmütterchen ist im gesamten gemäßigten Eurasien heimisch. Es wird seit dem Mittelalter bei Hautkrankheiten verwendet.

➤ **Pharmakologie:**
– *Droge:* Stiefmütterchenkraut (Violae tricoloris herba) besteht aus den zur Blütezeit gesammelten, getrockneten oberirdischen Teilen von Viola tricolor L., hauptsächlich von den Unterarten subsp. vulgaris (K.) O. und subsp. arvensis (M.) G. sowie dessen Zubereitungen.
– *Wichtige Inhaltsstoffe:* Flavonoide 0,2 – 0,4 % (Rutin 23 %), Phenolcarbonsäuren (Salicylsäure 0,06 – 0,3 %, Violutosid), Schleimstoffe (10 %), Gerbstoffe (2 – 5 %).
– *Pharmakologische Eigenschaften:* Die Schleimstoffe wirken reizlindernd. Im Tierexperiment bessern sich Ekzeme der Haut nach langfristiger oraler Gabe.

➤ **Indikationen:** Hautentzündungen.

➤ **Kontraindikationen:** Nicht bekannt.

➤ **Dosierung, Dauer der Einnahme:** 1 TL fein geschnittene Droge mit 1 Tasse heißem Wasser übergießen und 5 Min. ziehen lassen. Auf die erkrankten Hautstellen werden mit dem Aufguß getränkte Mullkompressen aufgelegt.

➤ **Unerwünschte Arzneimittelwirkungen:** Risiken der bestimmungsgemäßen Anwendung therapeutischer Dosen der Droge und Nebenwirkungen sind nicht bekannt.

➤ **Zusammenfassende Bewertung:** Die Droge wird insbesondere beim Milchschorf der Kinder und leichten seborrhoischen Hauterkrankungen eingesetzt. Fertigarzneimittel stehen nicht zur Verfügung.

✿ **Literatur:**
– *Monographien:* KomE.
– *Wissenschaftliche Veröffentlichungen:* S.S. 322.

Süßholz I (Glycyrrhiza glabra L.)

➤ **Allgemeine Hinweise:** Süßholz ist eine 1 – 1,5 m hohe Staude, die im Mittelmeergebiet heimisch ist. Arzneilich verwendet wird die Wurzel.

➤ **Pharmakologie:**
– *Droge:*
• Süßholzwurzel (Liquiritae radix) besteht aus den ungeschälten, getrockneten Wurzeln und den Ausläufern von Glycyrrhiza glabra L. sowie deren Zubereitungen.

- Süßholzsaft (Succus liquiritae) wird aus den Wurzeln durch Auskochen in heißem Wasser und Eindicken im Vakuum gewonnen (Lakritze).
– *Wichtige Inhaltsstoffe:* Triterpensaponine 3 – 15 % (Glycyrrhizinsäure, Aglykon 18β-Glycyrrhetinsäure, Salze als Glycyrrhizin bezeichnet), Flavonoide (Liquiritigenin), Isoflavonoide.
– *Pharmakologische Eigenschaften:* Saponine wirken bei Tieren expektorierend und sekretolytisch, der Flavonoidanteil wirkt spasmolytisch. 18 β-Glycyrrhetinsäure hemmt die Prostaglandinsynthetase, die Lipoxygenase und den Kortisolmetabolismus; dadurch antiphlogistische, ulkusprotektive Wirkung. Klinische Studien zur Wirksamkeit von Süßholzpräparaten bei Atemwegserkrankungen liegen nicht vor.
➤ **Indikationen:**
– Gastritis.
– Husten/Bronchitis.
➤ **Kontraindikationen:** Chronische Leberentzündung, cholestatische Lebererkrankungen, Leberzirrhose, schwere Niereninsuffizienz, Hypertonie, Hypokaliämie und Schwangerschaft.
➤ **Dosierung, Dauer der Einnahme:**
– Tee: 2 – 4 g (1 TL sind etwa 3 g) der fein zerschnittenen oder grob gepulverten Droge mit 150 ml kochendem Wasser übergießen oder auch mit kaltem Wasser ansetzen und kurz aufkochen; 10 – 15 Min. ziehen lassen, 2 – 3×tgl. nach den Mahlzeiten trinken.
– Succus liquiritiae: 0,5 – 1 g bei Katarrhen der oberen Luftwege, 1,5 – 3 g bei Ulcus ventriculi/duodeni einnehmen.
– Tagesdosis 5 – 15 g Droge (entsprechend 200 – 600 mg Glycyrrhizin).
➤ **Unerwünschte Arzneimittelwirkungen:** Bei Einnahme hoher Dosen (ab 50 g tgl.) über längere Zeit kommt es durch die mineralkortikomimetische (aldosteronähnliche) Wirkung der Saponine zu Hypokaliämie, Hypernatriämie, Ödemen, Bluthochdruck und Herzbeschwerden, in seltenen Fällen zu Myoglobinurie. Die Beschwerden verschwinden nach dem Absetzen der Droge. Zubereitungen aus der Droge sollen daher nicht länger als 6 Wochen angewendet werden.
  ◨ *Hinweis:* Deglycyrrhinisierte Succuspräparate haben diese Nebenwirkungen nicht.
➤ **Wechselwirkungen:** Die mineralkortikoide Wirkung kann durch gleichzeitige Therapie mit Thiazid- und Schleifendiuretika verstärkt werden.
➤ **Zusammenfassende Bewertung:** Zur Selbstmedikation unter Beachtung der Warnhinweise zur kurzfristigen Einnahme geeignet. Kombination mit anderen expektorierend oder sekretolytisch wirkenden Mitteln wird empfohlen.
✿ **Literatur:**
– *Monographien:* DAB 1998, KomE.
– *Wissenschaftliche Veröffentlichungen:* S.S. 322, *Khaksa* G et al: Anti-inflammatory and anti-nociceptive activity of disodium glycyrrhetinic acid hemiphthalate. Planta Med 62 (1996), 326 – 328; *Nose* M et al: A comparision of the antihepatotoxic activity between glycyrrhizin and glycerrhetinic acid. Planta Med 60 (1994), 136.

3.17 T–Heilpflanzen

Taigawurzel (Eleutherococcus senticosus Rupr. Maxim)

➤ **Allgemeine Hinweise:** Die Taigawurzel, die in Sibirien als Strauch wächst, ist in Bezug auf ihre Wirkungen in vieler Hinsicht dem Ginseng vergleichbar. Als Arzneidroge verwendet wird die Wurzel.

➤ **Pharmakologie:**
– *Droge:* Taigawurzel (Eleutherococci radix) besteht aus den getrockneten Wurzeln und/oder Wurzelstock von Eleutherococcus senticosus R.e.M., sowie deren Zubereitungen.
– *Wichtige Inhaltsstoffe:* Triterpensaponine 0,12 %, Steroidglykoside Eleutherosid A, Hydroxycumarine (Isofraxidin , Eleutherosid B1), Phenylacrylsäurederivate (Eleutherosid B), Lignane (Sesamin 0,23 %, Eleutherosid D, 4,4'-di-O-Glukosid des Syringaresinols 0,1 %), Polysaccharide.
– *Pharmakologische Eigenschaften:* Die Fluidextrakte der Droge wirken durch die enthaltenen Polysaccharide immunstimulierend/immunmodulierend und antiviral. Eleutherosid B und andere Komponenten erhöhen in verschiedenen Streßmodellen (Immobilisationstests, Schwimmtest, Kältestreß etc.) die Belastbarkeit bei Tieren. Bei gesunden Probanden wurde nach Gabe des Fluidextraktes die Zahl der Lymphozyten, besonders der T-Lymphozyten und Killerzellen, gesteigert. Eleutherosid B hat auch eine testosteronartige Wirkung.

➤ **Indikationen:**
– Infektanfälligkeit.
– Leistungsschwäche.

➤ **Kontraindikationen:** Nicht bekannt.

➤ **Dosierung, Dauer der Einnahme:** Tagesdosis 2 – 3 g Droge. Fluidextrakt (1 : 1) mehrmals tgl. 3 – 5 Trpf. auf 1 Glas Wasser.

➤ **Unerwünschte Arzneimittelwirkungen:** Risiken der bestimmungsgemäßen Anwendung therapeutischer Dosen der Droge und Nebenwirkungen sind nicht bekannt.

➤ **Zusammenfassende Bewertung:** Es liegen Untersuchungen bei Probanden zu den angegebenen Indikationen vor. Es ist zu vermuten, daß die Einsatzmöglichkeiten dieser Droge noch bei weitem nicht ausgeschöpft sind.

✿ **Literatur:**
– *Monographien:* DAB 1998.
– *Wissenschaftliche Veröffentlichungen:* S.S 322.

Taubnessel, weiße (Lamium album L.)

➤ **Allgemeine Hinweise:** Die weiße Taubnessel ist in Europa und Mittelasien weit verbreitet und wird schon seit dem Altertum zur Behandlung von Entzündungen verwendet.

➤ **Pharmakologie:**
– *Droge:* Weiße Taubnesselblüten (Lamii albi flos) bestehen aus den getrockneten Kronblättern mit anhaftenden Staubblättern von Lamium album L. sowie deren Zubereitungen.
– *Wichtige Inhaltsstoffe:* Iridoide, Triterpensaponine, Kaffeesäurederivate (Rosmarinsäure, Chlorogensäure), Schleimstoffe.
– *Pharmakologische Eigenschaften:* Die Schleimstoffe und Saponine wirken expektorierend, die Gerbstoffe adstringierend. Klinische Studien liegen nicht vor.

➤ **Indikationen:**
 – Hautentzündungen.
 – Husten/Bronchitis.
 – Mund- und Rachenraumentzündungen.
➤ **Kontraindikationen:** Nicht bekannt.
➤ **Dosierung, Dauer der Einnahme:**
 – Tee: 1 g Droge mit 150 ml heißem Wasser übergießen, 5 Min. ziehen lassen, Tee langsam trinken. Mittlere Tagesdosis 3 g.
 – Sitzbad: 5 g Droge mit 1 L heißem Wasser übergießen, nach Bedarf auffüllen.
 – Umschläge: 50 g feingeschnittene Droge mit 500 ml heißem Wasser aufgießen.
➤ **Unerwünschte Arzneimittelwirkungen:** Risiken der bestimmungsgemäßen Anwendung therapeutischer Dosen der Droge und Nebenwirkungen sind nicht bekannt.
➤ **Zusammenfassende Bewertung:** Gut verträgliche, pflanzliche Droge. Die Kombination mit anderen reizlindernden und expektorierend wirkenden Mitteln ist sinnvoll.
✿ **Literatur:**
 – *Monographien:* KomE.
 – *Wissenschaftliche Veröffentlichungen:* S.S. 322.

Tausendgüldenkraut

➤ **Siehe** Bitterkraut.

Teufelskralle (Harpagophytum procumbens Burch. DC.)

➤ **Allgemeine Hinweise:** Die in der Kalahari-Wüste im Süden Afrikas wachsende Pflanze hat erst in den letzten Jahren zunehmend als Phytopharmakon an Bedeutung gewonnen. Verwendet werden die Wurzeln.
➤ **Pharmakologie:**
 – *Droge:* Teufelskrallenwurzel (Harpagophyti radix) besteht aus getrockneten sekundären Speicherwurzeln von Harpagophytum procumbens (B.) D. C. sowie deren Zubereitungen.
 – *Wichtige Inhaltsstoffe:* Iridoide (0,5 – 3 %) und Iridoidglykoside (Harpagosid 0,5 – 0,6 %, Harpagid, Procumbid), Phenylethanolderivate (Acteosid, Verbascosid, Isoacteosid).
 – *Pharmakologische Eigenschaften:* Regt die Magensaftsekretion an und wirkt choleretisch (Harpagosid). Im Tierversuch entzündungshemmend, analgetisch und antiarthritisch, Harpagosid hemmt die Biosynthese bestimmter entzündungsauslösender Prostaglandine.
➤ **Indikationen:**
 – Appetitlosigkeit.
 – Dyspeptische Beschwerden.
 – Unterstützende Therapie bei degenerativen Erkrankungen des Bindegewebes.
➤ **Kontraindikationen:** Magen- und Zwölffingerdarmgeschwüre.
➤ **Dosierung, Dauer der Einnahme:**
 – Tagesdosis bei Appetitlosigkeit 1,5 g Droge, ansonsten 4,5 g Droge.
 – Tee: 1 TL (4,5 g) feingeschnittene Droge mit 300 ml kochendem Wasser übergießen, 8 Std. ziehen lassen, in 3 Portionen über den Tag verteilt trinken.
 – Bei Verwendung der Tinktur zur äußeren Anwendung 1 EL mit 250 ml Wasser verdünnen, als Spülung oder für Umschläge verwenden.

3

3.17 T–Heilpflanzen

➤ **Unerwünschte Arzneimittelwirkungen:** Es können vereinzelt allergische Erscheinungen auftreten.
➤ **Zusammenfassende Bewertung:** Die Zubereitungen aus der Droge sind zur arztgestützten Selbstmedikation geeignet. Insbesondere bei schweren Erkrankungen aus dem Bereich des rheumatischen Formenkreises können Harpagophytum-Zubereitungen adjuvant eingesetzt werden und so zur Reduktion von Anwendungshäufigkeit und Dosis der synthetischen Antirheumatika beitragen.
✿ **Literatur:**
  – *Monographien:* BHP 83, BHP 96, ESCOP, HAB 1, KomE, Mar 31.
  – *Wissenschaftliche Veröffentlichungen:* S.S. 322, *Baghdikian* B et al: An analyticyl study, anti-inflammatory and analgesic effects of Harpagophytum procumbens and Harpagophytum zeyheri. Planta Med 63 (1997), 171 – 176; *Kreymeier* J: Rheumatherapie mit Phytopharmaka. Deutsche Apotheker Ztg 137 (1997), 611 – 613; *Wenzel* P, Wegener T: Teufelskralle. Ein pflanzliches Antirheumatikum. Dtsch Apoth Ztg 135 (1995), 1131 – 1144.

Thymian (Thymus vulgaris L.)

➤ **Allgemeine Hinweise:** Der Thymian war schon im Mittelalter für seine Heilwirkung auf Lunge und Bronchien bekannt und wird auch schon seit dem Mittelalter als Küchenkraut verwendet.
➤ **Pharmakologie:**
  – *Droge:* Thymiankraut (Thymi herba) besteht aus den abgestreiften und getrockneten Laubblättern und Blüten von Thymus vulgaris L, Thymus zygis L. oder von beiden Arten sowie deren Zubereitungen.
  – *Wichtige Inhaltsstoffe:* Ätherisches Öl 1,0 – 2,5 % (Thymol 20 – 55 %, p-Cymen 14 – 45 %, Carvacrol 1 – 10 %), Kaffeesäurederivate (Rosmarinsäure 0,15 – 1,35 %), Flavonoide (Luteolin, Apigenin).
  – *Pharmakologische Eigenschaften:* Thymiankraut besitzt vor allem expektorierende Wirkungen, die über bronchospasmolytische und sekretomotorische Wirkungen zustande kommen. Thymol und Carvacrol wirken auch stark antimikrobiell, antimykotisch und antiviral. Im Tierversuch zeigen sie einen spasmolytischen Effekt (Flavonfraktion), sowie einen expektorierenden Effekt durch Wirkung der Terpene auf die Ziliartätigkeit. Die Droge besitzt sehr gute antioxidative Eigenschaften. Kontrollierte klinische Studien liegen nicht vor.
➤ **Indikationen:**
  – *Innerlich:* Husten/Bronchitis.
  – *Äußerlich:*
    • Unterstützende Behandlung von akuten und chronischen Erkrankungen der Luftwege.
    • Pruritus bei Dermatosen.
➤ **Kontraindikationen:** Da Thymol und Carvacrol in hoher Dosierung und bei längerfristiger Anwendung bei schweren Leberschäden oder Schilddrüsenfunktionsstörungen zur Verschlimmerung dieser Erkrankungen beitragen können, sollten Thymianpräparate hier zurückhaltend eingesetzt werden.
➤ **Dosierung, Dauer der Einnahme:**
  – *Innerlich:* Tee, 1,5 – 2 g (1 – 1,5 TL) Droge mit kochendem Wasser übergießen, 10 Min. ziehen lassen, mehrmals tgl. 1 Tasse trinken. Tagesdosis 10 g Droge bei 0,3 % Phenolen, berechnet als Thymol.

– *Äußerlich:*
  - Umschläge: 5%igen Aufguß herstellen.
  - Bad: 500 g Droge mit 4 L kochendem Wasser ansetzen, 10 Min. ziehen lassen und dem Badewasser zusetzen (s. S. 271).
- ➤ **Unerwünschte Arzneimittelwirkungen:** Risiken der bestimmungsgemäßen Anwendung therapeutischer Dosen der Droge sind nicht bekannt. Die Droge besitzt geringe Sensibilisierungspotenz.
- ➤ **Zusammenfassende Bewertung:** Thymian wird in Form von Fluidextrakten, Tinktur und Tee sowie als Bestandteil von Kombinationspräparaten verwendet und ist eine bewährte pflanzliche Droge.
- ✿ **Literatur:**
  - *Monographien:* DAB 1998, ESCOP, KomE.
  - *Wissenschaftliche Veröffentlichungen:* S. S. 322, *Haraguchi* H et al: Antiperoxidative components in Thymus vulgaris. Planta Med 62 (1996), 217–221.

Tormentill (Potentilla erecta L. Räuschel)

- ➤ **Allgemeine Hinweise:** Die in ganz Europa heimische Pflanze ist wegen ihrer adstringierenden Eigenschaften schon lange bekannt und geschätzt. Verwendet wird der Wurzelstock.
- ➤ **Pharmakologie:**
  - *Droge:* Tormentillwurzelstock (Tormentillae rhizoma) besteht aus dem von Wurzeln befreiten und getrockneten Rhizom von Potentilla erecta (L.) R. (Syn.: Potentilla tormentilla N.) sowie dessen Zubereitungen.
  - *Wichtige Inhaltsstoffe:* Gerbstoffe (17–22%), Catechingerbstoffe (15–20%), Gallotannine (ca. 3,5%), Catechine, Flavonoide, Triterpene (Tormentosid, Tormentillsäureglukosid).
  - *Pharmakologische Eigenschaften:* Die Gerbstoffe wirken adstringierend, antibakteriell und blutstillend. Klinische Studien liegen nicht vor.
- ➤ **Indikationen:**
  - Diarrhoe.
  - Mund- und Rachenraumentzündungen.
- ➤ **Kontraindikationen:** Nicht bekannt.
- ➤ **Dosierung, Dauer der Einnahme:**
  - Tee: 3–4 g Droge mit 150 ml heißem Wasser aufgießen, als Antidiarrhoikum 2–3×tgl. 1 Tasse Tee zwischen den Mahlzeiten trinken.
  - Tagesdosis 4–6 g Droge.
  - Tinktur (1 : 10): 10–20 Trpf. auf 1 Glas Wasser, mehrmals tgl. zum Spülen, zu Pinselungen unverdünnt anwenden.
- ➤ **Unerwünschte Arzneimittelwirkungen:** Bei empfindlichen Patienten können nach Einnahme der Droge oder ihrer Extrakte Magenbeschwerden und Erbrechen auftreten.
- ➤ **Zusammenfassende Bewertung:** Bewährte Gerbstoffdroge, zur Selbstmedikation ohne Einschränkung geeignet.
- ✿ **Literatur:**
  - *Monographien:* DAB 1998, KomE.
  - *Wissenschaftliche Veröffentlichungen:* S. S. 322, *Geiger* C et al: Ellagitannins from Alchemilla xanthochlora and Potentilla erecta. Planta Med 60 (1994), 384.

3.17 T–Heilpflanzen

Traubensilberkerze (Cimicifuga racemosa L. Nutt.)

➤ **Allgemeine Hinweise:** Die in den USA und in Kanada heimische Pflanze wurde von den Indianern gegen Schlangenbisse und zur Erleichterung von Entbindungen benutzt.

➤ **Pharmakologie:**
  – *Droge:* Traubensilberkerze (Cimicifugae rhizoma) besteht aus dem getrockneten Wurzelstock von Cimicifuga racemosa (L.) N. var. racemosa sowie deren Zubereitungen.
  – *Wichtige Inhaltsstoffe:* Triterpenglykoside (Actein, Cimifugosid), Flavonoide (Formononetin), Harze (Cimifugin).
  – *Pharmakologische Eigenschaften:* Bei Tieren führt der Extrakt zu einer Gewichtserhöhung von Uterus und Ovarien, bei ovarektomierten Tieren wird die LH-Sekretion reduziert. Inhaltsstoffe von Cimifuga racemosa-Wurzelstock binden an Östrogenrezeptoren; dies muß eher im Sinne einer Östrogenrezeptor-Blockade interpretiert werden. In klinischen Studien wurden Wechseljahrsbeschwerden durch den Extrakt gebessert.

➤ **Indikationen:**
  – Klimakterische Beschwerden.
  – Prämenstruelles Syndrom (PMS).

➤ **Kontraindikationen:**
  – Schwangerschaft und Stillzeit.
  – Hormonabhängige Tumoren.

➤ **Dosierung, Dauer der Einnahme:** Tagesdosis 3 g Droge. Anwendung als Tinktur (1 : 10) 3×tgl. 10 Trpf. auf einem Stück Zucker langsam im Mund zergehen lassen.

➤ **Unerwünschte Arzneimittelwirkungen:** Gelegentlich können Magenbeschwerden auftreten.

➤ **Zusammenfassende Bewertung:** Insbesondere bei Wechseljahrsbeschwerden wird die gut verträgliche, pflanzliche Droge immer mehr eingesetzt.

✿ **Literatur:**
  – *Monographien:* KomE.
  – *Wissenschaftliche Veröffentlichungen:* S.S. 322, Einer-Jensen N, Zhao J, Andersen KP, Kristoffersen K: Cimicifuga and Melbrosia lack oestrogenic effects in mice and rats. Maturitas 25 (1995), 149–153; Gruenwald J: Standardized Black Cohosh (Cimicifuga) Extract Clinical Monograph. Quarterly Review of Natural Medicine 4 (1998), 117–125; Jarry H et al: Treatment of Menopausal Symptoms with Extracts of Cimicifuga Racemosa, In vivo and in vitro Evidence for Estrogenic Activity. Loew D et al (Ed.): Phytopharmaka in Forschung und klinischer Anwendung. Darmstadt, 1995, S 99–112; Liske E: Therapeutic Efficiacy and Safety of Cimicifuga racemosa for Gynecologic Disorders. Advances in Therapy 15, 1(1998), 45–53.

Uzarawurzel (Xysmalobium undulatum L. R. Br.) ────────

➤ **Allgemeine Hinweise:** Die Uzarawurzel wurde von den Eingeborenen in Südafrika schon seit langem zur Behandlung von Verdauungsbeschwerden eingesetzt, in Europa wird sie seit Anfang des 20. Jahrhunderts als Antidiarrhoikum verwendet.

➤ **Pharmakologie:**
  - *Droge:* Uzarawurzel (Uzarae radix) besteht aus den getrockneten unterirdischen Teilen 2 – 3jähriger Pflanzen von Xysmalobium undulatum (L.) R. B. sowie deren Zubereitungen.
  - *Wichtige Inhaltsstoffe:* Steroidglykoside (Cardenolide, Gemisch auch als Uzaron oder Xysmalobin bezeichnet), Uzarin (5,5 %), Xysmalorin (1,5 %), Pregnanderivate.
  - *Pharmakologische Eigenschaften:* Cardenolidglykoside (Uzarin und Xysmalorin) wirken motilitätshemmend am Dünndarm und Urogenitalsystem. In hoher Dosierung wirkt die Droge aufgrund des Glykosidgehaltes am Herzen digitalisartig. Klinische Studien liegen nicht vor.

➤ **Indikationen:** Unspezifische, akute Durchfallerkrankungen.

➤ **Kontraindikationen:** Therapie mit herzwirksamen Glykosiden.

➤ **Dosierung, Dauer der Einnahme:** Tagesdosis 45 – 90 mg Gesamtglykoside, berechnet als Uzarin. Nur in Fertigarzneimitteln als Tabletten oder Tropfen nach Angaben des Herstellers einnehmen.

➤ **Unerwünschte Arzneimittelwirkungen:** Risiken der bestimmungsgemäßen Anwendung therapeutischer Dosen der Droge und Nebenwirkungen sind nicht bekannt. Da die Glykoside schwer resorbiert werden und ihre Herzwirkung sehr gering ist, sind Vergiftungen bei peroraler Aufnahme unwahrscheinlich.

➤ **Wechselwirkungen:** Digitalispräparate.

➤ **Zusammenfassende Bewertung:** Gut wirksame, auch bei Brechdurchfällen verwendbare Droge, die auch wegen ihrer ausgezeichneten Verträglichkeit für Säuglinge und Kleinkinder geeignet ist.

✿ **Literatur:**
  - *Monographien:* KomE.
  - *Wissenschaftliche Veröffentlichungen:* S.S. 322, *Schmidt* M: Uzarawurzel. PTA 8 (1994), 498.

3.19 V, W und Z–Heilpflanzen

Wacholder (Juniperus communis L.)

➤ **Allgemeine Hinweise:** Der Wacholder ist ein auf der gesamten Nordhalbkugel verbreiteter Baum oder Strauch. Die sogenannten Beeren (Beerenzapfen) wurden schon im Altertum als Diuretikum und Wundmittel eingesetzt.

➤ **Pharmakologie:**
  – *Droge:* Wacholderbeeren (Juniperi fructus) bestehen aus den reifen, frischen oder getrockneten Beerenzapfen von Juniperus communis L. sowie deren Zubereitungen.
  – *Wichtige Inhaltsstoffe:* Ätherisches Öl 0,8 – 2 % je Herkunft der Droge, Monoterpenkohlenwasserstoffe (α-Pinen, β-Pinen, Terpinen-4-ol), Diterpene, oligomere Proanthocyanidine vom Catechintyp, Monosaccharide (Invertzucker 20 – 30%), Flavonoide.
  – *Pharmakologische Eigenschaften:* Diuretische Wirkung (sogenannte Wasserdiurese) durch die ätherischen Öle (besonders Terpinen-4-ol). Bei Tieren wurde eine blutdrucksenkende und antiexsudative Wirkung nachgewiesen.

➤ **Indikationen:**
  – *Innerlich:*
    • Appetitlosigkeit.
    • Dyspeptische Beschwerden.
    • Zur Durchspülungstherapie bei unspezifischen entzündlichen Erkrankungen der ableitenden Harnwege.
  – *Äußerlich:* Als Badezusatz zur unterstützenden Behandlung von Erkrankungen des rheumatischen Formenkreises (s. S. 274).

➤ **Kontraindikationen:**
  – *Innerliche Anwendung:* Schwangerschaft, entzündliche Nierenerkrankungen.
  – *Äußerliche Anwendung:* Großflächige Hautverletzungen, akute Hauterkrankungen, schwere fieberhafte und infektiöse Erkrankungen, Herzinsuffizienz und Hypertonie (Anwendung nur unter ärztlicher Kontrolle).

➤ **Dosierung, Dauer der Einnahme:**
  – Infus: 1 TL getrocknete und gequetschte Wacholderbeeren in einer Tasse (150 ml) kochendem Wasser 10 Min. ziehen lassen, 3×tgl. trinken.
  – Tinktur: 20 g Droge in 80 g Ethanol 70% 8 Tage ziehen lassen. 20 – 30 Trpf. 2 – 3×tgl. einnehmen.
  – Tagesdosis 2 –max. 10 g Droge, entsprechend 20 – 100 mg ätherischem Öl.
  – Die Dauer der innerlichen Anwendung sollte auf max. 6 Wochen begrenzt werden, da die Pinene gewebereizend sind.

☑ *Beachte:* Die Ursache der Harnwegsinfektion muß durch einen Arzt abgeklärt werden.

➤ **Unerwünschte Arzneimittelwirkungen:** Bei langdauernder innerlicher Anwendung und bei Überdosierung kann es zu Nierenreizung und Nierenschäden kommen.

➤ **Zusammenfassende Bewertung:** Bei den angegebenen Indikationen gut einsetzbare Droge, Kombination mit anderen aquaretisch und harndesinfizierend wirkenden Drogen sinnvoll.

✿ **Literatur:**
  – *Monographien:* DAB 1998, ESCOP, KomE.
  – *Wissenschaftliche Veröffentlichungen:* S.S. 322, *Schilcher* H, Heil BM: Nierentoxizität von Wacholderbeerzubereitungen. Z Phytother 15 (1994), 205 – 213; *Schmidt* M: Wacholderzubereitungen. Muß die Monographie umgeschrieben werden ?. Deutsche Apotheker Ztg 135 (1995), 1260 – 1264.

Weißdorn (Crataegus laevigata Poiret Dc.)

➤ **Allgemeine Hinweise:** Der Weißdorn kommt in den gemäßigten Zonen der Nordhalbkugel in vielen Arten vor. Erst seit dem 19. Jahrhundert werden die Blätter und Blüten gegen Herzbeschwerden verwendet.

➤ **Pharmakologie:**
   – *Droge:* Weißdornblätter und -blüten (Crataegi folium cum flore) sind die Blätter und Blüten von Crataegus laevigata DC., seltener von anderen Weißdornarten.
   – *Wichtige Inhaltsstoffe:* Flavonoide 1,8 % (Hyperosid 0,28 %, Rutin 0,17 %, Vitexin 0,2 %), oligomere Procyanidine (2 – 3 %).
   – *Pharmakologische Eigenschaften:* Die wirksamkeitsbestimmenden Inhaltsstoffe sind Procyanidine und Flavonoide. Sie bewirken eine Steigerung des Koronardurchflusses und wirken gefäßdilatierend, wodurch das Myokard besser durchblutet wird. Die Droge wirkt positiv inotrop, chronotrop und dromotrop und verbessert die Hypoxietoleranz. Die kardiotropen Wirkungen von Crataegus werden auf eine Erhöhung der Membranpermeabilität für Kalziumionen sowie auf eine Phosphodiesterasehemmung mit Erhöhung der intrazellulären Cyclo-AMP-Konzentrationen zurückgeführt. Insgesamt wird die Ökonomie der Herzarbeit verbessert.

➤ **Indikationen:** Herzinsuffizienz NYHA II.

➤ **Kontraindikationen:** Nicht bekannt.

➤ **Dosierung, Dauer der Einnahme:** Tagesdosis 3,5 – 19,8 mg Flavonoide (berechnet als Hyperosid DAB10) oder 160 – 900 mg Extrakt (4 – 7 : 1, Ethanol 45 % V/V oder Methanol 70 % V/V), entsprechend 30 – 168,7 mg oligomere Procyanidine, berechnet als Epicatechin. Die Einnahme ist zeitlich nicht begrenzt.

➤ **Unerwünschte Arzneimittelwirkungen:** Risiken der bestimmungsgemäßen Anwendung therapeutischer Dosen der Droge und Nebenwirkungen sind nicht bekannt.

➤ **Zusammenfassende Bewertung:** Zur Wirksamkeit bei Herzinsuffizienz NYHA II liegen klinische Studien vor, die Droge wird mit gutem Erfolg verwendet.

✿ **Literatur:**
   – *Monographien:* DAB 1998, KomE.
   – *Wissenschaftliche Veröffentlichungen:* S.S. 322, *Bahorun* T, Gressier B, Trotin F et al: Oxygen species scavenging activity of phenolic activities, fresh plant organs and pharmaceutical preparations. Arzneim Forsch 46 (1996), 1086 – 1089; *Kaul* R: Pflanzliche Procyanidine. Vorkommen, Klassifikation und pharmakologische Wirkungen. PUZ 25 (1996), 175 – 185; *Tauchert* M, Loew D: Crataegi folium cum flore bei Herzinsuffizienz. In: Loew, D.; Rietbrock, N. (Ed.): Phytopharmaka in Forschung und klinischer Anwendung. Steinkopff Verlag, Darmstadt 1995, S. 137 – 144.

Wermut (Artemisia absinthium L.)

➤ **Pharmakologie:**
   – *Droge:* Wermutkraut (Absinthii herbae) sind die getrockneten, zur Blütezeit gesammelten oberen Sproßteile und Laubblätter oder die getrockneten, basalen Laubblätter oder eine Mischung der aufgeführten Pflanzenteile von Artemisia absinthium L.
   – *Wichtige Inhaltsstoffe:* Ätherisches Öl 0,2 – 1,5 % ((+)-Thujon, α–Bisabolol, trans-Sabinylacetatoder Chrysanthenylacetat, Anteil jeweils über 40 %), Sesquiterpenlactone (Absinthin, Artabsin, Matricin).

– *Pharmakologische Eigenschaften:* Die ätherischen Öle und Bitterstoffe wirken cholagog, digestiv, appetitanregend und fördern die Wundheilung. Sesquiterpenlactone erregen Bitterrezeptoren des Zungengrundes und lösen reflektorisch eine Steigerung der Magensekretion mit erhöhter Säurekonzentration aus. Bei Patienten mit Hepatopathien bewirkt der Extrakt (20 mg über Magensonde) einen Anstieg von α-Amylase, Lipase, Bilirubin und Gesamtcholesterin im Duodenalsaft. Das ätherische Öl wirkt in vitro antimikrobiell.

➤ **Indikationen:**
  – Appetitlosigkeit.
  – Dyspeptische Beschwerden.
  – Dyskinesien der Gallenwege.
➤ **Kontraindikationen:** Schwangerschaft.
➤ **Dosierung, Dauer der Einnahme:**
  – Tee: 1 Tasse 3×tgl. 30 Min. vor den Mahlzeiten trinken.
  – Tinctura Absinthii: 3×tgl. 10–30 Trpf. in 150 ml Wasser.
  – Tagesdosis 2–3 g Droge.
➤ **Unerwünschte Arzneimittelwirkungen:** Wegen des möglichen Tujongehaltes der Droge kann die innerliche Anwendung großer Dosen Erbrechen, Magen- und Darmkrämpfe, Kopfschmerzen, Schwindel und zentralnervöse Störungen auslösen, von Dauergebrauch wird abgeraten.
➤ **Zusammenfassende Beurteilung:** Die Kombination mit anderen bitterstoffhaltigen Drogen ist zu empfehlen.
✿ **Literatur:**
  – *Monographien:* DAB 1998, ESCOP, KomE.
  – *Wissenschaftliche Veröffentlichungen:* S.S. 322, *Roth* L, Daunderer M, Kormann K: Giftpflanzen, Pflanzengifte. 4. Aufl., Ecomed Fachverlag Landsberg/Lech 1993.

Klinische Vorbemerkungen

➤ **Allgemeines:**
- Die nachlassende Leistungsfähigkeit des Herzmuskels (Herzinsuffizienz) ist Folge eines Untergangs von Herzmuskelzellen. Hervorgerufen werden kann dies durch erhöhte Druck- oder Volumenbelastung des Herzens durch Hypertonie (s. S. 127), Herzklappenfehler oder Minderdurchblutung infolge einer Koronarsklerose (s. S. 123).
- Der Organismus versucht, die Abnahme des Schlagvolumens u. a. durch eine Stimulierung des sympathischen Nervensystems zu kompensieren. Dies hat eine Vasokonstriktion zur Folge, die kardiale Mehrarbeit erfordert und damit zu einer raschen weiteren Abnahme der Leistung führt.
- Um das Fortschreiten der Erkrankung aufzuhalten, sollte möglichst frühzeitig eine effiziente Therapie erfolgen.

➤ **Prognose:** Die empfohlene Therapie (Diuretika, ACE-Hemmer, Betablocker-, Digitalis) ist wirksam und hat einen günstigen Einfluß, die Prognose ist jedoch weiterhin schlecht.

➤ **Einteilung:** Die Herzinsuffizienz wird nach der NYHA (New York Heart Association) in 4 klinische Stadien eingeteilt:
- NYHA I: normale körperliche Belastungsfähigkeit ohne Beschwerden.
- NYHA II: Beschwerden bei stärkerer Belastung.
- NYHA III: Beschwerden bei geringer Belastung.
- NYHA IV: Beschwerden in Ruhe.

➤ **Stellenwert der Phytotherapie:** Die Phytotherapie mit Weißdorn und Digitaloiden findet Einsatz bei den Stadien NYHA I und II. Bei NYHA III und IV sind Phytopharmaka nach dem gegenwärtigen Kenntnisstand nicht indiziert.

Phytopharmaka

➤ **Flavonoidhaltige Präparate:**
- *Pflanzliche Drogen:* Weißdornblätter mit Blüten (Crataegi folium cum floribus, s. S. 119).
- *Wirkung:* Die Procyanidine fördern als Phosphodiesterasehemmer den Kalziumeinstrom in die Herzmuskelzelle bei nur mäßig ansteigendem Sauerstoffverbrauch. Die Koronarien und Herzmuskelarterien werden erweitert. Da die Refraktärzeit verlängert wird, resultiert auch ein antiarrhythmischer Effekt.
- *Vorteile:*
  - Die Präparate sind im Frühstadium der Erkrankung, besonders bei altersbedingten degenerativen Veränderungen am Herzmuskel und den Koronarien, wirksam und gut verträglich.
  - Gute Akzeptanz durch die Patienten wegen des günstigen Nutzen-Risiko-Verhältnisses.
  - Da keine Nachlastsenkung erfolgt, können diese Präparate auch bei Patienten mit niedrigem Blutdruck eingesetzt werden.
  - Gut für Langzeitanwendung geeignet, die Kombination mit Herzglykosiden ist gut möglich.
- *Dosierung und Art der Anwendung:* 2 – 3×tgl. oral. Entscheidend für die Wirksamkeit ist die ausreichende Dosierung mit ca. 900 mg Gesamtextrakt tgl., die maximale Wirkung tritt erst nach 4 Wochen ein.
  - ◧ *Beachte:* Weißdorntee ist wegen der unzuverlässigen Extraktion von nur wasserlöslichen Verbindungen schwach wirksam und allenfalls im Anfangsstadium zur Selbstmedikation geeignet.

– *Fertigarzneimittel (Auswahl):* Adenylocrat Herztropfen, Arte-Rutin C Dragees/ Lösung, Bomacorin 300/-mono, Born/-Tropfen, Chronocard forte, Cordapur, Crataegus twardypharm, Crataegus verla, Crataegutt novo 450/80/forte, Crataegysat Bürger, Crataesan, Craviscum mono, Esbericard, Faros 300, Geripuran Herz-Dragees, Kneipp Pflanzendragees Weißdorn, Kytta-Cor forte Dragees, Orthangin forte N Kapseln/N forte Tropfen, Poikilocard N, Senicor Kapseln, Weißdornkapseln von ct.

➤ **Digitaloidhaltige Präparate:**
  – *Pflanzliche Drogen:* Oberirdische Teile des Adonisröschens (Adonidis herba, s. S. 28) und des Maiglöckchens (Convallariae herba, s. S. 82), mittlere Zwiebelschuppen der Meerzwiebel (Scillae bulbus, s. S. 87).
  – *Wirkung:* Die Wirkung entspricht der Reinsubstanzen Digoxin und Digitoxin, allerdings haben die pflanzlichen Drogen noch Nebeneffekte, z. B. diuretische (Meerzwiebel) oder frequenzbeeinflussende (Maiglöckchen).
  – *Vorteile:* Etwas größere therapeutische Breite als die Reinsubstanzen; Konzentrationen im toxischen Bereich können jedoch trotzdem erreicht werden.
  – *Nachteile:* Die Resorption ist insgesamt schlecht und unterschiedlich stark; Bioverfügbarkeit und Wirkung sind somit meist gering.
  – *Dosierung und Art der Anwendung:* 2 – 3×tgl. oral; eine individuelle Dosisfindung ist erforderlich.
  – *Fertigpräparate (Auswahl):*
    • *Meerzwiebel:* Scillase N Kaspeln (angewandt bei zusätzlich erwünschter diuretischer Wirkung).
    • *Maiglöckchen:* Convacard Dragees (angewandt bei Herzinsuffizienz in Kombination mit Bradykardie).
    • *Kombinationspräparat aus Adonisröschen, Meerzwiebel und Maiglöckchen:* Miroton forte N Dragees (vereinigt vermutlich die Vorteile der Monopräparate).
  ◪ *Beachte:* Alle digitaloidhaltigen Drogen können Intoxikationen verursachen, die sich (vergleichbar mit den Glykosiden Digoxin und Digitoxin) in Übelkeit, Erbrechen, Magenbeschwerden, Durchfall und Herzrhythmusstörungen äußern können.

➤ **Kombinationspräparate mit Flavonoiden und Digitaloiden:**
  – *Vorteile:* Die Verträglichkeit soll besser sein als die der reinen digitaloidhaltigen Präparate.
  – *Nachteile:* Die therapeutische Breite ist geringer als bei den reinen Weißdornpräparaten, die toxischen Effekte sind vergleichbar denen der Digitaloide (s. S. 83.).
  – *Fertigpräparate (Auswahl):*
    • *Weißdornblätter,-blüten/Maiglöckchenkraut:* Cardiacum I-Pascoe S, Convallacor SL 100, Cor-Vel novo/-forte, Viscorapas duo.
    • *Weißdornblätter, -blüten/Maiglöckchenkraut, Adonisröschen:* Corguttin N plus.
    • *Meerzwiebel/ Weißdornblätter, -blüten:* Nephrisan P Kapseln, Szillosan forte.

Klinische Vorbemerkungen

➤ **Allgemeines:**
  – Die Häufigkeit der koronaren Herzkrankheit (KHK) nimmt in den zivilisierten Ländern zu. Zum einen ist dies zurückzuführen auf einen Lebensstil mit Bewegungsarmut, fettreicher Kost und Nikotinabusus, zum anderen erreichen die Menschen hier ein höheres Lebensalter.
  – Nicht alle Risikofaktoren der KHK sind bisher bekannt und/oder therapierbar, obwohl intensiv geforscht wird.

➤ **Phytotherapeutische Maßnahmen:**
  – Akut wirksam bei funktionell bedingten Koronarspasmen sind die Herzsalben, die durchblutungsfördernde ätherische Öle enthalten und äußerlich angewendet werden.
  – Die im Weißdornextrakt enthaltenen Flavonoide verringern die Wandspannung normaler wie sklerotisch veränderter Gefäße. Außerdem stimulieren sie vermutlich die β_2-Rezeptoren und wirken so gefäßerweiternd auf die Koronararterien und die Gefäße der Skelettmuskulatur. Damit erscheint diese Indikation plausibel. Klinische Studien liegen nicht vor.

➤ **Stellenwert der Phytotherapie:**
  – Die Empfehlungen beruhen auf reiner Erfahrungsmedizin, klinische Prüfungen fehlen weitgehend.
  – Bei manifester KHK sollten die Phytopharmaka nur adjuvant eingesetzt werden.

➤ **Phytotherapeutische Maßnahmen zur Therapie der Risikofaktoren:**
  – *Zur Lipidsenkung:* S. Knoblauchzwiebel, Hypertonie, S. 128 , Artischockenblätter, Atherosklerose, S. 133 .
  – *Zur Hemmung der Thrombozytenaggregation:* S. Knoblauchzwiebel, Hypertonie, S. 128 .
  – *Zur Blutdrucksenkung:* S. Knoblauchzwiebel, Hypertonie, S. 128 .

➤ **Stellenwert der Phytotherapie zur Reduktion der Risikofaktoren:**
  – Es handelt sich um prophylaktische bzw. adjuvante Maßnahmen, die im Rahmen der Selbstmedikation empfohlen werden können. Klinische Studien liegen vor.

Phytopharmaka

➤ **Externa:**
  – *Pflanzliche Drogen:* Ätherische Öle aus Campher (Camphora aetheroleum), Rosmarinblättern (Rosmarini folium, s. S. 101), Fichtennadeln (Piceae aetheroleum), Eukalyptusblättern (Eucalypti folium, s. S. 44) und Menthol (Menthae aetheroleum).
  – *Wirkung:* Über kutiviszerale Reflexe kommt es zur Durchblutungsförderung und Spasmolyse. Funktionell bedingte Schmerzen lassen hierdurch nach.
  – *Dosierung und Art der Anwendung:* Die Präparate werden bei Bedarf linkspräkordial aufgetragen und einmassiert.

– *Fertigarzneimittel (Auswahl):*
- Mischpräparat aus Rosmarin-, Fichtennadelöl, Campher und Menthol: Cor-Vel Truw Herzsalbe.
- Mischpräparat aus Rosmarinöl, Campher und Menthol: Kneipp Herzsalbe Unguentum Cardiacum Kneipp.

◉ *Achtung:* Campherhaltige Salben dürfen nur bei intakter Haut angewandt werden, da sonst die Gefahr der Reizung und Entzündung besteht!

➤ **Interna:** Pflanzliche Droge: Weißdorn, s. Herzinsuffizienz, S. 121 ff.

Anwendungsmöglichkeiten

➤ **Akute Angina pectoris:**
- *Präparate:* Cor-Vel Truw und Kneipp Herzsalbe Unguentum Cardiacum Kneipp.
- *Anwendung:* 2×tgl. und bei Schmerzen linkspräkordial einreiben.
- *Stellenwert:* Es liegen keine klinischen Prüfungen vor, die Wirkung ist individuell sehr unterschiedlich.

➤ **Prävention und Initialstadium der KHK:**
- *Pflanzliche Drogen:*
  - 2 TL Weißdornblätter und -blüten (s. S. 119) mit 150 ml kochendem Wasser aufgießen, 20 Min. ziehen lassen, leicht süßen.
  - Tinctura Crataegi (s. S. 119), 10–20 Trpf.
- *Anwendung:* 2–3×tgl. oral.
- *Stellenwert:* Schwache Wirksamkeit. Die Extrakte sind nicht standardisiert und enthalten im Gegensatz zu den Fertigpräparaten ein geringeres Spektrum der Wirksubstanzen.

➤ **Initialstadium der KHK mit gering erhöhten Blutdruckwerten:**
- *Pflanzliche Drogen:* Rp.: Flor. Crataegi; Fol. Crataegi; Visci albi aa ad 100,0; M.f.spec. D.S.
- *Anwendung:* 2×tgl. 1 Tasse aus je 1–2 TL Teemischung.
- *Stellenwert:* Schwache Wirksamkeit. Der Extrakt ist nicht standardisiert und enthält im Gegensatz zu den Fertigpräparaten ein geringeres Spektrum der Wirksubstanzen.

➤ **KHK mit gleichzeitigem gastrokardialem Symptomkomplex (Roemheld-Syndrom):**
- *Pflanzliche Drogen:* Rp.: Ol. Carvi 5,0; Tinct. Convallariae; Tinct. Crataegi; Tinct. Carminativ.; Spirit. aetheris nitrosi ad 10,0; D.S.
- *Anwendung:* 3×tgl. 20 Trpf. oral.
- *Stellenwert:* Bei älteren Patienten, die häufig ein Roemheld-Syndrom haben, nach den Erfahrungen verschiedener Anwender recht nützlich.

➤ **Langfristige Therapie bei KHK:** Weißdornpräparate, s. S. 122.

Klinische Vorbemerkungen

➤ **Allgemeines:**
- Funktionelle Herzbeschwerden sind eine Ausschlußdiagnose; die Patienten geben typischerweise an, „ihr Herz zu spüren".
- Die Symptome sind „lauter" Herzschlag, Herzrhythmusstörungen, innere Unruhe, diffuse linkspräkordiale belastungsunabhängige Druckgefühle, plötzlich auftretende Atemnot, Nervosität, Angstgefühle, rasche Ermüdbarkeit, Schlaflosigkeit, Konzentrationsmangel, Neigung zu starkem Schwitzen oder ein „unruhiges Herz".
- Die üblichen kardiologischen Untersuchungen sind gewöhnlich unauffällig oder ergeben Befunde wie gutartige Extrasystolie oder funktionelle Koronarspasmen.

➤ **Stellenwert der Phytotherapie:** Der Einsatz von Phytopharmaka ist sinnvoll, da es keine spezifischen chemisch-synthetischen Pharmaka zur Therapie dieses Krankheitsbildes gibt. Betablocker sind oft kontraindiziert bzw. werden von den Patienten abgelehnt.

Phytopharmaka

➤ **Externa:** S. Koronare Herzkrankheit, S. 123.
➤ **Interna (nichtglykosidische Drogen):**
- *Pflanzliche Drogen:* Weißdornblätter mit -blüten (Crataegi folium cum floribus, s. S. 119), Herzgespannkraut (Leonuri cardiacae herba).
- *Wirkung:*
  - Zur Wirkung von Weißdorn s. S. 119 ff.
  - Herzgespannkraut hat eine leicht negativ chronotrope, blutdrucksenkende und beruhigende Wirkung; es sollte zur Wirkungsverstärkung mit anderen Herzmitteln oder Sedativa kombiniert werden.
- *Fertigpräparate (Auswahl):*
  - Weißdorn: s. S. 122.
  - Herzgespannkraut: Lyoaktin M Lösung, Lyoaktin Tabl. Prothyrysat Bürger Lösung, Thyreogutt.

➤ **Interna (glykosidhaltige Drogen):**
- *Pflanzliche Drogen:* Adoniskraut (Adonidis herba, s. S. 28) bzw. das Maiglöckchenkraut (Convallariae herba, s. S. 82).
- ◧ *Beachte:* Alle herzglykosidhaltigen Rezepturen wirken in höherer Dosierung toxisch.
- Weiteres s. Herzinsuffizienz, S. 121.

Anwendungsmöglichkeiten

➤ **Rezepturen bei funktionellen Herzbeschwerden:**
- *Pflanzliche Drogen:* Rp. Extract. Adonidis fluid., Tinct. Convallariae, Tinct. Valerianae aa 10,0; D.S.
  - Anwendung: 3×tgl. 30 Trpf. oral.
  - Stellenwert: Insgesamt leicht beruhigend, nützlich bei Herzunruhe.
- *Pflanzliche Drogen:* Rp. Herb. Leonur. Card., Herb. Convallar., Fol. Melissae aa 100,0; M.f.spec. D.S.
  - Anwendung: 2×tgl. 2 TL auf 1 Tasse Wasser als Aufguß für einige Wochen.
  - Stellenwert: Etwas schwächer als die erste Mischung.

4.3 Funktionelle Herzbeschwerden

- – *Pflanzliche Droge:* Leonuri cardiacae herba.
  - Anwendung: 2×tgl. 2 TL mit 1 Tasse heißem Wasser überbrühen.
  - Stellenwert: Relativ schwache Wirkung, eine langdauernde Anwendung ist sinnvoll.
- – *Pflanzliche Drogen:* Rp. Flor. Crataegi; Fol. Crataegi; Visci albi aa ad 100,0; M.f. spec. D.S.
  - Anwendung: 2×tgl. 1 Tasse aus 1 – 2 TL Teemischung.
  - Stellenwert: Leicht blutdrucksenkend.
- ➤ **Funktionelle Herzbeschwerden mit gastrokardialem Symptomkomplex (Roemheld-Syndrom):** s. S. 167.
- ➤ **Funktionelle Herzbeschwerden mit starker Unruhe:**
  - – *Pflanzliche Drogen:* Rp. Tinct. Convallariae 5,0; Tinct. Crataegi 10,0; Tinct. Valerian. ad 30,0; D.S..
    - Anwendung: 3×tgl. 15 Trpf. oral.
    - Stellenwert: Zusätzlich sedierende Wirkung durch den Baldriangehalt.

Klinische Vorbemerkungen

➤ **Allgemeines und Einteilung:**
- Definition der Hypertonie (WHO): Blutdruckwerte systolisch > 139 mmHg und/oder diastolisch > 90 mmHg.
- *Einteilung nach Schweregraden*:
  - Grad 1: 140 – 159/90 – 99 mmHg.
  - Grad 2: 160 – 179/100 – 109 mmHg.
  - Grad 3: ≥ 180/ ≥ 110 mmHg.
  - Isolierte systolische Hypertonie: ≥ 140/ < 90 mmHg.
- Die Häufigkeit der arteriellen Hypertonie nimmt mit dem Alter zu und findet sich bei 25 – 30 % der Bevölkerung.

➤ **Allgemeine Maßnahmen:** Vor Beginn einer medikamentösen Therapie sollten zunächst Maßnahmen zur Änderung der Lebensweise durchgeführt werden (Ausdauersport, diätetische Maßnahmen, Gewichtsreduktion, Vermeidung von Streß).

➤ **Stellenwert der Phytotherapie:**
- Zur Therapie der arteriellen Hypertonie existieren viele sehr wirksame und nebenwirkungsarme synthetische Medikamente; die Compliance der Patienten ist jedoch bekanntlich schlecht.
- Die Phytotherapeutika sind in ihrer Wirksamkeit wenig geprüft und eher schwach wirksam, viele Patienten äußern jedoch den Wunsch nach einer solchen Therapie.
- Im Initialstadium der arteriellen Hypertonie scheint ein Therapieversuch mit Phytopharmaka unter ärztlicher Kontrolle gerechtfertigt. Ein Aspekt ist auch, den oft noch jungen Patienten den Einstieg in eine lebenslang erforderliche Therapie zu erleichtern.

Phytopharmaka

➤ **Sympathikolytika:**
- *Pflanzliche Drogen:* Schlangenwurz (Rauwolfia serpentina, s. S. 106).
- *Wirkung:*
  - Der Gesamtextrakt aus Rauwolfia serpentina wirkt infolge verschiedener Inhaltsstoffe, insbesondere Reserpin und Raubasin, blutdrucksenkend und sympathikolytisch.
  - Eine sofortige Blutdrucksenkung ist nicht zu erwarten.
- *Unerwünschte Wirkungen:* Sedierung, Mundtrockenheit, verstopfte Nase, Potenzstörungen und Depression können durch Reduktion der Dosis vermieden werden.
- *Dosierung und Art der Anwendung:* Es sind nur Fertigarzneimittel zur oralen Anwendung zu empfehlen.
- *Kontraindikationen:* Depression, Magen-Darm-Ulzera, Phäochromozytom, Schwangerschaft und Stillzeit.
- *Wechselwirkungen:* Digitalisglykoside, Neuroleptika, Barbiturate, Levodopa.
- *Fertigarzneimittel (Auswahl):* Arte Rautin forte S Tropfen und Dragees.

➤ **Vasodilatatoren:**
  – *Pflanzliche Drogen:* Knoblauchzwiebel (Allii sativi bulbus, s. S. 69).
  – *Wirkung:*
    • Hyperpolarisation der glatten Gefäßmuskelzellen und dadurch Vasodilatation durch die Inhaltsstoffe Allicin und Ajoen, vermutlich über eine kaliumkanalabhängige Reduktion der intrazellulären Kalziumkonzentration.
    • Das breite Wirkspektrum von Knoblauchextrakten mit antioxidativen, geringgradig lipidsenkenden, fibrinolytischen und thrombozytenaggregationshemmenden Eigenschaften macht sie zu sinnvollen Adjuvantien bei allen Formen der Arteriosklerose (s. auch S. 133).
    • Die antihypertensive Wirkung tritt langsam ein, die maximale Wirkung ist nach ca. 6 Monaten erreicht. Vermutlich haben Trockenpulverextrakte das breiteste Wirkungsspektrum.
  – *Kontraindikationen:* Hämophilie A und andere Erkrankungen des Gerinnungssystems.
  – *Nebenwirkungen:* Selten Irritationen im Magen-Darm-Bereich oder allergische Reaktionen.
    ◉ *Tip:* Da das Gerinnungssystem und die Thrombozytenaggregation beeinflußt werden können, sollten Knoblauchpräparate vor größeren chirurgischen Eingriffen abgesetzt werden.
  – *Dosierung und Art der Anwendung:* 600 – 900 mg tgl. oral, entsprechend 1,8 – 2,7 g frischem Knoblauch.
  – *Fertigarzneimittel (Auswahl):* beni-cur Dragees, Carisano, Ravalgen aktiv Kapseln, Kwai N Dragees, Sapec Dragees, Kneipp Knoblauch Dragees.
➤ **Unklare Wirkung:**
  – *Pflanzliche Drogen:* Mistelkraut (Visci albi herba, s. S. 89).
  – *Wirkung:* Das blutdrucksenkende Prinzip wäßriger Mistelextrakte ist bisher nicht identifiziert. Sie sollen die gelegentlich auftretenden Begleiterscheinungen wie Kopfschmerzen, Schwindel, Unruhe, Nervosität und verminderte Belastbarkeit verringern.
  – *Dosierung und Art der Anwendung:* Es sollten nur Fertigarzneimittel bzw. definierte Mistelzubereitungen verwendet werden. Nur orale Anwendung, Dosierung nach Angaben des Arzneimittelherstellers.
  – *Fertigarzneimittel (Auswahl):* Viscysat Bürger Lösung, Mistel Curarina Tropfen, Kneipp Mistel Pflanzensaft.

Klinische Vorbemerkungen

➤ **Allgemeines:**
– *Definition:* Symptomatische Blutdruckerniedrigung auf < 100 mmHg systolisch.
– Die *primäre Hypotonie* ist häufig und hat nur bei ausgeprägten Symptomen Krankheitswert. Die Ursachen sind nicht bekannt, rasche Ermüdbarkeit und Orthostase sind typisch.
– *Sekundäre Hypotonien* sind eher selten. Sie können Folge einer Herz- oder Nebenniereninsuffizienz sein oder bei fortgeschrittenen Leber- oder Tumorleiden auftreten. Hier ist nach Möglichkeit primär die Ursache zu therapieren. Erfahrungsberichte zur Anwendung von Phytopharmaka liegen nicht vor.

➤ **Stellenwert der Phytotherapie:**
– Meist sind bei primärer Hypotonie eine nicht medikamentöse Therapie mit körperlichem Training und physikalischer Therapie ausreichend. Eine medikamentöse Behandlung erscheint nur in Zeiten der Rekonvaleszenz oder während großer körperlicher und psychischer Beanspruchung sinnvoll.
– Phytopharmaka sind bei primärer Hypotonie eine nebenwirkungsarme Alternative zu chemisch-synthetischen Medikamenten, die wenig effektiv sind, insbesondere in der Langzeitanwendung. Sie sind zur Selbstmedikation geeignet. Klinische Prüfungen liegen nicht vor.

Phytopharmaka

➤ **Externa:**
– *Pflanzliche Drogen:* Rosmarinblätter (Rosmarini folium, s. S. 101).
– *Wirkung:* Das ätherische Öl der Rosmarinblätter wirkt durch die Inhaltsstoffe Campher und Cineol durchblutungsfördernd und zentralanaleptisch. Eine kreislauftonisierende Wirkung ist empirisch belegt.
– *Kontraindikation:* Herzinsuffizienz (s. Phytobalneotherpaie S. 272).
– *Dosierung und Art der Anwendung:* 50 g Rosmarini folium auf 1 l Wasser heiß aufgießen, 30 Min. ziehen lassen und in ein Voll- oder Sitzbad geben. Morgens nach dem Aufstehen für 10 Min. bei 34–36 °C baden, danach 1 Std. ruhen.

  ◔ *Tip:* Rosmarinbäder sollten nicht abends angewandt werden, da sie zu Schlafstörungen führen.
– *Fertigarzneimittel* (Auswahl): Perozon Rosmarin-Ölbad N.
– *Kontraindikationen:* Herzinsuffizienz (S. S. 28).

➤ **Interna:**
– *Pflanzliche Drogen:* Rosmarinblätter (Rosmarini folium, s. S. 101).
– *Wirkung:* S. oben.
– *Dosierung und Art der Anwendung:* Tinctura Rosmarini (1 : 5) 3×tgl. 5 Trpf. in etwas warmem Wasser 15 Min. vor den Mahlzeiten trinken.
– *Fertigarzneimittel* (Auswahl): Korodin Herz-Kreislauf-Tropfen, 3×tgl. 10 Trpf.

4.6 Durchblutungsstörungen

Klinische Vorbemerkungen

➤ **Allgemeines:**
- Die Anzahl der Menschen mit peripheren und/oder zerebralen Durchblutungsstörungen nimmt infolge des ansteigenden mittleren Lebensalters der Bevölkerung immer mehr zu.
- Bei der peripheren arteriellen Verschlußkrankheit (AVK) finden sich arteriosklerotische Gefäßprozesse vor allem der unteren Extremitäten, an denen das LDL (low density lipoprotein), erhöhtes Cholesterin, das Gerinnungssystem und die Thrombozytenfunktion maßgeblich beteiligt sind. Diese Interaktionen führen zur Ablagerung arteriosklerotischer Plaques an den Gefäßwänden, zu einer Abnahme des Gefäßlumens und schließlich zum Gefäßverschluß. Durch den entstehenden Sauerstoffmangel treten vermehrt freie Radikale auf, die ihrerseits über das oxidierte LDL die Gefäßwände schädigen.

➤ **Allgemeine Maßnahmen:**
- Im Vordergrund stehen die Bekämpfung der Risikofaktoren (Rauchen und Bewegungsmangel) sowie eine optimale Einstellung eines Diabetes mellitus, der Serumlipidkonzentration und einer arteriellen Hypertonie.
- Eine konsequente physikalische Therapie mit Bewegungstraining ist nur bei etwa $1/3$ der Patienten mit arterieller Verschlußkrankheit wegen kardiologischer oder orthopädischer Begleiterkrankungen oder mangelnder Motivation durchführbar.

➤ **Stellenwert der Phytotherapie:** Ginkgoblätterextrakte sind eine sinnvolle Alternative zu chemisch-synthetischen Medikamenten mit vergleichbarem Wirkungsanspruch.

Phytopharmaka

➤ **Symptomatische Therapie:**
- *Pflanzliche Drogen:* Ginkgobaumblätter (Ginkgo biloba folium, s. S. 51).
- *Wirkung:* Positiv monographiert ist der Trockenextrakt (35–67 : 1) aus Ginkgo -biloba-Blättern extrahiert mit Aceton-Wasser. Wirksamkeitsbestimmende Inhaltsstoffe sind die Flavonglykoside und Terpenlaktone der Ginkgoblätter:
  - Beeinflussung der Rheologie (Senkung der Erythrozyten- und Thrombozytenaggregation).
  - Hemmung der Produktion freier Radikale.
  - Steigerung der Prostazyklinsynthese.
  - Antagonisierung des PAF (Plättchen-aktivierender Faktor).
  - Neuroprotektive Eigenschaften.
  - Verbesserung des zellulären Energiestoffwechsels.
- *Unerwünschte Wirkungen:* Sehr selten leichte Magen-Darm-Beschwerden, Kopfschmerzen und allergische Reaktionen.
- *Dosierung und Art der Anwendung:* 120–160 mg tgl. oral verteilt auf 2–3 Einzeldosen über mindestens 6 Wochen.
- *Fertigarzneimittel (Auswahl):* Gingium Filmtabletten/Lösung, Gingopret Filmtabletten/Lösung, Ginkgo Stada Filmtabletten/Tropfen, Kaveri forte Filmtabletten/Tropfen, Rökan Plus Filmtabletten, Rökan Filmtabletten/Tropfen, SX Ginkgo Filmtabletten, Tebonin forte 40 mg, Tebonin spezial 80 mg.

➤ **Prävention:**
- *Pflanzliche Drogen:* Knoblauchzwiebel (Allii sativi bulbus, s. S. 69).
- *Wirkung, Dosierung, Präparate:* s. S. 128.

Klinische Vorbemerkungen

➤ **Allgemeines:**
- *Systematischer Schwindel:* Meist als Folge von Mikro- oder Makrozirkulationsstörungen des Innenohres; weitere Folgen hiervon können Tinnitus oder Hörstörungen sein.
- *Unsystematischer Schwindel:* Er ist wesentlich häufiger und meist Folge von hyper- oder hypotensiven Kreislaufbeschwerden, Herzrhythmus- oder Hirnleistungsstörungen.
- *Tinnitus:* Subjektiv empfundene ein- oder beidseitige Ohrgeräusche (Pfeif-, Rausch- oder Klingelgeräusche), die durch Mikrozirkulationsstörungen ausgelöst werden können.

➤ **Stellenwert der Phytotherapie:** Eine Kombination von physikalischer Therapie und medikamentösen Substanzen, die den Hirnstoffwechsel beeinflussen, hat sich bewährt. Für Ginkgo-biloba-Präparate liegen klin. Studien zur günstigen Wirkung bei Innenohrschwindel vor.

💿 *Beachte:* Der *Hörsturz*, ein plötzlicher einseitiger Hörverlust mit oder ohne Tinnitus, gehört in sofortige fachärztliche Behandlung, da nur innerhalb der ersten 24 Std. nach dem Ereignis eine restitutio ad integrum möglich ist! Phytopharmaka werden hier nicht empfohlen.

Phytopharmaka

➤ **Symptomatische Therapie:**
- *Pflanzliche Drogen:* Ginkgobaumblätter (Ginkgo biloba folium, s. S. 51).
- *Wirkung, Dosierung, Präparate:* s. S. 130.

4.8 Demenz

Klinische Vorbemerkungen

➤ **Allgemeines:**

– *Hirnleistungsstörungen* äußern sich zunächst durch unspezifische Symptome wie Kopfschmerzen, Schwindel, Schlaflosigkeit, Konzentrationsschwäche oder depressive Verstimmung. Im weiteren Verlauf werden Denken und Wahrnehmung eingeschränkt, die intellektuellen Fähigkeiten und die Orientiertheit zu Person, Zeit und Raum nehmen ab. Schließlich finden sich Störungen in der Affektivität, der Motivation und im Sozialverhalten, Verwirrtheitszustände treten auf.

– *Primäre Demenzen:*

• Bei ca. 80 % liegt ein Untergang von Nervenzellen (meist cholinerge Neurone im basalen Frontalhirn) oder synaptischen Verbindungen zugrunde (sog. Alzheimer-Typ), bei jeweils 10 % handelt es sich um eine Multiinfarktdemenz oder eine Mischform.

• Ursachen für den Untergang der Nervenzellen kann ein erhöhter oxidativer Streß durch vermehrtes Auftreten von Sauerstoffradikalen bei der ATP-Gewinnung aus Glukose sein. Diese Radikale führen zur Lipidperoxidation und Hemmung der Natrium-Kalium-ATPase. Dies wiederum bedingt pathologische Elektrolytverschiebungen in der Zelle und schließlich den Zelltod. Weitere Ursachen werden diskutiert.

• Die Multiinfarktdemenz ist durch eine zunehmende Häufung lakunärer Infarkte und eine Marklagerschädigung in der Nähe der Seitenventrikel gekennzeichnet. Pathogenetisch bedeutsam ist die hohe Aktivität des plättchenaktivierenden Faktors (PAF) und die dadurch bedingte Thrombozytenaggregabilität mit konsekutiver Störung der Mikrozirkulation und Erhöhung der Gefäßpermeabilität mit anschließender Ödembildung.

– *Sekundäre Demenzen:* Folgen von Herz-Kreislauf-Erkrankungen, hormonellen Veränderungen, Infektionen und Intoxikationen (z. B. durch Arzneimittel).

➤ **Stellenwert der Phytotherapie:**

– Die seit einiger Zeit verfügbaren synthetischen Acetylcholinesterasehemmer sollten stets unter Beobachtung einer Bezugsperson eingesetzt werden. Die Wirksamkeit sog. Nootropika (z. B. Piracetam) ist umstritten.

– Für Ginkgoblätterextrakte ist die symptomatische Wirkung für alle Formen der primären Demenz in mehreren klinischen Studien nachgewiesen.

– Entscheidend ist bei primärer Demenz ein frühzeitiger Therapiebeginn, um das Fortschreiten der Erkrankung zu verlangsamen. Zur Kontrolle des Therapieerfolges sollten 3 Monate nach Therapiebeginn psychometrische Tests durchgeführt werden.

– Bei sekundärer Demenz steht die Therapie der auslösenden Ursache im Vordergrund.

Phytopharmaka

➤ **Symptomatische Therapie:**

– *Pflanzliche Drogen:* Ginkgobaumblätter (Ginkgo biloba folium, s. S. 51).

– *Wirkung, Dosierung, Präparate:* Tebonin intens 120 mg, weitere Präparate s. S. 130.

Klinische Vorbemerkungen

➤ **Allgemeines:**
- In Deutschland sind über die Hälfte aller Todesfälle Folgen der Atherosklerose. Die degenerative Veränderung der arteriellen Gefäße verläuft über Jahrzehnte und wird u. a. durch von freien Radikalen oxidierte Lipoproteine hervorgerufen.
- Besonders gefährdet sind Menschen, die hohe Serumcholesterinkonzentrationen haben und bei denen das Verhältnis des LDL-Lipoproteins zum HDL-Lipoprotein oberhalb von 4,0 liegt. Diese Konstellation findet sich gehäuft bei Männern aller Altersgruppen und bei Frauen nach den Wechseljahren.

➤ **Allgemeine Maßnahmen:** In erster Linie sollte die Ernährung umgestellt werden (als Nahrungsfette sollten Fette mit einem hohen Gehalt an einfach ungesättigten Fettsäuren, z. B. Olivenöl, verwendet werden. Allgemein ist der Fettanteil in der Nahrung zu reduzieren.

➤ **Stellenwert der Phytotherapie:**
- Sinnvoll sind Phytopharmaka vor allem in der Prävention, da ihr Wirkspektrum gegen wesentliche Teilbereiche der Atheroskleroseentstehung gerichtet ist.
- Chemisch-synthetische Lipidsenker reduzieren nachweislich die kardiovaskuläre Mortalität, sind jedoch teuer, teilweise nebenwirkungsträchtig und, wenn sie in der Primärprävention eingesetzt werden, nicht erstattungsfähig.
- Phytotherapeutika können bei dieser Indikation für die arztgestützte Selbstmedikation empfohlen werden, da sie sehr nebenwirkungsarm sind.

Phytopharmaka

➤ **Lipidsenkende Wirkung:**
- *Pflanzliche Drogen:* Artischockenblätter (Cynarae folium, s. S. 31).
- *Wirkung:* Die lipidsenkende Wirkung der Spezialextrakte beruht auf einer Hemmung der Cholesterinbiosynthese auf mehreren Ebenen und einer vermehrten Elimination über die Galle. Antioxidative Wirkungen sind ebenfalls nachgewiesen.
- *Kontraindikationen:* Allergie gegen Artischocken und andere Korbblütler, Verschluß der Gallenwege, Cholelithiasis.
- *Dosierung und Art der Anwendung:* 320–640 mg Extrakt 3×tgl. oral, entsprechend 960–1920 mg/d.
- *Fertigarzneimittel (Auswahl):* Hepar SL forte, Carminagal N, Cynacur Dragees, Hepar-POS Kapseln.

➤ **Antiatherosklerotische Wirkung:**
- *Pflanzliche Drogen:* Knoblauchzwiebel (Allii sativi bulbus, s. S. 69).
- Genaues s. S. 128.

Klinische Vorbemerkungen

➤ **Allgemeines:**
- Neueren Schätzungen zufolge liegen in Deutschland bei 70% der über 30jährigen Frauen und bei 50% der über 30jährigen Männer Venenleiden vor.
- Ursachen sind Bewegungsmangel, ständig stehende oder sitzende Tätigkeiten und Übergewicht. Bei genetisch bedingter Bindegewebsschwäche bzw. bei Fetteinlagerung oder hormonellen Veränderungen lockert sich die Haltestruktur der dünnwandigen Venen auf, es kommt zur Schädigung der Venenwände und zur Venenklappeninsuffizienz.
- *Symptome:* Schleichender Beginn mit müden und schweren Beinen und abendlichen Knöchelschwellungen. Durch die Druckerhöhung in den Venen und durch freie Sauerstoffradikale nimmt die Permeabilität der Venenwand zu. Flüssigkeit, Leukozyten und Eiweiß treten in das umliegende Gewebe aus. Durch die entstehenden Ödeme wird die Versorgung der umliegenden Gewebe mit Sauerstoff und Nährstoffen verringert. Langfristig können so Nekrosen (Ulzera cruris) entstehen.

➤ **Allgemeine Maßnahmen:**
- Wichtig ist ein frühzeitiger Behandlungsbeginn bereits bei den ersten Beschwerden, da hiermit ein Fortschreiten der Erkrankung aufgehalten werden kann.
- Sinnvoll sind physikalische Maßnahmen wie regelmäßiges Hochlagern der Beine, Beingymnastik und Bewegungseinlagen bei sitzenden Tätigkeiten, Wassertreten im kalten Wasser, Gewichtsreduktion und Ausdauersportarten.
- Kompressionsstrümpfe sollten regelmäßig getragen werden, hierzu sind jedoch die meisten Patienten nicht bereit.
- Für kurze Zeit können in seltenen Fällen Diuretika gegeben werden, hierbei sollten Schleifendiuretika allerdings vermieden werden.

➤ **Stellenwert der Phytotherapie:**
- Die Wirkung sog. Venensalben, ist nicht gesichert, sie sind lediglich als Adjuvans zur physikalischen Therapie und den oralen Präparaten geeignet.
- Phytopharmaka sollten bereits frühzeitig eingesetzt werden. Sie dienen der Stabilisierung eines bereits erreichten Entstauungszustandes und können mit den physikalischen Maßnahmen gut kombiniert werden.

Phytopharmaka und Anwendungsmöglichkeiten

➤ **Externa:**
- *Pflanzliche Drogen:* Hamamelisrinde (Hamamelidis cortex, s. S. 54), Roßkastaniensamen (Hippocastani semen, s. S. 102) und rotes Weinlaub (Vitis viniferae folium).
- *Wirkung:* Die Drogen wirken adstringierend, antiphlogistisch, ödemprotektiv und kapillarabdichtend.
- *Unerwünschte Wirkungen:* In seltenen Fällen allergische Hautreaktionen.
- *Dosierung und Art der Anwendung:* Lokal mehrmals täglich vorsichtig einreiben; Gele können als Langzeitapplikation unter Kompressionsverbänden und -strümpfen verwendet werden. Salben haben eine größere Eindringtiefe und sind zur Therapie entzündlicher Prozesse geeignet.
- ◖ *Cave:* Bei entzündlichen Prozessen sollte nicht massiert werden (Ablösung von Thromben!). Die Externa sollten nie auf offene Haut oder Schleimhäute aufgebracht werden.

– *Fertigpräparate (Auswahl):*
- *Hamamelisrinde:* Venoplant top Hamamelis.
- *Roßkastaniensamen:* Venostasin N-Salbe, Venostasin Gel, Venen-Fluid, Venensalbe N.
- *Rotes Weinlaub:* Antistax Creme.
- *Kombinationspräparate Roßkastaniensamen, Hamamelisrinde:* Aescorin N Salbe, Venotrulan Salbe.

◘ *Beachte:* Die Fertigpräparate sind im allgemeinen nicht erstattungsfähig.

➤ **Interna:**
– *Pflanzliche Drogen:* Roßkastaniensamen (Hippocastani semen, s. S. 102).
- *Wirkung:* Wirksamkeitsbestimmend ist das Saponin β-Aescin (antiexsudativ, membranstabilisierend, antiphlogistisch, diuretisch und venentonisierend). Es stabilisiert die Lysosomenmembran. Nach oraler Einnahme ist ein Wirkungseintritt nach 3–5 d zu erwarten.
- *Unerwünschte Wirkungen:* Es kann eine Reizung der Magenschleimhaut auftreten, deshalb sind magensaftresistente, retardierte Darreichungsformen zu bevorzugen.
- *Dosierung und Art der Anwendung:* 50 mg 2×tgl. oral.
- *Kontraindikationen:* Alkoholhaltige Präparate sollten nicht in Schwangerschaft und Stillzeit angewandt werden. Hochdosierte Präparate in den beiden letzten Schwangerschaftsdritteln und der Stillzeit nur nach strenger Indikationsstellung.
- *Fertigpräparate (Auswahl):* Aescorin forte Kapseln, DIU Venostasin, Essaven 50 Mono Filmtabletten, Hoevenol, Noricaven novo Dragees, Vasotonin Kapseln, Venalot novo Depot Retardkapseln, Venogal 300, Venoplant retard S Retardtabletten, Venostasin retard, Venostasin S, Venen-Tabletten Stada retard, SX Aesculus Retardtabletten, Venen Dragees, Venentabs retard-ratiopharm, Venopyronum retard, Venopyronum N forte Kapseln.
– *Pflanzliche Drogen:* Steinkleekraut (Meliloti herba).
- *Wirkung:* Enthält ödemprotektive Flavonoide und Cumarine, die antioxidativ, antiphlogistisch, antiödematös, spasmolytisch und lymphokinetisch wirken, die Blutgerinnung jedoch nicht beeinflussen.
- *Unerwünschte Wirkungen:* In seltenen Fällen Kopfschmerzen; bei stark cumarinhaltigen Präparaten auch arzneimittelbedingte Hepatitiden.
- *Dosierung und Art der Anwendung:* 3–30 mg Cumarin/d oral.
- *Fertigpräparate (Auswahl):* Meli Rephastan Flüssigkeit, Venalot intern Venendragees, Venentab Melilotus.
– *Pflanzliche Drogen:* Mäusedornwurzelstock (Rusci aesculeati rhizoma, s. S. 86).
- *Wirkung:* Enthält Steroidsaponine, die antiexsudativ, antiphlogistisch und venentonisierend sind.
- *Unerwünschte Wirkungen:* In seltenen Fällen gastrointestinale Beschwerden oder Hautausschläge.
- *Kontraindikationen:* Nicht bekannt.
- *Dosierung und Art der Anwendung:* Orale Anwendung, Dosierung entsprechend den Angaben des Herstellers. Tagesdosis 7–11 mg Gesamtruscogenine.
- *Fertigpräparate (Auswahl):* Fagorutin ruscus Kapseln, Rhenus med Dragees, Phlebodril Kapseln, Duoform novo Dragees, Venobiase mono.

- *Pflanzliche Drogen:* Rotes Weinlaub (Vitis viniferae folium).
  - *Wirkung:* Enthält Kaffesäurederivate, Gerbstoffe, organische Säuren und Flavonoide (z. B. Quercetin-3-glucuronid, Isoquercetin). Diese sind ödemprotektiv und antiphlogistisch.
  - *Dosierung und Art der Anwendung:* Orale Anwendung entsprechend den Angaben des Herstellers.
  - *Fertigpräparate (Auswahl):* Antistax Kapseln/Tropfen.
- 👁 ***Beachte:*** Die Fertigpräparate sind nur nach ausführlicher Begründung erstattungsfähig.

Klinische Vorbemerkungen

➤ **Allgemeines:**
- *Akute Rhinitis (Schnupfen):*
  - Ursache sind Viren, meistens Rhinoviren.
  - Trockenes Vorstadium (oft mit starkem Jucken oder Niesen).
  - Katarrhalisches Stadium mit großen Mengen wäßrigen Nasensekretes. Bei einer bakteriellen Sekundärinfektion wird das Sekret gelblich-grün.
  - Nach einigen Tagen wird das Sekret zähflüssiger, die Nasenschleimhaut ist infolge der Entzündung verschwollen, der Sekretabfluß behindert, die lokale Immunabwehr gestört. Bei Zuschwellen der Ausgänge der Nasennebenhöhlen kann sich eine Rhinosinusitis ausbilden.
  - Symptome des banalen Schnupfens klingen innerhalb von 8 Tagen ab.
- *Akute Sinusitis (Entzündung der Nasennebenhöhlen):*
  - Sekretstau im gesamten Nebenhöhlensystem, insbesondere bei angeborenen Verengungen oder im Gefolge einer chronisch verdickten Schleimhaut infolge von Allergien.
  - Oft im Anschluß an eine Rhinitis.
  - Bei schlechtem Sekretabfluß wird durch den dadurch eintretenden Sauerstoffmangel die Funktion der Schleimhaut beeinträchtigt: Sie produziert nur noch dickflüssiges Sekret (Dyskrinie), das einen idealen Nährboden für Bakterien darstellt. Die Flimmerhärchen der Schleimhaut, die für den Abtransport der Sekrete sorgen (mukoziliare Clearance), stellen ihre Tätigkeit ein.
  - Symptome sind deutliches Krankheitsgefühl, zumeist hohes Fieber, Druckgefühl bis hin zu starken Schmerzen im Bereich der Wangen, der Augen oder der Stirn, gelegentlich auch Ohrenschmerzen. Wenn eine akute Sinusitis nicht völlig ausheilt, kann sich eine chronische Sinusitis entwickeln, die durch massive Schleimhautveränderungen gekennzeichnet ist.

➤ **Phytotherapeutische und allgemeine Maßnahmen:**
- Bei allen Atemwegsinfektionen sollte man grundsätzlich reichlich trinken.
- Nasenspülungen mit isotonischer Kochsalzlösung sind besonders in den ersten beiden Phasen des Schnupfens sinnvoll.
- Je eher Phytopharmaka eingesetzt werden, desto größer ist der zu erwartende Erfolg.
- Die pflanzlichen Drogen haben unterschiedliche, z.B. immunstimulierende oder antientzündliche Eigenschaften. Eine Kombination der Drogen ist daher sehr sinnvoll.

➤ **Stellenwert der Phytotherapie:** Die Phytotherapie bei Schnupfen ist nebenwirkungsarm und preiswert, auch bei längerem Gebrauch von niedrigen Dosierungen entstehen keine Schäden an der Nasenschleimhaut. Bei Sinusitis ist unbedingt durch den Arzt zu prüfen, ob nicht eine Therapie mit Antibiotika angezeigt ist. Phytopharmaka sind als Begleitmaßnahmen immer indiziert.

Phytopharmaka (Übersicht)

➤ **Antiphlogistika:**
- *Pflanzliche Drogen:* Kamillenblüten (Chamomillae flos s.S. 62).
- *Indikation:* Akute Rhinitis.
- *Kontraindikationen:* Nicht bei bekannter Korbblütlerallergie anwenden.

- *Wirkung:* Ätherisches Öl der Kamillenblüten reizt die Schleimhäute nicht, die Inhaltsstoffe α-Bisabolol und Chamazulen wirken gut entzündungshemmend.
- *Unerwünschte Wirkungen:* Nicht bekannt.
- *Anwendung und Dosierung:* Inhalation mehrmals tgl (s. S. 63) mit 2 – 3 EL Kamillenblüten oder 1 TL Kamillenextrakt. Alternativ Nasentropfen 3 – 4×tgl. in beide Nasenlöcher tropfen.
- *Fertigpräparate (Auswahl):* Chamo S Bürger Lösung, Eukamillat–Lösung, Kamillan supra, Kamillan supra Nasenspray, Kamillenextrakt Steierl, Kamille-Spitzner N–Lösung, Kamillosan Konzentrat–Lösung, Matmille–Lösung, Perkamillon liquidum, Soledum med. Nasentropfen.

➤ **Kälterezeptorstimulatoren:**
- *Pflanzliche Drogen:* Ätherisches Öl aus Pfefferminzblättern (insbesondere der Varietät mentha arvensis var. Piperascens s. S. 97), Menthol, Campher.
- *Indikation:* Akute Rhinitis.
- *Kontraindikationen:* Exanthematöse Haut- und Kinderkrankheiten, Asthma bronchiale. Pfefferminzöl zur Inhalation und mentholhaltige Nasensalben nicht bei Säuglingen und Kleinkindern anwenden. Campher nicht in der Schwangerschaft und Stillzeit anwenden. Vorsicht bei Hypertonie oder Herzinsuffizienz.

◼ *Beachte:*
- Bei Säuglingen und Kleinkindern können Pfefferminzöl und menthol- und campherhaltige Zubereitungen reflektorisch zu Atemnot bis hin zum Ersticken, Kehlkopfspasmen oder Herz-Kreislaufproblemen führen. Sie dürfen keinesfalls im Gesicht oder großflächig auf Brust und Rücken angewendet werden.
- Pfefferminzöl, mentholhaltige Nasensalben und Campher: Nicht am Auge oder auf verletzte Haut auftragen, bei Campher auch Kontakt mit Schleimhäuten vermeiden.

- *Wirkung:* Stimulation der nasalen Kälterezeptoren, dadurch erleichterte Atmung. Sekretolytisch, antimikrobiell und antiviral jedoch nicht schleimhautabschwellend. Bei Beachtung der Kontraindikationen gut anwendbare Arzneimittel.
- *Unerwünschte Wirkungen:* In Einzelfällen allergische Hauterscheinungen, lokale Mißempfindungen (mentholhaltige Nasensalben); selten Kontaktekzeme (Campher).
- *Anwendung und Dosierung:* Inhalation mehrmals tgl. (s. S. 97) mit 2 – 4 Trpf. Pfefferminzöl. Alternativ 1 Trpf. direkt unter den Nasenlöchern auftragen (nur Schulkinder und Erwachsene). Campher: Salbe mehrmals tgl. im Brustbereich auftragen, damit die Dämpfe eingeatmet werden können. Nasensalbe: 3 – 4× tgl. eine linsengroße Portion in die Nasenöffnung einführen.
- *Fertigpräparate (Auswahl):*
  - *Pfefferminzöl:* Flui-Minzöl-Tropfen, Infiminz, Japanöl, JHP Rödler Japanisches Heilpflanzenöl, Kneipp Minzöl Trost.
  - *Minzöl:* Heumann Heilpflanzenöl, Inspirol Heilpflanzenöl, Leukona-Mintöl, NI NO Fluid N.
  - *Menthol:* Nifint-Nasensalbe.
  - *Campherhaltige Salben:* Camphoderm N.

➤ **Immunstimulantien:**
- *Pflanzliche Drogen:* Kraut des purpurfarbenem Sonnenhutes (Echinaceae purpureae herba, s. S. 66), Wurzel der blaßfarbenen Kegelblume (Echinaceae angustifoliae radix, s. S. 65).
- *Indikation:* Chronische Sinusitis.
- *Kontraindikationen:* Chronisch progrediente Systemerkrankungen (z. B. Tuberkulose), Leukosen, entzündlich-rheumatische Erkrankungen, multiple Sklerose, HIV, bekannte Überempfindlichkeit gegen Korbblütler, Autoimmunerkrankungen. Wegen nicht ausreichender Untersuchungen nicht in der Schwangerschaft, Stillzeit und bei Kindern unter 12 Jahren anwenden.
- *Wirkung:* Steigerung der Abwehrleistung von Granulozyten und Makrophagen. Bei parenteraler Gabe beginnt der immunstimulierende Effekt schon nach wenigen Stunden. Vergleichbare chemisch-synthetische Präparate existieren nicht. Weitere Wirkung s. S. 65.
- ◐ *Beachte:* Bei schweren Erkrankungen vor immunstimulierender Therapie den Immunstatus bestimmen und Indikation sorgfältig prüfen!
- *Unerwünschte Wirkungen:* Nach parenteraler Applikation von Echinacea in Einzelfällen Überempfindlichkeitsreaktionen wie Hautausschlag, Juckreiz, selten Gesichtsschwellung, Atemnot, Schwindel und Blutdruckabfall.
- *Anwendung und Dosierung:* Da Echinacea nur in homöopathischen Präparaten zur parenteralen Anwendung zur Verfügung steht, in der Potenzierung D2–D6 0,2–2,0 ml i. m., i. v. oder s. c. 1–2mal tgl. zusammen mit Eigenblut anwenden. Auch bei gleichzeitiger Antibiotikatherapie ist die Anwendung laut Erfahrungsberichten uneingeschränkt möglich. Zur Wirkung oral anzuwendender Echinacea-Präparate bei chronischer Sinusitis liegen keine positiven Erfahrungsberichte vor.
- *Fertigpräparate (Auswahl):* Echinacea angustifolia: Injeel forte.
- ◐ *Beachte:* Echinacea-Präparate sind in der Regel nicht erstattungsfähig.

➤ **Kombinationspräparate zur Behandlung der akuten Sinusitis:**
- *Pflanzliche Drogen:* S. Fertigpräparate, Anwendung von Einzeldrogen wird nicht empfohlen.
- *Indikation:* Akute Sinusitis, adjuvant bei chronischer Sinusitis.
- *Kontraindikationen:* Bronchoforton nicht bei Allergie gegen Anis und Anethol, Bronchoforton und Sinuforton nicht bei entzündlichen Erkrankungen im Magen-Darmbereich und im Bereich der Gallenwege/Gallenblase, sowie nicht bei schweren Lebererkrankungen anwenden. Bei Gallensteinleiden ist eine Rücksprache mit dem Arzt zu empfehlen. Sinupret bei Kindern unter 12 Jahren und in der Schwangerschaft und Stillzeit nur nach strenger Indikationsstellung.
- *Wirkungen:* S. Einzeldrogen. Eine adjuvante Therapie mit Phytopharmaka ist bei akuter Sinusitis sehr zu empfehlen.
- ◐ *Beachte:* Arzt aufsuchen, wenn Beschwerden länger als 7–14 Tage andauern oder periodisch wiederkehren. Rücksprache mit dem Arzt bei Einnahme von Gelomyrtol während der Schwangerschaft.

- *Unerwünschte Wirkungen:*
  - Gelegentlich allergische Reaktionen der Haut, der Atemwege und des Gastrointestinaltraktes, in seltenen Fällen Magenbeschwerden, Übelkeit, Erbrechen und Durchfall.
  - Wechselwirkungen: Magenschleimhautreizungen bei gleichzeitiger Einnahme von Bronchoforton und Antazida. Gelomyrtol: Die Abschwächung und/oder Verkürzung der Wirkung von Arzneimitteln kann nicht ausgeschlossen werden.
- *Anwendung und Dosierung:* Oral entsprechend den Angaben der Hersteller.
- *Fertigpräparate (Auswahl):*
  - *Eukalyptusöl, Anisöl, Pfefferminzöl*: Bronchoforton Kapseln.
  - *Anisöl, Primelwurzel, Thymiankraut*: Sinuforton Kapseln oder Tropfen.
  - *Enzianwurzel, Schlüsselblumenblüten, Holunderblüten, Sauerampfer, Eisenkraut*: Sinupret/Sinupret forte.
  - *Myrtol, Cineol, α-Pinen:* Gelomyrtol/Gelomyrtol forte Kapseln.
  - ☉ *Beachte:* Bei Patienten über 18 Jahre sind die Präparate nicht zu Lasten der GKV verordnungsfähig.

Klinische Vorbemerkungen

➤ **Allgemeines:**
- Häufigkeit: Erkältungskrankheiten sind Ursache der meisten Arbeitsausfälle.
- Erreger sind zu 90% Viren, meist aus der Gruppe der Rhinoviren. Bei einem Teil der Infekte schließt sich eine bakterielle Sekundärinfektion an. Virale Infekte und Sekundärinfektionen treten häufiger bei vorübergehenden oder ständigen Schwächen des unspezifischen (angeborenen) oder spezifischen (erworbenen) Immunsystems auf.
- Begünstigend wirken Zugluft, kaltes Wetter und überheizte Räume. Die Schleimhäute der oberen Atemwege werden reflektorisch minderdurchblutet, wenn der Körper (besonders der Unterkörper) kurzfristig unterkühlt oder schlecht durchblutet wird. Dieser Reflex und ausgetrocknete Schleimhäute infolge von überheizten Räumen begünstigen das Eindringen von Erregern.

➤ **Phytotherapeutische und allgemeine Maßnahmen:**
- Nach Ausbruch der Erkältungskrankheit steht die Linderung der typischen Symptome wie Schnupfen, Halsschmerzen, Heiserkeit und evtl. des Fiebers im Vordergrund. Bewährt sind dabei Nasenspülungen, Halswickel, Inhalationen, Erkältungsbäder mit ätherischen Ölen und Maßnahmen, die das Schwitzen fördern. Pflanzliche Sekretolytika und Expektorantien, die ätherische Öle, Schleimstoffe und Saponine enthalten, gelangen hier zum Einsatz.
- Heiße Erkältungsbäder (mit Fichten- oder Kiefernnadelöl, Eukalyptus- oder Thymianöl, Campher oder Menthol). Für Details s. Phytobalneotherapie S. 271.
- Zur Verstärkung der fiebersenkenden Wirkung kann im Anschluß an das heiße Bad ein Tee mit schweißtreibenden Drogen getrunken werden.

➤ **Stellenwert der Phytotherapie:** Zur Therapie bei viral bedingten Erkältungskrankheiten eignen sich alle Maßnahmen, die die natürliche Funktion der Schleimhäute der oberen Luftwege unterstützen, die Symptome lindern und das Immunsystem stärken. Vergleichbare chemisch definierte Präparate existieren nicht. Arztgestützte Selbstmedikation wird empfohlen.

Phytopharmaka (Übersicht)

➤ **Immunstimulantien:**
- *Pflanzliche Drogen:* Kraut des purpurfarbenem Sonnenhutes (Echinaceae purpureae herba s. S. 66), Wurzel des blaßfarbenen Kegelblumenkrautes (Echinaceae pallidae radix s. S. 65), Wurzel des wilden Indigos (Baptisia tinctoria) und Lebensbaumspitzen (Thuja occidentalis s. S. 77).
- *Beachte:* Bei anderen Pflanzenteilen der beiden Echinacea-Arten wurde die Wirksamkeit bisher nicht sicher belegt.
- *Indikation:* Virale und bakterielle Infekte der oberen Luftwege.
- *Kontraindikation:* S. S. 139.
- *Wirkung:*
  - Echinacea: Steigerung der unspezifischen Immunabwehr durch Aktivierung der Granulozyten und Makrophagen, die Phagozytierbarkeit von Viren und Bakterien wird verbessert (Arabinogalaktane, Arabinogalaktan-Proteine). Aktivierte Makrophagen sezernieren u. a. Interleukin-1 und -6 und den Tumornekrosefaktor α, die ihrerseits das spezifische Immunsystem stimulieren und die Körperzellen vor dem Eindringen von Viren schützen. Diese Mechanismen beginnen bereits bei Kontakt der Erreger mit der Mundschleimhaut. Baptisia steigert ebenfalls die Freisetzung von

Interleukin-1 und regt die Produktion von Interferonen an, Thuja stimuliert die T-Zellen, verstärkt die Freisetzung von Interleukin-2 und hat einen direkten virushemmenden Effekt.

- Antiviraler Effekt des Preßsaftes aus Echinacea purpurea durch Kaffeesäurederivate, v.a. Cichoriensäure, Alkylamide.
- Echinacea-Preßsaft hemmt die Hyaluronidase und vermindert so die Gefäßpermeabilität und die Ausbreitung lokaler Infekte.
- Klinische Prüfungen und Anwendungsbeobachtungen weisen darauf hin, daß die Therapie mit Preßsäften aus dem Kraut von Echinacea purpurea oder alkoholischen Extrakten aus der Wurzel von Echinacea pallida verlängert bei Patienten mit geschwächtem Immunsystem die Zeit bis zum Auftreten eines neuen Infektes und vermindert insgesamt die Häufigkeit von Infekten der oberen Luftwege. Bei bereits bestehenden viralen Infekten verläuft die Infektion milder und die Symptome klingen rascher ab. Bei bakteriellen Infekten erscheint die Therapie wegen der immunsupprimierenden Wirkung vieler Antibiotika sinnvoll.

- *Unerwünschte Wirkung:* Bei parenteraler Gabe s. Sinusitis S. 139, bei oraler Gabe keine.
- *Anwendung und Dosierung:* Echinacea-Präparate werden oral, subkutan oder parenteral angewendet. Dosierung s. S. 139. Eine Kombination aus Echinaceawurzel (E. purpurea und pallida), Färberhülsenwurzel (Baptisia tinctoria) und Lebensbaumspitzen (Thuja occidentalis) scheint nach bisherigen Erkenntnissen den Monopräparaten aus Echinacea überlegen zu sein, weitere intensive Untersuchungen sind erforderlich.
- *Fertigpräparate (Auswahl):*
  - *Preßsaft/Trockenpreßsaft aus Echinaceae purpureae herba:* Cefasept mono Tabletten/Tropfen, Echinacea Stada Lösung/Tabletten, Echinacea Hevert purp. forte/Tropfen, Echinacin Madaus Lösung/ Capsetten, Echinaforce Preßsaft, Echinatruw Tropfen, Esberitox mono Tabletten/Tropfen, Immunopret Echinacea Tabletten/Tropfen.
  - *Alkoholischer Extrakt aus Echinaceae pallidae radix:* Echinacea ratiopharm Tabletten/Tropfen, Pascotox mono Tabletten, SX Echinacea Schwabe Lösung.
  - *Kombinationspräparat aus Echinacea purpurea/pallida 1 + 1, Baptisia tinctoria und Thuja occidentalis:* Esberitox.

➤ **Schweißtreibende Drogen:**
- *Pflanzliche Drogen:* Holunderblüten (Sambuci flos), Lindenblüten (Tiliae flos).
- *Indikation:* Virale und bakterielle Infekte der oberen Luftwege.
- *Kontraindikation:* Nicht bekannt.
- *Wirkung:* Fiebersenkend und entzündungshemmend durch Hemmung von Prostaglandinen (Flavonoide aus Holunder- und Lindenblüten). Prostaglandine sind an der Temperatursteigerung beteiligt. Lindenblütentee bewirkt auch eine unspezifischen Aktivierung des Immunsystems.
- *Unerwünschte Wirkungen:* Nebenwirkungen sind nicht bekannt.
- *Anwendung und Dosierung:* S.S. 55.
- *Fertigpräparate (Auswahl):* Nicht erhältlich.

➤ **Vitamin-C-haltige Drogen:**
- *Pflanzliche Drogen:* Schwarze Johannisbeere (Ribes nigrae fructus), Hagebuttenschalen (Cynosbati fructus).

- *Indikation:* Prophylaxe und Therapie bei Infekten der oberen Luftwege.
- *Kontraindikation:* Nicht bekannt.
- *Wirkung:* Steigerung der Vitamin C-Zufuhr. Vitamin C bewirkt eine unspezifische Steigerung des Immunsystems.
- *Unerwünschte Wirkungen:* Nebenwirkungen sind nicht bekannt.
- *Anwendung und Dosierung:*
  - Saft der Schwarzen Johannisbeere mit heißem Wasser verdünnen, mittags und abends zum Essen 1 Glas voll trinken. Für alle Altersgruppen anwendbar.
  - Tee: 2–5 g Hagebuttenschalen auf 1 Tasse, 15–30 Min. ziehen lassen, mehrmals tgl eine Tasse voll trinken.

◙ *Beachte:*
  - Die Zufuhr sehr großer Vitamin C-Mengen wird nicht erreicht.
  - Kalter Hagebuttentee wirkt bei Fieber gut durststillend.
- *Fertigpräparate (Auswahl):* Nicht erhältlich.

Bei beginnender Erkältung

➤ **Durchblutungsförderung:**
- *Pflanzliche Drogen:* Senfmehl aus weißem oder schwarzem Senf (Sinapis albae semen, sinapis nigrae semen).
- *Kontraindikation:* Nierenerkrankungen (Senföl wird über die Haut resorbiert), nicht bei Kindern unter 6 Jahren.
- *Wirkung:* Reflektorische Steigerung der Durchblutung der Mund- und Nasenschleimhäute durch lokale Hautreizung. Bei frühzeitiger Anwendung kann in vielen Fällen der Ausbruch einer Erkältungskrankheit verhindert werden.
- *Unerwünschte Wirkung:* Bei Anwendung von länger als zwei Wochen Dauer Gefahr von Haut- und Nervenschäden.
- *Anwendung und Dosierung:* Äußerlich als heißes Fußbad bis zum Knöchel (s. Pflegestandard S. 299).
- *Fertigpräparate (Auswahl):* Nicht erhältlich.

◙ *Beachte:* Nach Anwendung Senfkörnchen mit warmem Wasser von der Haut abwaschen, Vorsicht bei empfindlicher Haut vor Reizungen und Verbrennungen.

➤ **Förderung von Schweißausbrüchen:**
- *Pflanzliche Drogen:* S. Übersicht Phytopharmaka S. 142.
- *Kontraindikation:* Nicht bekannt.
- *Anwendung und Dosierung:* Tees in den frühen Nachmittagsstunden möglichst heiß trinken.
  - 2 TL Lindenblüten auf 1 Tasse (s. S. 80).
  - Teemischung: Rp. Sambuci flos 35,0; Tiliae flos 25,0; Liquiritiae radix 10,0; Cynosbati fructus 30,0; M.f. spec. D.S. 1 TL auf 1 Tasse.

◙ *Beachte:* Schweißtreibende Tees nicht auf vollen Magen trinken.

➤ **Unspezifische Stimulation des Immunsystems:**
- *Vitamin C-haltige Drogen:* S. Phytopharmaka S. 142.
- *Immunmodulierende Drogen:* S. Phytopharmaka S. 141.
- *Anwendung und Dosierung:* Flüssige Oralpräparate 3–4×tgl. 30–40 Trpf.; Lutschtabletten, Tabletten, Kapseln 3×tgl. 1–2 je nach Vorschrift. Die Anwendung sollte über mindestens 5–6 Tage hinweg erfolgen.

◙ *Beachte:* Echinacea-Präparate sollten schon bei Beginn der Erkrankung eingenommen werden. Der Erfolg eines Therapiebeginns auf dem Höhepunkt der Erkrankung ist fragwürdig.

5.2 Erkältungskrankheit

Chronische Infekte der oberen Luftwege

➤ Bei chronischen Infekten des oberen Respirationstraktes und rezidivierender Erkältungskrankheit ist der Einsatz von Echinacea-purpurea-Preßsaft sinnvoll.

➤ Ob eine Daueranwendung über mehrere Wochen sinnvoll ist, sollte in weiteren Untersuchungen geklärt werden. Peroral sollen alkoholische Extrakte oder homöopathische Urtinkturen bis D2 besonders wirksam sein. Es gibt Hinweise, daß Kombinationspräparate mit Echinacea purpurea wirksamer sind als Monopräparate.

➤ Möglicherweise ist auch der Einsatz der Taigawurzel (Eleutherococcus senticosus) sinnvoll (vgl. Immunsystem S. 214).

◐ *Beachte:* Bei schweren Erkrankungen vor immunstimulierender Therapie Immunstatus bestimmen, Indikation sorgfältig prüfen.

➤ **Prävention bei Infektanfälligkeit:**
  – *Pflanzliche Droge:* Echinacea s. S. 141.
  – *Anwendung und Dosierung:* Flüssige Oralpräparate 3–4×tgl. 30–40 Trpf. Lutschtabletten, Tabletten, Kapseln: 3×tgl. 1–2 je nach Vorschrift. Die Applikation sollte prophylaktisch oder zu Beginn einer Erkrankung über mindestens 6 Tage, maximal 14 Tage erfolgen.

➤ **Chronisch rezidivierende Atemwegsinfekte:**
  – *Pflanzliche Droge:* Echinacea purpurea s. S. 141 und S. 66.
  – *Anwendung und Dosierung:* Oral, subkutan oder parenteral. Flüssige Oralpräparate s. S. 142. Zur parenteralen Injektion homöopathische Präparate in der Potenzierung D2–D6 0,2 bis 2,0 ml i. m., i. v. oder s. c. 1–2×tgl. (s.S. 141).
  – Nebenwirkungen: s. S. 139.

Klinische Vorbemerkungen

➤ **Allgemeines:**
– *Akute Bronchitis:*
- Ursache sind meist Viren als Folge absteigender Infekte. Toxisch oder allergen wirkende Substanzen können eine akut irritative Bronchitis hervorrufen.
- Im Krankheitsverlauf sind korrekte Schleimbildung und Schleimabtransport aus den Bronchien gestört. Sekreteindickung und entzündliche Schwellung führen zur Verengung der Bronchien. Es treten dann die typischen Symptome der Bronchitis, Husten und Auswurf auf.
- Der Husten ist zunächst trocken und von einem Brennen hinter dem Brustbein begleitet, wird dann langsam produktiver, bleibt aber quälend. Im Laufe des Heilungsprozesses (2 – 3 Wochen) wird das Sekret immer dünnflüssiger.
- Tritt zusätzlich eine bakterielle Bronchitis auf, wird der Auswurf gelblichgrün.
- ◐ *Beachte:* Bei schwereren Verläufen (besonders bei V.a. Lungenbeteiligung) oder bei häufigen Rückfällen oder anhaltendem Husten mit Auswurf muß der Arzt aufgesucht werden, da evtl. eine Behandlung mit Antibiotika indiziert ist.
- Komplikation: Chronische Bronchitis mit irreversibler Schädigung der Schleimhaut, die den Boden für weitere Komplikationen (Lungenemphysem, Bronchiektasen oder Bronchopneumonie) bereitet.
– *Chronische Bronchitis:*
- Für die Aufrechterhaltung der Entzündung ist in der Mehrzahl der Fälle das Rauchen verantwortlich, eine chronische Infektion mit Adenoviren wird diskutiert.
- In den großen Atemwegen finden sich (unterhalb der Basalmembran) vermehrt CD8-positive T-Lymphozyten. Die bronchialen Drüsen sind entzündet, neutrophile Granulozyten und Makrophagen sind reichlich vorhanden, auch in der Alveolarflüssigkeit.

➤ **Phytotherapeutische und allgemeine Maßnahmen:**
– Die Flüssigkeitszufuhr ist besonders wichtig. Bei leichteren Verlaufsformen sollte viel Tee getrunken werden, wobei sich die Auswahl der pflanzlichen Drogen nach der Art des Hustens richtet.
– Zunächst kommen reizlindernde Phytopharmaka zum Einsatz, später Expektoranzien, möglichst mit spasmolytischer oder immunstimulierender Komponente.
– Bei schweren Verläufen sollte man wegen der exakten Dosierung Fertigarzneimittel verabreichen.

➤ **Stellenwert der Phytotherapie:**
– Ziel der phytotherapeutischen Behandlung ist die Vermeidung von Komplikationen. Sie muß deshalb frühzeitig erfolgen.
– Mit pflanzlichen Drogen, insbesondere Drogenmischungen können Sekretverflüssigung, Entzündungshemmung, Bronchospasmolyse und Stimulation des Immunsystems erreicht werden.
– Bei chronischer Bronchitis sind Phytopharmaka von adjuvanter Bedeutung.

5.3 Bronchitis

Phytopharmaka (Übersicht) ──────────────

➤ **Muzilaginosa (schleimhaltige Arzneipflanzen):**
  – *Pflanzliche Drogen:* Eibischwurzel (Altheae radix, s. S. 40), Malvenblätter und –blüten (Malvae folium et flos s. S. 40, 41), Spitzwegerichkraut (Plantaginis herba, s. S. 84), Isländisch Moos (Lichen islandicus, s. S. 109), Königskerzenblüten (Verbasci flos, s. S. 57).
  – *Kontraindikation:* Nicht bekannt.
  – *Wirkung:* Mindert den Hustenreiz. S. S. 150.
  – *Unerwünschte Wirkung:* Nicht bekannt.
  – *Anwendung und Dosierung:* Nur orale Anwendung. Hinsichtlich der Dosierung wird auf die betreffenden Krankheitsbilder verwiesen.
➤ **Sekretolytika/Expektoranzien:**
  – *Pflanzliche Drogen:*
    • *Ätherisch-Öl-Drogen/ätherische Öle:* Anisfrüchte (Anisi fructus, s. S. 29), Fenchelfrüchte (Foeniculi fructus, s. S. 47), Thymiankraut (Thymi herba, s. S. 114), Eukalyptusöl (Cineol), Campher (Camphora aetheroleum), Pfefferminzöl (Menthol), s. S. 97, Fichtennadelöl, Kiefernnadelöl.
    • *Saponindrogen:* Primelwurzel (Primulae radix), Königskerzenblüten (Verbasci flos), Süßholzwurzel (Liquiritiae radix).
  – *Kontraindikation:* Pfefferminzöl sowie menthol- und campherhaltige Zubereitungen s. S. 138. Eukalyptus-, Fichten- und Kiefernnadelöl sollten bei Säuglingen nicht im Gesicht, speziell im Bereich der Nase, angewendet werden.
  – *Wirkung:* Zur Schleimverflüssigung und zum leichteren Abhusten.
  – *Unerwünschte Wirkung:*
    • Eukalyptusöl: Die innerliche Anwendung großer Mengen kann zum Abgang von Gallen- oder Nierensteinen, zu Magenreizungen, Krämpfen, Tachykardie und Zyanose führen. Bei Kindern kann der übermäßige Genuß von Eukalyptusbonbons Übelkeit und Erbrechen hervorrufen.
    • Süßholzwurzel: Aldosteronähnliche Nebenwirkungen wie Ödeme, Hypokaliämie.
    • Größere Mengen saponinhaltiger Drogen können die Magenschleimhaut reizen.
    • Cineol bewirkt eine Induktion des fremdstoffabbauenden Enzymsystems in der Leber. Die Wirkung anderer Arzneimittel kann deshalb abgeschwächt und/oder verkürzt werden.
    • Campher: Selten Kontaktekzeme.
  – *Anwendung und Dosierung:* S. entsprechende Krankheitsbilder.
➤ **Bronchospasmolytika:**
  – *Pflanzliche Drogen:* Thymiankraut (Thymi herba), Efeublätter (Hederae helicis folium, s. S. 40), Primelwurzel (Primulae radix), Süßholzwurzel (Liquiritiae radix, s. S. 110).
  – *Kontraindikation:* Nicht bekannt.
  – *Wirkung:* Lösung von Krämpfen der Bronchialmuskulatur.
  – *Unerwünschte Wirkung:* Süßholzwurzel s. S. 110. Efeublätter, Primelwurzel: Größere Mengen saponinhaltiger Drogen können die Magenschleimhaut reizen.
  – *Anwendung und Dosierung:* S. spezielle Krankheitsbilder.

Erkrankungen der Atemwege

➤ **Antiphlogistika:**
- *Pflanzliche Drogen:* Efeublätter (Hederae helicis folium), Primelwurzel (Primulae radix), Spitzwegerichkraut (Plantaginis herba, s. S. 109), Süßholzwurzel (Liquiritiae radix), Isländisch Moos (Lichen islandicus).
- *Kontraindikation:* Nicht bekannt.
- *Wirkung:* Entzündungshemmung.
- *Unerwünschte Wirkung:* S. oben.
- *Anwendung und Dosierung:* S. spezielle Krankheitsbilder.

➤ **Antibiotika/Immunmodulanzien:**
- *Pflanzliche Drogen:* Thymiankraut (Thymi herba), Efeublätter (Hederae helicis folium), Kapuzinerkresse (Tropaeoli herba, s. S. 63), Meerrettichwurzel (Amoraciae radix).
- *Kontraindikation:* Meerrettichwurzel: Magen- und Darmulzera, Nephritiden, keine Anwendung bei Kindern unter 4 Jahren.
- *Wirkung:* Reduktion der Gefahr einer bakteriellen Sekundärinfektion.
- *Unerwünschte Wirkung:* Efeublätter s. oben. Bei Meerrettichwurzel vereinzelt Allergien, bei hohen Dosen Magen-Darm-Beschwerden.
- *Anwendung und Dosierung:* S. spezielle Krankheitsbilder.

➤ **Antitussiva:**
- *Pflanzliche Drogen:* Sonnentaukraut (Droserae herba, s. S. 108).
- *Kontraindikation:* Nicht bekannt.
- *Wirkung:* Reduktion des Hustenreizes bei trockenem Reizhusten.
- *Unerwünschte Wirkung:* Nicht bekannt.
- *Anwendung und Dosierung:* S. spezielle Krankheitsbilder.

➤ **Fertigarzneimittel innerlich (Auswahl):**
- *Monopräparate:*
  - *Thymiankraut:* Aspecton Hustensaft, Bronchicum Hustenpastillen, Makatussin Saft zuckerfrei, Melrosum Hustensirup forte, Nimopect Hustensaft, Soledum Hustensaft/Hustentropfen, Thymipin N Saft/Tropfen.
  - *Efeublätter:* Bronchoforton Saft/Tropfen, Broncho-Sern Saft, Cefapulmon mono Tropfen, Hedelix Saft/Tropfen, Prospan Kinderzäpfchen, Kindersaft, Bronchialtropfen, Bronchialtabletten.
- *Kombinationspräparate:*
  - Angocin Anti-Infekt N: *Kapuzinerkresse/Meerrettichwurzel.*
  - Bronchicum Thymian Tropfen Forte, Perdiphen phyto Lösung, Phytobronchin Filmtabletten/Saft/Tinktur: *Thymiankraut, Primelwurzel.*
  - Bronchicum Elixier Plus: *Thymiankraut, Spitzwegerichkraut, Primelwurzel.*
  - Bronchipret Filmtabletten, Tropfen: *Thymiankraut, Primelwurzel bzw. Efeublätter.*
  - Tussiflorin forte Tropfen: *Thymiankraut, Primelwurzel, Efeublätter.*
  - Bronchocedin N Kapseln: *Eukalyptusöl, Anisöl, Pfefferminzöl.*
  - Bronchicum Sekret-Löser, Kapseln: *Eukalyptusöl, Thymiankraut, Primelwurzel.*
  - *Süßholzwurzel:* Kressot-Truw Sirup (außerdem Fenchel, Primelwurzel, Thymiankraut), Expektorans N Felke (außerdem Anis, Efeublätter, Fenchel).
  - Gelomyrtol/Gelomyrtol forte: *Myrtol, α–Pinen, Cineol.*

➤ **Fertigarzneimittel äußerlich (Auswahl):**
- Fertigarzneimittel (Auswahl):
  - Eukalyptusöl, Fichtennadelöl: Babix Inhalat N, Babiforton Inhalat (zusätzlich Menthol), Bronchofortonsalbe (zusätzlich Pfefferminzöl).

5

5.3 Bronchitis

- Eukalyptusöl, Kiefernnadelöl: Aerosol-Spitzner (zusätzlich Latschenkiefernöl, Edeltannen- und Edeltannenzapfenöl (für Druckinhalator)), Pinimenthol Liquidum N/Salbe (zusätzlich Menthol).
- Cineol: Soledum Balsam.

Anwendungsmöglichkeiten bei akuter Bronchitis

➤ **Innerliche Anwendung:**
  - *Pflanzliche Drogen:*
    - S. Übersicht S. 146.
    - *Brusttee–Standardzulassung:* Rp. Anisi fructus contus. 15,0; Liquiritiae radix 25,0; Altheae radix 25,0; Malvae folium 25,0; M.f. spec. D.S.
    - *Husten- und Bronchialtee:* Rp. Anisi fructus 10 g; Plantaginis herba 30 g; Liquiritiae radix 30 g; Thymi herba 30 g; M.f. spec. D.S.
  - *Anwendung:* Jeweils 1 TL auf 1 Tasse Tee, 3 – 4/tgl. trinken, Fertigarzneimittel entsprechend der Anwendungsvorschrift des Herstellers.
  - *Stellenwert:* Bei frühzeitiger Anwendung ist in vielen Fällen die Einnahme pflanzlicher Drogen in Kombination mit Inhalation und Einreibungen (s. S. 145) durch den milden Verlauf der Erkrankung als medikamentöse Therapie ausreichend.
  - ◉ *Beachte:* Verordnungen sind bei Personen über 18 Jahren nicht erstattungsfähig.

➤ **Äußerliche Anwendung:**
  - *Pflanzliche Drogen:* Thymiankraut, Eukalyptusöl, Latschenkiefernöl, Pfefferminzöl, Fichtennadelöl, Campher (s. S. 138).
  - *Anwendung:* Einreibung und Inhalation mehrmals tgl. Die Angaben des Herstellers sind zu beachten.
  - *Stellenwert:* Siehe innerliche Anwendung.

Anwendungsmöglichkeiten bei chronischer Bronchitis

➤ **Stimulation des Immunsystems:**
  - *Pflanzliche Droge:* Echinaceae purpureae herba, Echinaceae angustifoliae radix s. S. 66.
  - *Anwendung:* Homöopathische Präparate in der Potenzierung D2 –D6 0,2 – 2,0 ml i. m., i. v. oder s. c. 1 – 2×tgl. in Kombination mit Eigenblut.
  - *Stellenwert:* Vergleichbare chemisch-synthetische Präparate existieren nicht. Bei parenteraler Gabe beginnt der immunstimulierende Effekt schon nach wenigen Stunden. Auch bei gleichzeitiger Antibiotikatherapie ist die Anwendung uneingeschränkt möglich.

➤ **Symptomatische Therapie:** Förderung des Abhustens bei subakuter oder chronischer Bronchitis, Entzündungshemmung.
  - *Pflanzliche Drogen:*
    - Thymiankraut, Primelwurzel, Spitzwegerichkraut; Efeublätter (nur als Fertigarzneimittel); Cineol, s. Übersicht S. 146.
    - *Teerezeptur (Beispiel):* Rp. Primulae radix, Thymi herba, Plantaginis herba aa ad 100 g, M.f. spec. D.S.
  - *Anwendung:* 1 TL auf 1 Tasse, 3 – 4 Tassen Tee/Tag trinken, Fertigarzneimittel entsprechend den Angaben des Herstellers anwenden.
  - *Stellenwert:* Gut verträgliche adjuvante Maßnahmen.

Klinische Vorbemerkungen ─────────────────

➤ **Allgemeines:**
- Durch den Hustenreflex werden die Atemwege von eingedrungenen Fremdkörpern oder Schleimauflagerungen gesäubert.
- Husten ist ein Fremdreflex, der insbesondere durch mechanische, weniger ausgeprägt durch chemische oder thermische Reizung von Neurorezeptoren am Kehlkopf und an der Verzweigungsstelle der Luftröhre am Beginn der beiden Stammbronchien ausgelöst wird und durch afferente Nervenfasern ins Hustenzentrum in der Medulla oblongata ins Gehirn weitergeleitet wird. Weitere Hustenrezeptoren finden sich in den Bronchien, den Alveolen, im Rachen und in geringerer Anzahl in der Nase und den Nasennebenhöhlen. Mit dem Hustenzentrum verschaltet sind auch Rezeptoren im Gehörgang, in der Speiseröhre und im Magen, deren Reizung Husten auslösen kann.
- Husten, der nicht der Sekretförderung dient, belastet den Respirationstrakt sehr stark und sollte deshalb therapiert werden. Die Sekretförderung sollte durch geeignete Maßnahmen unterstützt werden.
- Bei chronischem Husten immer intensiv nach der Ursache suchen, damit eine angemessene Therapie erfolgen kann. Neben Erkrankungen der Lunge oder des Herzens sollte auch an Medikamente (z. B. ACE-Hemmer und Umweltfaktoren (Reizgase, Zigarettenrauch, Lösungsmittel) gedacht werden.

➤ **Phytotherapeutische und allgemeine Maßnahmen:**
- Alle pflanzlichen Drogen, die hustenstillend oder sekretfördernd wirken, werden inhaliert oder oral zugeführt.
- Zentral wirksame pflanzliche Antitussiva: Möglicherweise sind das ätherische Öl aus Eukalyptusblättern (Cineol) und die Süßholzwurzel zentral wirksam.
- Peripher wirksame Antitussiva (diverse) reduzieren die Empfindlichkeit der Hustenrezeptoren der Schleimhaut im Mund- und Rachenraum bzw. von Rezeptoren in Speiseröhre und Magen.
- Bei zähem Auswurf ist wegen der Flüssigkeitszufuhr ein Hustentee sinnvoll. Die sekretolytischen und expektorierenden Eigenschaften von Ätherisch-Öl-Drogen können allerdings besser durch Inhalation oder in Form von Extraktpräparaten genutzt werden. Die saponinhaltigen Drogen wirken dagegen durch eine Reizung von sensiblen Fasern der Magenschleimhaut reflektorisch auf die Bronchialschleimhaut.
- Manche Drogen haben zusätzlich entzündungshemmende (z. B. Süßholzwurzel, Sonnentaukraut) oder bronchospasmolytische (z. B. Sonnentaukraut, Pfefferminzöl, Süßholzwurzel) Eigenschaften.

➤ **Stellenwert der Phytotherapie:**
- Zur Sekretförderung dienen pflanzliche Drogen, die den Schleim verflüssigen.
- Alle pflanzlichen Drogen werden zur symptomatischen Therapie verwendet.

5.4 Husten als Symptom

Phytotherapeutika (Übersicht)

➤ **Muzilaginosa:**
– *Pflanzliche Drogen:* s. S. 146.
– *Wirkung:* Hustenreizminderung. Wirkung entweder über den Schleimgehalt reizmildernd auf die Rezeptoren der Schleimhaut im Mund- und Rachenraum (z. B. Eibischwurzel, Spitzwegerichkraut, Isländisch Moos) oder infolge ihrer Inhaltsstoffe (Naphthochinonderivate beim Kraut des Sonnentaus) reizmildernd auf die Bronchialschleimhaut. Isländisch Moos enthält außerdem Bitterstoffe, die die Produktion von Speichel und Verdauungssäften anregen, dadurch Auslösung des Schluckreflexes, der eine Abnahme des Hustenreizes bedingt.

➤ **Antitussiva:** S. S. 147.
➤ **Sekretolytika/Expektoranzien:** S. S. 146.
➤ **Spasmolytika:** S. S. 146.
➤ **Antiphlogistika:** S. S. 147.
➤ **Fertigarzneimittel (Auswahl):**
– *Monopräparate:*
  • *Thymiankraut und Efeublätter:* S. S. 147.
  • *Isländisch Moos:* Isla-Moos, Isla-Mint Pastillen.
  • *Cineol aus Eukalyptusblättern:* Soledum Kapseln.
– *Kombinationspräparate:*
  • S. S. 147.
  • Mintetten Truw Dragees: *Thymiankraut, Primelwurzel, Sonnentaukraut.*

Anwendungsmöglichkeit bei unspezifischem Reizhusten

➤ **Vorbemerkung:**
– Wenn die Suche nach Ursachen des Hustens erfolglos geblieben ist oder sich hustenreizauslösende Umweltfaktoren nicht ändern lassen, ist eine symptomatische Therapie zu vertreten. Diese sollte in erster Linie reiz- und entzündungslindernd sein.
– Ätherische Öle wie Anisöl, Eucalyptusöl, Fenchelöl, Menthol, Pfefferminzöl oder Thymianöl rufen beim Lutschen eine angenehme Geschmackssensation hervor und stimulieren den Schluckreflex. Letzterer läßt sich durch Zugabe von Zucker oder anderen süßschmeckenden Mitteln noch steigern.

➤ **Pflanzliche Drogen:**
– *Muzilaginosa:* S. S. 146.
– *Antitussiva:* S. S. 147.
– *Antiphlogistika:* S. S. 147.
– *Teerezept:* Rp. Altheae rad. 25,0; Foeniculi frct. 10,0; Lichen island. 10,0; Plant. Lanc. Herb. 15,0; Liquiritiae rad. 10,0; Thymi herb. 30,0; D.S.

➤ **Anwendung:** 1 EL voll auf 1 Tasse als Aufguß; Tee mehrmals tgl frisch zubereiten, gut süßen, langsam und möglichst heiß trinken, Fertigarzneimittel mehrmals tgl nach Angaben des Herstellers (Kapseln, Hustenbonbons, Lutschtabletten, Hustensaft etc.) einnehmen.

➤ **Stellenwert:** Adjuvante Maßnahme.
➤ **DD:** Chronische Bronchitis s. S. 148.

Anwendungsmöglichkeit bei Asthma bronchiale

➤ **Vorbemerkung:**
- – Der chronische Entzündungsprozeß bei Asthma bronchiale wird von den T-Helfer-Zellen und den Effektor-Zellen der Entzündungsreaktion gesteuert. Im entzündeten Bronchialgewebe und in der Bronchoalveolarflüssigkeit finden sich vor allem eosinophile Granulozyten.
- – Behandlungsziel ist stets die Reduktion der Entzündung, in zweiter Linie die Bronchospasmolyse.

➤ **Pflanzliche Droge:** Cineol, z.B. aus Eukalyptusblättern (Fertigarzneimittel: Soledum Kapseln).

➤ **Anwendung:** 3×tgl. 2 Kapseln oral, als Dauertherapie 2×tgl. 2 Kapseln.

➤ **Stellenwert:** Adjuvante Therapie, Kortison-einsparender Effekt wurde beschrieben.

◉ *Achtung:* Bei Patienten mit Asthma bronchiale können Allergien auf ätherische Öle vorliegen!

6.1 Erkrankungen der Mund- und Rachenschleimhäute

Klinische Vorbemerkungen

➤ **Allgemeines:** Ursachen für Schleimhauterkrankungen des Mund- und Rachenraumes können Bakterien, Viren, Mykosen, Allergien, Pseudoallergien oder Autoimmunerkrankungen sein.

➤ **Phytotherapeutische und allgemeine Maßnahmen:** Mundspülungen und Gurgeln bewirken eine mechanisch bedingte Reinigung und Hyperämisierung der Mundschleimhaut, und, je nach den enthaltenen sekundären Pflanzenstoffen, auch eine Schmerzlinderung und raschere Heilung.

👁 *Achtung:* Bei den meisten Indikationen besteht keine Erstattungsfähigkeit.

➤ **Stellenwert der Phytotherapie:**
  – Phytotherapie ist bei bakterieller, viraler oder unspezifischer Genese wirksam. Sie kann allein oder adjuvant zu den etablierten chemisch-synthetischen Arzneimitteln angewendet werden.
  – Bei Pilzerkrankungen sind keine pflanzlichen Heilmittel bekannt.
  – Bei Arzneimittelenanthemen sind Adstringentien sinnvoll, bei Mundtrockenheit bitterstoffhaltige Mittel.

Phytopharmaka (Übersicht)

➤ **Muzilaginosa** (schleimhaltige Arzneimittel):
  – *Pflanzliche Drogen:* Althaeae radix (Eibischwurzel, s. S. 40), Malvae folium (Malvenblätter, s. S. 40, 41), Plantaginis lanceolatae folium (Spitzwegerichkraut, s. S. 84), Salviae folium (Salbeiblätter, s. S. 109).
  – *Kontraindikation:* Keine.
  – *Wirkung:* Reizminderung.
  – *Unerwünschte Wirkungen:* Keine.

➤ **Adstringentien** (lat. adstringere: zusammenziehen):
  – *Pflanzliche Drogen:* Myrrha (Myrrhe, s. S. 153), Myrtilli fructus (getrocknete Heidelbeeren), Potentillae anserinae herba (Gänsefingerkraut, s. S. 50), Ratanhiae radix (Ratanhiawurzel, s. S. 100), Salviae trilobae folium (Salbeiblätter, s. S. 104), Tormentillae rhizoma (Tormentillwurzel, s. S. 115), Arnicae montanae flos (Arnikablüten, s. S. 30).
  – *Kontraindikation Arnika:* Allergie!
  – *Wirkung:* Antiinflammatorisch, antimikrobiell, wundheilungsfördernd.
  – *Unerwünschte Wirkungen:* Nicht bekannt.

➤ **Ätherisch-Öl-Drogen:**
  – *Pflanzliche Drogen:* Caryophylli aetheroleum (Gewürznelkenöl, s. S. 50), Matricariae flos (Kamillenblüten, s. S. 62), Myrrha (Myrrhe), Melissae flos (Melissenblüten, s. S. 88).
  – *Kontraindikation Kamillenblüten:* Allergie!
  – *Wirkung:* Bakteriostatisch, bakterizid, virostatisch, z. T. antiphlogistisch.
  – *Unerwünschte Wirkungen:* Nicht bekannt.

➤ **Amara (bitterstoffhaltige Mittel):**
  – *Pflanzliche Drogen:* Centaurii herba (Tausendgüldenkraut s. S. 36), Menyanthidis folium (Bitterkleeblätter), Gentianae radix (Enzianwurzel, s. S. 42).
  – *Kontraindikation Enzianwurzel:* Magen- und Zwölffingerdarmgeschwüre.
  – *Wirkung:* Förderung des Speichelflusses durch Reizung der Bitterrezeptoren der Zunge.
  – *Unerwünschte Wirkungen Enzian:* Selten Kopfschmerzen.

➤ **Fertigarzneimittel (Auswahl):**
  – *Kamillenblüten:* Kamillosan.
  – *Tormentillwurzel und Myrrhe:* Adstringens Tormentillae DRF.
  – *Spitzwegerich:* Broncho-Sern.
  – *Melissenblätterextrakt:* Lomaherpan-Creme.
  – *Ratanhia:* RatioSept Mund- und Rachentinktur, Salvibest.
  – *Salbei:* Aperisan Gel Mundschleimhauttherapeutikum, Salbeitropfen.
  – *Myrrhe:* Lomasatin.

Anwendungsmöglichkeiten bei akuten Krankheitsbildern ───────

➤ **Akute Stomatitis (wenig schmerzhaft):**
  – *Pflanzliche Drogen:* Malvenblätter, Eibischwurzel und Salbeiblätter einzeln oder zu gleichen Anteilen gemischt als Teeabkochung.
  – *Anwendung:* 3–6×tgl. Mundspülung und gurgeln.
  – *Stellenwert:* Bei leichten Fällen alleinige Anwendung, sonst adjuvant.
➤ **Akute Stomatitis (schmerzhaft):**
  – *Pflanzliche Drogen:*
    • Kamillenblüten und Salbeiblätter 1:1 als Tee.
    • Alternative: 5%ige wäßrige Lösung des ätherischen Öls der Gewürznelke.
    • Kombinationspartner: Spitzwegerichkraut als Fertigarzneimittel.
  – *Anwendung:* Tee in Wasser kurz aufkochen und 14 Min. bedeckt ziehen lassen. 1 EL des Tees in eine Tasse warme Milch geben. 3–10×tgl. nach Bedarf Mundspülung und gurgeln.
  – *Stellenwert:* Bei leichten, evtl. auch mittelschweren Fällen alleinige Anwendung, Kombinationen mit sinnvoll ergänzenden chemisch-synthetischen (z.B. Lidocain, Tetracain) Medikamenten sind möglich.
➤ **Isolierte Schleimhautläsionen im Mund- und Rachenbereich (Aphthen):**
  – *Pflanzliche Drogen:* Myrrhentinktur, Salbeiblätter.
  – *Anwendung:*
    • Unverdünnte Myrrhentinktur (1:5), betroffene Stellen 2–3×tgl. betupfen.
    • Zum Spülen: Salbeiblätter 1:1 in Wasser kurz aufkochen und 14 Min. bedeckt ziehen lassen.
  – *Stellenwert:* Gut wirksam, vergleichbar mit Synthetika.
➤ **Pharyngitis mit Reizhusten und Schluckbeschwerden:**
  – *Pflanzliche Drogen:* Malvenblätter, Salbeiblätter und Eibischwurzel einzeln oder zu gleichen Anteilen gemischt als Teeabkochung.
  – *Anwendung:* Mehrmals tgl. gurgeln.
  – *Stellenwert:* Vergleichbar mit Synthetika, Untersuchungen liegen jedoch nicht vor.
➤ **Akute Glossitis, Stomatitis aphthosa:**
  – *Pflanzliche Droge:* Getrocknete Heidelbeeren.
  – *Art der Anwendung:* 1–3 EL getrocknete Heidelbeeren in 1 l Wasser ca. 15 Min. kochen. Mehrmals tgl. spülen.
  – *Stellenwert:* Vergleichende Untersuchungen mit Synthetika liegen nicht vor.
➤ **Angina tonsillaris:**
  – *Pflanzliche Drogen:*
    • Kamille (Tee und Extrakt).
    • Salbei-Kamille-Tinktur: Rp. Extract. Salviae fluid. Extract. Chamomill. fluid. aa 20,0 D.S.

– *Anwendung:*
  • Kamillenblütentee stets frisch zubereiten und stündlich gurgeln, Mund-spülungen.
  • Kamillenextrakt, 10 Trpf. auf ein Glas Wasser, betroffene Stellen 2 – 3mal tgl. betupfen, zusätzlich mit Adstringens spülen.
  • Kamille-Salbei-Tinktur: 20 – 30 Trpf. auf 1 Trinkglas Wasser zum Gurgeln.
  • Tinctura arnicae 1 TL auf 1 Glas möglichst warmes Wasser.

◖ *Beachte:* Arnika ist kontraindiziert bei Allergie! Individuelle Vorlieben des Patienten sollten berücksichtigt werden.

– *Stellenwert:* Vergleichende Untersuchungen mit Synthetika liegen nicht vor.

➤ **Peritonsillärer Abszeß:**

– *Pflanzliche Drogen:* Arnika- und Kamillenzubereitungen (s. Angina tonsilla-ris).
– *Anwendung:* Wechsel zwischen Arnika- und Kamillenzubereitungen, mög-lichst warm und intensiv anwenden, halbstündlich gurgeln.
– *Stellenwert:* Adjuvante Therapie.

Anwendungsmöglichkeiten bei chronischen Erkrankungen

➤ **Chronische Stomatitis, chronische Pharyngitis einschließlich Raucherka-tarrh:**

– *Pflanzliche Drogen:* Muzilaginosa (s. S. 146), Adstringentien (s. S. 152), Amara (s. S. 156) im Wechsel.
– *Wirkung:* Mit einem Wechsel zwischen Adstringentien und Muzilaginosa kann eine schleimige Bedeckung freier Nervenendigungen, die für die Be-schwerden verantwortlich sind, am ehesten erreicht werden (viele Schleim-drüsen sind dauerhaft atrophisch). Amara stimulieren die verbliebenen Schleimdrüsen.
– *Anwendung:* Mit den angegebenen Tees sollte man im Wechsel mehrmals tgl. ausgiebig spülen und gurgeln.
  • *Adstringentien:* 1 – 3 EL getrocknete Heidelbeeren. Alternativ: 2 EL Tor-mentillwurzelstock und getrocknete Heidelbeeren 1 : 1 auf 1 l Wasser. Rp. Tinct. Tormentillae 20,0 D.S. 1 TL auf 1 Glas Wasser. Rp. Tinct. Tormentillae Tinct. Salviae aa 10,0 D.S. 1 TL auf 1 Glas Wasser. Bei stärker ausgeprägter entzündlicher Komponente: Rp. Tinct. Tormentillae Tinct. Arnicae aa 20,0; D.S. 1 TL auf 1 Glas Wasser.
  • *Muzilaginosa:* Malvenblätter, Salbeiblätter und Eibischwurzel einzeln oder zu gleichen Anteilen gemischt als Tee.
  • *Amarantia:* Tausendgüldenkraut, Bitterklee und Enzianwurzel einzeln oder zu gleichen Anteilen gemischt: 1 – 2 TL auf 1 l Wasser.
– *Stellenwert:* Vergleichbare Therapiekonzepte mit synthetischen Arzneimit-teln existieren nicht. Die Vermeidung schädigender Einflüsse (z. B. Nikotin-abusus) trägt sehr zur Besserung der Symptomatik bei.

➤ **Chronische Gingivitis und Paradontose:**

– *Pflanzliche Drogen:* Unverdünnte Tinctura Tormentillae, alternativ: unver-dünnte Tinctura Ratanhiae; alternativ: Rp. Tinct. Tormentillae Tinct. Arnicae aa 20,0 D.S.
– *Anwendung:* 1 TL auf 1 Glas Wasser, Zahnfleisch 2 – 3 × tgl. bepinseln.
– *Stellenwert:* Sinnvolle Alternative zu synthetischen Arzneimitteln, verglei-chende Studien liegen nicht vor.

➤ **Entzündetes und leicht vereitertes Zahnfleisch:**
  - *Pflanzliche Drogen:* Rp. Tinct. Tormentillae; Tinct. Myrrhae aa 20,0 D.S.
  - *Anwendung:* Unverdünnt zu Zahnfleischpinselungen 2 – 3 ×tgl.
  - *Stellenwert:* Gute Alternative zu synthetischen Arzneimitteln.

➤ **Globusgefühl und Räusperzwang:**
  - *Pflanzliche Drogen:* Tausendgüldenkraut, Bitterklee und Enzianwurzel einzeln oder zu gleichen Anteilen gemischt, Alternativ: Rp. Tinct. Tormentillae 20,0 D.S.
  - *Anwendung:* 1 TL Tinktur auf 1 Glas Wasser oder 1 – 2 TL Tee auf 1 l Wasser. Mehrmals tgl. spülen oder gurgeln.
  - *Stellenwert:* Eine etablierte chemisch-synthetische Therapie ist nicht bekannt.

➤ **Xerostomie und Sicca-Syndrom:**
  - *Pflanzliche Drogen:* S. Globusgefühl.
  - *Wirkung:* Amara stimulieren die verbliebenen Schleimdrüsen.
  - *Anwendung:* Mehrmals tgl. spülen oder gurgeln.
  - *Stellenwert:* Alternative zum künstlichen Speichel.

➤ **Herpes simplex labialis:**
  - *Pflanzliche Drogen:* Melissenblätter-Trockenextrakt (Lomaherpan-Creme als Fertigarzneimittel).
  - *Anwendung:* 2 – 4×tgl. 10 – 20 mg Creme/cm^2 auf die betroffene Stelle auftragen.
  - *Stellenwert:* Lomaherpan ist eine sinnvolle Alternative zu synthetischen Arzneimitteln.
  - ◉ *Wichtig:* Frühzeitig, d. h. bei den ersten Symptomen, mit der Therapie beginnen.

6.2 Appetitlosigkeit

Klinische Vorbemerkungen

➤ **Allgemeines:**
  – Appetit wird als Instinktmechanismus beschrieben. Er hat eine spezifische Steuerung, die vorwiegend im Hypothalamus, und eine unspezifische Steuerung, die im limbischen System lokalisiert ist. Damit wird der Appetit in ganz wesentlichen Anteilen emotional gesteuert.
  – Über die Geschmacksnerven (Nervus vagus) der Mundhöhle wird reflektorisch die Speichel- und Magensaftsekretion ausgelöst.
➤ **Phytotherapeutische und allgemeine Maßnahmen:** Bittermittel mit begleitendem angenehmem Geschmackserlebnis können zur Stimulation von Appetit und gastrointestinaler Sekretion eingesetzt werden. Da sich die Patienten an eine bestimmte Zubereitung bzw. pflanzliche Droge innerhalb weniger Wochen gewöhnen und dann die Wirkung stark nachläßt, sollte man immer wieder wechseln.
🔲 *Achtung:* Arzneimittel mit der Indikation Appetitsteigerung sind nicht erstattungsfähig.
➤ **Stellenwert der Phytotherapie:** Bitterstoffdrogen zur Appetitsteigerung sind ein typisches Beispiel für den sinnvollen Einsatz von Phytopharmaka. Synthetische Arzneimittel werden für diese Indikation nicht angeboten.

Phytopharmaka (Übersicht)

➤ **Einteilung:** Die Bitterstoffdrogen werden in vier Substanzklassen eingeteilt.
➤ **Pflanzliche Drogen:**
  – *Reine Bitterstoffdrogen (amara tonica):* Tausendgüldenkrautblätter (Centaurii herba, s. S. 36), Artischockenblätter (Cynarae folium, s. S. 31), Chinarinde, Enzianwurzel (Gentianae radix, s. S. 42), Andornkraut (Marrubii herba, s. S. 28), Bitterklee (Menyanthidis folium), Löwenzahnwurzel und -blätter (Taraxaci radix cum herba, s. S. 81), Zichorienblätter und -wurzel (Cichorii herba et radix).
  – *Bitterstoffdrogen mit Gerbstoffen (amara adstringentia):* Kondurangorinde (Condurango cortex, s. S. 71 nur in Kombination mit anderen Arzneimitteln).
  – *Ätherisch-Öl-Drogen (amara aromatica):* Wermutkraut (Absinthii herba s. S. 119), Pomeranzenschalen (Aurantii pericarpium nur in Kombination mit anderen Arzneimitteln), Kalmuswurzel (Calami rhizoma, s. S. 62), Angelikawurzel (Angelica radix, s. S. 29), Benediktenkraut (Cnici benedicti herba), Schafgarbenkraut und -blüten (Millefolii herba et flos, s. S. 105).
  – *Scharfstoffdrogen (amara acria):* Zimtrinde (Cinnamomi cassiae bzw. ceylanici cortex), Galgantwurzel (Galangae rhizoma), Ingwerwurzel (Zingiberis rhizoma, s. S. 57).
➤ **Kontraindikationen:**
  – *Enzianwurzel:* Magen- und Zwölffingerdarmgeschwüre.
  – *Wermutkraut:* Schwangerschaft.
  – *Kalmuszubereitungen:* Schwangerschaft, Kinder unter 12 Jahren.
➤ **Wirkung:**
  – Bittermittel regen die Speichelsekretion und im Magen die Freisetzung von Gastrin an und stimulieren dadurch die Motorik im oberen Gastrointestinaltakt sowie die Produktion von Galle- und Pankreassekret. Sie aktivieren Pepsinogen.
  – Bitterstoffe wirken auch dann noch appetitsteigernd, wenn keine Magensaftsekretion mehr möglich ist (z. B. chronisch atrophische Gastritis).

- Bei gesunden Personen wirken Bittermittel dagegen nicht appetitsteigernd.
- Bei Überdosierungen treten gegensinnige Effekte auf.
- Bei der tumorbedingten Anorexie sind Bittermittel zumeist nicht wirksam, Versuche mit verschiedenen Zubereitungen sollten dennoch unternommen werden.
➤ **Unerwünschte Wirkungen:**
  - *Enzianwurzel:* In seltenen Fällen Kopfschmerzen bei empfindlichen Personen.
  - *Angelikawurzel:* Wegen der Möglichkeit der Photosensibilisierung sollte auf ausgedehnte Sonnenbäder verzichtet werden.
➤ **Anwendung:**
  - Bittermittel müssen 15–30 Min. vor der Nahrungsaufnahme eingenommen und ausreichend dosiert werden.
  - Insbesondere die Bitterstoffdrogen sollten vor dem Herunterschlucken für kurze Zeit im Mund verbleiben.
➤ **Fertigarzneimittel (Auswahl):**
  - *Enzianwurzel:* Enziagil Magenplus Kapseln, Digestivum Hetterich S (Achtung, alkoholhaltig).
  - *Schafgarbe:* Florabio naturreiner Heilpflanzensaft Schafgarbe.

Anwendungsmöglichkeiten

➤ **Appetitlosigkeit bei fehlendem Magensaft** (funktionell-achylische Zustände) nach akuten Infektionskrankheiten:
  - *Pflanzliche Drogen:* Enzianwurzel, Tausendgüldenkraut, Bitterklee.
  - *Anwendung:*
    • 1 TL feingeschnittene Enzianwurzel auf 1 Tasse Wasser, 5 Min. ziehen lassen.
    • 1–2 TL Tausendgüldenkraut auf 1 Tasse Wasser, 15 Min. ziehen lassen.
    • Centaurii, Menyanthis folium, Rhiz. Calami aa 20,0; M.f. spec. D.S., 1 EL auf 1 L Wasser, 15 Min. kochen lassen, 1 Tasse voll warm trinken.
    • Extractum Gentianae: 0,5–2,0 g mehrmals tgl. z. B. als Pillen.
    • Extractum Centaurii: 1–2 g mehrmals tgl., z. B. als Pillen.
    • Tinctura Menyathis folium: 20–40 Trpf. auf $1/2$ Glas Wasser (langsam trinken).
    • Tinctura Gentianae: 20–40 Trpf. in 1 Glas Wasser vor jeder Mahlzeit (stark wirksam).
  - 🔹 *Beachte:* Tee, Extrakte und Tinkturen sind vor jeder Mahlzeit zu trinken.
  - *Stellenwert:* Vergleichbare synthetische Arzneimittel gibt es nicht. Das 3. Teerezept hat eine besonders starke Bitterstoffwirkung.
➤ **Appetitlosigkeit bei allgemeiner Erschöpfung/Ermüdungszuständen:**
  - *Zusatzindikation:* Postoperativ, wenn eine allgemeine Kräftigung und Anregung gewünscht wird.
  - *Pflanzliche Droge:* Rp. Tinct. Chinae comp. (s. u.), Tinct. Rhei vinosae aa 25,0 D.S.
  - *Anwendung:* Tinktur 3×tgl. 1 TL 30 Min. vor dem Essen einnehmen.
  - *Stellenwert:* Vergleichsweise angenehmer Geschmack, schwach wirksam.
➤ **Appetitlosigkeit bei vegetativ-konstitutioneller Schwäche:**
  - *Pflanzliche Droge:* Tinctura Chinae composita (enthält 6 Teile Chinarinde, je 2 Teile Pomeranzenschale und Enzianwurzel, 1 Teil Zimt).

– *Anwendung:* 20 Trpf. Tinktur auf ein Glas lauwarmes Wasser 30 Min. vor jedem Essen einnehmen. Anwendung über einen längeren Zeitraum sinnvoll.
– *Stellenwert:* Sehr praktikabel, vergleichsweise wohlschmeckend.

➤ **Anazidität, Achylie und Appetitlosigkeit (bei älteren Menschen):**
– *Pflanzliche Droge:* Rp. Herb. Absinthii, Fol. Menth. Pip. aa 30,0 M. f. spec. D.S.
– *Anwendung:* 1 TL Tee auf 1 Glas Wasser, 10 Min. ziehen lassen, 2×tgl. 1 Glas vor dem Essen langsam schluckweise trinken.
– *Stellenwert:* Recht gut wirksam, allerdings wird der Tee wegen seines Bittergeschmacks oft nach einiger Zeit abgelehnt.

➤ **Anorexie (Frühstadium):**
– *Pflanzliche Drogen:* Schafgarbenkraut, Pfefferminze, Tausendgüldenkraut, Kalmuswurzel.
– *Anwendung:* 30 Min. vor dem Essen einnehmen.
• Rp. Herb. Centaurii; Herb. Millefolii; Fol. Menth. Pip. Aa 20,0; M.f. spec. D.S. 1 TL auf 1 Tasse, vor dem Essen kalt oder lauwarm trinken.
• Tinctura Calami 3×tgl 5 – 10 Trpf. auf 1 Glas Wasser.
– *Stellenwert:* Klinische Studien zum Wirksamkeitsnachweis fehlen; Tinctura Calami ist nicht für Kinder geeignet.

➤ **Appetitmangel und funktionelle Oberbauchbeschwerden** (wenn karminative, cholagoge und leicht spasmolytische Wirkungen gewünscht werden):
– *Pflanzliche Drogen:* Angelikawurzel, Benediktenkraut.
– *Anwendung:* Tee, Extrakte, Tinkturen 30 Min. vor den Mahlzeiten trinken.
• 1 TL Angelicae radix mit 1 Tasse kochendem Wasser überbrühen, 3×tgl. eine Tasse trinken.
• 2 TL Cnici benedicti herba auf 1 Tasse, 30 Min. ziehen lassen; 2 – 3 Tassen tgl. jeweils vor den Mahlzeiten trinken.
• Tinctura Angelicae (1 : 5): 20 – 30 Trpf. auf 1 Glas Wasser.
• Tinctura Cnici benedicti (1 : 5): 10 – 30 Trpf. auf 1 Likörglas mit Wasser verdünnen.
• Oleum Angelicae: 10 – 20 Trpf. auf 1 Likörglas Wasser einnehmen.
– *Stellenwert:* Bei dem obengenannten Beschwerdebild nützlich, da die Oberbauchbeschwerden günstig beeinflußt werden..

➤ **Appetitmangel und ungenügende Peristaltik:**
– *Pflanzliche Drogen:* Ingwerwurzel.
– *Anwendung:* Tee, Tinktur 15 – 30 Min. vor den Mahlzeiten trinken.
• 1 TL grobgepulverte Ingwerwurzel auf 1 Tasse heißes Wasser, abgedeckt 5 – 10 Min. ziehen lassen.
• Alternativ: Tinctura zingiberis (1 : 5): 10 – 20 Trpf. auf $^1/_2$– 1 Glas Wasser.
– *Stellenwert:* Recht gut verträglich. Wirksamkeit individuell unterschiedlich.

➤ **Appetitlosigkeit bei schweren organischen Erkrankungen (Malignome):**
– *Pflanzliche Drogen:* Kalmuswurzel.
– *Anwendung:* Tinctura Calami 3×tgl. 20 – 30 Trpf. auf 1 Glas Wasser 15 – 30 Min. vor den Mahlzeiten trinken.
– *Stellenwert:* Die Wirksamkeit appetitanregender Mittel ist bei dieser Indikation verhältnismäßig gering.

Klinische Vorbemerkungen ────────────────

➤ **Allgemeines:**
 – Bei der Refluxkrankheit kommt es zum symptomatischen Rückfluß von Mageninhalt (insbesondere Magensäure) in die Speiseröhre durch Klaffen (Insuffizienz) des unteren Speiseröhrenverschlußmuskels.
 – Akute Magenerkrankungen (akute Gastritis) haben verschiedenste Ursachen: Einfache Überladung des Magens durch plötzliche größere Nahrungsmengen, Streß, Alkohol, Medikamente, Säuren, Laugen, bakterielle Infekte. Sie können in chronische Formen übergehen. Betroffen sind die oberflächlichen Schichten der Schleimhaut.
 – Symptome: Epigastrale Schmerzen, Appetitlosigkeit, Übelkeit, Erbechen, Blutung.
 – Bei der gastroduodenalen Ulkuskrankheit besteht ein Mißverhältnis zwischen schützenden und aggressiven Faktoren. Es treten Schleimhautdefekte in Magen oder Duodenum auf, die bis in die tiefen Magenwandschichten reichen.
 – Besondere Bedeutung (30 – 50% aller Patienten mit Oberbauchbeschwerden) haben funktionelle Magenbeschwerden (Ausschlußdiagnose!).
 – Bei fehlenden organischen Veränderungen werden als Ursache nervöse Störungen vermutet. Kaum davon abzugrenzen sind im Zusammenhang mit dem Essen häufig geklagte Beschwerden (dyspeptisches Syndrom). Sie betreffen Magen oder Duodenum (Übelkeit, Aufstoßen, Mißempfindungen im Epigastrium) sowie den übrigen Dünn- und Dickdarm (Blähungen, Flatulenz, krampfartige Leibschmerzen, Durchfälle).
 – *Ulkusähnliche Dyspepsie:* Nachtschmerzen, episodische Schmerzen, eng lokalisierte Schmerzen.
 – *Dysmotilitätsdyspepsie:* Übelkeit oder Erbrechen, frühzeitige Sättigung, Aufstoßen, Blähungen, Spannungen im Oberbauch, Flatulenz.
 – *Refluxdyspepsie:* Sodbrennen.
 – *Aerophagie:* Blähungen und Aufstoßen.
➤ **Stellenwert der Phytotherapie und phytotherapeutische Maßnahmen:**
 – *Refluxkrankheit:* Phytotherapeutisch nur adjuvant therapierbar.
 – *Gastritis:*
  • Die Wirksamkeit von Phytopharmaka bei der Autoimmungastritis (A-Gastritis) ist bisher unklar.
  • Bei Befall der Magenschleimhaut mit Helicobacter pylori (B-Gastritis) wird eine Eradikationstherapie mit Säureblockade und Antibiotika durchgeführt. Adjuvant phytotherapeutische Maßnahmen sind möglich.
  • Bei dem durch Medikamente wie Salizylate und nichtsteroidale Antirheumatika induzierten Gastritistyp (C-Gastritis) wirken schleimhautprotektive Phytopharmaka günstig, sollten aber nur adjuvant eingesetzt werden.
 – *Ulkuskrankheit:* Gewöhnlich werden Antazida, Schleimhautprotektiva und Sekretionshemmer (H$_2$-Antagonisten, Protonenpumpenhemmer) eingesetzt, Phytopharmaka haben nur eine adjuvante Bedeutung.
 – *Non-Ulcer-Dyspepsie:* Beim dyspeptischen Syndrom werden viele pflanzliche Drogen angewendet.

6.3 Reflux, Gastritis, gastroduodenale Ulcera, Dyspepsie ■■

Phytopharmaka (Übersicht)

➤ **Antiphlogistika:**
- *Pflanzliche Drogen:* Matricariae flos (Kamillenblüten, s. S. 62), Menthae pipe-ritae folium (Pfefferminzblätter, s. S. 98), Melissae folium (Melissenblätter, s. S. 88), Liquiritiae radix (Süßholzwurzel, s. S. 110), Fructus foeniculi (Fen-chelsamen, s. S. 47).
- *Wirkung:* Entzündungshemmend, die ätherischöl-haltigen Drogen wirken auch bakteriostatisch und durchblutungssteigernd.
  - Die Wirksamkeit von Kamillenzubereitungen bei der Ulkuskrankheit ist gering. Dennoch können sie bei Beginn und während eines akuten Schubs wegen der fehlenden Nebenwirkungen als Adjuvans empfohlen werden. Ihre eigentliche Stärke liegt in der Prävention.
  - Süßholzwurzelpräparate wirken bei der Ulkuskrankheit antiphlogistisch, sind aber auch bei Gastritis und dyspeptischem Syndrom indiziert.
- *Kontraindikationen:*
  - Süßholzwurzel: cholestatische Lebererkrankungen, Leberzirrhose, Hy-pertonie, Hypokaliämie, schwere Niereninsuffizienz und Schwanger-schaft.
  - Kamillenblüten und -alkoholische Auszüge: Vorbekannte Allergien gegen Kamille.
  - Pfefferminzblätter und -zubereitungen: Refluxkrankheit.
- *Unerwünschte Wirkung:* Nach einer Wochendosis ab 3,5 g Glycyrrhizin (Süß-holzwurzel) treten unerwünschte mineralokortikoide Effekte, in seltenen Fällen auch eine Myoglobinurie, auf.
- *Anwendung und Dosierung:* Süßholzsaft sollte nicht länger als 4–6 Wochen ohne ärztlichen Rat eingenommen werden. Es sollten möglichst definierte Fertigarzneimittel mit einem mit verdünntem Äthanol hergestellten Flüssig-extrakt aus Süßholzwurzel, der normiert mindestens 4,0% und höchstens 6,0% Glycyrrhizin enthalten darf, verwendet werden.
- *Fertigarzneimittel (Auswahl):*
  - *Kamillenblütenextrakt (Auswahl):* Eukamillat Lösung (1 TL auf eine Tasse warmes Wasser 3mal tgl.), Kamillenextrakt Steierl Lösung (40–50 Trpf. bis zu 4mal tgl. auf 1 Tasse Wasser), Kamille-Spitzner N (60 Trpf. 3–4mal tgl. in ca. 1 Tasse warmem Wasser, Kamillosan Konzentrat Lösung (5 ml bis zu 4mal tgl. auf 1 Tasse warmes Wasser), Perkamillon liquidum (30 Trpf. auf 1 Tasse warmes Wasser 3mal tgl.).
  - *Süßholzwurzel (Auswahl):* Suczulen mono (3mal tgl. 1–2 Kps. vor den Mahlzeiten unzerkaut, evtl. zusätzlich 2 Kaps. zur Nacht), Ulgastrin Neu (3mal tgl. 1–2 Tabletten) Liquirit N (enthält zusätzlich Magnesiumcarbo-nat; nach den Mahlzeiten und vor dem Schlafengehen 1–2 Tabl. im Mund zergehen lassen).

➤ **Muzilaginosa:**
- *Pflanzliche Drogen:* Fructus lini usitatissimi (Leinsamen, s. S. 78).
- *Wirkung:* Reizlinderung.
- *Kontraindikation:* Darmverschluß.
- ◨ *Beachte:* Eine ungünstige Beeinflussung der Resorption von Arzneistoffen ist möglich! Eine ausreichende gleichzeitige Flüssigkeitszufuhr ist wichtig.
- *Fertigarzneimittel (Auswahl):* Linusit Creola.

➤ **Anticholinergika:**
- *Pflanzliche Drogen:* Atropa belladonna (Tollkirsche).
- *Wirkung:* Parasympatholyse. Alkaloide der Atropingruppe hemmen die Vagusaktivität, vermindern die Magensaftsekretion und reduzieren die Darmmotilität, sie werden deshalb bei Spasmen und Magen-Darm- oder Gallenkoliken angewendet.
- *Kontraindikation:* Engwinkelglaukom, mechanische Stenosen im Gastrointestinaltrakt, benigne Prostatahypertrophie mit Restharnbildung, akutes Lungenödem und tachykarde Rhythmusstörungen.
- *Unerwünschte Wirkung:* Dosisabhängige Nebenwirkungen wie z. B. Mundtrockenheit, verschwommenes Sehen, Miktionsstörungen, Kopfschmerzen, Benommenheit.
- *Fertigarzneimittel (Auswahl):* Belladonnysat Bürger (3mal tgl. 7 – 30 Trpf. 30 Min. vor den Mahlzeiten, Maximale Tagesdosis: 130 Trpf.).

◎ *Beachte:* Es besteht Rezeptpflicht.

Anwendungsmöglichkeiten bei akuten Krankheitsbildern _____

➤ **Akute Gastritis und Ösophagitis (bei viralen Infekten):**
- *Pflanzliche Drogen:* Kamille.
- *Anwendung:* Kamillen-Rollkur: 2 – 3 Tassen eines frisch zubereiteten Kamillentees warm schlucken. Nach 5 Min. Rückenlage legt man sich 5 Min. auf die linke Seite, dann auf den Bauch, schließlich auf die rechte Seite. Alternativ: 30 – 50 Trpf. eines Kamillenblüten-Fluidextraktes oder eines Fertigarzneimittels auf ein Glas warmes Wasser geben und trinken. Anschließend den oben beschriebenen Lagenwechsel durchführen. Tee oder verdünnten Extrakt morgens auf nüchternen Magen anwenden.

◎ *Wichtig:*
- Noch einige Tage nach Verschwinden der Symptome weiter behandeln.
- Bei Alkoholkranken ist der Extrakt wegen des Alkoholgehaltes kontraindiziert!
- *Stellenwert:* Sinnvolle und wirksame Maßnahme ohne Nebenwirkungen.

➤ **Ulkus mit nächtlichen Schmerzattacken und präzise lokalisierbarem Nüchternschmerz im Epigastrium:**
- *Pflanzliche Drogen:* Kamille, Süßholzwurzel.
- *Anwendung:*
  - Kamille: S. akute Gastritis.
  - Süßholzwurzelfluidextrakt (mit 4 – 6% Glycyrrhizinsäure): Bis 4mal tgl. 1 TL mit etwas Wasser verdünnt einnehmen.

◎ *Beachte:* Nur unter ärztlicher Kontrolle und nicht länger als wenige Wochen einnehmen.
- *Stellenwert:* Adjuvante, aber sinnvolle Maßnahme.

➤ **Magenkoliken (ulkusartige Beschwerden ohne organischen Befund):**
- *Pflanzliche Drogen:* Atropa belladonna.
- *Anwendung:*
  - Tinctura Belladonnae: 3×tgl. 5 – 8 Trpf.
  - Rp. Tinct. Belladonnae, Tinct. Valeriana, Spir. Menthae pip. aa ad 30,0; D.S. 3 tgl. 8 – 10 Trpf. in etwas Wasser.
  - Tinktur 3×tgl. in 1 Tasse Wasser oder Kamillentee verdünnt trinken.
- *Stellenwert:* Sinnvolle, schmerzlindernde Maßnahme.

6.3 Reflux, Gastritis, gastroduodenale Ulcera, Dyspepsie ▪▪▪

Anwendungsmöglichkeiten bei chronischen Speiseröhren- und Magenerkrankungen ───────────────────

➤ **Chronische Ösophagitis:**
  – *Pflanzliche Drogen:* Leinsamen.
  – *Anwendung:* Leinsamen vor Gebrauch mechanisch aufbrechen; 2 EL Leinsamen in $^1/_2$ l Wasser aufkochen, abseihen u. Schleim trinken. Die Verwendung von Fertigpräparaten, z. B. Linusit, wird empfohlen. Leinsamenschleim mehrmals tgl. 3 – 4 Schluck trinken.
  – *Stellenwert:* Adjuvante Maßnahme.
➤ **Chronische Gastritis:**
  – *Pflanzliche Drogen:*
    • Fenchelfrüchte, Pfefferminzblätter, Melissenblätter, Kalmuswurzelstock.
    • Tee: Rp. Fruct. Foeniculi, Fol. Menth. Pip., Fol. Melissae; Rhiz. Calami aa 20,0; M.f. spec. D.S.
    • Leinsamen.
  – *Anwendung:*
    • 1 TL Tee auf 1 Glas Wasser, 10 Min. ziehen lassen. 2 – 3×tgl. warm und schluckweise trinken.
    • Leinsamenschleim: 1 – 2 EL frisch geschroteten Leinsamen (Tagesmenge) auf $^1/_4 – ^1/_2$ l Wasser einweichen und über Nacht aufquellen lassen; vor dem Frühstück oder über den Tag verteilt trinken.
  – *Stellenwert:* Adjuvante Maßnahme.
➤ **Chronische Gastritis bei sehr mageren/geschwächten Patienten:**
  – *Pflanzliche Drogen:* Olivenöl, Leinsamen.
  – *Anwendung:*
    • Morgens 1 EL Olivenöl langsam trinken.
    • Fertigpräparat: Linusit Creola 2 EL in $^1/_2$ l Wasser als Schleim zubereiten (s. S. 160) und den angewärmten Schleim über den Tag verteilt trinken.
  – *Stellenwert:* Adjuvante Maßnahme.
➤ **Non-Ulcer-Dyspepsie** (s. dyspeptischer Beschwerdekomplex S. 163)**:**
  – *Pflanzliche Drogen:* Süßholzwurzel.
  – *Anwendung:*
    • $^1/_2$ TL feingeschnittene Süßholzwurzel auf eine Tasse Wasser, 15 Min. ziehen lassen, 3—4mal tgl. 1 Tasse Tee trinken. Eine mehrmonatige Anwendung ist möglich, da der Glycyrrhizinsäuregehalt sehr niedrig ist.
    • Süßholzwurzelfluidextrakt (mit 4 – 6 % Glycyrrhizinsäure): 3—4mal tgl. 1 TL auf eine Tasse mit Wasser verdünnt trinken.
  ◨ *Beachte:* Fluidextrakt und Fertigpräparate mit Süßholzwurzel nur unter ärztlicher Kontrolle und nicht mehr als wenige Wochen einnehmen.
  – *Stellenwert:* Adjuvante Maßnahme.

Klinische Vorbemerkungen

➤ **Allgemeines:**
 – Das dyspeptische Syndrom ist der Oberbegriff für Oberbauch- und Retrosternalschmerz, abdominelles Unwohlsein, Sodbrennen, Übelkeit, Erbrechen und andere gastrointestinale Symptome.
 – Es handelt sich um langwierige Oberbauchbeschwerden auf funktioneller Basis, die oft psychovegetativ überlagert sind. Die Störungen spielen sich im Darmlumen ohne wesentliche Beteiligung der Darmwand ab. Folgende Formen lassen sich abgrenzen:
   • *Oberbauchmeteorismus (häufigste Form), Blähneigung:* Magen und Darm sind oft gemeinsame Auslöser.
   • *Arteriosklerose der gastrointestinalen Arterien:* Führt zur ungenügenden Resorption von Darmgasen: Blähneigung.
   • *Cholezystopathie (latent oder manifest), Nahrungsmittelunverträglichkeit:* Charakteristische Symptome: Aufgetriebenheit der Magenregion mit Völlegefühl und Aufstoßen.
   • *Dysmotilitätstyp:* Geblähter Leib, Völlegefühl, frühzeitiges Sättigungsgefühl, diffuse Schmerzen nur tagsüber, Übelkeit, Nahrungsmittelunverträglichkeiten, Erbrechen, Nahrungsaversion und kontinuierliche Beschwerden.

➤ **Phytotherapeutische Maßnahmen:**
 – Es können sowohl probatorische (über 14 Tage) als auch symptomatische Therapien mit Phytopharmaka durchgeführt werden.
 – Symptomorientierte Phytotherapie:
   • Dyspepsie mit motorischen Störungen: Bei motorischen Störungen des oberen Gastrointestinaltraktes, z.B. bei einem großen schlaffen Magen, aber auch bei motorischen Störungen der Gallen- und Pankreassaftsekretion können Bitterstoffdrogen verwendet werden. Bei länger bestehender Symptomatik muß mit einer mehrwöchigen Behandlung gerechnet werden, zusätzlich wird eine ballaststoffreiche Kost empfohlen.
   • Meteoristische Beschwerden: Behandlung durch sogenannte Carminativa (s. S. 166). Je nach Beschwerdebild werden sie durch Bitterstoffdrogen, antiphlogistisch wirksame Drogen oder gerbstoffhaltige Drogen ergänzt.

➤ **Stellenwert der Phytotherapie:**
 – Je nach den vorherrschenden Symptomen kann eine differenzierte Phytotherapie vorgenommen werden.
 – Beim Nachweis definierter organischer Erkrankungen oder fehlendem Ansprechen auf eine probatorische phytotherapeutische Therapie sollten chemisch-synthetische Medikamente, z.B. Prokinetika wie Cisaprid, eingesetzt werden.

6.4 Dyspeptisches Syndrom

Phytopharmaka (Übersicht)

➤ **Carminativa:**
- *Pflanzliche Drogen:* Carvi fructus (Kümmel, s. S. 73), Foeniculi fructus (Fenchel, s. S. 47), Anisi fructus (Anissamen, s. S. 29).
- *Wirkung:* Sie erzeugen bei Einnahme ein Wärmegefühl und fördern postprandial das Aufstoßen und den Abgang von Flatus. Sie enthalten ätherische Öle, die entweder spasmolytisch oder darmmotilitätsfördernd, vermutlich auch antibakteriell wirken. Sie sind nicht so stark wirksam wie spezifische Antibiotika oder Spasmolytika. Das stärkste Carminativum ist der Kümmel, gefolgt von Fenchel- und Anissamen.
- *Kontraindikation:* Bei Gallensteinleiden nur nach Rücksprache mit dem Arzt anwenden.
- *Unerwünschte Wirkung:* Sie können Sodbrennen auslösen, da sie den Druck des Ösophagussphinkters herabsetzen.

➤ **Bitterstoffdrogen:**
- *Wirkung:* Anregung der gastrointestinalen Motorik.
- *Pflanzliche Drogen:* Absinthii herba (Wermutkraut, s. S. 119), Angelicae radix (Angelikawurzel, s. S. 29), Gentianae radix (Enzianwurzel, s. S. 42), Cichorii herba et radix (Zichorienwurzel und -kraut), Menyanthidis folium (Bitterklee), Taraxaci radix cum herba (Löwenzahnwurzel und -kraut, s. S. 81), Cnicni benedicti herba (Benediktenkraut), Millefolii herba (Schafgarbenkraut, s. S. 105).
- *Kontraindikationen:* S. Appetitlosigkeit, S. 156.
  - Bei Gallensteinleiden nur nach Rücksprache mit dem Arzt anwenden.
  - Enzianwurzel: Non-Ulcer-Dyspepsie, akute Gastritis.
  - Schafgarbe: Allergien gegen Korbblütler.
  - Löwenzahn: Verschluß der Gallenwege, Gallenblasenempyem.
  - Wermut: Schwangerschaft.
- *Unerwünschte Wirkungen:* S. Appetitlosigkeit, S. 156.

➤ **Ätherisch-Öl-Drogen:**
- *Pflanzliche Drogen:* Anisi fructus (Anissamen, s. S. 29), Calami rhizoma (Kalmuswurzel, s. S. 62), Carvi fructus et aetheroleum (Kümmelsamen und -Öl, s. S. 73), Cinnamomi cassiae cortex/Cinnamomi ceylanici cortex (Zimtbaumrinde), Curcumae longae rhizoma/Curcumae xanthorrizae rhizoma (Kurkumawurzel, s. S. 74), Aurantii pericarpium (Pomeranzenschalen), Coriandri fructus (Korianderfrüchte, s. S. 71), Foeniculi fructus (Fenchelfrüchte, s. S. 47), Matricariae flos (Kamillenblüten, s. S. 62), Melissae folium (Melissenblätter, s. S. 88), Menthae Piperitae folium (Pfefferminzblätter, s. S. 98), Rosmarini folium (Rosmarinblätter, s. S. 101).
- *Wirkung:* Spasmolyse, Förderung der Peristaltik, antibakterielle Wirkung.
- *Kontraindikationen:*
  - Alle Kurkuma-haltigen Präparate sind bei Verschluß der Gallenwege und bei Gallensteinen kontraindiziert.
  - Anis: Allergie gegen Anis bzw. Anethol.
  - Kalmus: Kinder bis 12 Jahre.
  - Kamille: Allergie gegen Kamille.
  - Menthol: Verschluß der Gallenwege, Gallensteinleiden, Gallenblasenentzündungen und schwere Leberschäden.

– *Unerwünschte Wirkungen:* S. Appetitlosigkeit, S. 156.
  • Anis: Gelegentlich können allergische Reaktionen der Haut, der Atemwege und des Magen-Darm-Trakts auftreten.
  • Kurkuma: Bei längerem Gebrauch bzw. Überdosierung können Magenschleimhautreizungen auftreten.

➤ **Sonstige Phytotherapeutika:**
  – *Pflanzliche Drogen:* Galangae rhizoma (Galantwurzel), Harungae madagascariensis cortex et folium (Harongarinde), Caricae papayae fructus (Papayafruchtschalen), Ananas comosus (Ananas), Cynarae folium (Artischockenblätter, s. S. 36, 265).
  – *Wirkung:* Gegen Enzymmangelzustände. Galant und Harongarinde stimulieren die Sekretion von Pankreasenzymen, Papaya und Ananas enthalten verdauungsfördernde Enzyme.
  – *Kontraindikationen:* Harongarinde: Akute und chronisch-rezidivierende Pankreatitis, schwere Leberfunktionsstörungen, Gallenblasen- und Harnwegserkrankungen, insbesondere symptomatische Steinleiden.
  – *Unerwünschte Wirkungen:* Harongarinde: Mögliche Photosensibilisierung bei hellhäutigen und lichtempfindlichen Patienten.

➤ **Fertigpräparate (Auswahl):**
  – *Artischockenblätter:* Hepar SL forte Kapseln, Hepar-POS Kaps.
  – *Pfefferminzöl, Kümmelöl:* Enteroplant Kapseln.
  – *Kamillenblüten, Pfefferminzblätter, Kümmel, Fenchel, Pomeranzenschalen:* Carminativum Hetterich N.
  – *Pfefferminzblätter, Kümmelfrüchte, Kamillenblüten:* Carminat N Tropfen. Enthält Alkohol.
  – *Angelikawurzel, Benediktenkraut, Pfefferminzblätter:* Carvomin forte Tropfen. Enthält Alkohol.
  – *Angelikawurzel, Kamillenblüten, Kümmel, Mariendistelfrüchte, Melissenblätter, Pfefferminzblätter, Schöllkraut, Süßholzwurzel:* Iberogast Tinktur. Enthält Alkohol.
  – *Fenchel, Kümmel, Pfefferminzblätter, Enzianwurzel:* Kneipp Flatuol Tabletten.
  – *Curcumae longae rhizoma:* Choldestal Krugmann Kapseln. Multichol N Filmbl.
  – *Curcumae xanthorrizae rhizoma:* Bilagit Mono, Curcumen.
  – *Harungae madagascariensis cortex et folium:* Harongan Tabletten.

Anwendungsmöglichkeiten bei Völlegefühl und Meteorismus

➤ **Leichte Krämpfe und Meteorismus:**
  – *Pflanzliche Drogen:* Kümmel, Anis, Fenchel, Melisse, Pfefferminze, Wermut.
  – *Anwendung:*
    • Rp. Fruct. Carvi; Fruct. Foeniculi aa 20,0; Fol. Menth. Pip.; Fol. Melissae aa 30,0; M.f. spec. S. : 1 TL auf 1 Glas Wasser, 15 Min. ziehen lassen. 3–6mal tgl. 1 Glas voll warm trinken.
    • Rp. Ol Carvi 5,0; Tinct. Absinthii; Tinct. Foeniculi compos. aa 20,0; D.S.: 3mal tgl. 20–30 Trpf. in Wasser einnehmen.
    • Anistee: Einen gehäuften TL zerstoßene oder grob gepulverte Anisi fructus auf 1 Tasse Wasser übergießen, abgedeckt 10–15 Min. ziehen lassen, 3–5mal tgl. trinken.
    • Anisöl: 3 Trpf. auf 1 Stück Würfelzucker, mehrmals tgl. einnehmen.
    • Fertigarzneimittel nach Angaben der Hersteller einnehmen.
  – *Stellenwert:* Da alle Zubereitungen gut verträglich sind, können Vorlieben und individuelle Erfahrungen des Patienten berücksichtigt werden. Die Zubereitungen sind im allgemeinen gut wirksam.

6.4 Dyspeptisches Syndrom

➤ **Leichte Magen-Darmkrämpfe, Völlegefühl und Meteorismus:**
  - *Pflanzliche Drogen:* Kümmel, Fenchel, Wermutkraut, Schafgarbenkraut.
  - *Anwendung:* Rp. Fruct. Carvi; Fruct. Foeniculi; Herb. Absinthii; Herb. Millefolii aa 25,0; M.f. spec. D. S. 1 TL auf 1 Glas Wasser, 15 Min. ziehen lassen. Vor jeder Mahlzeit 1 Glas voll warm trinken.
  - *Stellenwert:* Gut wirksamer, empfehlenswerter Tee.

➤ **Bei stark geblähtem und schmerzhaftem Bauch:**
  - *Pflanzliche Drogen:* Kümmel, Olivenöl, Fenchel, Anis.
  - *Anwendung äußerlich:* Rp. Ol. Carvi 10,0; Ol. Olivinarum ad 100,0. Mit 10 – 15 Trpf. die Bauchhaut (auch bei Kleinkindern) unter kreisenden Bewegungen 2 – 3×tgl. einreiben.
  - *Anwendung innerlich:*
    • Rp. Fruct. Carvi contus.; Fruct. Foeniculi contus.; Fruct. Anisi contus. Aa 20,0; M. f. spec. S: 1 TL voll auf 1 Tasse Wasser, 20 Min. ziehen lassen; nach jeder Mahlzeit 1 Tasse warm trinken.
    • 2 – 3 Trpf. Kümmelöl in etwas Wasser zu den Mahlzeiten einnehmen.
    • 1 TL frisch angestoßenen Kümmel auf eine Tasse Wasser, abgedeckt 5 Min. ziehen lassen, Tee zu oder nach den Mahlzeiten trinken.
  - *Stellenwert:* Insbesondere Kümmelöl zeigt bei dem Beschwerdebild eine gute Wirkung.

➤ **Völlegefühl nach den Mahlzeiten und Meteorismus:**
  - *Pflanzliche Drogen:* Kümmel, Fenchel, Wermutkraut, Schafgarbenkraut, Kurkumawurzel, Artischockenblätter.
  - *Anwendung:*
    • Rp. Fruct. Carvi; Fruct. Foeniculi; Herb. Absinthii; Herb. Millefolii aa 25,0; M.f. spec. S. 1 TL auf 1 Glas Wasser, 15 Min. ziehen lassen; vor jeder Mahlzeit ein Glas voll warm trinken.
    • Choldestal Krugmann Kapseln: 3×tgl. 1 Kps. zu den Mahlzeiten einnehmen.
    • Multichol N Filmbl.: 3×tgl. 3 Filmtabletten zu den Mahlzeiten einnehmen.
    • Bilagit Mono: 3×tgl. 1 Kps. vor oder zu den Mahlzeiten einnehmen.
    • Curcumen: 3×tgl. 1 Kps. vor oder zu den Mahlzeiten einnehmen.
    • Hepar SL forte Kapseln, Hepar-POS Kaps.

➤ **Meteorismus und Krämpfe mit Entzündungen und Durchfällen:**
  - *Pflanzliche Drogen:* Kümmel, Fenchel, Kamille.
  - *Anwendung:* Rp. Fruct. Carvi; Fruct. Foeniculi aa 20,0; Flor. Chamomillae ad 100,0; M.D.S. 1 – 2 TL auf 1 Tasse Wasser, 10 Min. ziehen lassen und warm schluckweise trinken.
  - *Stellenwert:* Wirkungsvolle und gut verträgliche Therapie.

➤ **Völlegefühl und Meteorismus mit krampfartigen Gallenwegsbeschwerden:**
  - *Pflanzliche Drogen:* Enzianwurzel, Wermutkraut, Pfefferminzblätter, Belladonna.
  - *Anwendung:*
    • Rp. Tinct. Gentianae; Tinct. Absinthii aa 20,0; Tinct. Menth. Pip. 10,0; D.S.: 3×tgl. 30 Trpf. kurz vor den Mahlzeiten in einem Glas Wasser einnehmen.
    • Rp. Tinct. Belladonnae 2,0; Tinct. Menthae pip. 10,0; Tinct. Gentianae 20,0; M.D. in vitr. gutt.; D.S.: 3×tgl.10 – 15 Trpf. kurz vor den Mahlzeiten in einem Glas Wasser einnehmen.
  - 🛈 *Beachte:* Für Belladonnatinktur besteht hinsichtlich des Alkaloidgehaltes eine Normierungsvorschrift für den Apotheker. Ein Gebrauch von Belladonnatinktur für mehr als drei Wochen ist nicht zu empfehlen.
  - *Stellenwert:* Gut wirksam, nur vorübergehend zu verwenden.

➤ **Stärkere Koliken und Meteorismus:**
– *Pflanzliche Drogen:* Pfefferminzblätter, Anis, Kalmuswurzel.
– *Anwendung:*
  • Rp. Fol. Menth. Pip.; Fruct. Anisi; Rhiz. Calami aa 20,0; M.f. spec. D. S.: 1 EL auf 1 l Wasser 1 Stunde ziehen lassen, davon vor jeder Mahlzeit 1 Tasse voll heiß trinken.
  • Rp. Herb. Cnici benedicti; Herb. Absinthii; Fol. Melissae aa 20,0; M.f. spec. D.S.: 1 TL auf 1 Glas Wasser 20 Min. ziehen lassen, 3×tgl. 1 Tasse voll trinken.
  • Carvomin Magentropfen mit Pomeranze (Pomeranzentinktur): 3×tgl. 20 Trpf. nach den Mahlzeiten in etwas Flüssigkeit. Enthält Alkohol.
– *Stellenwert:* Individuell sehr unterschiedlich wirksam.

Anwendungsmöglichkeiten bei funktionellen Oberbauchbeschwerden

➤ **Spastisch-funktionelles Oberbauchsyndrom:**
– *Pflanzliche Drogen:* Pfefferminzblätter, Belladonna, Wermutkraut, Kümmel, Baldrianwurzel.
– *Anwendung:*
  • 1 – 2 TL Menthae piperitae folium auf 1 Tasse (überbrühen, nicht kochen) 10 – 15 Min. bedeckt ziehen lassen. Tee nach oder zwischen den Mahlzeiten schluckweise warm trinken.
  • Tinctura Menthae piperitae: 10 – 20 Trpf. in 1 Glas Wasser einnehmen, bevorzugt bei akuter Symptomatik.
  • Rp. Ol. Carvi 3,0; Tinct. Belladonnae; Tinct. Absinthii; Tinct. Carminativ. aa 10,0; Tinct. Valerian. Aeth. ad 50,0; D.S.: 3×tgl. 30 Trpf. nach den Mahlzeiten in Wasser einnehmen.
  ◉ *Cave:* Wegen des Belladonnagehaltes nicht länger als drei Wochen anwenden (s. o.)!
  • Mentacur: 3×tgl. 1 Kps. unzerkaut $^1/_2$ Std. vor den Mahlzeiten mit etwas Flüssigkeit einnehmen.
  ◉ *Beachte:* Antazida können den magensaftresistenten Überzug auflösen, dadurch können Magenbeschwerden auftreten.
– *Stellenwert:* Individuell sehr unterschiedlich wirksam.
➤ **Roemheld-Komplex** (spastisch-funktionelles Oberbauchsyndrom mit zusätzlich heftigem Meteorismus)**:**
– *Pflanzliche Drogen:* Galantwurzel.
– *Anwendung:*
  • 1 TL feingeschnittene oder grobgepulverte Galangae rhizoma auf 1 Tasse Wasser und 5 – 10 Min. abgedeckt ziehen lassen. 1 Tasse Tee jeweils 15 – 30 Min. vor den Mahlzeiten trinken.
  • Tinctura Galangae (1 : 10): 3×tgl. 10 Trpf. in etwas angewärmtem Wasser 15 Min. vor den Mahlzeiten einnehmen.
  ◉ *Beachte:* Diese Tinktur enthält Digitaloide, sie sollte nur nach Rücksprache mit dem Arzt gleichzeitig mit Digitalispräparaten eingenommen werden.
– *Stellenwert:* Individuell große Wirkungsunterschiede.

6.4 Dyspeptisches Syndrom

➤ **Roemheld-Komplex mit ungenügender Stuhlentleerung:**
- *Pflanzliche Drogen:* Kümmel, Fenchel, Sennesblätter (s. S. 184).
- *Anwendung:* Rp. Fruct. Carvi; Fruct. Foeniculi aa 20,0; Fol. Menth. pip.; Fol. Sennae aa 30,0; M.f. spec. S.: 1 – 2 TL auf 1 Glas Wasser (überbrühen) 20 Min. ziehen lassen. Morgens und abends 1 Glas trinken.
- 👁 *Achtung:* Diese Rezeptur sollte wegen des Senna-Gehaltes nicht länger als einen Monat angewendet werden.
- *Stellenwert:* Wirksam, aber begrenzte Anwendungsdauer.

➤ **Dyspepsie bei Enzymmangelzuständen:**
- *Pflanzliche Drogen:* Harongarinde, Papayafruchtschalen, Ananas.
- *Anwendung:*
  - Harongarinde: Harongan Tabletten, Harongan Tropfen, nach Anweisung des Herstellers einnehmen.
  - 👁 *Beachte* die Nebenwirkungen s. S. 165.
  - *Papain, Bromelain, Pankreatin, Trypsin, Chymotrypsin:* Wobenzym N Dragees, nach Anweisung des Herstellers einnehmen.
  - 👁 *Cave:* Als Nebenwirkung allergische Reaktionen bis hin zum anaphylaktischen Schock möglich, bei höheren Dosierungen Völlegefühl, Blähungen, gelegentlich Übelkeit.
  - *Bromelain:* Bromelain-POS Tabletten nach Anweisung des Herstellers einnehmen.
  - 👁 *Cave:* Die Wirksamkeit von Antibiotika und Antikoagulantien kann gesteigert werden. Weitere Nebenwirkung: Harmlose Veränderung des Stuhls in Beschaffenheit, Farbe und Geruch.
  - *Kontraindikationen:* Schwere angeborene oder erworbene Gerinnungsstörungen, vor Operationen, bei Neigung zu allergischen Reaktionen auf die Inhaltsstoffe.
- *Stellenwert:* Individuell große Wirkungsunterschiede.

Klinische Vorbemerkungen

➤ **Allgemeines:**
  - Chronische Virushepatitis: Ursache ist eine Infektion mit Hepatitis-B-, C- oder D-Viren.
  - Toxische Leberschäden werden durch Alkohol, Medikamente und Chemikalien ausgelöst.

➤ **Phytotherapeutische und allgemeine Maßnahmen:**
  - Extrakte aus Artischockenblättern wirken antioxidativ und regen gleichzeitig die Cholerese an. Klinische Studien zum Einsatz bei Hepatitiden oder Leberzirrhose liegen nicht vor.
  - Fertigpräparate aus Mariendistelfrüchten werden bei toxischen Leberschäden und bei chronischen Hepatitiden sowie Leberzirrhose zur adjuvanten Behandlung verwendet.
  - Es sollten nur standardisierte Präparate ohne Alkoholzusatz verwendet werden. Die Wirkung von Vielfachkombinationspräparaten mit Silymarin ist sehr umstritten.

➤ **Stellenwert der Phytotherapie:**
  - Die Therapie der viral bedingten Hepatitiden und toxischen Lebererkrankungen mit synthetischen Präparaten ist trotz erheblicher Forschungsaktivitäten oft wenig befriedigend.
  - Auch von Phytopharmaka können keine Heilungen erwartet werden.
  - Zum Einsatz bei chronischen Autoimmunhepatitiden, primär biliärer Zirrhose oder zur Leberzirrhose führenden Stoffwechselerkrankungen liegen keine Untersuchungen vor.

Phytopharmaka (Übersicht)

➤ **Pflanzliche Drogen:** Silybi mariani fructus (Mariendistelfrüchte, s. S. 85), Cynarae folium (Artischockenblätter, s. S. 31).

➤ **Wirkung:** Stimulation der Regeneration von Lebergewebe, membranprotektive Wirkung, antioxidativ:
  - Für die Mariendistelfrüchte und das in ihnen enthaltene Silymarin sind bei oraler Anwendung hepatoprotektive, antioxidative und regenerationsfördernde Effekte beschrieben. Es ist außerdem eine cholagoge Wirkung nachgewiesen.
  - Silymarin enthält in standardisierten Extrakten mindestens 30% Silibinin, das eigentlich wirksame Agens. Silibinin stimuliert die gesamte zelluläre Proteinsynthese und wirkt deshalb regenerationsfördernd. Primäres Erfolgsorgan ist die Leber, weil sich Silibinin wegen seines ausgeprägten enterohepatischen Kreislaufes vorwiegend dort konzentriert.

➤ **Kontraindikation:** Kontraindiziert bei Allergie gegen Artischocken und andere Korbblütler, Verschluß der Gallenwege, Vorsicht bei Gallensteinleiden. Silymarin nicht in Schwangerschaft und Stillzeit verabreichen.

➤ **Unerwünschte Wirkungen:** Alle Präparate haben eine leicht laxierende Wirkung.

➤ **Fertigpräparate (Auswahl):**
  - *Mariendistelfrüchte:* Legalon 70, -140, -Suspension, Cefasilimarin 140, Heplant Filmtabletten, Silibene 140, -200, Silimarit.
  - *Artischockenblätter:* Hepar SL forte Kapseln, Hepar-POS Kaps.

Anwendungsmöglichkeiten

➤ **Beginnende Leberschädigung mit dyspeptischen Beschwerden mit Druck- und Völlegefühl im rechten Oberbauch und abnehmender körperlicher Leistungsfähigkeit:**
  – *Pflanzliche Drogen:* Mariendistelfrüchte, Artischockenblätter, Pfefferminzblätter.
  – *Anwendung:*
    • Je 1 TL zerquetschte Mariendistelfrüchte und Pfefferminzblätter auf 1 Tasse Wasser 10–15 Min. ziehen lassen und heiß schluckweise auf nüchternen Magen trinken.
    • Alternativ: 20 Trpf. Mariendisteltinktur in 1 Tasse Pfefferminzblättertee träufeln.
    • Artischockenblätterextrakt:
    • Hepar SL forte Kapseln: 2–3×tgl. 2 Kps. zu den Mahlzeiten einnehmen.
    • Hepar-POS Kapseln: 3×tgl. 1 Kps. zu den Mahlzeiten einnehmen.
➤ **Chronische infektiöse Hepatitis, toxische Leberschädigung, Leberzirrhose:**
  – *Pflanzliche Drogen:* Mariendistel.
  – *Anwendung:*
    • Fertigarzneimittel (Auswahl):
    • Legalon 70, -140, -Suspension: Initial und bei schweren Fällen 3×tgl. 2 Kps. Legalon 70 bzw. 3×tgl.1 Kps. Legalon 140 (Suspension 4×1 Meßl.). Erhaltungsdosis 3×tgl. 1 Kps. Legalon 70 bzw. 2×tgl.1 Kps. Legalon 140 (Suspension 2×tgl. 1 Meßl.). Kinder in schweren Fällen 3×tgl. 1 Meßl., sonst 3×tgl. ¹/₂ Meßl. Legalon Suspension.
    • Cefasilimarin 140: 3×tgl. 1 Filmtabl., bei leichteren Fällen 2×tgl. 1 Filmtabl.
    • Heplant Filmtabletten: 3×tgl. 1 Filmtabl. oder 2×tgl. 2 Filmtabl.
    • Silibene 140, -200: Initial und bei schweren Fällen 3×tgl. 1 Kps. Silibene 140 bzw. 1–2×tgl. Silibene 200. Erhaltungsdosis und zur Nachbehandlung 3×tgl. ¹/₂ Filmtablette Silibene 140. Kinder Erhaltungsdosis 3×tgl. ¹/₂ Filmtablette Silibene 140, in schweren Fällen bei Kindern ab 12 J. 1–2 Kps. Silibene 200 tgl. nach den Mahlzeiten einnehmen.
    • Silimarit: 2×tgl. 1 Kps.
  – *Stellenwert:* Es existieren einige klinische Studien zum Wirkungsnachweis.

Klinische Vorbemerkungen ─────────────────────

➤ **Allgemeines:**
  – In der Allgemeinpraxis werden häufig sog. funktionelle Störungen wie Gallenwegsdyskinesien und Postcholezystektomie-Syndrom beobachtet.
  – Das Beschwerdebild umfaßt unbestimmte Beschwerden im rechten Oberbauch, die in den Rücken oder bis zur rechten Schulter ausstrahlen und sich bis zu leichten Koliken steigern können.
  – Möglicherweise stehen diese Beschwerden häufiger mit einem Colon irritabile in Verbindung. Die Ätiologie ist bisher unklar.

➤ **Phytotherapeutische Maßnahmen:**
  – Gallewirksame Mittel werden als Cholagoga bezeichnet. Sie wirken oft beschwerdelindernd. Eingesetzt werden Arzneistoffe mit Gewürzwirkung wie Kümmel, Pfeffer, Ingwerwurzel, außerdem Bittermittel und Spasmolytika. Daß auch pflanzliche Abführmittel lindernd wirken, liegt daran, daß die meisten Patienten zusätzlich obstipiert sind.
  – Bei der Verordnung sollte man sich auf Fertigarzneimittel mit nicht mehr als sechs sicher zur Gesamtwirkung beitragenden Kombinationspartnern beschränken. Dabei ist den geschmacklich intensiven Tees und Tropfen der Vorzug zu geben.
  – Fixe Kombinationen mit Laxantien sind zu meiden.
  – Alle Gallentees kann man mit Zucker oder Honig süßen, auch Süßstoff ist erlaubt.

➤ **Stellenwert der Phytotherapie:** Cholagoga sind zur Therapie von Cholelithiasis, Cholangitis oder intrahepatischer Cholestase nicht geeignet, in vielen Fällen sogar kontraindiziert.

Phythopharmaka (Übersicht) ─────────────────

➤ **Choleretika:**
  – *Pflanzliche Drogen:* Boldo folium (Boldoblätter), Cardui mariae fructus (Mariendistelfrüchte, s. S. 85), Chelidonii herba (Schöllkraut, s. S. 107), Curcumae longae rhizoma/Curcumae xanthorrizae rhizoma (Kurkumawurzel, s. S. 74), Cynarae folium (Artischockenblätter, s. S. 31), Fumariae herba (Erdrauchkraut, s. S. 43), Millefolii herba et flos (Schafgarbenkraut und -blüten, s. S. 105), Raphani radix (Rettichwurzel), Taraxaci radix et herba (Löwenzahnwurzel und -blätter, s. S. 81).
  – *Wirkung:* Anregung des Galleflusses, Spasmolyse.
  – *Kontraindikation:*
    • Boldoblätter: Verschluß der Gallenwege, schwere Lebererkrankungen. Vorsicht bei Cholezystolithiasis.
    • Artischocke, Curcuma, Löwenzahn, Schöllkraut: Lebererkrankungen, gleichzeitige Einnahme leberschädigender Medikamente.
    • Schafgarbe: Überempfindlichkeit gegen Schafgarbe und andere Korbblütler.
  – *Unerwünschte Wirkung:*
    • Rettich: Magenbeschwerden mit Sodbrennen und Aufstoßen.
    • Löwenzahnwurzel: Magenbeschwerden durch Übersäuerung.

6.6 Erkrankungen der Gallenblase und Gallenwege

➤ **Cholagoga:**
- *Pflanzliche Drogen:* Menthae piperitae aetheroleum (Pfefferminzöl, s. S. 97), Menthae piperitae folium (Pfefferminzblätter, s. S. 98), Harungae madagascariensis cortex et folium (Harongarinde und -blätter), Rettichwurzel, Erdrauchkraut, Löwenzahnkraut.
- *Wirkung:* Sie besitzen spezifische spasmolytische Wirkungen und regen die exokrine Pankreassekretion an. Sie bewirken in unterschiedlichem Ausmaß eine Steigerung der Gallenproduktion bzw. einen besseren Abfluß der produzierten Galle (Cholerese).
- *Kontraindikation:* Pfefferminzöl, Harongarinde und -blätter: Verschluß der Gallenwege, Ikterus, Vorsicht bei Cholezystolithiasis.
- *Unerwünschte Wirkung:*
  • Harongarinde und -blätter s. S. 165.
  • Pfefferminzöl: Magenbeschwerden.

➤ **Fertigpräparate (Auswahl):**
- *Erdrauchkraut:* Bilobene Filmtabletten, Oddibil Dragees.
- *Rettichwurzel:* Kneipp Rettich Pflanzensaft.
- *Löwenzahnwurzel:* Kneipp Löwenzahn Pflanzensaft Wörisol, Kneipp Löwenzahn Tabletten Hepar-Kneipp.
- *Pfefferminzöl:* Inspirol Heilpflanzenöl, Leukona Minzöl, NINO Fluid N.

Anwendungsmöglichkeiten bei akuten Krankheitsbildern

➤ **Plötzliche starke Blähungen:**
- *Pflanzliche Drogen:* Wermutkraut, Belladonna, Kümmel, Baldrianwurzel.
- *Anwendung:* Rp. Ol. Carvi 5,0; Tinct. Absinthii; Tinct. Carminativ. aa 10,0; Tinct. Belladonnae 10,0; Tinct. Valerian. aeth. 15,0; D.S.: 3×tgl 30 Trpf. nach dem Essen.
- *Stellenwert:* S. Oberbauchbeschwerden S. 167.

➤ **Dyskinesie der Gallenwege:**
- *Pflanzliche Drogen:* Wermutkraut.
- *Anwendung:*
  • 1 TL Absinthii herba (feingeschnitten oder Fertigteebeutel) auf 1 Tasse Wasser max. 5 Min. ziehen lassen, 3×tgl. trinken.
  • Alternativ: Tinctura Absinthii 3×tgl. 10 – 30 Trpf. in relativ wenig Wasser einnehmen.

  ◨ *Beachte:* Der bittere Geschmack muß unbedingt erhalten bleiben. Nicht länger als 3 – 4 Wochen anwenden.
- *Stellenwert:* Individuell unterschiedlich stark wirksam.

➤ **Akute Spasmen der Gallenwege:**
- *Pflanzliche Drogen:* Kümmel, Belladonna, Schöllkraut, Mariendistelfrüchte, Baldrianwurzel.
- *Anwendung:* Rp Ol. Carvi; Tinct. Belladonnae; Tinct. Chelidonii; Tinct. Cardui Mariae aa 10,0; Tinct. Valerian. aether. 15,0; D.S.: 3×tgl. 20 Trpf. einnehmen.

  ◨ *Beachte:* Nicht zur Daueranwendung geeignet.
- *Stellenwert:* Individuell unterschiedlich stark wirksam.

➤ **Spasmen im Gastrointestinaltrakt mit Dyskinesie der Gallenwege:**
- *Pflanzliche Drogen:* Boldoblätter, Schöllkraut, Kurkuma-longa-Wurzel, Erdrauchkraut.
- *Anwendung:*
  - 2 TL feingeschnittene Boldoblätter auf 1 Tasse 10 Min. ziehen lassen. 2–3×tgl. 1 Tasse warm trinken.
  - 2 TL feingeschnittenes Schöllkraut auf 1 Tasse Wasser 5–10 Min. ziehen lassen und warm 3×tgl. zwischen den Mahlzeiten über 3 Wochen trinken.
  - 1–2 TL feingeschnittene Kurkuma-longa-Wurzel auf 1 Tasse Wasser 5 Min. abgedeckt ziehen lassen. Vor den Mahlzeiten jeweils 1 Tasse trinken.
  - 2 TL kleingeschnittenes Erdrauchkraut auf 1 Tasse Wasser 10 Min. ziehen lassen. 3mal tgl. 1 Tasse Tee zu den Mahlzeiten trinken.
  - Tinctura Chelidonii 3×tgl. 20 Trpf. in etwas Wasser einnehmen.
  - Tinctura Curcumae (1:10) 3×tgl. 10–15 Trpf. in etwas Wasser einnehmen.
  - Rp. Tinct. Cardui Mariae 10,0; Tinct. Chelidonii; Tinct. Strychni aa 5,0; D.S.: 3×tgl. 30 Trpf. in etwas Wasser einnehmen.
  - Rp. Olei Menthae piperitae 1,0; Tinct. Belladonnae 4,0; Tinct. Chelidonii; Tinct. Cardui Mariae aa ad 30,0; D.S.: 3×tgl. 40 Trpf. in etwas Wasser einnehmen.
  - 🔵 ***Beachte:*** Begrenzte Anwendungsdauer (3–4 Wochen).
  - Monopräparate mit Erdrauchkraut: Bilobene Filmtabletten: 3×tgl. 1–3 Filmtabl. vor den Mahlzeiten, in akuten Fällen bis zu 6 Tabl. auf einmal einnehmen. Oddibil Dragees: 3×tgl. 2 Dragees vor den Mahlzeiten.
- *Stellenwert:*
  - Erdrauchkraut, Schöllkraut: Relativ stark wirksame Spasmolytika.
  - Boldoblätter: Schwach wirksames Spasmolytikum.
  - Kurkuma-longa-Wurzel: Cholezystokinetikum.
  - Tinktur aus Pfefferminzöl, Mariendistelfrüchte, Belladonna, Schöllkraut: Verhältnismäßig stark wirksam.
  - Individuelle Wirksamkeitsunterschiede. Vorlieben der Patienten sind zu berücksichtigen.

Anwendungsmöglichkeiten bei chronischen Erkrankungen

➤ **Verminderter Gallefluß (evtl. mit Appetitmangel):**
- *Pflanzliche Drogen:* Wermutkraut, Pfefferminzblätter, Löwenzahnwurzel, Mariendistelfrüchte, Benediktenkraut.
- *Anwendung:*
  - Rp. Herb. Cardui benedicti; Herb. Absinthii; Fol. Menth. pip.; Fruct. Cardui Mariae; Rad. Taraxaci c. Herba aa ad 100,0; M.f. spec. D.S.: 1 TL auf 1–2 Tassen Wasser 20 Min. ziehen lassen, 3 Tassen tgl. trinken über 3–4 Wochen.
  - Alternative: Rp. Tinct. Cardui Mariae; Tinct. Absinthii aa 15,0; Spir. Menth. pip. 20,0; D.S.: 2×tgl. 20 Trpf. in etwas Wasser kurz vor den Mahlzeiten einnehmen.
- *Stellenwert:* Mittelstark wirksam.

Erkrankungen und Funktionsstörungen der Verdauungsorgane

➤ **Chronische Gallenwegsdyskinesien mit Neigung zu dyspeptischen Beschwerden und Obstipation:**
– *Pflanzliche Drogen:* Rettichwurzel, Kümmel, Fenchel, Pfefferminzblätter, Schafgarbenkraut, Sennesblätter, Wermutkraut, Faulbaumrinde.
– *Anwendung:*
  • Saft von weißem oder schwarzem Rettich: Den Rettich schälen, zerkleinern/reiben und ihn dann auspressen. Einige Stunden im Kühlschrank kühlen. Vor Gebrauch etwas Zucker oder Leinsamenschleim hinzufügen. 100–150 ml Saft tgl. in kleinen Portionen einnehmen. Nach 4–5 Tagen für 2–3 Tage pausieren.
  ◙ *Beachte:* Magenprobleme als Nebenwirkung s. S. 171.
  • Kneipp Rettich Pflanzensaft 2–3×tgl. 1 EL einnehmen.
  • Rp Fruct. Carvi; Fruct. Foeniculi aa 10,0; Fol Menth. pip. 30,0; Herb. Millefolii; Flor. Stoechad. aa 20,0;Fol. Sennae 15,0; M.f. spec. D.S.: 1–2 TL auf 1 Tasse Wasser 15 Min. ziehen lassen, morgens und abends eine Tasse trinken.
  ◙ *Beachte:* Dieser Tee kann über einige Wochen getrunken werden.
  • Alternativ: Rp Fruct. Carvi 10,0; Fol. Menth. pip. Herb. Absinthii aa 30,0; Cort. Frangul.; Fol. Sennae conc. Aa 15,0; M.f. spec. D.S.: 1–2 TL auf 1 Tasse Wasser 10 Min. ziehen lassen, morgens und abends 1 Tasse trinken.
  ◙ *Beachte:* Dieser recht wirksame Tee sollte nur 1–2 Wochen getrunken werden.
– *Stellenwert:* Individuell unterschiedlich starke Wirksamkeit.
➤ **Chronische Gallenwegsdyskinesien, dyspeptische Beschwerden, Appetitlosigkeit**
– *Pflanzliche Drogen:* Löwenzahnwurzel, Belladonna, Fenchel, Wermutkraut, Mariendistelfrüchte, Kamillenblüten.
– *Anwendung:*
  • 1–2 TL feingeschnittene Löwenzahnwurzel auf 1 Tasse Wasser kalt ansetzen, kurz aufkochen, 15 Min. ziehen lassen. 4–6 Wochen lang morgens und abends je 1 Tasse trinken.
  • Rp. Tinct. Belladonnae; Tinct. Absinthii; Tinct. Cardui mariae; Tinct. Foeniculi comp.; Tinct. Chamomillae aa 10,0; M.S.: Mittags und abends je 20 Trpf. nach den Mahlzeiten in wenig Wasser einnehmen. Anwendung auf 3–4 Wochen begrenzen.
  • Kneipp Löwenzahn Pflanzensaft Wörisol: Erwachsene 2–3×tgl. 1 EL, Kinder 2–3×tgl. 1 TL nach den Mahlzeiten einnehmen.
  • Kneipp Löwenzahn Tabletten Hepar-Kneipp: 3×tgl. 1–2 Filmtabletten zerkaut mit ausreichend Flüssigkeit oder in Wasser gelöst einnehmen.
  ◙ *Beachte:* Magenbeschwerden als Nebenwirkung s. S. 171.
– *Stellenwert:* Bei vielen Patienten recht wirksam.

Klinische Vorbemerkungen

➤ **Allgemeines:**
- *Akute Proktitis:* Symptome: Milde bis starke rektale Schmerzen, Schleimabgang, Tenesmen, Ausfluß und/oder Blutungen. Ursache: Herpes-simplex-Viren, Zytomegalie-Viren, Gonokokken, Chlamydien, Yersinien, Isospora, Treponema pallidum oder Amöben.
- *Chronisch entzündliche Darmerkrankungen:* Proktitis z. B. bei Colitis ulcerosa, sie ist von der idiopathischen Proktitis ulcerosa abzugrenzen.
- *Strahlenproktitis:* Tritt oft erst Monate bis Jahre nach Strahlentherapie des Beckens auf.
- *Hämorrhoiden:* Hämorrhoiden sind sehr verbreitet und werden durch häufiges Sitzen, chronische Obstipation und familiäre Disposition begünstigt. Die Frühstadien sprechen gut auf eine konservative Therapie an.
- ◧ *Achtung:* Bei Hämorrhoidalblutungen ist grundsätzlich das Vorliegen eines Karzinoms auszuschließen.

➤ **Phytotherapeutische Maßnahmen:**
- Lokal kommen pflanzliche Drogen mit entzündungshemmenden, schleimbildenden, adstringierenden, wundheilungsfördernden und venentonisierenden Eigenschaften zum Einsatz.
- Innerlich werden spasmolytische, entzündungshemmende und laxierende Drogen verwendet.
- Eine Vielfalt von verschiedenen Wirkprinzipien steht zur Verfügung. Bei Bedarf können äußerlich und innerlich wirksame Drogen kombiniert werden.

➤ **Stellenwert der Phytotherapie:**
- Ursächlich wirksame Phytotherapeutika gibt es bei diesen Erkrankungen nicht.
- Bei der akuten Proktitis können Phytopharmaka adjuvant eingesetzt werden.
- Bei der Proktitis durch chronisch entzündliche Darmerkrankungen oder Strahlenproktitis können Phytopharmaka adjuvant verwendet werden.
- Bei Hämorrhoiden können Phytopharmaka im Frühstadium und zur Prävention eingesetzt werden.

Phytopharmaka (Übersicht)

➤ **Antiphlogistika:**
- *Pflanzliche Drogen:* Arnikablüten (Arnicae flos. s. S. 30), Kamillenblüten (Matricariae flos, s. S. 62), Hamamelisblätter und -rinde (Hamamelidis folium und cortex, s. S. 54).
- *Wirkung:* Bei lokaler Applikation Hemmung der Entzündung.
- *Kontraindikation:* Arnika und Kamillenblüten: Allergie auf Korbblütler.

➤ **Adstringentien:**
- *Pflanzliche Drogen:* Tormentillwurzelstock (Tormentillae rhizoma. s. S. 115), Hamamelisblätter und -rinde (Hamamelidis folium und cortex, s. S. 54), Eichenrinde (Quercus cortex, s. S. 41), Malvenblüten und -blätter (Malvae flos et folium, s. S. 84), Roßkastaniensamen (Hippocastani semen, s. S. 102).
- *Wirkung bei äußerer Anwendung:* Leichte Koagulation und Austrocknung der oberflächlichsten Zellschichten, Bildung einer Schutzbarriere gegen Bakterien, Linderung entzündungsbedingter Beschwerden, Juckreizlinderung.
- *Kontraindikation:* Eichenrinde: Großflächige Hautschäden.
- *Unerwünschte Wirkungen:* Bei externer Anwendung nicht bekannt.

6.7 Erkrankungen des Mast- und Enddarms

➤ **Hämostyptica:**
– *Pflanzliche Drogen:* Wasserpfeffer (Polygoni hydropiperis herba).
– *Wirkung:* Blutstillung.
– *Kontraindikation:* Nicht bekannt.
– *Unerwünschte Wirkungen:* Nicht bekannt.

➤ **Muzilaginosa:**
– *Pflanzliche Drogen:* Malvenblüten (Malvae flos, s. S. 84), Leinsamen (Lini semen, s. S. 78).
– *Wirkung:* Bei äußerer Anwendung werden die freien Nervenendigungen durch Pflanzenschleim bedeckt, die Reizung läßt nach.
– *Kontraindikation:* Nicht bekannt.
– *Unerwünschte Wirkungen:* Nicht bekannt.

➤ **Wundheilungsfördernde Phytotherapeutika:**
– *Pflanzliche Drogen:* Johanniskrautöl (Oleum Hyperici, s. S. 58).
– *Wirkung*: Bei äußerer Anwendung Unterstützung der Wundheilung.
– *Kontraindikation:* Nicht bekannt.
– *Unerwünschte Wirkungen:* Nicht bekannt.

➤ **Laxantien:**
– *Pflanzliche Drogen:* Indische Flohsamen und -schalen (Plantaginis ovatae semen et testa, s. S. 48).
– *Wirkung:* Durch weiche Stühle wird der Stuhlgang erleichtert. Nur innerliche Anwendung.
– *Kontraindikation:* Darmverschluß, abdominelle Schmerzen unbekannter Ursache, krankhafte Verengungen des Gastrointestinaltraktes, schwer einstellbarer Diabetes mellitus.
– *Unerwünschte Wirkungen:* Bei Entzündungen im Magen-Darm-Trakt kann die Einnahme einen zusätzlichen Reiz auslösen, Krämpfe hervorrufen und unter Umständen die Obstipation verstärken.

➤ **Tonika:**
– *Pflanzliche Drogen:* Kalmuswurzel (Calami rhizoma, s. S. 62).
– *Wirkung:* Stimulation der Sekretion der Schleimhaut, Verbesserung des Tonus der glatten Darmmuskulatur. Nur innerliche Anwendung.
– *Kontraindikation:* Schwangerschaft, Kinder unter 12 Jahren.
– *Unerwünschte Wirkungen:* Nicht bekannt.

➤ **Fertigarzneimittel (Auswahl):**
– *Hamamelis virginiana:* Hametum Creme, Hametum-N Kombipackung.
– *Hippocastani semen:* Hametum-N Hämorrhoidalzäpfchen.
– *Plantago-ovata-Samenschalen:* Mucofalk Apfel/Orange/Pur Granulat.

Anwendungsmöglichkeiten bei akuten Krankheitsbildern

➤ **Akute Proktitis:**
– *Pflanzliche Drogen:* Johanniskraut, Kamille, Malve, Leinsamenschleim.
– *Anwendung:*
  • Bleibeklysmen, 2 × tgl. Spülungen mit dem Irrigator.
  • Klysmen mit Johanniskrautöl (Herstellung durch Apotheker).
  • Spülungen mit Kamillentee, mit Malvenblütentee oder Leinsamenschleim (jeweils 1 TL auf 150 ml Wasser).
– *Stellenwert:* Adjuvante Maßnahmen.

➤ **Akut entzündliche Hämorrhoiden:**
– *Pflanzliche Drogen:* Kamille, Arnika, Eichenrinde, Hamamelis.
– *Anwendung:*
  • 1 TL Extractum Chamomillae fluidum auf 500 ml Wasser.
  • 1–2 TL Tinctura arnicae auf 500 ml Wasser.
  • Eine kleine Handvoll Eichenrinde auf 1 l Wasser, 1 Min. kochen, abkühlen lassen und zimmerwarm verwenden.
    Feuchte kühle, höchstens zimmerwarme Umschläge über mind. 1 Stunde mit diesen Lösungen morgens und abends, evtl. auch mittags. Auch Sitzbäder sind möglich. Anschließend und nach jedem Stuhlgang hamamelishaltige Hämorrhoidalsalbe (z. B. Hametum Creme) verwenden.
– *Stellenwert:* Gut wirksame Maßnahme.

Anwendungsmöglichkeiten bei chronischen Erkrankungen ____

➤ **Subakute und chronische Proktitis:**
– *Pflanzliche Drogen:* Tormentill, Kamille, Kalmuswurzel.
– *Anwendung:*
  • 1 TL Tinct. Tormentillae auf 1 Glas Kamillentee.
  • Abkochung von Kalmuswurzel, 2 TL auf 150 ml Wasser.
    2×tgl. Spülungen mit einer dieser Lösungen mit dem Irrigator.
– *Stellenwert:* Sinnvolle Alternative zu den Synthetika.

➤ **Chronische Hämorrhoiden:**
– *Pflanzliche Drogen innerlich:* Kamille, Kalmuswurzel, Fenchel, Sennesblätter, Faulbaumrinde.
– *Anwendung innerlich:*
  • Rp. Flor Chamomillae; Rhiz. Calami; Fruct. Foeniculi; Fol. Sennae; Cort. Frangulae aa ad 100,0; M.f. spec.: 1–2 TL auf 1 Tasse Wasser 10 Min. ziehen lassen, morgens und abends 1 Tasse trinken. Anwendung auf 1–2 Wochen begrenzen.
  • Mucofalk Apfel/Orange/Pur Granulat: 2–6×tgl. 1 TL bzw. ein Beutel nach Einrühren in reichlich Flüssigkeit einnehmen. Medikamente sollten erst 30–60 Min. später eingenommen werden.
– *Pflanzliche Drogen äußerlich:* Hamamelis.
– *Anwendung äußerlich:*
  • Hametum Creme: Je nach Bedarf mehrmals tgl. dünn auftragen bzw. leicht einmassieren.
  • Hametum-N Kombipackung: 1–2 Zäpfchen tgl. einführen. Salbe mittels beiliegender Kanüle im Rektum anwenden. Auf entzündete Stellen im äußeren Analbereich Salbe auftragen.
  • Hametum-N Hämorrhoidalzäpfchen: 1–2 Zäpfchen tgl. einführen.
◄ *Beachte:* Kombination von innerlich und äußerlich wirksamen Zubereitungen ist zu empfehlen.
– *Stellenwert:* Sinnvolle Alternative zu synthetischen Arzneimitteln.

➤ **Bei Fissura ani:**
– *Pflanzliche Drogen:* Tormentill, Belladonna.
– *Anwendung:* Rp. Extr. Tormentill. 5,0; Extr. Belladonnae 0,5; Ungt. Moll. ad 50,0; M.f. ungt. Nach Bedarf äußerlich anwenden.
– *Stellenwert:* Sinnvolle Maßnahme, die die Beschwerden rasch lindert. Keine Daueranwendung!

6.8 Akute und chronische Durchfallerkrankungen

Klinische Anmerkungen

➤ **Allgemeines:**
- Bei gehäufter Entleerung von breiigen oder wäßrigen Stühlen mehr als dreimal tgl. liegt eine Diarrhoe vor.
- Sie ist Leitsymptom bakterieller Infektionskrankheiten und viraler Enteritiden.
- Weitere Ursache von Diarrhoen: Funktionelle Darmstörungen mit Hypermotorik und Hypersekretion speziell des Dünndarms, allergische Enteropathie, Colitis ulcerosa, Hyperthyreose, chronischer Alkoholabusus.

➤ **Phytotherapeutische Maßnahmen:** Die beiden wichtigsten Drogen sind die Tormentillwurzel wegen des hohen Gerbstoffgehaltes von 15 % und, insbesondere bei Kindern, getrocknete Heidelbeeren. Durch die gerbstoffhaltigen Tees oder Tinkturen soll es zu einer Abdichtung der Oberfläche der Darmschleimhaut kommen, wodurch der Flüssigkeitsaustritt abnimmt.

➤ **Stellenwert der Phytotherapie:**
- Pflanzliche Antidiarrhoika sind entweder Teil einer diätetischen Therapie oder werden rein symptomatisch verwendet, insbesondere dann, wenn synthetische Arzneimittel nicht indiziert sind. Sie finden demnach Anwendung bei subakuten Enteritiden und Enterokolitiden, bei Sommerdiarrhöen und – mit Einschränkung – bei funktioneller Diarrhoe.
- Bei schweren bakteriellen Enterokolitiden sind Antibiotika die erste Wahl.

Phytopharmaka (Übersicht)

➤ **Adstringentien:**
- *Pflanzliche Drogen:* Tormentillwurzel (Tormentillae rhizoma, s. S. 115), Heidelbeeren (Myrtilli fructus), schwarze Johannisbeere (Ribes nigrum), Brombeerblätter (Rubi fruticosi folium), Eichenrinde (Quercus cortex, s. S. 41).
- *Wirkung:* Abdichtung der Oberfläche der Darmschleimhaut.
- *Kontraindikation:* Nicht bekannt.
- *Unerwünschte Wirkungen:* Eichenrinde, Tormentill: Magenbeschwerden bei empfindlichen Patienten.

➤ **Laxantien:**
- *Pflanzliche Drogen:* Flohsamen, indischer Flohsamen.
- *Wirkung:* Stuhlregulierend, flüssigkeitsbindend.
- *Kontraindikationen:* s. S. 176.
- *Unerwünschte Wirkungen:* s. S. 176.

➤ **Antiphlogistika:**
- *Pflanzliche Droge:* Eichenrinde (Quercus cortex, s. S. 41).
- *Wirkung:* Entzündungshemmung.
- *Kontraindikation:* Nicht bekannt.
- *Unerwünschte Wirkungen:* Magenbeschwerden bei empfindlichen Patienten.

➤ **Motilitätshemmung:**
- *Pflanzliche Droge:* Uzarawurzel (Xysmalobium undulatum, s. S. 117).
- *Wirkung:* Reduktion der Dünndarmmotilität.
- *Kontraindikation:* Einnahme von herzwirksamen Glykosiden.
- *Unerwünschte Wirkungen:* Nicht bekannt.

➤ **Immunstimulation:**
  – *Pflanzliche Droge:* Trockenhefe (Saccharomyces boulardii).
  – *Wirkung:* Trockenhefe wirkt antagonistisch gegenüber einer Reihe von Darmkeimen und erhöht vorübergehend über eine unspezifische Stimulation der humoralen und zellulären Immunabwehr die allgemeine Abwehrlage des Organismus. Sie besiedelt den Dünndarm, im Colon wird sie gewöhnlich von den dort residenten Bakterien lysiert.
  – *Kontraindikation:* Nicht bekannt.
  – *Unerwünschte Wirkungen:* Nicht bekannt.
➤ **Fertigpräparate (Auswahl):**
  – *Uzarawurzel:* Uzara Lösung oder Dragees.
  – *Trockenhefe:* Perenterol.
  – *Flohsamen:* Agiocur-Granulat.
  – *Flohsamenschalen:* Mucofalk, Apfel/Orange/Pur Granulat.

Anwendungsmöglichkeiten bei akuter Diarrhoe

➤ **Akute Diarrhoen jeglicher Genese:**
  – *Pflanzliche Drogen:* Tormentillwurzel, Heidelbeeren, Brombeerblätter, Eichenrinde, schwarze Johannisbeeren.
  – *Anwendung:*
    • 1 TL zerkleinerte Tormentillwurzel auf 1 Tasse Wasser kalt ansetzen, kurz zum Sieden bringen. 3×tgl. eine Tasse trinken.
    • Tinctura Tormentillae (1 : 10) mehrmals tgl., bei akuten Zuständen evtl. stdl. 10 – 30 Trpf. in einem Likörglas Wasser einnehmen.
    • Rp. Tinct. Tormentillae; Tinct. carminativ. aa 25,0; D.S. 3 – 5mal tgl. 30 – 40 Trpf. im warmem Kamillentee trinken.
    • 3 EL getrocknete Heidelbeeren in $^1/_2$ l Wasser 30 Min. kochen, 3—5mal tgl. 1 Glas voll warm trinken.
    • 1 gehäufter TL feingeschnittene Brombeerblätter auf 1 Tasse Wasser 10 – 15 Min. ziehen lassen. 3—5mal tgl. 1 Tasse zwischen den Mahlzeiten trinken.
    • $^1/_2$ TL feingeschnittene Eichenrinde mit einer Tasse kaltem Wasser ansetzen, kurz aufkochen, 5 Min. ziehen lassen. Jeweils 30 Min. vor den Mahlzeiten trinken.
    • 3—5mal tgl. 1 Glas mit Saft von schwarzen Johannisbeeren trinken.
    • Rp. Rhiz. Tormentillae subtiliss. Pulv. 100,0; D. ad. Scat. S.: 3—5mal tgl. 1 Mokkalöffel voll einnehmen.
  – *Stellenwert:*
    • Schwarze Johannisbeeren: Schwach wirksam.
    • Tinct. Tormentillae: Schwach wirksam.
    • Heidelbeeren und Brombeerblätter: Mittelstark wirksam.
    • Rhiz. Tormentillae: Verhältnismäßig stark wirksam.
    • Eichenrindenzubereitung: Stark wirksam.
➤ **Diarrhoe mit Spasmen und Koliken:**
  – *Pflanzliche Drogen:* Tormentillwurzel, Belladonna.
  – *Anwendung:* Rp. Tinct. Tormentillae 30,0 Tinct. Belladonnae 5,0; Tinct. carminativae ad 50,0; D.S.: 3×tgl. 30 Trpf. in etwas Wasser einnehmen.
  – *Stellenwert:* Recht wirksam, nur wenige Tage einnehmen.

6.8 Akute und chronische Durchfallerkrankungen ▬▬▬

➤ **Bei torpiden gastroenteritischen Zuständen:**
- *Pflanzliche Drogen:* Tormentillwurzel, Wermut, Enzian.
- *Anwendung:* Rp. Tinct. Tormentillae 30,0; Tinct. Absinthii; Tinct. Gentiana ad 50,0; D.S.: 3×tgl. 30 Trpf. in etwas Wasser einnehmen.
  - ◙ *Beachte:* Nur wenige Tage einnehmen.
- *Stellenwert:* Relativ stark wirksam.

➤ **Säuglingsdyspepsie (Dystrophie des Säuglings):**
- *Pflanzliche Drogen:* Heidelbeeren, Kamille, Fenchel.
- *Anwendung:*
  - Aus fein gemahlenem und gesiebtem Pulver von getrockneten Heidelbeeren eine 5%ige Suspension mit Wasser oder Kamillentee herstellen, drei Minuten kochen. Pro Tag 150—200 g/kg KG verabreichen.
  - ◙ *Beachte:* Durch diese Zubereitung werden kaum Kalorien verabreicht.
  - 1 TL frisch gequetschte Fenchelfrüchte auf eine Tasse heißes Wasser, abgedeckt 5 Min. ziehen lassen. 5mal tgl. 1 – 2 Tassen trinken.
  - Oleum Foeniculi: 2 – 4 Trpf. in wenig Wasser 5mal tgl. einnehmen.
  - Pro Tag 150 – 200 g/kg Körpergewicht verabreichen.
- *Stellenwert:*
  - Heidelbeeren: Auch bei Säuglingserbrechen und durch Diarrhoe bedingtem Wundsein wirksam.
  - Fenchel: Mild wirksam.

➤ **Akute Diarrhoen bei Kleinkindern:**
- *Pflanzliche Drogen:* Heidelbeeren, Kamille.
- *Anwendung:* Aus fein gemahlenem und gesiebtem Pulver von getrockneten Heidelbeeren eine 10 – 20%ige Suspension mit Wasser oder Kamillentee herstellen, 3 Min. kochen, mit 15% Reismehl abbinden. 3—5mal tgl. 3 – 5 TL verabreichen.
- *Stellenwert:* Gut verträglich und wirksam.

Anwendungsmöglichkeiten bei chronischer Diarrhoe ▬▬▬

➤ **Chronische Enteritis:**
- *Pflanzliche Drogen:* Fenchel, Melisse, Kalmuswurzel, Pefferminzblätter.
- *Anwendung:* Rp. Fruct. Foeniculi; Fol. Menth. Pip.; Fol. Melissae; Rhiz. Calami aa 20,0; M.f. spec. D.S.: 1 TL auf 1 Tasse Wasser, 10 Min. ziehen lassen. 2 – 3×tgl. warm und schluckweise trinken.
- *Stellenwert:* Kann länger angewendet werden.

➤ **Dysbakterie:**
- *Pflanzliche Droge:* Kamille.
- *Anwendung:* 3 – 4×tgl. 1 Tasse starken Kamillentee mit 1 – 2 TL Milchzucker trinken.
- *Stellenwert:* Adjuvante Maßnahme.

➤ **Neigung zu rezivierenden Durchfällen:**
- *Pflanzliche Droge:* Flohsamen.
- *Anwendung:* Agiocur Granulat (Plantago-ovata-Samen) 3×tgl. 2 TL für 1 – 3 Tage einnehmen, dann bei Bedarf 3×tgl. schluckweise trinken.
  - ◙ *Beachte:* Es sollte ein Abstand von 30 – 60 Min. nach Einnahme von anderen Arzneimitteln eingehalten werden.
- *Stellenwert:* Adjuvante Anwendung.

➤ **Anus praeter:**
- *Pflanzliche Droge:* Flohsamen.
- *Anwendung:* Agiocur Granulat (Plantago-ovata-Samen) 3×tgl. 1 – 2 TL unzerkaut mit jeweils mind. 1 Glas Wasser einnehmen.
- *Stellenwert:* Adjuvante Anwendung.

➤ **M. Crohn:**
- *Pflanzliche Drogen:* Flohsamen.
- *Anwendung:*
  • Agiocur Granulat (Plantago-ovata-Samen).
  • Mucofalk Apfel/Orange/Pur Granulat (Plantago-ovata-Samenschalen).
  • 3×tgl. 1 – 2 TL Samen unzerkaut mit jeweils mind. 1 Glas Wasser einnehmen oder 2 – 6×tgl. 1 TL Granulat bzw. einen Beutel nach Einrühren in reichlich Flüssigkeit einnehmen.
  ◉ *Beachte:* Medikamente sollten erst 30 – 60 Min. später eingenommen werden.
- *Stellenwert:* Adjuvante Anwendung.

Klinische Vorbemerkungen

➤ **Allgemeines:**
- Das Colon irritabile (Reizdarmsyndrom) ist eine funktionelle Darmerkrankung unbekannter Ätiologie, die durch chronische, oftmals quälende Leibschmerzen mit Stuhlunregelmäßigkeiten und Blähungen gekennzeichnet ist.
- Häufige Formen sind die schmerzlose Diarrhoe und das spastische Kolon mit schafskotähnlichen Entleerungen.
- Bei der Befragung der Betroffenen ergibt sich nicht selten ein Zusammenhang mit bestimmten Lebenssituationen, Streß etc. Diese Merkmale helfen bei der Unterscheidung eines Reizdarms von organischen Erkrankungen. Das Colon irritabile ist eine Ausschlußdiagnose.

➤ **Phytotherapeutische und allgemeine Maßnahmen:**
- Diätetische Maßnahmen sind außerordentlich wichtig, d. h. der Patient sollte alles, was ihm aus Erfahrung Beschwerden bereitet, vermeiden.
- Feuchtwarme Umschläge oder eine Wärmflasche sind bei stärkeren Beschwerden zu empfehlen.
- Grundlage der phytotherapeutischen Therapie sollten Füll- und Quellstoffe sein, wobei die Muzilaginosa wegen ihres relativ geringen Blähpotentials und ihres hohen Wasserbindungsvermögens bevorzugt werden sollten.
- Hilfreich sind Relaxantien mit bevorzugtem Angriffspunkt an der glatten Kolonmuskulatur (z. B. Pfefferminzöl in dünndarmlöslichen Kapseln).
- Als adjuvante Maßnahme bieten sich pflanzliche Karminativa an. Verdauungsenzyme sind nicht indiziert.

➤ **Stellenwert der Phytotherapie:**
- Die gängigen Therapieversuche sind oft wenig erfolgreich.
- Anticholinergika tragen nichts zur Verbesserung der subjektiven Symptomatik bei.
- In einigen Fällen können mit Phytotherapie Besserungen erzielt werden.

Phytotherapeutika (Übersicht)

➤ **Muzilaginosa:**
- *Pflanzliche Droge:* Flohsamen (Plantago ovata, s. S. 48), indischer Flohsamen (Psyllii semen, s. S. 48).
- *Wirkung:* Stuhlregulierend.
- *Kontraindikation:* s. S. 176.
- *Unerwünschte Wirkungen:* s. S. 176. Vorbestehende Beschwerden wie Blähungen und Völlegefühl können während der ersten Behandlungstage verstärkt auftreten, diese klingen aber im Verlauf der weiteren Behandlung ab. In Einzelfällen Überempfindlichkeitsreaktionen.
- *Wechselwirkungen:* Keine gleichzeitige Einnahme von anderen gegen Durchfall wirksamen Mitteln, die die Darmträgheit beeinflussen. Die Aufnahme von gleichzeitig eingenommenen Medikamenten über den Darm kann verzögert werden.

➤ **Relaxantien:**
- *Pflanzliche Droge:* Pfefferminzöl (s. S. 97).
- *Wirkung:* Bei Zufuhr von Pfefferminzöl in magensaftresistenten Kapseln gelangt Menthol bis in das Kolon. Es blockiert in der glatten Muskulatur Kalzium-Kanäle vom Nifedipin-Typ und wirkt somit spasmolytisch, ist aber wegen eines hohen First-pass-Effektes nicht kreislaufwirksam.
- Weiteres siehe S. 97.

➤ **Fertigpräparate (Auswahl):**
  – *Flohsamen, Plantago-ovata-Samen:* Agiocur Granulat.
  – *Plantago-ovata-Samenschalen:* Mucofalk Apfel/Orange/Pur Granulat.
  – *Pfefferminzöl:* Mentacur.

Anwendungsmöglichkeiten

➤ **Pflanzliche Droge:** Flohsamen, indischer Flohsamen.
➤ **Anwendung:** 1 Stunde vor dem Zubettgehen 2 TL Granulat, bei Bedarf zusätzlich 1 TL vor dem Frühstück zusammen mit mindestens 1 Glas Wasser einnehmen. 2–6×tgl. 1 TL bzw. 1 Beutel in reichlich Flüssigkeit einnehmen (s. S. 48).
➤ **Stellenwert:** Zur Erzielung eines Erfolges ist eine langfristige Einnahme erforderlich.

6.10 Obstipation, Kolondivertikulose (erworben)

Klinische Vorbemerkungen

➤ **Allgemeines:**
– Die akute Obstipation hat fast immer eine eruierbare organische Ursache.
– Die chronische Obstipation ist in 80–90% der Fälle funktionell bedingt. Bewegungsmangel, falsche Eßgewohnheiten, Unterdrückung des Defäkationsreizes und Pseudoobstipation spielen eine große Rolle.
– Unter einer erworbener Divertikulose versteht man die Anwesenheit multipler Pseudodivertikel (umschriebener Ausstülpungen der Schleimhaut durch Lücken in der Muskelschicht). Sie sind Folge einer intraluminalen Druckerhöhung durch schlackenarme Kost und chronische Obstipation und einer Muskel- und Bindegewebsschwäche der Darmwand (in $^2/_3$ der Fälle Sigma).

➤ **Phytotherapeutische und allgemeine Maßnahmen:** Primär sollten zunächst die Ursachen funktioneller Störungen angegangen werden, unterstützend sollten in erster Linie pflanzliche Laxantien eingesetzt werden.

➤ **Stellenwert der Phytotherapie:**
– Die Quellmittel sind wegen der sehr geringen Nebenwirkungen für die Langzeitanwendung geeignet, insbesondere bei der habituellen Obstipation.
– Stimulierende Laxantien sollten erst bei Unwirksamkeit anderer Maßnahmen eingesetzt werden. Eine Anwendung über mehr als 1–2 Wochen sollte jedoch ärztlich überwacht werden. Für Übergangsphasen können stimulierende Laxantien und Quellmittel miteinander kombiniert werden.

Phytopharmaka (Übersicht)

➤ **Antiabsorptiva und Hydragoga (Anthranoiddrogen):**
– *Pflanzliche Drogen:* Rhabarberwurzelstock (Rhei rhizoma), Sennesblätter und -früchte (Sennae folium et fructus), Faulbaumrinde (Frangulae cortex, s. S. 46), Kreuzdornfrüchte (Rhamni cathartici fructus, s. S. 72).
– *Wirkung:* Fast alle stimulierenden Laxantien gehören zu den Anthranoiddrogen. Stimulierende Laxantien wirken nach Kontakt mit der Darmschleimhaut über die Stimulation von lokalen Rezeptoren. Die Propulsion nimmt zu, die Passagezeit wird verkürzt. Durch die Beeinträchtigung von Ionenpumpen kommt es zu Wasser- und Elektrolytverlusten in das Darmlumen und zu Störungen der Resorption. Aus den pharmakologisch inerten Anthranoiden werden von der Kolonflora die Anthrone freigesetzt, die das eigentlich wirksame Prinzip darstellen.
– *Kontraindikationen:* Schwangerschaft (Abortgefahr). Kinder unter 12 Jahren, Appendizitis, Blutungen oder Stenosen im Gastrointestinaltrakt, Darmverschluß, akut-entzündliche Erkrankungen des Darmes, schwere Störungen des Wasser- und Mineralhaushaltes. Strenge Indikationsstellung in der Stillzeit.
– *Unerwünschte Wirkungen:*
  • Durch die unphysiologische Stimulation der Defäkation entstehen durchfallartige Stühle und gehäuft abdominelle Beschwerden. In Einzelfällen können krampfartige Magen-Darmbeschwerden auftreten, dann sollte keine Wiedereinnahme erfolgen.
  • Die Durchblutung der Abdominalarterien, insbesondere von Uterus und Adnexen, wird reflektorisch gesteigert.
  • Bei Dauergebrauch kann der Wasser- und Mineralhaushalt ungünstig beeinflußt werden. Der mögliche Kaliumverlust, insbesondere bei gleichzeitiger Einnahme von Diuretika oder Nebennierensteroiden, kann die Wirkung von Herzglykosiden verstärken.

- Es kann zu einer reversiblen Pigmentierung der Darmschleimhaut kommen. Der Urin kann eine rotbraune Verfärbung annehmen.
- Bei niedriger Dosierung und intermittierender Anwendung sind Nebenwirkungen wie Hypokaliämie, Schädigung der Nierentubuli und Verstärkung der Obstipation jedoch nicht zu erwarten.

➤ **Quellmittel:**
- *Pflanzliche Drogen:* Flohsamen (Plantago ovata, s. S. 48), Indischer Flohsamen (Psylli semen, s. S. 48), Leinsamen (Lini semen, s. S. 78).
- *Wirkung:* Milde Abführmittel, mechanisch stimulierend. Die Quellmittel bewirken durch Aufnahme von Flüssigkeit eine Zunahme des Stuhlvolumens und damit über einen Dehnungsreflex die Zunahme der Darmperistaltik.
- *Kontraindikationen:* Stenosen der Speiseröhre oder des Magen-Darm-Traktes, drohender oder bestehender Darmverschluß, schwer einstellbarer Diabetes mellitus.
- *Nebenwirkungen:* In Einzelfällen Überempfindlichkeitsreaktionen.
- *Wechselwirkungen:*
  - Resorption von gleichzeitig eingenommenen Medikamenten kann verzögert werden. Medikamente sollten erst 30–60 Min. später eingenommen werden.
  - Bei insulinpflichtigen Diabetikern kann eine Reduktion der Insulindosis erforderlich werden.

➤ **Fertigpräparate (Auswahl):**
- *Plantago-ovata-Samen:* Agiolax BallastPur, Agiocur Granulat.
- *Plantago-ovata-Samenschalen:* Kneipp Abführ Herbagran Granulat, Psyllium Psyllium-Kneipp, Kneipp Abführ Herbagran, Trink-Psyllium Psyllium-Kneipp, Mucofalk Apfel/Orange/Pur Granulat, Agiolax Granulat, Plantago-ovata-Samen.
- *Sennesblätter:* Bekunis Kräutertee, Bekunis Kräuter Dragees N, Kneipp Wörisetten S, Liquidepur Abführ-Dosiertabletten, Neda Früchtewürfel.
- *Kreuzdornfrüchte:* Laxysat mono Bürger Dragees.

➤ **Kombinationspräparate:** *Sennesfrüchte, Kümmelöl, Anisöl* (Laxiplant soft Pulver)

Anwendungsmöglichkeiten bei akuten Krankheitsbildern

➤ **Milde Obstipation, in der Schwangerschaft und wenn eine Entleerung weicher Stühle erwünscht ist:**
- *Pflanzliche Drogen:* Flohsamen, indischer Flohsamen.
- *Anwendung:*
  - Fertigarzneimittel mit Plantago-ovata-Samen (s.o.) morgens und ggf. abends je 2 TL mit mindestens 1 Glas Wasser einnehmen.
  - Fertigarzneimittel mit Plantago-ovata-Samenschalen 3×tgl. vor oder nach den Mahlzeiten eine Portion unzerkaut mit kalter Flüssigkeit einnehmen. 2–6×tgl. 1 Beutel nach Einrühren in reichlich Flüssigkeit einnehmen.
- *Stellenwert:* Für Erwachsene und Kinder > 12 Jahre mild wirkendes, gut verträgliches Abführmittel, das auch über längere Zeit problemlos eingenommen werden kann.

Erkrankungen und Funktionsstörungen der Verdauungsorgane

➤ **Bei stärkerer Obstipation:**
– *Pflanzliche Drogen:* Kümmelfrüchte, Fenchelfrüchte, Pfefferminzblätter, Sennesblätter, Faulbaumrinde, Rhabarberwurzel.
– *Anwendung:*
• Rp. Fruct. Carvi, Fruct. Foeniculi, Fol. Menth. pip., Fol. Sennae aa ad 100,0; M.f. spec. D.S.: 2 TL–1 EL mit $^1/_4$ l Wasser überbrühen und 15 Min. ziehen lassen. Je nach Anweisung 1–2 Tassen Tee bevorzugt abends trinken.
• Rp. Fruct. Carvi 20,0; Fol. Menth. pip. 30,0; Fol. Sennae 10,0; Cort. Frangulae 30,0; M.f. spec. S.: Tgl. abends 1 TL auf 1 Tasse Wasser (überbrühen) 10 Min. ziehen lassen.
• 1 TL grob gepulverte Rhabarberwurzel auf 1 Tasse Wasser (überbrühen), 10 Min. ziehen lassen und abends 2 Tassen trinken.
– *Stellenwert:* Die Tees sind mittelstark wirksam und nur 1–2 Wochen anzuwenden.

➤ **Bei sehr starker Obstipation:**
– *Pflanzliche Droge:* Sennesblätter.
– *Anwendung:* Oral, bevorzugt abends einzunehmen.
• Bekunis Kräutertee: 0,5–1 g (1/2–1 gestr. Dosierlöffel) auf 1 Tasse kochendes Wasser, 20 Min. ziehen lassen, dann trinken.
• ◙ *Beachte:* Maximale Tageshöchstdosis 1 g.
• Bekunis Kräuter Dragees N: Bei Bedarf 1–2 Dragees vor dem Schlafengehen einnehmen.
• ◙ *Beachte:* Maximale Tageshöchstdosis 2 Dragees.
• Kneipp Wörisetten S: 1–3 Dragees abends mit Flüssigkeit einnehmen.
• Liquidepur Abführ-Dosiertabletten: 1 Filmtablette unzerkaut mit Flüssigkeit einnehmen.
• Neda Früchtewürfel: $^1/_2$–1 Würfel zerkaut abends vor dem Schlafengehen einnehmen.
– *Stellenwert:* Sennesblätter sind stärker bis stark wirksam. Ohne ärztlichen Rat nicht länger als 1–2 Wochen einnehmen. Nicht bei Kinden unter 12 Jahren.

➤ **Bei sehr stark gereiztem Darm und stärkerer Obstipation:**
– *Pflanzliche Drogen:* Sennesblätter.
– *Anwendung:* 1 TL feingeschnittene Sennesblätter auf 1 Tasse kaltes Wasser und 1 Std. stehen lassen, dann trinken. Nur abendliche Anwendung.
– *Stellenwert:* Mittelstark wirksam, nur über 1–2 Wochen anwenden.

➤ **Bei habitueller Obstipation:**
– *Pflanzliche Drogen:* Kamillenblüten, Fenchelfrüchte, Faulbaumrinde, Sennesblätter, Rhabarberwurzel.
– *Anwendung:*
• Rp. Flor. Chamomillae, Fruct. Foeniculi, Cort. Frangulae, Fol. Sennae aa ad 100,0. D.S.: Tgl. abends 1–2 TL auf 1 Tasse (überbrühen) 10 Min. ziehen lassen.
• Extrakt. Frangulae fluid. tgl. abends 20–40 Trpf.
• Rhabarbertabletten: Je nach Grad der Obstipation 2, 4 oder 6 Stück abends einnehmen.
– *Stellenwert:* Nicht sehr stark wirksam. Insbesondere für ältere Menschen mit Arteriosklerose und gastrokardialem Symptomkomplex. Gewöhnung tritt kaum ein.

➤ **Bei spastischer Obstipation:**
– *Pflanzliche Drogen:* Belladonna, Faulbaumrinde.
– *Anwendung:* Rp. Extr. Belladonnae 0,3 – 0,5, Extr. Frangulae fluid. ad 30,0. D.S.: Abends 20 – 40 Trpf. in Wasser einnehmen.
– *Stellenwert:* Nur über 1 – 2 Wochen anwenden.
➤ **Bei spastischer Obstipation mit Blähungen:**
– *Pflanzliche Drogen:* Kümmelfrüchte, Faulbaumrinde, Fenchelfrüchte, Belladonna.
– *Anwendung:* Rp. Ol. Carvi 2,0; Extr. Frangulae fluid. 6,0; Tinct. Foeniculi 8,0; Tinct. Belladonnae ad 30,0; D.S.: 3×tgl. 20 Trpf.
– *Stellenwert:* Mittelstark wirksam, nur über 1 – 2 Wochen anwenden.

Anwendungsmöglichkeiten bei chronischen Krankheitsbildern ▬

➤ **Chronische Obstipation:**
– *Pflanzliche Drogen:* Leinsamen.
– *Anwendung:*
  • Rp. Sem. Lini 200,0; Recept. Contus.; S: 1 – 3×tgl. 2 – 4 EL in Kompott, Müsli o.ä. verrührt einnehmen.
  • ▣ *Beachte:* Bereits zerstoßener Leinsamen muß kühl gelagert und innerhalb einer Woche verbraucht werden, da sonst das Leinöl ranzig wird. Wegen des Kalorien- und Fettreichtums sollte er bei Gewichtsproblemen im unzerkleinerten und ungekauten Zustand verwendet werden, da die quellenden Schleimstoffe in der Epidermis der Samenschale lokalisiert sind.
  • Plantago-ovata-Samen: Agiocur Granulat 1 Std. vor dem Zubettgehen 2 TL, bei Bedarf zusätzlich 1 TL vor dem Frühstück zusammen mit mind. 1 Glas Wasser einnehmen.
– *Stellenwert:* Eignet sich zum Langzeit- und Dauergebrauch. Bei Leinsamen ist der Wirkungseintritt frühestens nach drei Tagen zu erwarten. Mild bis stark wirksam.
➤ **Divertikulose:**
– *Pflanzliche Drogen:* Flohsamen.
– *Anwendung:*
  • Plantago-ovata-Samen: Agiocur Granulat 1 Stunde vor dem Zubettgehen 2 TL, bei Bedarf zusätzlich 1 TL voll vor dem Frühstück zusammen mit mindestens 1 Glas Wasser.
  • Plantago-ovata-Samenschalen: Mucofalk Apfel/Orange/Pur Granulat. 2 – 6×tgl. 1 TL bzw. 1 Beutel in reichlich Flüssigkeit einnehmen.
– *Stellenwert:* Mild bis mittelstark wirksam, zur Dauermedikation geeignet.
➤ **Analfissuren:** Siehe Divertikulose.

7.1 Harnwegsinfekte

Klinische Vorbemerkungen

➤ **Allgemeines:**
- Aus anatomischen Gründen sind akute und chronische Infektionen der Harnwege und der Blase bei Frauen häufiger als bei Männern. Typische Symptome sind ähnlich wie bei der Reizblase (s. S. 192) gehäufter Harndrang und Brennen beim Wasserlassen.
- Ein Bakteriennachweis im Urin dient der Differentialdiagnose und gegebenenfalls der Festlegung des Antibiotikums.

➤ **Phytotherapeutische und allgemeine Maßnahmen:**
- Bei Harnwegsinfekten sollte grundsätzlich auf eine ausreichende Flüssigkeitszufuhr geachtet werden, anzustreben ist eine Diuresemenge von mindestens 2 l/d.
- Eine Durchspülungstherapie kann mit Tees erfolgen, ihre Wirkung sollte durch heiße Sitzbäder und ansteigende Fußbäder unterstützt werden.

➤ **Stellenwert der Phytotherapie:**
- Wenn keine Beteiligung der Nieren vorliegt, ist eine Durchspülungstherapie mit pflanzlichen Drogen (sog. Aquaretika) Therapie der ersten Wahl.
- ◉ *Cave:* Bei Ödemen infolge einer Herz- oder Niereninsuffizienz ist eine Durchspülungstherapie kontraindiziert!
- Durch die Wasserdiurese und die enthaltenen Wirksubstanzen werden Bakterien ausgeschwemmt und ihre Vermehrung verhindert; einige Pflanzen (z. B. Goldrute) sind außerdem spasmolytisch oder analgetisch wirksam.
- Bei Beteiligung der Nieren ist eine Antibiotikatherapie erforderlich, die allerdings grundsätzlich durch pflanzliche Aquaretika unterstützt werden sollte. Der Einsatz von Antibiotika führt oft nicht zur Beschwerdefreiheit, häufig finden sich Rezidive oder Antibiotikaresistenzen.
- Bei *chronischen Harnwegsinfekten* haben pflanzliche Drogen wegen ihrer guten Wirksamkeit und ihrer Nebenwirkungsarmut einen hohen Stellenwert. Es sollten stets mehrere pflanzliche Drogen miteinander kombiniert werden.

Phytopharmaka (Übersicht) und Anwendungsmöglichkeiten

➤ **Arbutinhaltige Präparate:**
- *Pflanzliche Drogen:* Bärentraubenblätter (Uvae ursi folium, s. S. 33).
- *Wirkung:* Arbutin wird bei alkalischem Harn zu dem bakteriostatisch wirksamen Hydrochinon verstoffwechselt.
- *Indikation:* Durchspülungstherapie bei akutem Harnwegsinfekt.
- *Kontraindikationen:*
  - Schwangerschaft, Stillzeit, Kinder unter 12 Jahren.
  - Arbutinhaltige Arzneimittel sollten nicht länger als 1 Woche und höchstens 5×/Jahr eingenommen werden, sind sie daher nicht geeignet für die Therapie chronischer Infekte.
- *Wechselwirkungen:* Bärentraubenblätter sind nur bei gleichzeitiger Zufuhr von Nahrungsmitteln (Gemüse, z. B. Tomaten, Kartoffeln, Früchte) oder Medikamenten (Natriumhydrogencarbonat), die zu alkalischem Urin führen, wirksam.
- *Unerwünschte Wirkungen:* Wegen des Gerbstoffgehaltes der Bärentraubenblätter Magenreizungen, bei längerer Anwendung evtl. Leberschäden.
  - ◉ *Tip:* Arbutinhaltige Fertigpräparate (s. u.) sind gerbstoffarm oder -frei.

– *Anwendung und Dosierung:* Tees und Medikamente 3–5×tgl. entsprechend den Angaben der Hersteller. Bei alleiniger Verwendung von Bärentraubenblättern sollten diese wegen des hohen Gerbstoffgehaltes als Kaltauszug (s. S. 14) angesetzt werden; wegen des herben Geschmacks ist eine Teemischung mit anderen Aquaretika zu empfehlen.
– *Fertigpräparate (Auswahl):*
  • *Bärentraubenblätter:* Arctuvan N Dragees, Cystinol akut Dragees, Uvalysat Lösung.
  • *Bärentraubenblätter, Goldrutenkraut:* Cefanephrin Tropfen.
  • *Bärentraubenblätter, Schachtelhalmkraut, Goldrutenkraut, Birkenblätter:* Cystinol Lösung.
  • *Birkenblätter, Goldrutenkraut, Orthosiphonblätter, schwarze Johannisbeerblätter, Bärentraubenblätter:* Cysto Fink Durchspülungstee.
  • Teerezeptur zur unterstützenden Behandlung bei akuten entzündlichen Erkrankungen der ableitenden Harnwege: Species urologicae DAB 6/NRF: Rp Uvae ursi folium 20 g; Orthosiphon folium 10 g; Equiseti herba 20 g; Betulae folium 20 g; Bohnenhülsen 20 g; Mateblätter 10 g; M.f.spec. D.S. 1 TL mit 150 ml heißem Wasser überbrühen, abgedeckt 5–10 min ziehen lassen. Sechs Tassen über den Tag verteilt trinken.

➤ **Sonstige Aquaretika:**
– *Pflanzliche Drogen:* Birkenblätter (Betulae folium, s. S. 35), Goldrutenkraut (Solidaginis virgaurea herba, s. S. 53), Orthosiphonblätter (Orthosiphonis folium, s. S. 92), Brennesselkraut (Urticae herba, s. S. 36), Schachtelhalmkraut (Equiseti herba, s. S. 105), Hauhechelwurzel (Ononidis radix), Petersilienwurzel (Petrosilii radix, s. S. 96), Löwenzahnwurzel und -kraut (Taraxaci radix cum herba, s. S. 81).
– *Wirkung:* Aquaretische Wirkung durch ätherische Öle, Saponine und Flavonoide. Teilweise können auch osmotisch wirksame Kaliumsalze für die Aquarese verantwortlich sein.
– *Indikation:* Akute und chronische Harnwegsinfekte.
– *Kontraindikationen:* Bei alkoholhaltigen Arzneimitteln, Schwangerschaft.
– *Unerwünschte Wirkungen:* Keine Durchspülungstherapie bei Ödemen infolge eingeschränkter Herz-/Nierentätigkeit!
– *Anwendung und Dosierung:* Tees und Medikamente 3–5×tgl. entsprechend den Angaben der Hersteller.
– *Fertigpräparate (Auswahl):*
  • *Goldrutenkraut:* Cystinol long Kapseln, Nephrisol mono Lösung, Nieral 100 Tabletten/Tropfen, Solidago Steiner, Urodyn Filmtabletten, Urol mono Kapseln, Uroplant forte Filmtabletten.
  • *Birkenblätter, Goldrutenkraut, Orthosiphonblätter:* Canephron Novo Filmtabletten/Tropfen, Nephropur tri Flüssigkeit, Urodil phyto Dragees, Urostei Tinktur Steigerwald.
  • *Brennesselkraut:* Kneipp Pflanzendragees Brennessel.
  • *Schachtelhalmkraut, Goldrutenkraut, Hauhechelwurzel, Petersilienwurzel:* nephro-loges Flüssigkeit.
  • *Goldrutenkraut, Löwenzahnwurzel mit -kraut:* Uro-Pasc Flüssigkeit.

7.2 Dysurie

Klinische Vorbemerkungen

➤ **Allgemeines:** Unter dem Begriff Dysurie werden Krankheitsbilder zusammengefaßt, die mit einer schmerzhaften oder erschwerten Harnentleerung einhergehen. Hierunter fallen z.B. leichte oder mittelschwere Harnwegsinfekte (s.o.) oder Abflußhindernisse durch Steine.

➤ **Phytotherapeutische und allgemeine Maßnahmen:**
  – Wichtig ist eine Vergrößerung des Harnvolumens zur Durchspülung und Reinigung der Harnabflußwege. Bei Ödemen infolge einer Herz- oder Niereninsuffizienz verbietet sich dies allerdings.
  🔵 *Cave:* Bei Blut im Urin, Fieber und/oder andauernden Beschwerden muß ein Arzt aufgesucht werden!

➤ **Stellenwert der Phytotherapie:** Pflanzliche Diuretika – auch Aquaretika genannt – eignen sich gut für eine Durchspülungstherapie. Sie greifen nicht wie die chemisch definierten Diuretika an den Nierentubuli an, sondern erhöhen über osmotische und durchblutungssteigernde Effekte die Filtrationsrate und damit die Primärharnmenge.

Phytopharmaka (Übersicht) und Anwendungsmöglichkeiten

➤ **Ätherische Öle:**
  – *Pflanzliche Drogen:* Wacholderbeeren (Juniperi fructus, s.S. 118), Liebstöckelwurzel (Levistici radix, s.S. 79), Petersilienkraut (Petroselini herba, s.S. 96).
  – *Indikation:* Dysurie.
  – *Kontraindikationen:* Nierenentzündungen, Schwangerschaft.
  – *Wirkung:* Auslösung einer Wasserdiurese und damit Ausschwemmung von Bakterien und Linderung chronischer Harnwegsbeschwerden.
  – *Unerwünschte Wirkungen:*
    • Wacholderbeeren: Bei Überdosierung oder Anwendung > 4 Wochen Albuminurie.
    • Petersilienkraut: Nierenreizungen und -schädigungen, Photosensibilisierung.
    • Liebstöckelwurzel: Photosensibilisierung.
  – *Anwendung und Dosierung:* Tees 3–5×tgl. warm trinken. Fertigpräparate nach den Angaben der Hersteller einnehmen, meist 3–5×tgl.
  – *Fertigpräparate (Auswahl):*
    • Wacholderbeeröl: Roleca Wacholder 50 mg/- extrastark 100 mg Kapseln.

➤ **Flavonoidhaltige Präparate:**
  – *Pflanzliche Drogen:* Goldrutenkraut (Solidaginis virgaureae herba, s.S. 53), Birkenblätter (Betulae folium, s.S. 35), Schachtelhalmkraut (Equiseti herba, s.S. 105), Brennesselblätter (Urticae herba, s.S. 36), Orthosiphonblätter (Orthosiphonis folium, s.S. 92), Hauhechelwurzel (Ononidis radix).
  – *Indikation:* Dysurie.
  – *Kontraindikationen:* Nicht bekannt.
  – *Wirkung:* s. Harnwegsinfekte.
  – *Unerwünschte Wirkungen:* Nicht bekannt.
  – *Anwendung und Dosierung:* Tees 3–5×tgl. warm trinken. Fertigpräparate nach den Angaben der Hersteller einnehmen, meist 3–5×tgl.

– *Fertigpräparate (Auswahl):*
  • *Goldrutenkraut* s. S. 53, Harnwegsinfekte.
  • *Orthosiphonblätter:* Carito mono Kapseln, Nephronorm med Dragees.
  • *Schachtelhalmkraut:* Biolavan Kapseln, Prodiuret Kapseln.
– *Teepräparate (Auswahl):*
  • *Birkenblätter, Goldrutenkraut, Orthosiphonblätter:* Harntee Steiner.
  • *Birkenblätter, Goldrutenkraut, Orthosiphonblätter, Fenchelöl:* Heumann Blasen- und Nierentee, Solubitrat N.
  • *Birkenblätter, Schachtelhalmkraut, Löwenzahnwurzel mit -kraut, Hauhechelwurzel:* Nierentee N.
  • *Birkenblätter, Goldrutenkraut, Hauhechelwurzel:* Ullus Blasen-Nieren-Tee N.
➤ **Zur Durchspülungstherapie bei Harnweginfekten und Vorbeugung von Nierengrieß:**
– *Species diureticae DAB 6:* Rp Juniperi fructus, Ononidis radix, Levistici radix, Liquiritiae radix ad 25 g; M.f. spec. D.S. 1 TL mit 150 ml heißem Wasser überbrühen, abgedeckt 5 – 10 Min. ziehen lassen, 3 - 5× tgl. warm trinken.

7.3 Reizblase

Klinische Vorbemerkungen

➤ **Allgemeines:**
– Das Krankheitsbild der Reizblase findet sich vorwiegend bei Frauen. Typische Beschwerden sind vermehrter Harndrang bei Pollakisurie und Brennen beim Wasserlassen.
– Es finden sich keine Erreger im Urin.
– Als auslösende Faktoren werden nichtbakterielle Infektionen (Pilze), Klimakterium (Östrogenmangel) oder Stoffwechselerkrankungen (Diabetes mellitus) angenommen.
➤ **Phytotherapeutische und allgemeine Maßnahmen:** s. S. 188, Harnwegsinfekte.
➤ **Stellenwert der Phytotherapie:** Eine Durchspülungstherapie mit aquaretisch wirkenden Drogen ist angezeigt. Bei psychovegetativer Belastung kann sie durch Pflanzen wie Baldrian, Johanniskraut oder Hopfen ergänzt werden.

Phytopharmaka (Übersicht) und Anwendungsmöglichkeiten

➤ **Aquaretika:**
– *Pflanzliche Drogen:* Birkenblätter (Betulae folium, s. S. 35), Goldrutenkraut (Solidaginis virgaureae herba, s. S. 53), Orthosiphonblätter (Orthosiphonis folium, s. S. 92), Brennesselkraut (Urticae herba, s. S. 36), Schachtelhalmkraut (Equiseti herba, s. S. 105), Hauhechelwurzel (Ononidis radix), Petersilienwurzel (Petrosilii radix, s. S. 96), Löwenzahnwurzelund -kraut (Taraxaci radix cum herba, s. S. 81), Kürbissamen (Curcubitae peponis semen, s. S. 74).
– *Indikation:* Reizblase.
– *Kontraindikationen:* Bei alkoholhaltigen Arzneimitteln, Schwangerschaft.
– *Wirkung:* s. S. 189, Harnwegsinfekte. Die bei der Prostatahyperplasie (s. S. 194) eingesetzten pflanzlichen Drogen wie Kürbissamen (s. dort) haben sich wegen ihrer entzündungshemmenden Eigenschaften auch bei der Reizblase bewährt.
– *Unerwünschte Wirkungen:* Nicht bekannt.
– *Anwendung und Dosierung:* Fertigpräparate nach den Angaben der Hersteller einnehmen, meist 3–5×tgl.
– *Fertigpräparate (Auswahl):*
   • *Kürbissamen:* s. S. 194, Prostatahyperplasie.
   • Weitere Präparate s. S. 189, Harnwegsinfekte, sonstige Aquaretika.

Klinische Vorbemerkungen

➤ **Allgemeines:**
  – Man unterscheidet nach ihrer Zusammensetzung Oxalatsteine, Kalziumsteine, Uratsteine, Zystinsteine und Phosphatsteine. Eine Prävention ist meist durch eine entsprechende Ernährung möglich.
  – Etwa $2/3$ aller Harnwegssteine können infolge ihrer Größe spontan abgehen.
➤ **Phytotherapeutische und allgemeine Maßnahmen:**
  – Bei Urolithiasis ist eine Vergrößerung des Harnvolumens zur Durchspülung der Harnabflußwege wichtig.
  – Die tägliche Trinkmenge sollte 2 – 2,5 l betragen, da hierdurch die Konzentration steinbildender Harnsalze verringert wird.
  ◉ *Cave:* Bei Ödemen infolge einer Herz- oder Niereninsuffizienz verbietet sich eine Durchspülungstherapie!
➤ **Stellenwert der Phytotherapie:**
  – Pflanzliche Diuretika – auch Aquaretika genannt – eignen sich sehr gut für die Steigerung des Harnflusses, weil sie nicht wie die chemisch definierten Diuretika an den Nierentubuli angreifen, sondern über osmotische und durchblutungssteigernde Effekte die Filtrationsrate und damit die Primärharnmenge steigern.
  – Beim Abgang eines Steines sind neben der Durchspülungstherapie auch schmerzstillende und krampflösende Maßnahmen angezeigt.
  ◉ *Beachte:* Bei Blut im Urin, Fieber und/oder andauernden Beschwerden muß der Arzt aufgesucht werden.

Phytopharmaka (Übersicht) und Anwendungsmöglichkeiten

➤ **Ätherische Öle:**
  – *Pflanzliche Drogen:* Liebstöckelwurzel (Levistici radix, s. S. 79), Petersilienkraut (Petroselini herba, s. S. 96).
  – *Indikation:* Aquarese bei Urolithiasis.
  – *Kontraindikationen:* Schwangerschaft.
  – *Wirkung:* s. S. 190, Dysurie.
  – *Unerwünschte Wirkungen:*
    • *Petersilienkraut:* Nierenreizungen und -schädigungen. Photosensibilisierung.
    • *Liebstöckel:* Photosensibilisierung.
  – *Anwendung und Dosierung:* Tees 3 – 5×tgl. trinken.
➤ **Flavonoidhaltige Präparate:**
  – *Pflanzliche Drogen:* s. S. 190, Dysurie.
  – *Indikation:* Aquarese bei Urolithiasis.
  – *Kontraindikationen:* Nicht bekannt.
  – *Wirkung:* s. S. 190, Dysurie.
  – *Unerwünschte Wirkungen:* Nicht bekannt.
  – *Anwendung und Dosierung:* Tees 3 – 5×tgl. trinken, Fertigpräparate nach Angaben der Hersteller einnehmen, meist 3 – 5×tgl.
  – *Fertigpräparate (Auswahl):* s. S. 190, Dysurie.
➤ **Prophylaxe bei Nierengrieß:** Species diureticae DAB 6, s. S. 191, Dysurie.

7.5 Benigne Prostatahyperplasie

Klinische Vorbemerkungen

➤ **Allgemeines:**
  – Die Häufigkeit der benignen Prostatahyperplasie nimmt mit steigendem Lebensalter zu, im 5. Lebensjahrzehnt sind bereits ca. 55% aller Männer betroffen.
  – Beschwerden treten erst ab einer deutlichen Vergrößerung auf. Man unterscheidet obstruktive (verzögerter Beginn des Wasserlassens, abgeschwächter Harnstrahl, Nachträufeln) von irritativen Symptomen (Erhöhung der Frequenz des Wasserlassens, nächtliches Wasserlassen, Restharngefühl).
  – *Einteilung nach Vahlensieck:*
    • *Stadium I:* keine Störungen beim Wasserlassen, evtl. abgeschwächter Harnstrahl, kein Restharn.
    • *Stadium II:* wechselnde Störungen beim Wasserlassen, kein oder beginnender Restharn, beginnende Balkenblase.
    • *Stadium III:* ständige Störungen beim Wasserlassen, Harnentleerung nur unter erhöhtem Druck möglich, Ausbildung einer Balkenblase, Restharn > 50 ml.
    • *Stadium IV:* ständige Störungen beim Wasserlassen, Blasenerweiterung, Harnstauung in den oberen Harnwegen durch Verschluß der Harnröhre, Restharn > 100 ml, progrediente Niereninsuffizienz.
  – Als Ursache für diese Erkrankung wird ein multifaktorielles Geschehen diskutiert, insbesondere hormonelle Umstellungen im höheren Lebensalter.
  – Verantwortlich für die immer wieder auftretenden irritativen Symptome sind nichtinfektiöse Entzündungen der Prostata oder rezidivierende Harnwegsinfekte.
➤ **Allgemeine Maßnahmen:**
  – Vor dem Beginn jeder Behandlung, auch einer phytotherapeutischen Behandlung, muß immer ein Harnstau oder eine maligne Erkrankung ausgeschlossen werden.
➤ **Stellenwert der Phytotherapie:**
  – Im Stadium I und II (s.o.) werden häufig Phytopharmaka eingesetzt, die die irritativen Symptome bessern ohne die Organgröße zu beeinflussen.

Phytopharmaka (Übersicht) und Anwendungsmöglichkeiten

➤ **Phytopharmaka:**
  – *Pflanzliche Drogen:* Sägepalmenfrüchte (Sabal fructus, s.S. 103), Brennesselwurzel (Urticae radix, s.S. 37), Kürbissamen (Cucurbitae peponis semen, s.S. 74).
  – *Indikation:* Benigne Prostatahyperplasie.
  – *Kontraindikationen:* Keine.
  – *Wirkung:*
    • *Sägepalmenfrüchte:* Für den öligen Extrakt wurde neben einer Hemmung der 5α-Reduktase und der 3α-Hydroxysteroid-Oxireduktase auch eine Hemmung der Bildung von entzündungs- und ödeminduzierenden Prostaglandinen und Leukotrienen nachgewiesen. Auch antiandrogene und antiöstrogene Eigenschaften wurden bei Menschen gezeigt.

- *Brennesselwurzel:* Der wäßrig-ethanolische Extrakt enthält unter anderem Phytosterole, Polysaccharide und Lektine. Er hat antientzündliche, immunmodulierende und zellwachstumshemmende Wirkungen und beeinflußt auch den Steroidstoffwechsel. Die Häufigkeit des nächtlichen Wasserlassens und die Restharnmenge werden reduziert und der maximale Harnfluß und die Harnmenge nehmen zu.
- *Kürbissamen:* Für das fette Öl werden bakterienhemmende, harntreibende und antientzündliche Effekte beschrieben.
- *Unerwünschte Wirkungen:*
  - *Sägepalmenfrüchte:* Selten Magenbeschwerden.
  - *Brennesselwurzel:* Gelegentlich Übelkeit, Völlegefühl, Sodbrennen, Durchfall, Blähungen.
- *Anwendung und Dosierung:* Fertigpräparate, Tees sind nicht konzentriert genug. Alle Fertigpräparate werden 1–3×tgl. nach den Angaben der Hersteller oral eingenommen.
- Fertigpräparate (Auswahl):
  - *Sägepalmenfrüchte:* Belluran, eviprostat-S/ uno, Prostagutt mono/uno, Prosta Urgenin Uno, Prostess/uno, Remiprostan uno, Sabacur uno, Sabal 2000, Sabal uno, Serenoa-ratiopharm/uno, Sita, Steiprostat, Strogen – S/-uno, Talso/ - uno.
  - *Brennesselwurzel:* Bazoton N/ - uno, Prostaforton, Prostagalen, Prostaherb N Urticae, Prostata Stada, Prostawern Urtica Liquidum, Serless Uro-Pos, Urtica APS, Urtica plus N, Urticaprostat uno, Urticur, Urtipret.
  - *Kürbissamen:* Nomon mono/Kapseln/Liquidum, Prosta Fink Forte Kapseln, Prostaherb Cucurbitae, Prostalog.
  - *Sägepalmenfrüchte, Kürbissamen:* Prosta Fink N Kapseln.
  - *Sägepalmenfrüchte, Brennesselwurzel:* Prostagutt forte Kapseln.

8.1 Schlafstörungen

Klinische Vorbemerkungen

➤ **Allgemeines:**
- Von Schlafstörungen sind etwa 20–30% der Bevölkerung betroffen, die Häufigkeit nimmt mit steigendem Lebensalter zu.
- Für einen erholsamen Schlaf ist ein regelmäßiger Wechsel von Phasen verschiedener Schlaftiefe entscheidend. Auch die geistige Leistungsfähigkeit und das Allgemeinbefinden hängen stark davon ab.
- Der graduelle Schlafmangel (Insomnie), der durch einen Mangel an Schlafqualität und/oder Schlafmenge charakterisiert ist, ist dann als manifeste Erkrankung anzusehen, wenn Ein- und/oder Durchschlafstörungen bzw. die schlechte Schlafqualität wenigstens für einen Monat bestehen, sich mindestens 3× pro Woche wiederholen und die Tagesbefindlichkeit negativ beeinflussen.
- Die primäre Insomnie ist ein eigenständiges Krankheitsbild. Der rhythmische Wechsel zwischen Schlafen und Wachen, der einer komplexen Steuerung unterliegt, an der u. a. Melatonin und verschiedene Neurotransmitter beteiligt sind, ist dabei gestört. Melatonin synchronisiert das Schlaf-Wach-Verhalten, seine Bildung nimmt mit zunehmendem Lebensalter ab.
- Sekundäre Insomnien können organisch bedingt sein (z. B. restless legs-Syndrom) oder als Begleiterscheinungen von psychiatrischen Erkrankungen oder Alkohol- oder Drogenkonsum bzw. als Arzneimittelnebenwirkung auftreten.

➤ **Phytotherapeutische und allgemeine Maßnahmen:**
- Bei Schlafstörungen sind Maßnahmen der sogenannten Schlafhygiene und verhaltenstherapeutische Ansätze von großer Bedeutung. Erst wenn diese nicht ausreichen, sollten Arzneimittel zum Einsatz gelangen.
- Pflanzliche Schlafmittel sind oral einzunehmen. Sie werden vor allem bei nervös bedingten Einschlafstörungen angewendet.
- Auch schlaffördernde Bäder sind möglich, s. Phytobalneotherapeutika S. 273.

➤ **Stellenwert der Phytotherapie:** Nachdem die unerwünschten Wirkungen und das Abhängigkeitspotential von benzodiazepinhaltigen Tranquilizern und anderen chemisch-synthetischen Schlafmitteln bekannt geworden sind, treten bei leichten bis mäßig ausgeprägten Schlafstörungen die aus Baldrian, Hopfen, Passionsblume und Melisse hergestellten Schlafmittel immer mehr in den Vordergrund.

Phytotherapeutika und ihre Anwendungsmöglichkeiten

➤ **Pflanzliche Drogen:** Baldrianwurzel (Valerianae radix, s. S. 34), Hopfenzapfen (Lupuli strobulus, s. S. 55), Melissenblätter (Melissae folium, s. S. 88), Passionsblumenkraut (Passiflorae herba, s. S. 94).

➤ **Wirkungen:**
- Die wichtigsten Inhaltsstoffe der Baldrianwurzel sind ätherisches Öl, Valepotriate und Aminosäuren, sie wirken insgesamt im Tierexperiment zentral dämpfend (sedierend) und muskelentspannend. Zu Resorption, Verteilung und Ausscheidung liegen für den Menschen noch keine Untersuchungen vor. In neueren klinischen Studien bei Patienten mit Insomnie normalisierte sich das Schlafprofil, die Tagesbefindlichkeit und die Schlafqualität verbesserten sich, wobei die Wirkung erst einige Tage nach Einnahmebeginn nachweisbar war.

- Bei den Hopfenzapfen wird angenommen, daß ein Oxidationsprodukte der Bitterstoffe Humulon und Lupulon sowie die enthaltenen Flavonoide schlaffördernd wirken. Hopfenzapfen werden vorwiegend in Kombinationen verwendet. Bei einer Kombination aus Baldrianwurzel und Hopfenzapfen wurde in einer klinischen Prüfung eine Verbesserung des Schlafmusters, eine Verkürzung der Einschlafzeit und ein verbessertes Durchschlafen nachgewiesen.
- Beim Passionsblumenkraut sind die Inhaltsstoffe, die für die nicht sehr ausgeprägte beruhigende Wirkung verantwortlich sind, noch nicht bekannt. Es wird fast ausschließlich in Kombinationen eingesetzt.
- Das ätherische Öl der Melissenblätter hat sedierende und zentraldämpfende Eigenschaften. Außerdem wirkt es spasmolytisch, karminativ und antibakteriell. Sein Einsatz ist bei Einschlafstörungen, die durch nervöse Herz- und Magen-Darm-Beschwerden hervorgerufen werden, besonders sinnvoll.
- Das ätherische Öl der Lavendelblüten wirkt schwach beruhigend und günstig bei nervösen Magen-Darmbeschwerden.

➤ **Kontraindikationen:** Baldrian wegen fehlender Untersuchungen bei Schwangerschaft und Stillzeit, bei Kindern > 12 Jahren, in Kombination mit alkoholhaltigen Präparaten, bei Patienten mit Leberfunktionsstörungen, Epilepsie, Hirnschäden.

➤ **Unerwünschte Wirkungen:** Baldrianwurzel beeinträchtigt evtl. das Reaktionsvermögen. Arzneimittelinteraktionen sind nicht bekannt.

➤ **Anwendung und Dosierung:**
- *Beruhigungstee I Standardzulassung:* Rp Valerianae radix 40 g; Lupuli strobulus 20 g; Melissae folium 15 g; Menthae piperitae folium 15 g; Aurantii pericarpium 10 g; M.f. spec. D.S.: 1 TL auf 1 Tasse Wasser abgedeckt 5–10 Min. ziehen lassen. 2–3 Tassen tgl. und 1 Tasse vor dem Schlafengehen trinken.
  ◩ *Anmerkung:* Dieser Tee ist recht wohlschmeckend.
- *Beruhigungstee II Standardzulassung:* Rp Valerianae radix 40 g; Lupuli strobulus 30 g; Melissae folium 30 g; M.f. spec. D.S.: 1 TL auf 1 Tasse Wasser abgedeckt 5–10 Min. ziehen lassen. 2–3 Tassen tgl. und 1 Tasse vor dem Schlafengehen trinken.
- *Beruhigungstee VIII Standardzulassung:* Rp. Valerianae radix; Lupuli strobulus; Melissae folium; Lavandulae flos aad 100 g; M.f. spec. D.S.: 1 TL auf 1 Tasse Wasser (überbrühen), abgedeckt 5–10 Min. ziehen lassen. 2–3 Tassen täglich und 1 Tasse vor dem Schlafengehen trinken.

➤ **Fertigpräparate (Auswahl):**
- *Baldrianwurzel:* Baldrian-Dispert Dragees, Benedorm Baldrian Dragees, Regivital Baldrian Perlen, Sedonium Dragees, valdispert/125 Dragees.
- Kombination *Baldrianwurzel/Hopfenzapfen:* Baldrian-Dispert Nacht Dragees, Baldriparan N Entspannungsdragees, Hovaletten N Filmtabletten, Luvased Dragees, Seda Kneipp N Dragees, Valdispert comp. Dragees, Vivinox duo Baldrian-Hopfen-Dragees.
- Kombination *Baldrianwurzel, Hopfenzapfen, Melissenblätter:* Baldriparan stark N Beruhigungsdragees, Pascosedon Tropfen/Filmtabletten, Sedacur forte Beruhigungsdragees.
- Kombination *Baldrianwurzel, Hopfenzapfen, Passionsblumenkraut:* Biosedon S Dragees, Kytta-Sedativum f Dragees/Tropfen, Moradorm S Filmtabletten, Visinal Dragees.
- Kombination *Baldrianwurzel, Melissenblätter:* Euvegal Entspannungs- und Einschlafdragees, Plantival novo Dragees/Lösung.

– Kombination *Baldrianwurzel, Melissenblätter, Passionsblumenkraut:* Euvegal Tropfen N, Phytonoctu Filmtabletten/Fluidextrakt.
– Kombination *Baldrianwurzel, Melissenblätter, Passionsblumenkraut, Hopfenzapfen:* Sedaselect N Dragees.

➤ **Teepräparate (Auswahl):**
– *Baldrianwurzel, Melissenkraut, Baldrianöl:* Heumann Beruhigungstee Tenerval N.
– *Baldrianwurzel, Melissenblätter, Orangenschalen:* Kneipp Nerven- und Schlaf-Tee N.

➤ **Stellenwert:** Sehr gute Alternative zu den synthetischen Tranquilizern mit Suchtpotential.

Klinische Vorbemerkungen

➤ **Allgemeines:**
- Mit zunehmendem Alter leiden immer mehr Menschen unter nervösen Störungen und Streßanfälligkeit. Betroffen sind oft Personen in schlechten sozialen Verhältnissen, Frauen in den Wechseljahren und ältere Raucher.
- Das sogenannte Burn-out-Syndrom wird durch starke seelische Belastungen hervorgerufen. Es beginnt mit Lustlosigkeit, Müdigkeit und Antriebslosigkeit, später treten Schwindel, Herzschmerzen, Magen- und Darmbeschwerden, Schlafstörungen, Muskelverspannungen im Bereich der Wirbelsäule und Infektanfälligkeit auf.

➤ **Phytotherapeutische und allgemeine Maßnahmen:**
- Streßanfälligkeit und nervöse Störungen sollten in einem Gesamtkonzept aus Bewegungstherapie, Entspannungstherapie, fleisch- und fettarmer Ernährung und Phytotherapie behandelt werden.
- Standardisierte Extrakte aus der Wurzel von Kava-Kava (Piper methysticus) werden in zunehmendem Maße bei der Therapie von Angststörungen und Spannungszuständen eingesetzt.
- Auch das ätherische Öl der Melisse kann mit Erfolg und nebenwirkungsfrei bei diesen Problemen eingesetzt werden.
- Im Gegensatz zu den synthetischen Tranquilizern fehlt ein Suchtpotential, das Reaktionsvermögen wird bei kurzfristiger Einnahme nicht beeinträchtigt.

➤ **Stellenwert der Phytotherapie:** Infolge der zunehmenden Anzahl von klinischen Studien mit günstigen Ergebnissen und den umfangreichen Erfahrungen ist anzunehmen, daß Phytopharmaka bei diesen Indikationen mehr und mehr an Bedeutung gewinnen werden.

Phytopharmaka (Übersicht)

➤ **Pflanzliche Drogen:** Kava-Kava-Wurzelstock (Piperis methystici rhizoma, s. S. 64), Melissenblätter (Melissae folium, s. S. 88), Baldrianwurzel (Valerianae radix, s. S. 34), Passionsblumenkraut (Passiflorae herba, s. S. 94), Lavendelblüten (Lavandulae flos, s. S. 76).

➤ **Wirkungen und Anwendung:**
- *Kava-Kava:*
  - Die im Kavaextrakt enthaltenen Kavapyrone zeigen anxiolytische Wirkungen, wobei unter anderem dopaminerge, glutamaterge und serotoninerge Systeme und eine mögliche Hemmung der Monoaminoxidasen A und B beteiligt sind. Kavapyrone binden sich nur wenig an den GABA$_A$-Benzodiazepin-Rezeptorkomplex.
  - Die Entspannung tritt ohne deutliche Sedierung ein. Bei klimakterischem Syndrom werden Angst, Hitzewallungen, Schlafstörungen und Schwindel günstig beeinflußt.
  - Eine neuroleptische Wirkkomponente ist anzunehmen.
  - Kavaextrakte werden oral angewendet. Eine Umstellung auf Kava-Kava nach vorheriger Benzodiazepin-Behandlung scheint grundsätzlich möglich zu sein, ohne daß ein Rebound-Phänomen auftritt. Nach Absetzen nach einer Therapie mit Kava-Kava-Extrakt über 24 Wochen fanden sich keine Rebound-Phänomene. Eine Verbesserung der klinischen Symptomatik tritt schon nach einer Woche ein. Aufgrund fehlender Studien kann ein Einsatz bei Panikstörungen, Phobien, Zwangsstörungen oder generalisierter Angststörung bisher nicht empfohlen werden.

– *Baldrian- und Passionsblumenextrakte:*
- Wirken bei nervöser Unruhe am Tage und dadurch bedingten Konzentrationsstörungen.
- Die wichtigsten Inhaltsstoffe der Baldrianwurzel sind ätherisches Öl, Valepotriate und Aminosäuren. Sie wirken insgesamt im Tierexperiment zentral dämpfend (sedierend) und muskelentspannend.
- Zur Resorption, Verteilung und Ausscheidung liegen für den Menschen noch keine Untersuchungen vor.
- Beim Passionsblumenkraut sind die Inhaltsstoffe, die für die nicht sehr ausgeprägte beruhigende Wirkung verantwortlich sind, noch nicht bekannt.
– *Melisse:* Das ätherische Öl der Melisse wirkt entspannend, der Sympathikotonus wird reduziert.
– *Lavendel:* Das ätherische Öl hat schwach beruhigende Eigenschaften.
– *Johanniskraut:* Zur Wirkung von Johanniskraut s. psychovegetatives Syndrom S. 202.

➤ **Kontraindikationen:** Kava-Kava: Wegen fehlender Untersuchungen bei Schwangerschaft, Stillzeit, bei Kindern < 12 Jahren, endogenen Depressionen.

➤ **Unerwünschte Wirkungen:**
– *Kava-Kava:*
- Selten (1–3%) Magen-Darmbeschwerden, Kopfschmerzen oder allergische Hautreaktionen, in seltenen Einzelfällen extrapyramidale Nebenwirkungen, arzneimittelbedingte toxische Hepatitis.
- Bei Patienten mit vorgeschädigter Leber und bei älteren Patienten, insbesondere bei Vorliegen eines M. Parkinson ist besondere Vorsicht und ärztliche Kontrolle geboten.
- Arzneimittelinteraktionen Kava-Kava: Eine Wirkungsverstärkung durch zentralwirksame Substanzen wie Alkohol, Schlafmittel und Psychopharmaka kann nicht grundsätzlich ausgeschlossen werden.

➤ **Fertigpräparate (Auswahl):**
– *Kava-Kava-Wurzelstock:* Antares 120, Eukavan, Kava-ratiopharm/forte, kava von ct, Limbao 120, Sedalint Kava, Laitan 100.
– *Baldrianwurzel:* S.S. 197.
– Kombination *Baldrianwurzel, Melissenblätter:* S.S. 197.
– Kombination *Baldrianwurzel, Melissenblätter, Passionsblumenkraut:* S.S. 197.
– Kombination *Kava-Kava-Wurzelstock, Johanniskraut:* Hewepsychon duo Tropfen.

➤ **Teepräparate (Auswahl):** S.S. 197.

Anwendungsmöglichkeiten

➤ **Angstzustände, Spannungs- und Unruhezustände:**
– *Pflanzliche Droge:* Kava-Kava-Wurzel.
– *Anwendung:* 60–120 mg Kavapyrone/Tag oral, in einigen klinischen Studien wurden 210 mg/Tag verwendet. Fertigarzneimittel s. o.
– *Stellenwert:* Unter Beachtung der Nebenwirkungen sehr gute Alternative zu den synthetischen Tranquilizern mit Suchtpotential.

➤ **Spannungs- und Unruhezustände:**
  – *Pflanzliche Drogen:* Melissenblätter, Baldrianwurzel, Passionsblumenkraut, Lavendelblüten.
  – *Anwendung:*
    • 2 TL Melissengeist in 150 ml Wasser/Tag einnehmen.
    • Bei Fertigarzneimitteln orale Anwendung entsprechend den Angaben der Hersteller. Tgl. Einnahme über mehrere Wochen ist zu empfehlen. Fertigarzneimittel s. S. 197.
    • Lavendelblütenöl 1 – 2mal tgl. verdampfen.
  – *Stellenwert:* Gute Alternative zu den synthetischen Tranquilizern mit Suchtpotential.
◐ *Beachte:* Mit Ausnahme von Baldrianwurzel und Melissenöl liegen keine oder nur ungenügende Wirksamkeitsnachweise vor.

8.3 Psychovegetatives Syndrom

Klinische Vorbemerkungen

➤ **Allgemeines:**
  – Unter dem Begriff „psychovegetatives Syndrom" werden funktionelle Befindlichkeitsstörungen zusammengefaßt, die durch Streß oder psychische Belastungssituationen hervorgerufen werden.
  – Man findet typischerweise ständig wechselnde Symptome wie Kopf- oder Magenschmerzen, Herzbeschwerden, Müdigkeit und Schwindelgefühle, ohne daß ein Nachweis von pathophysiologischen oder organischen Ursachen gelingt.
  – Es sind ca. 25% der Bevölkerung betroffen, insbesondere Frauen, sowie Menschen, die unter sozial schwachen Verhältnissen leben. Der Altersgipfel liegt zwischen 20 und 40 Jahren.

➤ **Phytotherapeutische Maßnahmen:**
  – Im wesentlichen eignen sich Johanniskrautpräparate, gegebenenfalls kombiniert mit Baldrianwurzelextrakt (siehe Schlafstörungen, Depressionen und depressive Verstimmungszustände).
  – Die Kombination von Johanniskrautextrakt mit Baldrianwurzel ist beim psychovegetativen Syndrom vermutlich recht günstig.

➤ **Stellenwert der Phytotherapie:** Die Behandlung dieser Störungen mit Phytopharmaka sollte schon wegen der Nebenwirkungsarmut anderen psychotropen Arzneimitteln vorgezogen werden.

Phytopharmaka

➤ **Baldrianwurzel (Valerianae radix):** Zur Wirkung s. Schlafstörungen, Depressionen und depressive Verstimmungszustände S. 196.

➤ **Johanniskraut (Hyperici herba):**
  – *Wirkungen:* Nach heutigem Wissensstand sind an der therapeutischen Wirksamkeit von Johanniskrautextrakt sowohl mehrere Wirkmechanismen als auch mehrere Wirkstoffe beteiligt:
    • Hemmung der synaptosomalen Aufnahme von Noradrenalin, Serotonin, Dopamin, GABA und Glutamat, für die der Inhaltsstoff Hyperforin verantwortlich sein soll.
    • Der Inhaltsstoff Hypericin trägt über die Hemmung der Dopamin-β-Hydroxylase zur antidepressiven Wirkung bei.
    • Die im Extrakt enthaltenen Flavonoide und Flavonole sollen die Dichte der HT_2-Rezeptoren heraufregulieren, die β-Rezeptoren werden herabreguliert.
    • Die Freisetzung von Interleukin-6, das über eine Aktivierung des Hypothalamus die Kortisolausschüttung steigert, wird gehemmt.
    • Schlaffördernd könnte sich die erhöhte Freisetzung von Interleukinen aus den Monozyten sowie die bei gesunden Personen beobachtete Melatoninfreisetzung auswirken.
  – *Kontraindikationen:* Wegen fehlender Erfahrungen: Schwangerschaft und Stillzeit.
  – *Unerwünschte Wirkungen:*
    • Bei hellhäutigen Menschen kann bei Johanniskraut in höheren Dosierungen eine Fotosensibilisierung nicht ausgeschlossen werden, bisher wurden nur 2 Fälle in einer Anwendungsbeobachtung beschrieben.

- Selten Magen-Darmbeschwerden, Übelkeit, allergische Hautreaktionen, Schwindel.
- Bei Patienten unter Therapie mit dem Gerinnungshemmer Cumarin wurden Anstiege des Quickwertes (INR) beobachtet.
- Wechselwirkungen: Bei Johanniskraut sind wegen der Induktion des Enzymkomplexes Cytochrom P 450 Wirkungsverstärkungen und -abschwächungen zahlreicher Arzneimittel möglich.
- *Anwendung und Dosierung:*
  - Die Fertigpräparate werden oral angewendet. Sie sind zumeist auf Hypericin standardisiert.
  - Die Wirkung tritt bei Johanniskraut nach 10–14 Tagen ein, als Mindesttherapiedauer werden drei Monate empfohlen. Nach weitgehender Besserung der Symptome sollte die Therapie nicht abrupt abgebrochen, sondern langsam ausgeschlichen werden. Möglicherweise können ausreichende Wirkungen im langfristigen Therapieverlauf auch mit geringer dosierten Präparaten erreicht werden.

➤ **Fertigpräparate (Auswahl):**
- *Johanniskraut:* Furturan, Felis 425, Helarium Hypericum, Hypericum Stada 425, Hyperimerck-Kapseln, Hyperpur Jarsin, Kytta-Modal, Jo Sabona forte 425, Neuroplant 300, Turineurin, Spilan 425, Texx 300.
- *Baldrianwurzel:* Baldrian-Dispert Dragees, Benedorm Baldrian Dragees, Regivital Baldrian Perlen, Sedonium Dragees, Valdispert/125 Dragees.
- *Kombination Johanniskrautextrakt/Baldrianwurzel:* Sedariston Konzentrat Kapseln, Psychotonin-sed. Kapseln/-Tinktur.

Anwendungsmöglichkeiten

➤ **Psychovegetatives Syndrom:**
- *Pflanzliche Drogen:* Johanniskraut, s. S. 58., Baldrian s. S. 34.
- *Anwendung:*
  - Johanniskraut: 900 mg standardisierter Extrakt/Tag oral (entsprechend der minimalen Tagesdosis von 2 g Johanniskraut/Tag) empfohlen.
  - 👁 *Beachte:* Johanniskraut wirkt erst nach 10–14 Tagen, Mindesttherapiedauer 3 Monate!
  - Baldrian: Baldrianpräparate entsprechend den Angaben des Herstellers einnehmen.
  - Fertigarzneimittel s. o. Zur Anwendung kommen Monopräparate und Kombinationspräparate.
- *Stellenwert:* Johanniskraut nimmt bei der Therapie dieses Beschwerdebildes immer mehr an Bedeutung zu. Kontrollierte Studien für das psychovegetative Syndrom liegen allerdings weder für Johanniskraut noch für Baldrian vor.
- 👁 *Achtung:* Teeaufgüsse von Johanniskraut sind nur schwach wirksam, da die wirksamen Inhaltsstoffe in Wasser schlecht löslich sind.

8.4 Depressionen und depressive Verstimmungszustände ■

Klinische Vorbemerkungen

➤ **Allgemeines:**
- Mit Prävalenzdaten von mehr als 15% gehören Depressionen unterschiedlichen Schweregrades zu den häufigsten Erkrankungen. Frauen sind in vielen Kulturkreisen doppelt so häufig wie Männer betroffen. Bei 20–30% der über 65jährigen entwickelt sich eine Altersdepression.
- Fast ausnahmslos werden Depressionen von Schlafstörungen begleitet, die schon vor der depressiven Phase auftreten können. Typisch vor allem für schwere Depressionen sind Wiedereinschlafstörungen mit Stimmungstief am Morgen. Bei mehr als 50% der Patienten werden zusätzlich noch Angststörungen beobachtet.
- Die Ursache dieser Erkrankung ist trotz intensiver Forschung noch nicht genau bekannt. Untersuchungen der letzten Jahre zur Pharmakologie der klassischen Antidepressiva sind jedoch wegweisend.
  • Antidepressiva führen durch Hemmung abbauender Enzyme bzw. der Wiederaufnahme von Neurotransmittern zu einer Konzentrationserhöhung von Noradrenalin, Dopamin und Serotonin in den synaptischen Spalten von zerebralen Neuronenverbänden. Die adaptive Veränderung in der Empfindlichkeit des β-Rezeptors (β-Down-Regulation) benötigt im Zeitablauf etwa 2 Wochen. Das ist genau die Zeitspanne, die auch bis zum Eintritt der klinischen Wirkung nach Therapiebeginn vergeht. Die zerebralen α-Rezeptoren werden in dieser Zeit regulatorisch vermehrt, während die Dichte der HT_2-Rezeptoren abnimmt.
  • Möglicherweise spielen auch glutamaterge und GABAerge Rezeptorsysteme eine wichtige Rolle, denn die chronische Gabe von Antidepressiva führt zu einer Down-Regulation von $GABA_A$-Rezeptoren, deren Dichte bei depressiven Selbstmordopfern signifikant erhöht ist. $GABA_B$-Rezeptoren werden durch die Behandlung mit antidepressiven oder antimanischen Medikamenten regulatorisch vermehrt.

➤ **Phytotherapeutische Maßnahmen:** Für die Behandlung der Depression werden oral einsetzbare Johanniskrautextrakte verwendet.

➤ **Stellenwert der Phytotherapie:**
- Die Behandlung der Depression mit den klassischen Antidepressiva wird sowohl von Ärzten als auch von Patienten aus Angst vor den zum Teil erheblichen Nebenwirkungen der klassischen Antidepressiva (vor allem der Trizyklika) abgelehnt.
- In letzter Zeit haben sich in der Behandlung hochdosierte Johanniskrautpräparate etabliert, die nach den zahlreich vorliegenden Studienergebnissen hinsichtlich der Wirksamkeit bei milden und mittelschweren Depressionen den klassischen Antidepressiva ebenbürtig und in der Verträglichkeit sogar deutlich überlegen sind.
- Johanniskrautextrakte haben keine sedierenden Eigenschaften und kein Gewöhnungs- oder Abhängigkeitspotential und beeinflussen Aufmerksamkeit und Reaktionsvermögen nicht.
- Sie eignen sich zur Therapie von leichten affektiven Störungen, depressiven Verstimmungszuständen im Rahmen des Klimateriums, bei Winterdepressionen, Burned-out-Syndrom und zur Begleitung einer Trauerreaktion.

Phytotherapeutika und ihre Anwendungsmöglichkeiten _____

➤ **Johanniskraut:**
   – *Wirkung, Kontraindikationen und Nebenwirkungen* s. S. 202.
   – *Fertigarzneimittel:* S. S. 202.
   – *Anwendung und Dosierung:* S. S. 202.
      • Über eine prophylaktische Wirkung bei bipolaren affektiven Störungen ist nichts bekannt.
      • Schwere Depressionen eignen sich grundsätzlich nicht für eine Therapie mit Johanniskrautpräparaten.
      • Sollte nach 4 – 6 Wochen Therapiedauer mit einem Johanniskrautpräparat keine Besserung eintreten oder zeichnet sich eine Verschlechterung ab, insbesondere eine Suizidgefährdung, muß eine Therapie mit einem synthetischen Antidepressivum eingeleitet werden.
      • In diesem Fall sollte das Johanniskrautpräparat erst nach Eintritt der Wirkung des synthetischen Präparates ausschleichend abgesetzt werden.
   ◐ *Beachte:* Über eine Kombination von Johanniskrautpräparaten mit synthetischen Antidepressiva liegen keine ausreichenden Erkenntnisse vor.

8.5 Primäre Kopfschmerzerkrankungen

Klinische Vorbemerkungen

➤ **Allgemeines:**
- Kopfschmerzen sind außerordentlich häufig; 2,4 Millionen Deutsche leiden regelmäßig darunter.
- Bei 90 % aller Kopfschmerzen handelt es sich um Kopfschmerzen vom Spannungstyp bzw. um Migräne.
- Der Kopfschmerz vom Spannungstyp ist ziehend, drückend und dumpf, von leichter bis mäßiger Intensität und wird im ganzen Kopf wahrgenommen. Er kann zunächst episodisch auftreten, sich aber zu einer Dauerform entwickkeln. Er wird mit zunehmendem Lebensalter häufiger. Muskelverspannungen physischer oder psychosomatischer Genese werden hierfür ursächlich verantwortlich gemacht.
- Der Migränekopfschmerz tritt mit hochgradiger Intensität und anfallsartig meist halbseitig auf und wird oft von Übelkeit, Erbrechen, Lärm-/Lichtscheu und neurologischen Ausfällen begleitet. Dabei kommt es im Kopf zunächst zu einem Gefäßspasmus, danach zu einer massiven Gefäßerweiterung, welche die Schmerzen hervorruft.
- 🔵 *Beachte:* Es sollte stets auch an Kopfschmerzen gedacht werden, die durch eine regelmäßige Schmerzmitteleinnahme induziert und aufrechterhalten werden!

➤ **Phytotherapeutische und allgemeine Maßnahmen:**
- Beim Kopfschmerz vom Spannungstyp sind Maßnahmen der physikalischen Therapie sinnvoll, bei emotionalen Problemen zusätzlich Entspannungsübungen.
- Pfefferminzöl wirkt bei Schmerz- und Verspannungszuständen der Muskulatur und wird lokal auf der verspannten Muskulatur bzw. beim Spannungskopfschmerz auf den Schläfen angewendet.

➤ **Stellenwert der Phytotherapie:**
- Im Gegensatz zu den chemisch-synthetischen Schmerzmitteln, die oft von Patienten dauerhaft im Rahmen der Selbstmedikation eingenommen werden und häufig Nebenwirkungen verursachen, sind die pflanzlichen Drogen Pfefferminzöl und Samen vom Guaranakraut (Paulina cupana) gut verträglich.
- Das in der Pestwurz enthaltene Petasin ist sowohl akut als auch in der Langzeitanwendung bei Migräne wirksam.
- Bei leichteren Formen der Migräne sind Paulina cupana und auch die Pestwurz wirksam.

Phytopharmaka (Übersicht)

➤ **Pestwurzwurzelstock (Petasitidis radix):**
- *Wirkung:* Der Inhaltsstoff Petasin wirkt relativ stark spasmolytisch und hat auch einen schmerzstillenden Effekt.
- *Kontraindikationen:* Schwangerschaft und Stillzeit, Kinder unter 12 Jahre.
- *Unerwünschte Wirkungen:* Nicht bekannt.

➤ **Pfefferminzöl (Menthae piperitae aetheroleum):**
- *Wirkung:* Das Öl mit seinem Hauptbestandteil Menthol wird über die Haut gut resorbiert. Die analgetische Wirkung erklärt sich vermutlich über die lokale Reizung von Kälterezeptoren und die Hemmung von Nozizeptoren sowie über zentralstimulierende Effekte. Pfefferminzöl wirkt außerdem muskelrelaxierend und vasodilatatorisch.

- *Kontraindikationen:* Nicht bei Säuglingen und Kleinkindern in Gesichtsnähe aufbringen.
- *Unerwünschte Wirkungen:* Bei lokaler Applikation selten Allergie vom Typ IV.
- *Einzelheiten:* s. S. 97.

➤ **Paulina cupana Samen (Paulinae cupanae semen):**
- *Wirkung:* Die Urtinktur aus den gerösteten und gemahlenen Samen von Paulina cupana enthält Coffein, Theobromin, Gerbstoffe, ätherisches Öl, Saponine und Harze. Die wirksamen Inhaltsstoffe und die Wirkweise sind nicht bekannt.
- *Kontraindikationen:* Schwangerschaft und Stillzeit, Kinder unter 12 Jahre.
- *Unerwünschte Wirkungen:* Nicht bekannt.

➤ **Fertigpräparate (Auswahl):**
- *Pestwurz:* Petadolex.
- *Paulina cupana:* Dolor loges.
- *Pfefferminzöl:* Heumann Heilpflanzenöl, Inspirol Heilpflanzenöl, Leukona-Mintöl, JHP Rödler Japanisches Heilpflanzenöl, China-Öl-Destillat, Kneipp Minzöl Trost.

Anwendungsmöglichkeiten

➤ **Migräne/Kopfschmerz vom Spannungstyp:**
- *Pflanzliche Drogen:* Pestwurz, Guaranakraut, Pfefferminzöl.
- *Anwendung:*
  - *Migräne:* Pestwurz 3×tgl. 1–3 Kapseln bei Bedarf einnehmen. 2×tgl. 2 Kapseln oral als Dauerprophylaxe über 4 Monate.
  - *Kopfschmerz von Spannungstyp/Migräne:* Paulina cupana im akuten Fall halbstündlich 5–10 Trpf. oral, bei Bedarf bis 20 Trpf., bei chronischen Schmerzen 3×tgl. 5–10 Trpf., bei Bedarf bis 20 Trpf.
  - *Kopfschmerz von Spannungstyp:* Einige Tropfen Pfefferminzöl lokal bei Bedarf verreiben.
- *Stellenwert:*
  - Für Pestwurzextrakt liegt bei Migräne eine positive klinische Prüfung vor.
  - Für Pfefferminzöl bei Kopfschmerzen vom Spannungstyp liegen klinische Studien vor, die es als wirksame und gut verträgliche Alternative ausweisen.
  - Für Paulina cupana liegt eine Anwendungsbeobachtung bei verschiedenen Formen von Kopfschmerzen vor.
  - Durch Paulina cupana können Migräneanfälle nicht verhindert werden.

Schwindel

➤ Siehe Abschnitt Herzkreislauferkrankungen S. 131.

Demenz

➤ Siehe Abschnitt Herzkreislauferkrankungen, S. 132.

9.1 Altersunabhängige Erschöpfungszustände

Klinische Vorbemerkungen

➤ **Allgemeines:** Infolge von Erkrankungen, Organverletzungen, Operationen oder psychischem Streß können (meist) vorübergehende organische oder funktionelle Schwächezustände auftreten.

➤ **Phytotherapeutische Maßnahmen:**
  – Traditionell werden sogenannte Tonika, Roborantien oder Analeptika, die in der Regel organgerichtet sind, eingesetzt, sowie Adaptogene (Umstimmungsmittel), die auch für Perioden erhöhter physischer Leistungsanforderung geeignet sind.
  – Bitterstoffpräparate werden bei Appetitlosigkeit als Folge oder Begleiterscheinung von schweren Krankheiten, in der Rekonvaleszenz, bei vegetativer Dysfunktion, allgemeiner Asthenie und eingeschränkter Tätigkeit der Verdauungsenzyme verwendet.
  – Bei Adaptogenen steht die Antistreßwirkung gegenüber Stressoren nichtinfektiöser Art im Vordergrund, es werden auch immunstimulierende, nootrope oder anabole Effekte beobachtet. Insbesondere finden sich stimulierende Effekte auf den Gehirnstoffwechsel, die Kortikoidsynthese in der Nebenniere und auf die DNA- und Proteinsynthese in verschiedenen Organen.

➤ **Stellenwert der Phytotherapie:**
  – Traditionell werden hier Phytotherapeutika eingesetzt.
  – Vergleichbare chemisch definierte Medikamente liegen nicht vor; die sogenannten Anabolika sind sehr nebenwirkungsträchtig.

Phytotherapeutika (Übersicht)

➤ **Pflanzliche Drogen:**
  – *Bitterstoffdrogen (amara tonica):* Tausendgüldenkraut (Centaurii herba, s. S. 36), Chinabaumrinde (Cinchonae cortex), Artischockenblätter (Cynarae folium, s. S. 31), Enzianwurzel (Gentianae radix, s. S. 42), Andornkraut (Marrubii herba, s. S. 28), Bitterkleeblätter (Menyanthidis folium, nur in Kombination mit anderen Arzneimitteln), Löwenzahnblätter und -wurzel (Taraxaci radix cum herba, s. S. 81), Wegwartenkraut und -wurzel (Cichorii herba et radix).
  – *Bitterstoffdrogen mit Gerbstoffen (amara adstringentia):* Kondurangorinde (Condurango cortex, s. S. 71, nur in Kombination mit anderen Arzneimitteln).
  – *Ätherisch-Öl-Drogen (amara aromatica):* Wermutkraut (Absinthii herba, s. S. 119), Pomeranzenschalen (Aurantii pericarpium nur in Kombination mit anderen Arzneimitteln), Kalmuswurzel (Calami rhizoma, s. S. 62), Angelikawurzel (Angelica radix, s. S. 29), Benediktenkraut (Cnici benedicti herba), Schafgarbenkraut und -blüten (Millefolii herba et flos, s. S. 105).
  – *Scharfstoffdrogen (amara acria):* Zimtrinde (Cinnamomi cassiae bzw. ceylanici cortex), Galgantwurzel (Galangae rhizoma), Ingwerwurzel (Zingiberis rhizoma, s. S. 57).
  – *Adaptogene:* Taigawurzel oder sibirischer Ginseng (Eleutherococcus radix, s. S. 112). Einzelheiten zu Adaptogenen s. S. 215.
  – *Weitere Drogen:* Mariendistel (Cardui mariae fructus s. S. 85), Knoblauchzwiebel (Alii sativi bulbus s. S. 69).

➤ **Wirkung:** Siehe Appetitlosigkeit S. 156, s. Erkrankungen infolge eines defizitären Abwehrsystems S. 214, s. chronische Hepatitiden und Leberzirrhose S. 169.

➤ **Kontraindikationen und unerwünschte Wirkungen:** Siehe S. 85, und S. 69.
  - *Mariendistel:* Kontraindiziert bei Kindern < 12 Jahren. Nebenwirkungen: Vereinzelt laxierende Wirkung, Nervosität, Unverträglichkeitsreaktionen.
  - *Knoblauch:* Kontraindiziert bei Blutgerinnungsstörungen im Sinne einer vermehrten Blutungsneigung, Kinder < 12 Jahre. Nebenwirkungen: Selten Magen-Darmbeschwerden oder allergische Reaktionen.

➤ **Fertigpräparate (Auswahl):**
  - *Monopräparate mit Eleutherococcus:* Eleu-Kokk Dragees, Eleutherococcus Lomapharm (Sibirischer Ginseng), Vital-Kapseln-ratiopharm.
  - *Monopräparate mit Mariendistel:* Legalon 140 Kapseln, Silibene Kapseln.
  - *Monopräparate mit Knoblauch:* Kwai N Dragees, Sapec Dragees.
  - Weitere Fertigpräparate, insbesondere Kombinationspräparate, s. Hinweise unter Wirkung.

Anwendungsmöglichkeiten

➤ **Postgrippale Schwächezustände:**
  - *Pflanzliche Droge:* Wermutkraut.
  - *Anwendung:*
    • Teerezeptur: 1 TL von Absinthii herba (feingeschnitten) auf 1 Glas Wasser (überbrühen), max. 5 Min. ziehen lassen.
    • Es sind Fertigteebeutel im Handel erhältlich.
    • ◨ *Beachte:* Nicht länger als 3 – 4 Wochen anwenden.
  - *Stellenwert:* Sehr guter appetitsteigernder Effekt.

➤ **In der Rekonvaleszenz:**
  - *Pflanzliche Droge:* Schwarze Johannisbeere.
  - *Anwendung:* Saft der Schwarzen Johannisbeere mit heißem Wasser verdünnen. Mittags und abends zum Essen 1 Glas voll trinken.
  - *Stellenwert:* Nebenwirkungsfreies Hausmittel.

➤ **Postoperative und postinfektiöse Zustände:**
  - *Pflanzliche Drogen:* Wermutkraut, Taigawurzel, Mariendistelfrüchte.
  - *Anwendung von Wermut:* Teerezeptur mit Absinthii herba s. o. bei postgrippale Schwächezustände.
  - *Anwendung von Eleutherokokkus, Mariendistel, Knoblauch:* Fertigpräparate nach Angaben des Herstellers anwenden.
  - *Stellenwert:* Gut verträgliche Medikamente in der Rekonvaleszenzphase, klinische Studien fehlen weitgehend.

9.2 Anpassungs- und Funktionsstörungen im Alter ▬▬▬

Klinische Vorbemerkungen ───────────────────────────

➤ **Allgemeines:**

– *Dementielles Syndrom:* Das dementielle Syndrom ist zumeist Ausdruck des Morbus Alzheimer, vaskuläre Ursachen sind mit ca. 10% deutlich seltener. Typische Beschwerden sind Gedächtnisstörungen, Konzentrationsstörungen, depressive Verstimmung, Ohrensausen und Kopfschmerzen.

– *Arteriosklerotische Herz- und Kreislauferkrankungen:*
  • Dazu zählen die Herzinsuffizienz (NYHA II) und das sogenannte Altersherz. Beim Altersherz treten oft objektiv nicht schwerwiegende, aber subjektiv sehr störende Herzrhythmusstörungen und andere diffuse kardiale Beschwerden auf, ohne daß konkrete Befunde erhoben werden können.
  • Weitere typische altersabhängige Störungen, bei denen Phytotherapeutika einsetzbar sind, sind Frühstadien der arteriellen Verschlußkrankheit, Tinnitus, Hörsturz (im chronischen Verlauf) und generalisierte Arteriosklerose einschließlich pektanginöser Beschwerden. Hier handelt es sich gewöhnlich um adjuvante Maßnahmen.

– *Appetitlosigkeit und Verdauungsschwäche:* Neben ungünstigen Veränderungen am Kauapparat kann auch eine reduzierte Sensitivität der Geschmacksrezeptoren Ursache für Appetitlosigkeit sein. Die Verdauungsschwäche resultiert aus der Abnahme der gastrointestinalen Sekretion und Motorik.

– *Atemwegserkrankungen:* Mit der physiologischen Abnahme der Lungenfunktion werden bisher latente Schädigungen durch Rauchen und schlechte Qualität der Luft manifest. Die Abnahme der Selbstreinigungsfähigkeit bedingt eine Zunahme der Infekthäufigkeit und chronischer Beeinträchtigungen durch Husten und Auswurf (s. Atemwegserkrankungen S. 145).

– *Urologische Erkrankungen:* Durch die in der Regel eintretende benigne Prostatahyperplasie werden beim Mann typische Befindlichkeitsstörungen verursacht. Bei beiden Geschlechtern nimmt infolge von anatomischen und hormonellen Veränderungen die Häufigkeit von Harnwegsinfektionen zu (s. Niere, Harnblase und Geschlechtsorgane S. 188).

– *Degenerative Erkrankungen, schmerzhafte Zustände:* Schmerzen infolge von degenerativen Erkrankungen des Stütz- und Bindegewebes sind bei fast allen älteren Personen zumindest zeitweilig vorhanden und wirken sich auf die Lebensqualität entscheidend aus (s. Erkrankungen des rheumatischen Formenkreises und schmerzhafte Zustände S 219).

– *Psychische Erkrankungen:* Innere Unruhezustände und Schlafstörungen sind sehr häufig, Depressionen können sehr symptomarm verlaufen, oft steht eine Apathie im Vordergrund. Die Lebensqualität wird durch diese Erkrankungen erheblich bis stark beeinträchtigt.

– *Allgemeines Schwächegefühl, Rekonvaleszenz:* Infolge der nachlassenden Funktion des Immunsystems kommt es zu langanhaltenden Schwächezuständen, in deren Rahmen Rezidive oder andere Erkrankungen gehäuft auftreten können.

➤ **Phytotherapeutische Maßnahmen:**

– *Geriatrika* sind Präparate, die zur Verbesserung altersbedingter Funktions- und Befindlichkeitsstörungen der einzelnen Organsysteme eingesetzt werden.

– Allgemein gilt, daß bei jeder Störung zunächst die mild wirkenden Phytopharmaka und erst bei Unwirksamkeit die stärker wirksamen verwendet werden sollten und daß auch eine Daueranwendung sorgfältig bedacht werden sollte.

◨ *Beache:* Bei der Behandlung alterstypischer bzw. altersbedingter Krankheiten sind die Änderungen der Bioverfügbarkeit und Pharmakokinetik zu beachten.

– *Nootropika:*
  • Werden beim dementiellen Syndrom eingesetzt.
  • Zerebral wirkende Substanzen, die höhere integrative Hirnfunktionen wie Gedächtnis-, Lern-, Auffassungs-, Denk- und Konzentrationsfähigkeit verbessern sollen. Als nootrop wirkendes Phytopharmakon kommen nur standardisierte Spezialextrakte aus den Blättern von Ginkgo biloba in Betracht.

– *Symptome des Altersherzens:* Sie sind oft einer spezifischen Therapie mit synthetischen Antiarrhythmika wenig zugänglich. Hier finden standardisierte Weißdornextrakte Anwendung, die für mind. 6 Wochen verabreicht werden sollten. Intervalltherapien für 3 Monate sind sinnvoll.

– *Appetitlosigkeit und Verdauungsschwäche:*
  • Bei älteren Menschen eine klassische Indikation für Bitterstoffpräparate. Sie wirken reflektorisch über die Geschmacksknospen der Zunge und auf die Sekretion von Speichel und Magensaft. Es kommt zu einer verstärkten Ausschüttung von Enzymen und Verdauungssäften und infolgedessen zu einer verbesserten Nahrungsausnutzung. Gleichzeitig wird die gesamte gastrointestinale Motorik angeregt. Es muß dabei nicht unbedingt mit den stark wirksamen pflanzlichen Drogen begonnen werden. Eine Daueranwendung ist nicht sinnvoll.
  • Der im Alter häufigere Brechreiz kann durch Artischockenblätterspezialextrakt (s. S. 31) behandelt werden. Er hat auch eine cholagoge und antidyspeptische Wirkung. Zur Anregung der Gallesekretion stehen als pflanzliche Choleretika Erdrauch und Schöllkraut zur Verfügung (s. S. 171). Löwenzahnkraut wirkt cholagog und hemmt die Bildung von Gallensteinen (s. S. 81).

➤ **Stellenwert der Phytotherapie:** Phytopharmaka können im Rahmen eines ganzheitlichen Konzeptes zur Geroprophylaxe, d. h. zur Verschiebung des im 6. Lebensdezennium eintretenden Leistungsknicks in ein höheres Lebensalter beitragen und sind wegen der hohen Akzeptanz durch die Patienten bei den genannten Anpassungs- und Funktionsstörungen zur Therapie bestens geeignet.

Phytopharmaka (Übersicht)

➤ **Nootropika:**
  – *Pflanzliche Drogen:* Standardisierter Spezialextrakt aus Ginkgo-Blättern (Ginkgo biloba folium, s. S. 51).
  – *Wirkung:* Die Gedächtnis-, Lern-, Auffassungs-, Denk- und Konzentrationsfähigkeit bei dementiellen Erkrankungen soll verbessert werden. Vermutlich geschieht dies über eine Stimulation der adaptiven Kapazität noch vorhandener Neuronenverbände. Außerdem werden über verschiedene Mechanismen (Kalziumantagonismus, Geninduktion zur Produktion von Streßproteinen) Neuronen gegen schädigende Störungen des Energie- und Transmittermetabolismus oder Folgen einer Minderperfusion geschützt. Ein therapeutischer Effekt läßt sich am besten bei dementiellen Erkrankungen leichteren und mittleren Schweregrades, bei primär degenerativer Demenz und bei vaskulärer Demenz bzw. bei Mischformen erzielen.

9.2 Anpassungs- und Funktionsstörungen im Alter ▬▬▬

- *Kontraindikationen:* Kinder < 12 Jahren.
- *Unerwünschte Wirkungen:* Sehr selten leichte Magen-Darmbeschwerden, allergische Hautreaktionen, Kopfschmerzen.
- *Weitere Einzelheiten zu Ginkgo* s. Durchblutungsstörungen S. 130.
➤ **Geriatrika:**
- *Arteriosklerotische Herz- und Kreislauferkrankungen:* Weißdornblätter und -blüten (Crataegi folium cum flores, s. S. 119), Maiglöckchenkraut (Convallariae herba, s. S. 82), Knoblauchzwiebel (Alii sativi bulbus, s. S. 69), Ginkgoblätterspezialextrakt (Ginkgo bilobae folium, s. S. 51), Artischockenblätterextrakt (lipidsenkender Effekt, s. S. 31).
- *Appetitlosigkeit und Verdauungsschwäche* (s. S. 156): Gelbe Enzianwurzel (Gentianae radix, s. S. 42), Tausendgüldenkraut (Centauri herba, s. S. 36), Bitterkleeblätter (Menyanthidis folium), Löwenzahnwurzel mit Kraut (Taraxaci radix cum herba, s. S. 81), Kalmuswurzel (Calami rhizoma, s. S. 62), Angelikawurzel (Angelicae radix, s. S. 29), Benediktenkraut (Cnici benedicti herba), Schafgarbe (Millefoliae herba et flos, s. S. 105), Artischockenblätter (Cynarae folium, s. S. 31), Erdrauchkraut (Fumariae herba, s. S. 43), Schöllkraut (Chelidonii herba, s. S. 107).
- *Atemwegserkrankungen, urologische Erkrankungen, degenerative Erkrankungen, psychische Erkrankungen:* Hier wird auf die entsprechenden organspezifischen Kapitel verwiesen, da hier bei älteren Patienten keine Besonderheiten zu erwarten sind.
- *Allgemeines Schwächegefühl, Rekonvaleszenz:* Ginsengwurzel (Ginseng radix, s. S. 52), Eleutherococcuswurzel (Eleutherococci radix, s. S. 112), s. Erkrankungen infolge eines defizitären Abwehrsystems, S. 215.
➤ **Fertigpräparate (Auswahl):**
- *Ginkgo:* S. dementielles Syndrom S. 132 und Durchblutungsstörungen S. 130
- *Ginsengwurzel:* S. Folgeerkrankungen einer erworbenen Abwehrschwäche. S. 215.
- *Taigawurzel:* Siehe altersunabhängige Schwächezustände S. 209.
➤ **Weitere Phytopharmakagruppen:**
- Bitterstoffdrogen, s. S. 156.
- Lipidsenkende Drogen, s. S. 133.
- Antiatherosklerotische Drogen, s. S. 133.

Anwendungsmöglichkeiten beim dementiellen Syndrom ▬▬▬

➤ **Pflanzliche Droge:** Ginkgoblätter.
➤ **Anwendung:**
- Fertigpräparate: Gingium Filmtabletten/Lsg., Gingopret Filmtabletten/Lösung, Ginkgo Stada Filmtabletten/Tropfen, Kaveri forte Filmtabletten/Tropfen, Rökan (40 mg)/Lösung (40 mg/ml), Rökan Plus (80 mg), Rökan Novo (120 mg), Tebonin forte 40 mg, Tebonin spezial 80 mg, Tebonin intens 120 mg, SX Ginkgo Filmtabletten.
- Die Behandlungsdauer richtet sich nach der Schwere des Krankheitsbildes und soll bei den genannten Erkrankungen und Beschwerden mind. 8 Wochen betragen. Nach einer Behandlungsdauer von 3 Monaten ist mittels Fragebögen zu überprüfen und zu dokumentieren, ob eine Weiterführung der Behandlung noch gerechtfertigt ist.
- ◉ *Beachte:* Für alle Ginkgopräparate gilt: Dosierung: 120 – 240 mg (monographiekonformer, s. S. 130) Trockenextrakt in 2 – 3 Einzeldosen tgl.
➤ **Stellenwert:** S. Durchblutungsstörungen, Herz-Kreislauferkrankungen S. 130.

Anwendungsmöglichkeiten bei Herz-Kreislauf-Störungen _____

➤ **Bei Herzinsuffizienz NYHA II und sogenanntem Altersherz:**
   - *Einzelheiten s.* Herzinsuffizienz S. 121.
   - *Pflanzliche Drogen:* Weißdorn, Maiglöckchen.
   - *Weißdorn-Fertigpräparate* (Auswahl): Crataegutt novo 450, Crataegus Stada, Crataegus Verla, Esbericard novo, Faros 300, Kytta-Cor novo.
   - *Maiglöckchenkraut-Fertigpräparate* (Auswahl)*:*
     • Convacard Dragees: 3×1–2 Dragees mit Flüssigkeit vor den Mahlzeiten einnehmen.
     • Valdig-N Bürger Lösung: 3×30 Trpf.
     ◗ *Beachte:* Kontraindikationen bei Maiglöckchenkraut: Hypokaliämie, Therapie mit anderen Digitalispräparaten! Rezeptpflichtig.
   - *Stellenwert:* Für Weißdorn liegen zur Indikation Herzinsuffizienz klinische Vergleichsstudien mit chemisch-synthetischen Pharmaka vor.

➤ **Bei Frühstadien der arteriellen Verschlußkrankheit:**
   - *Einzelheiten s.* Durchblutungsstörungen S. 130.
   - *Pflanzliche Droge:* Ginkgo biloba.
   - *Anwendung:* Fertigpräparate (Auswahl) s. S. 130.
   - *Stellenwert:* Als Intervalltherapie anzuwenden. Vergleichsstudien mit chemisch-synthetischen Pharmaka liegen vor.

➤ **Bei Tinnitus und Hörsturz:**
   - *Einzelheiten s.* Schwindel und Tinnitus S. 131.
   - *Pflanzliche Droge:* Ginkgoblätterspezialextrakt (monographiekonform, s. S. 130).
   - *Anwendung:* Als Intervalltherapie, Ginkgo-Fertigpräparate s. S. 131. Anwendung auch als Infusion möglich.
   - *Stellenwert:* Als Intervalltherapie anzuwenden, erste klinische Vergleichsstudien mit chemisch-synthetischen Präparaten ergaben Hinweise auf eine vergleichbare Wirksamkeit.

➤ **Atherosklerose:**
   - *Einzelheiten s.* Atherosklerose S. 133.
   - *Pflanzliche Drogen:* Spezialextrakt aus Artischockenblättern, Knoblauch.
   - *Fertigpräparate* (Auswahl):
     • Artischocken: Hepar SL forte (s. S. 133).
     • Knoblauchmonopräparate: Sapec, Vitagutt.
   - *Stellenwert:* Vorwiegend präventiver Einsatz. Dauertherapie ist möglich, für Knoblauch wurden antiarteriosklerotische Effekte beschrieben.

Anwendungsmöglichkeiten im Gastrointestinaltrakt _____

➤ **Appetitlosigkeit und/oder Verdauungsschwäche:**
   - *Einzelheiten s.* Appetitlosigkeit, Verdauungsschwäche S. 156.
   - *Stellenwert:* Bitterstoffdrogen und Cholagoga werden aus langjähriger Erfahrung empfohlen.

10.1 Folgen einer erworbenen Abwehrschwäche

Klinische Vorbemerkungen

➤ **Allgemeines:**
- Störungen des Immunsystems treten auf bei Alkoholabusus, hohem Lebensalter, kardiopulmonalen Grunderkrankungen und im Rahmen von Infektionen oder Leukosen/Lymphomen.
- Auch bei Hochleistungssportlern ist das Immunsystem oft supprimiert, vermutlich weil die Immunzellen mit der Beseitigung geschädigter Zellen im Muskelgewebe überlastet sind.

➤ **Allgemeine und phytotherapeutische Maßnahmen:**
- Prinzipiell sollte das Immunsystem prophylaktisch gestärkt werden. Dazu gehören gesunde Ernährung, ausreichend Schlaf, Entspannung und Vermeidung von Streß sowie Abhärtung (Kaltwasseranwendungen und Temperaturreize, Wechselduschen, regelmäßiger Saunabesuch).
- Auch Gaben von Vitamin E, Vitamin C und Spurenelementen sind zu empfehlen.
- Immunmodulatoren können unabhängig von ihrer Anwendung und Konzentration stimulierende oder supprimierende Effekte ausüben, für den therapeutischen Einsatz muß der optimale Konzentrationsbereich bekannt sein. Pflanzliche Immunmodulatoren wirken unspezifisch, d. h. sie aktivieren mit den enthaltenen Polysacchariden oder Lektinen über die Freisetzung von Mediatoren und Zytokinen die Funktion des spezifischen Immunsystems. Dadurch soll das Immunsystem in erhöhte Abwehrbereitschaft versetzt werden.
- Pflanzliche Drogen (Taigawurzel, Ginsengwurzel), die Adaptogene enthalten, sind dagegen in der Rekonvaleszenzphase angezeigt. Sie helfen beim Umgang mit Streßsituationen und bei der Kompensation von Erschöpfungszuständen.

➤ **Stellenwert der Phytotherapie:**
- Pflanzliche Immunmodulatoren (Echinaceapräparate, Taigawurzel) können insbesondere bei Risikopatienten (z. B. bei Behandlung mit Antibiotika oder Chemotherapie) prophylaktisch oder begleitend eingesetzt werden.
- In pharmakologischen und klinischen Studien, die überwiegend mit dem Kraut des purpurfarbenen Sonnenhutes durchgeführt wurden, wurden Verlauf und Schweregrad von Erkältungskrankheiten günstig beeinflußt und Begleitinfektionen während Chemotherapien erfolgreich bekämpft.
- Neuere Untersuchungen weisen auf eine Überlegenheit von Kombinationspräparaten (Echinacea purpurea, Baptisia tinctoria, Thuja occidentalis, vgl. Atemwegserkrankungen S. 141) infolge synergistischer Effekte hin.
- Bei der Ginsengwurzel haben zahlreiche Untersuchungen an Versuchstieren, isolierten Organen und kultivierten Säugetierzellen in verschiedenen Streßmodellen eine verbesserte Resistenz gegenüber den Stressoren gezeigt. Welche der zahlreichen Inhaltsstoffe im einzelnen für die Effekte verantwortlich sind, ist noch nicht bekannt. In klinischen Untersuchungen verbesserten sich kardiovaskuläre und pulmonale Funktionsparameter sowie psychophysische Leistungen, dies hielt noch Tage nach Absetzen an.
- *Taigawurzel:* Zählt sowohl zu den Immunstimulanzien als auch wegen ihrer leistungssteigernden und gegen Ermüdungserscheinungen gerichteten Wirkung zu den Adaptogenen. Sie enthält Polysaccharide mit immunmodulierenden Wirkungen. Im Tierversuch erhöhte sich die Streßresistenz. Der Extrakt zeigt hormonartige Wirkungen, welche die Hypophysenvorderlappen-Nebennierenrindenachse günstig beeinflussen. Beim Menschen wurde in

Studien die physische Leistungsfähigkeit verbessert, nach vierwöchiger Einnahme nahm die Zahl immunkompetenter Zellen zu.

◙ *Beachte:* Bei schweren Erkrankungen sollte vor immunstimulierender Therapie der Immunstatus bestimmt werden.

Phytotherapeutika (Übersicht)

➤ **Immunstimulantien:**
  - *Pflanzliche Drogen:* Kraut des purpurfarbenen Sonnenhutes (Echinaceae purpureae herba, s. S. 66), Wurzel der blaßfarbenen Kegelblume (Echinaceae pallidae radix, s. S. 65), Taigawurzel (Eleutherococci radix).
  - *Wirkung:* Extrakte aus dem blühenden Kraut von Echinacea purpurea bzw. aus der Wurzel von Echinacea pallida werden vor allem bei Atem- und Harnwegsinfektionen eingesetzt. Sie wirken immunmodulierend, antiviral und hemmen die bakterielle Hyaluronidase.
  - *Einzelheiten* s. Atemwege S. 141.
  - ◙ *Beachte:* Echinacea-Präparate sind in der Regel nicht erstattungsfähig.
➤ **Adaptogene:**
  - *Pflanzliche Drogen:* Ginsengwurzel (Ginseng radix, s. S. 52), Taigawurzel (Eleutherococci radix s. S. 112).
  - *Wirkungen:*
    • Stärkung und Kräftigung bei Müdigkeits- und Schwächegefühl, bei nachlassender Leistungs- und Konzentrationsfähigkeit, bei Erschöpfungszuständen und in der Rekonvaleszenz.
    • Verbesserte Resistenz gegenüber Stressoren.
  - *Kontraindikationen:* Nicht bekannt.
  - *Unerwünschte Wirkungen:* Nicht bekannt.
➤ **Fertigarzneimittel (Auswahl):**
  - *Sonnenhut:* Siehe S. 142.
  - *Ginsengwurzel:* Ardey-aktiv Pastillen, Ginsana G 115 Kaps., Hevert-Aktivon mono, Kneipp Ginseng Dragees, Kumsan Ginseng Kapseln.
  - *Taigawurzel:* Eleu-Kokk Lösung, Eleukokk-M Lösung, Eleu-Kokk Drg., Eleutherokokkus Lomapharm, Taigutan Trpf., Vital-Kapseln-ratiopharm.

Anwendungsmöglichkeiten bei chronischen Infekten

➤ **Chronisch rezidivierende Atemwegs- und Harnwegsinfekte:**
  - *Pflanzliche Drogen:* Purpurfarbener Sonnenhut, blaßfarbene Kegelblume.
  - *Anwendung:*
    • *Oral:* Flüssige Oralpräparate 3 – 4×tgl. 30 – 40 Trpf., Lutschtabl., Tabl., Kapseln: 3×tgl. 1 – 2 je nach Vorschrift.
    • *Parenterale Injektion:* Homöopathische Präparate in der Potenzierung D2 – D6 0,2 – 2,0 ml i. m., i. v. oder s. c. 1 – 2×tgl.
    • Echinacea-Präparate sollten prophylaktisch oder zu Beginn einer Erkrankung über mind. 6 Tage, nach dem gegenwärtigen Kenntnisstand max. 14 Tage angewendet werden, danach sollte ein therapiefreies Intervall von 5 Tagen folgen. Die Studienlage für eine längere Anwendung ist derzeit unklar. Alkoholische Extrakte oder homöopathische Urtinkturen sollen besonders wirksam sein.
  - *Nebenwirkungen nach parenteraler Anwendung:* In Einzelfällen Überempfindlichkeitsreaktionen wie Hautausschlag, Juckreiz, selten Gesichtsschwellung, Atemnot, Schwindel und Blutdruckabfall.

– *Stellenwert:*
- Vergleichbare chemisch-synthetische Präparate existieren nicht.
- Bei parenteraler Gabe beginnt der immunstimulierende Effekt schon nach wenigen Stunden.
- Bei den oral anzuwendenden Präparaten wird die arztgestützte Selbstmedikation empfohlen.
- Auch bei gleichzeitiger Antibiotikatherapie ist die Anwendung uneingeschränkt möglich.

➤ **Begleittherapie bei Antibiotikatherapie, bei Chemo-/Strahlentherapie:**
- *Pflanzliche Droge:* Kraut des Purpurroten Sonnenhutes.
- *Anwendung:* Chronisch rezidivierende Atemwegs- und Harnwegsinfekte.
- *Stellenwert:* Durch Studien gesicherte Verkürzung der Krankheitsdauer und Symptomatik, Reduktion der Rezidivhäufigkeit. Einsatz ist uneingeschränkt möglich.

➤ **Chronisch-rezidivierende Candida-Infektion der Vagina oder Vulva:**
- *Pflanzliche Droge:* Pupurroter Sonnenhut (Kraut), s.o.
- *Anwendung:* Parenteral homöopathische Präparate in der Potenzierung D2 – D6 0,2 – 2,0 ml i.m., i.v. oder s.c. 1 – 2×tgl.
- *Fertigpräparat (Auswahl):* Echinacea angustifolia-Injeel forte.
- *Stellenwert:* S.o.

➤ **Chronische Sinusitis und Bronchitis:**
- *Pflanzliche Droge:* Pupurroter Sonnenhut (Kraut), s.o.
- *Anwendung:* Homöopathische Präparate in der Potenzierung D2 –D6 0,2 – 2,0 ml i.m., i.v. oder s.c. 1 – 2×tgl. in Kombination mit Eigenblut.
- *Fertigpräparat (Auswahl):* Echinacea angustifolia-Injeel forte.
- *Stellenwert:* S.o.

Anwendungsmöglichkeiten bei Immunschwäche durch Erschöpfung

➤ **Immunschwäche durch exzessives sportliches Training:**
- *Pflanzliche Drogen:* Purpurroter Sonnenhut.
- *Anwendung:* Oral, s. chronische Infekte S. 215.
- *Stellenwert:*
  - Durch Studien partiell gesicherte Verkürzung von respiratorischen Infekten.
  - Einsatz ist uneingeschränkt möglich.

➤ **Erschöpfungszustände, in der Rekonvaleszenz, bei Müdigkeits- und Schwächegefühl, bei nachlassender Leistungs- und Konzentrationsfähigkeit:**
- *Pflanzliche Droge:* Ginsengwurzel, Taigawurzel.
- *Anwendung (Fertigarzneimittel):*
  - Ginseng: 1 – 2 g Droge tgl., Dauer der Anwendung sollte auf 3 Monate beschränkt werden, nach einer Anwendungspause (deren optimale Länge nicht bekannt ist) kann die Einnahme fortgesetzt werden.
  - 🔵 *Achtung:* Ginsengpräparate werden oft verfälscht. Sie sollten daher nur gekauft werden, wenn sie als Arzneimittel zugelassen sind.
  - Taigawurzel: Oral, 3 – 5×tgl. 3 – 5 Trpf. Fluidextrakt auf 1 Glas Wasser einnehmen, oder Fertigpräparate entsprechend den Angaben des Herstellers verwenden. Verweis auf Präparate.
- *Stellenwert:* Durch klinische Studien Wirkungsspektrum partiell gesichert.

Klinische Vorbemerkungen

➤ **Allgemeines:**
- Krebs ist nach den Herz-Kreislauferkrankungen in den Industrieländern mit ca. 33 % die zweithäufigste Todesursache.
- Exogene Faktoren (physikalische, chemische und biologische Noxen) überwiegen als Auslöser gegenüber den erblichen. Sie schädigen das genetische Material und rufen Mutationen hervor. Wenn das Immunsystem als körpereigener Kontrollmechanismus nicht oder nicht ausreichend auf die von mutierten Zellen produzierten pathologischen Proteine reagiert, vermehren sich die mutierten Zellen ungehindert auf Kosten des Gesamtorganismus, es entstehen Tumoren und andere neoplastische Erkrankungen.

➤ **Phytotherapeutische Maßnahmen:** Von den Herstellern wird bei der Therapie mit Mistelextrakten allgemein eine subkutane Anwendung empfohlen. Oberschenkel und Oberarme sind zu bevorzugen, Injektionen in Bestrahlungsfelder oder tumornah sollten vermieden werden.

➤ **Stellenwert der Phytotherapie:**
- Durch Operation, Chemotherapie und Bestrahlung, den drei Standardverfahren der konventionellen Krebstherapie, können ca. 45 % aller Krebserkrankungen geheilt oder zumindest in eine langfristige Remission überführt werden. Bei den restlichen Patienten ist nur eine vorübergehende Remission oder eine Symptomlinderung (palliative Therapie) möglich.
- Biologische Therapieansätze, welche die körpereigene Abwehr unterstützen, werden zunehmend erforscht. Möglicherweise werden sekundäre Pflanzenstoffe wie z.B. konjugierte Isoflavone der Sojabohne oder Phytoöstrogene bald eine größere Rolle spielen.
- Die Phytotherapie hat bis jetzt unbestritten ihren Stellenwert in der palliativen Medizin, wo durch Wickel, Auflagen, Bäder oder Inhalationen mit pflanzlichen Extrakten das Wohlbefinden und damit die Lebensqualität des Patienten gesteigert werden kann.
- Pflanzliche Arzneimittelzubereitungen können zur Therapie von Begleitsymptomen wie Angst, Schlafstörungen, Depressionen etc. sinnvoll eingesetzt werden (s. jeweilige Abschnitte der Checkliste).
- Die Therapie mit Mistelextrakten nimmt eine Sonderstellung ein. Sie soll das Immunsystem bei der Abwehr unterstützen und ist ursprünglich aus der anthroposophischen Medizin entstanden.
- Ein eindeutiger Beleg für einen Einfluß auf das Tumorgeschehen und der Nachweis klinischer Wirksamkeit durch klinische Studien fehlen bisher sowohl für die anthroposophischen Präparate als auch für diejenigen, die auf naturwissenschaftlicher Erkenntnis beruhen. Die vorhandenen klinischen Studien entsprechen meist nicht dem wissenschaftlichen Standard und sind nicht miteinander vergleichbar, da sich die Präparate hinsichtlich Herstellungsmethoden, Verdünnung und Herkunft von Wirtsbäumen stark unterscheiden. Gegenwärtig werden daher umfangreiche klinische Studien zur Beeinflussung der Tumorprogression, der Rezidivrate, der Metastasenbildung, der zytostatika-induzierten Nebenwirkungen oder hinsichtlich der Lebensqualität durchgeführt.

10.2 Tumorerkrankungen

Anwendungsmöglichkeiten von Phytopharmaka auf naturwissenschaftlicher Basis

➤ **Pflanzliche Droge:** Mistelkraut (Visci herba, s. S. 89).
➤ **Wirkungen:**
- Wäßrige Mistelextrakte enthalten eine Vielzahl von niedermolekularen und hochmolekularen Verbindungen. Die hochmolekularen Mistellektine, insbesondere das Mistellektin 1 (ML-1), zeigten in einer Vielzahl von in-vitro-Untersuchungen immunmodulierende Wirkungen auf humorale und zelluläre Komponenten des Immunsystems. Dementsprechend wurden auf ML-1 standardisierte Extrakte entwickelt.
- Es gibt auch Literaturhinweise auf immunmodulierende Eigenschaften von lektinfreien Mistelextrakten.
➤ **Kontraindikationen:** Schwangerschaft und Stillzeit, Eiweißüberempfindlichkeit, chronisch progrediente Infekte (z. B. Tuberkulose), Kinder < 12 Jahre, da keine ausreichenden Untersuchungen dazu vorliegen.
➤ **Unerwünschte Wirkungen:** Lokale Rötung, Anstieg der Körpertemperatur um 0,5 – 1 °C, Kopfschmerzen, pektanginöse Beschwerden, orthostatische Kreislaufstörungen und allergische Reaktionen.
➤ **Dosierung und Anwendung:**
- Parenteral s. c. oder i. v.
- Für Präparate, die auf ML-1 standardisiert sind, wurde ein enges Dosisfenster im Bereich von 0,5 – 2 ng/kg KG bestimmt, höhere Dosierungen von 2,5 – 5,0 ng/kg KG wirken eher immunsupprimierend. Optimal sind 0,5 – 1,0 ng ML-1/kg KG 1 – 2×wöchentl. für 3 Monate. Nach einer Pause von 4 – 8 Wochen wird die Therapie wiederholt.
- Als Gesamtbehandlungszeitraum sind 5 Jahre bzw. der übliche Rezidivzeitraum für den jeweiligen Tumor zu veranschlagen.
 ☒ *Beachte:* Nicht in entzündete Hautareale oder Bestrahlungsfehler injizieren!
➤ **Fertigpräparate (Auswahl) auf naturwissenschaftlicher Basis:** Eurixor, Lektinol.

Anwendungsmöglichkeiten von Phytopharmaka gemäß der anthroposophischen Erkenntnislehre

➤ **Pflanzliche Droge:** Mistelkraut (Visci herba, s. S. 89).
➤ **Wirkungen:** Immunmodulation.
➤ **Kontraindikationen:** Eiweißüberempfindlichkeit, chronisch progrediente Infektionen (z. B. Tuberkulose), hoch fieberhafte Zustände, akute Entzündungen. Schwangerschaft: Strenge Indikationsstellung im ersten Trimenon.
➤ **Unerwünschte Wirkungen:**
- *Bei lokaler Anwendung:* Rötung, Anstieg der Körpertemperatur um 0,5 – 1 °C, selten regionale Lymphknotenschwellung.
- *Bei parenteraler Anwendung* wurden Schüttelfrost, Blutdruckabfall, Atemnot oder Schock beobachtet.
➤ **Dosierung und Anwendung:** Subkutan in individueller Dosierung nach den Dosierungsrichtlinien, die für die einzelnen Präparate angegeben werden.
 ☒ *Beachte:* Bei Neigung zu Venenentzündungen nicht in die Nähe der entzündungsgefährdeten Region spritzen.
➤ **Fertigpräparate basierend auf der anthroposophischen Erkenntnislehre:** ANOBAviscum, Helixor A., M., P., Iscador, Plenosol, Vysorel.

Klinische Vorbemerkungen

➤ **Allgemeines:**
- Unter den Erkrankungen des rheumatischen Formenkreises werden degenerative (Arthrose) und entzündliche Erkrankungen (z. B. rheumatoide Arthritis) des Stütz- und Bindegewebes zusammengefaßt, deren genaue Ätiologie nur selten bekannt ist.
- Bei der rheumatoiden Arthritis sind die proinflammatorischen Zytokine TNF und IL-1β mit hohen Spiegeln in der Synovialflüssigkeit nachweisbar, sie unterhalten die Gelenkentzündung und begünstigen die Produktion knorpelabbauender Enzyme. Bei der Arthrose finden, induziert durch mechanische Belastungen infolge von Fehlstellungen, ebenfalls entzündliche Vorgänge statt.
- Der Verlauf der Erkrankungen ist unvorhersehbar. Verbesserungen und Verschlechterungen im Verlauf können oft nicht exakt auf eine definitive Therapie zurückgeführt werden.
- Eine Heilung ist bei diesen Erkrankungen nicht möglich, die meisten heute gültigen Therapiekonzepte, insbesondere bei den rheumatisch-entzündlichen Erkrankungen, zeigen wenig zufriedenstellende Langzeitergebnisse.

➤ **Allgemeine und phytotherapeutische Maßnahmen:**
- In den tradierten Therapiekonzepten mit Phytopharmaka wurden Stoffwechselvorgänge und die Ausscheidung (renal und hepatisch) gefördert.
- Untersuchungen der letzten Jahre haben gezeigt, daß einige pflanzliche Drogen die körpereigene Produktion entzündlich wirksamer Gewebehormone (Prostaglandine und Leukotriene) hemmen und schmerzstillend wirken.
- Ätherische Öle (Pfefferminzöl, Campher, Eukalyptus- oder Rosmarinöl) werden äußerlich angewendet. Sie können über viszerokutane Reflexe auch innere Organe beeinflussen. Arnikablüten wirken antiphlogistisch.
- Als lokales Irritans und Rubefaziens wird Paprikafrüchteextrakt (Inhaltsstoff Capsaicin) bei Muskelverspannungenund postherpetischen Neuralgien verwendet. Senfmehl und Ingwerwurzel zeigen vergleichbare Effekte.
- Bei nichtaktivierten Arthrosen sind Heusäcke und Bäder mit Zusätzen ätherischer Öle (Coniferenöle, Wintergrünöl) sinnvoll.

➤ **Stellenwert der Phytotherapie:**
- Bislang kann nur eine adjuvante Gabe von Phytopharmaka empfohlen werden.
- Nichtsteroidale Antirheumatika haben zahlreiche, insbesondere gastrointestinale Nebenwirkungen. Mit adjuvanter Phytopharmakatherapie können Anwendungshäufigkeit und Dosis von nichtsteroidalen Antirheumatika häufig reduziert werden.
- Vergleichbar mit den Basistherapeutika wirken auch die oral anzuwendenden Phytopharmaka erst nach mehrwöchiger Anwendung.
- Es ist weitere intensive Forschung erforderlich, um die beschriebene Wirksamkeit der sogenannten Antidyskratika (Löwenzahnwurzel, Brennessel- und Birkenblätter) bei rheumatischen Erkrankungen zu dokumentieren und die Wirkprinzipien zu analysieren.

Erkrankungen des rheumatischen Formenkreises

Phytopharmaka (Übersicht) ─────────────────────────

➤ **Externa mit Hautrezeptoren-reizender Wirkung:**
  – *Irritantien:*
    • *Pflanzliche Drogen:* Paprikafrüchteextrakt (Capsici fructus, s. S. 94), Senfmehl (Sinapis nigrae semen, s. S. 108), Ingwerwurzel (Cingiberi rhizoma, s. S. 57).
    • *Wirkungen:* Lokale Reizung von Schmerz- und Wärmerezeptoren durch Entzündungsreaktion, dadurch im Sinnne der Gegenirritation antiphlogistische und analgetische Effekte.
    • *Kontraindikationen:* Offene Wunden und Verletzungen, Hauterkrankungen.
    • *Unerwünschte Wirkungen:* Bei hoher Dosierung Blasenbildung und Nekrotisierung des betreffenden Hautareals.
  – *Andere:*
    • *Pflanzliche Drogen:* Pfefferminzöl (Menthae piperitae oleum, s. S. 97).
    • *Wirkungen:* Stimulation von Kälterezeptoren, Durchblutungssteigerung.
    • *Weitere Einzelheiten* s. Atemwege S. 138.

➤ **Ätherisch-Öl-Drogen zur externen Anwendung:**
  – *Pflanzliche Drogen:* Coniferenöle (s. S. 224), Campher (Camphora, s. S. 39).
  – *Weitere Einzelheiten* s. Atemwege S. 148, s. Phytobalneotherapie s. S. 270.
  – *Weitere Externa:*
    • *Pflanzliche Drogen:* Heublumen (Graminis flos) s. S. 226, Arnicablüten (Arnicae flos) s. S. 266.
    • *Wirkungen:* s. S. 270 (Phytobalneotherapie), s. S. 251 (Hautkrankheiten).

➤ **Drogen, die die Prostaglandin- und Leukotriensynthese beeinflussen:**
  – *Salizylathaltige Drogen:*
    • *Pflanzliche Drogen:* Weidenrinde (Salicis cortex), Zitterpappelblätter und -rinde (Populi tremulae folium et cortex), Eschenrinde.
    • *Wirkung:* Schmerzlinderung bei interner bzw. externer Anwendung. In der Weidenrinde, der Eschenrinde und den Blättern und der Rinde der Zitterpappel finden sich Verbindungen mit antipyretischen, antiphlogistischen oder analgetischen Wirkungen. Die in vivo aus dem Salicin entstehende Salizylsäure, ein Hemmer überwiegend der Cyclooxigenase, senkt die Prostaglandin-Konzentration in entzündeten Geweben, ohne gastrointestinale Nebenwirkungen zu verursachen.
    • *Kontraindikation:* Überempfindlichkeit gegenüber Salicylaten.
    • *Unerwünschte Wirkungen:* Selten Magen-Darmbeschwerden.
  – *Andere:*
    • *Pflanzliche Drogen:* Weihrauchharz (Boswellia serrata), Teufelskrallenwurzel (Harpargophyti radix), Brennesselblätter (Urticae herba et folium), Sußholzwurzel (Liquiritiae radix), Stengelspitzen des bittersüßen Nachtschattens (Dulcamarae stipites).

- *Wirkungen:* Brennesselblätterextrakt hemmt die Prostaglandin- und Leukotriensynthese und besitzt zytokinantagonistische Eigenschaften. Auf diese Weise werden Knorpel und Bindegewebe vor der destruktiven Wirkung der Zytokine geschützt. Weihrauchharz ist ein Hemmer des 5-Lipoxygenase und der Cyclooxygenase, den Schlüsselenzymen von entzündlich wirksamen Gewebehormonen (Prostaglandinen und Leukotrienen); es wirkt auch schmerzstillend. Die Wurzel der Teufelskralle enthält das Harpagosid, das hemmend in die Prostaglandinsysnthese eingreift. Süßholzwurzel und bittersüßer Nachtschatten wirken kortisonartig.
- *Kontraindikationen:* Für Brennesselblätterextrakt nicht bekannt. Süßholzwurzel s. S. 110.
- *Unerwünschte Wirkungen:* Für Brennesselblätterextrakt nicht bekannt. Für Süßholzwurzel s. S. 110.

➤ **Drogen mit diuretischen, choleretischen oder mild laxierenden Eigenschaften, (sog. Antidyskratika):**
  - *Pflanzliche Drogen:* Löwenzahnwurzel mit Kraut (Taraxaci radix cum herba, s. S. 81), Birkenblätter (Betulae folium, s. S. 35), Goldrutenkraut (Solidaginis virgaureae herba).
  - *Wirkungen:* Angeblich Verbesserung des Stoffwechsels im Bindegewebe.
  - *Kontraindikationen:*
    - Löwenzahn: Verschluß der Gallenwege, Gallenblasenempyem, Ileus. Bei Gallensteinleiden nur nach Rücksprache mit dem Arzt.
    - Birkenblätter: Keine Durchspülungstherapie bei Ödemen infolge eingeschränkter Herz- und Nierentätigkeit.

➤ **Fertigpräparate (Auswahl):**
  - *Teufelskrallenwurzel:* Arthrosetten H, Dolo-Arthrodynat, Harpagoforte Asmedic, Harpagophytum arkocaps, Rheuma-Sern.
  - *Zitterpappel, Eschenrinde, Goldrutenkraut:* Phytodolor.
  - *Brennesselblätter:* Rheuma-Hek, Rheumaless.
  - *Weidenrinde:* Rheumatab salicis.

Anwendungsmöglichkeiten bei rheumatischen Erkrankungen ──

➤ **Rheumatoide Arthritis:**
  - *Pflanzliche Drogen:* Teufelskrallenwurzel; Kombination aus Zitterpappelrinde und -blättern, Eschenrinde, Goldrutenkraut; Brennesselblätter.
  - *Fertigarzneimittel (Auswahl):* Teufelskrallenwurzel s. o., Kombination: Phytodolor. Brennesselblätter s. S. 192.
  - *Stellenwert:* Einige klinische Studien liegen vor, weitere Untersuchungen sind erforderlich. Analgetischer Effekt vergleichbar mit niedrig dosierten nichtsteroidalen Antirheumatika. Gute Verträglichkeit.

➤ **Rheumatische Beschwerden:**
  - *Pflanzliche Drogen:* Kombination aus Eschenrinde, Zitterpappelrinde, -blättern und Goldrutenkraut; Weidenrinde, Teufelskrallenwurzel.
  - *Anwendung als Rheumatee:* 1 EL feingeschnittene Teufelskrallenwurzel mit 2 Tassen kochendem Wasser übergießen und 8 Std. bei Raumtemperatur stehenlassen, dann abseihen. In 3 Portionen kurz vor den Mahlzeiten warm einnehmen.
  - *Fertigarzneimittel:* S. S. 221 , Rheumakaps, Rheumatab Salicis.
  - *Stellenwert:* Analgetischer Effekt vergleichbar mit niedrig dosierten nichtsteroidalen Antirheumatika. Gute Verträglichkeit.

11.1 Rheumatische Erkrankungen und Schmerzzustände ■■

➤ **Osteoarthritis, Arthrosen:**
- *Pflanzliche Drogen-Interna:* Teufelskralle; Kombination aus Zitterpappel, Eschenrinde, Goldrutenkraut.
- *Pflanzliche Drogen-Externa:* Coniferenöle, Campher, Heublumen (siehe Phytobalneotherapie), Senfmehl, Ingwerwurzel (siehe Pflegeteil).
- *Anwendung:* Wie bei rheumatoider Arthritis.
- *Fertigarzneimittel:* Teufelskrallenwurzel: S.S. 223; Kombination: Phytodolor.
- *Stellenwert:* Analgetischer Effekt vergleichbar mit niedrig dosierten nichtsteroidalen Antirheumatika. Gute Verträglichkeit.

Anwendungsmöglichkeiten bei Schmerzzuständen

➤ **Bei Schmerzen und Verspannungszuständen der Muskulatur, bei Muskelkater, Zerrungen, Prellungen, für Sport und Bindegewebsmassagen:**
- *Pflanzliche Drogen:* Koniferenöle in Alkohol (sogenannter Franzbranntwein), Campher, Senfmehl (siehe Pflegeteil), Heublumen (siehe Phytobalneotherapie), Arnikablüten (siehe Haut).
- *Anwendung:*
  • Rp. Tinctura aromaticae 0,4; Spiritus aetheris nitrosi 0,5; Tinctura Ratanhiae ggts VI; Spiritus (90 Vol.%) 100,0; Aqua dest. ad 200,0.
  • Spiritus Vini gallici mit Fichtennadelöl 48 % (V/V) Standardzulassung.
  • Äußerlich, auf die schmerzhafte Region bis zu 4×tgl. auftragen.
- *Stellenwert:* Dient zur lokalen Hyperämisierung, im Sinne der Gegenirritation, antiphlogistische und analgetische Effekte. Gute Linderung der Beschwerden.

➤ **Kopfschmerz vom Spannungstyp:**
- *Pflanzliche Droge:* Pfefferminzöl.
- *Anwendung:* Kutane Applikation auf Stirn und Schläfen. Kann wiederholt werden, bis eine Schmerzlinderung eintritt.
- *Kontraindikationen:* Säuglinge und Kleinkinder.
- *Stellenwert:* Verträgliche und kostengünstige Alternative zur Anwendung oraler Schmerzmittel.

Klinische Vorbemerkungen

➤ **Allgemeines:**
  – Ursache der Arthritis urica ist in drei Viertel der Fälle eine Ausscheidungsschwäche der Harnsäure durch die Nieren, in einem Viertel der Fälle eine überschießende endogene Purinkörperproduktion. Das klinische Leitsymptom ist die heftige anfallsartige Arthritis, der Gichtanfall. Der Hauptbefund ist die Hyperurikämie.
  – Die Höhe der Hyperurikämie geht beim metabolischen Syndrom mit der Höhe des kardiovaskulären Risikos parallel.
➤ **Phytotherapeutische Maßnahmen:** Es werden nur Fertigarzneimittel oral verabreicht.
➤ **Stellenwert der Phytotherapie:** Durch Herbstzeitlosenextrakt kann man ex juvantibus klären, ob eine bisher unklare akute Arthritis als Gichtanfall angesehen werden kann und Gichtanfälle behandeln.

Phytopharmaka und Anwendungsmöglichkeiten

➤ **Pflanzliche Drogen:** Knollen und Samen der Herbstzeitlose (Colchici autumnalis semen).
➤ **Wirkungen:** Das enthaltene Colchicin hemmt die Proliferation von Entzündungszellen.
➤ **Kontraindikationen:** Nicht bei Kindern und Jugendlichen anwenden. Eingeschränkte Nierenfunktion, Blutbildveränderungen, bekannte Magen-Darmerkrankungen, eingeschränkte Herz-Kreislauf-Funktion, schlechter Allgemeinzustand, Lebererkrankungen. Schwangerschaft und Stillzeit; sichere Empfängnisverhütung während der Therapie und noch 3 Monate nach Beendigung der Therapie notwendig.
➤ **Unerwünschte Wirkungen:** Durchfall, Übelkeit, Erbrechen, Bauchschmerzen, gelegentlich Leukopenie. Bei längerem Gebrauch gelegentlich Hautveränderungen, Agranulozytose, aplastische Anämie, Alopezie und Myopathie.
➤ **Fertigarzneimittel (Auswahl):**
  – *Gesamtalkaloide aus Semen colchici:* Colchicum-Dispert Dragees (Kali-Chemie).
➤ **Anwendung und Dosierung:** Nur während des Gichtanfalls anzuwenden: Bei Colchisat Bürger Initialdosis 2×25 Trpf., danach 1 – 3×25 Trpf. alle 1 – 2 Std. Tagesdosis von 16×25 Trpf. (entsprechend 8 mg Colchicin) nicht überschreiten. Enthält 24 Vol.% Alkohol.
◉ *Beachte:* Die Medikamente sind verschreibungspflichtig.

Gynäkologische Erkrankungen

12.1 Störungen des weiblichen Zyklus

Klinische Vorbemerkungen

➤ **Allgemeines:** Der weibliche Zyklus ist recht störanfällig. Hormonell oder funktionell bedingte Menstruationsstörungen, Regeltempoanomalien und dysmenorrhoische Beschwerden wie Bauch- und Rückenschmerzen, Kopfschmerzen, Kreislaufstörungen, Reizbarkeit und Appetitlosigkeit sind häufig und können durch Streß und verschiedene Belastungsfaktoren ausgelöst werden.

➤ **Phytotherapeutische Maßnahmen:** Neben den durchblutungsfördernden, über kutiviszerale Reflexe auf innere Organe entspannend wirkenden Sitzbädern oder Wickeln mit Heublumen oder Schafgarbe (S. Balneotherapie S. 270) wird das Gänsefingerkraut und Hirtentäschelkraut traditionell oral angewendet.

➤ **Stellenwert der Phytotherapie:** Im Vergleich zu den nichtsteroidalen Antirheumatika oder Hormonpräparaten sind phytotherapeutische Maßnahmen sehr nebenwirkungsarm.

Phytotherapeutika und Anwendungsmöglichkeiten

➤ **Pflanzliche Drogen:** Gänsefingerkraut (Anserinae herba, s. S. 50), Hirtentäschelkraut (Bursae pastoris herba).

➤ **Wirkungen:** Gänsefingerkraut enthält Phytosterole und Flavonoide, ist sehr gerbstoffreich und wirkt adstringierend, schmerzstillend und krampflösend. Hirtentäschelkraut enthält Flavonoide, Saponine und Mineralstoffe, es ist als schwach wirksames Blutstillungsmittel bei verstärkten Monatsblutungen einsetzbar.

➤ **Kontraindikationen:** Nicht bekannt.

➤ **Unerwünschte Wirkungen:** Gänsefingerkraut kann Beschwerden bei Reizmagen verstärken.

➤ **Dosierung und Anwendung:**
  – Orale Anwendung, Dosierung entsprechend den Angaben des Herstellers.

➤ **Fertigpräparate (Auswahl):**
  – *Gänsefingerkraut:* Cefadian, Natudolor.
  – *Hirtentäschelkraut:* Styptysat.

➤ **Stellenwert:** Beide pflanzlichen Drogen sind schwach wirksam, aber nebenwirkungsarm. Zu Gänsefingerkraut liegt eine Fallstudie vor.

Klinische Vorbemerkungen

➤ **Allgemeines:**
- Bei einem relativen Überwiegen von Östrogenen im Vergleich zu Gestagenen in der zweiten Zyklushälfte treten ca. 7 – 10 Tage vor der Menstruation psychovegetative und körperliche Beschwerden wie Wassereinlagerungen, Verstopfung, Spannungsgefühl und Schwellungen der Brüste, Unterleibs- und Kreuzschmerzen, depressive Verstimmung, Reizbarkeit und innere Unruhe auf.
- Auch eine gesteigerte Aktivität des Neurotransmitters Dopamin, der aus dem Hypophysenvorderlappen das Hormon Prolaktin freisetzt, kann zu diesem Beschwerdebild führen.

➤ **Stellenwert der Phytotherapie:**
- Extrakte aus den Früchten des Mönchspfeffers sind bei leichten bis mittelschweren prämenstruellen Beschwerden, Regeltempoanomalien und im Präklimakterium eine sinnvolle Alternative zu Hormonpräparaten.
- Wolfstrappkraut wirkt günstig bei Schmerzen und Spannungsgefühl in der Brustdrüse in der zweiten Zyklushälfte und bei leichter Schilddrüsenüberfunktion mit vegetativ-nervösen Störungen.
- Klinische Prüfungen liegen zu Mönchspfeffer vor.

Phytotherapeutika und Anwendungsmöglichkeiten

➤ **Pflanzliche Drogen:** Mönchspfefferfrüchte (Agni casti fructus, s. S. 90), Wolfstrappkraut (Lycopi herba).

➤ **Wirkungen:**
- Mönchspfefferextrakt enthält Substanzen, die Dopaminrezeptoren im Gehirn und am Hypophysenvorderlappen besetzen und die Dopaminwirkung hemmen (Dopaminantagonisten).
- Beim Wolfstrappkraut sind es vermutlich die Hydroxyzimtsäurederivate Rosmarinsäure und Kaffeesäure, die die Prolaktinfreisetzung aus dem Hypophysenvorderlappen hemmen und die Schilddrüsenfunktion leicht supprimieren.

➤ **Kontraindikationen:**
- Mönchspfefferfrüchte: Schwangerschaft und Stillzeit, Hypophysentumoren, Mammakarzinome, bei alkoholhaltiger Lösung Lebererkrankungen, Epilepsie, Alkoholkranke und Hirngeschädigte.
- Wolfstrappkraut: Unterfunktion der Schilddrüse, Schilddrüsenvergrößerung ohne Funktionsstörung, bei alkoholhaltiger Lösung Lebererkrankungen, Epilepsie, Alkoholkranke und Hirngeschädigte.

➤ **Unerwünschte Wirkungen:**
- Mönchspfefferfrüchte: Gelegentlich Hautausschlag mit Bläschenbildung.
- Wolfstrappkraut: Bei Langzeitbehandlung und in hohen Dosen gelegentlich Vergrößerung der Schilddrüse. Plötzliches Absetzen kann zur Verstärkung der Beschwerden führen.

➤ **Wechselwirkungen:**
- Mönchspfefferfrüchte: Wechselwirkung mit Dopaminantagonisten kann nicht ausgeschlossen werden.
- Wolfstrappkraut: Schilddrüsenhormone sollten nicht gleichzeitig eingenommen werden. Die Durchführung einer Schilddrüsendiagnostik mit radioaktivem Material wird gestört.

➤ **Fertigpräparate (Auswahl):**
  – *Mönchspfefferfrüchte:* Agnolyt-Kaps/-Lsg., Agno-Sabona, Agnucaston-Filmtbl./-Lsg., Agnufemil-Kaps./-Lsg., Castufemin N, Cefanorm, Femicur, Gynocastus, Kytta-Femin-Kapseln, Strotan-Filmtbl./-Lösung.
  – *Wolfstrappkraut:* CefavaleTropfen.

➤ **Anwendung und Dosierung:**
  – Mönchspfefferfrüchte: Orale Einnahme über mindestens 3 Monate wird empfohlen. Bei der Tagesdosis sind die Angaben der Hersteller zu beachten. Bei Wirkungseintritt sollte die Einnahme noch für mindestens 3 Monate fortgesetzt werden.
  – Wolfstrappkraut: Orale Einnahme nach Angaben des Herstellers.

➤ **Stellenwert** siehe oben (S. 225).

◉ *Beachte:* Bei prämenstruellen Beschwerden sollte vor Einnahmebeginn ein Arzt aufgesucht werden.

Klinische Vorbemerkungen

➤ **Allgemeines:** Die schmerzhafte Menstruation ohne krankhafte Veränderung der Fortpflanzungsorgane (primäre Dysmenorrhoe) tritt vor allem bei jungen Frauen auf und ist wahrscheinlich Folge der Prostaglandine, die in der Gebärmutterschleimhaut produziert werden.

➤ **Allgemeine und phytotherapeutische Maßnahmen:**
 – Zur Behandlung der primären Dysmenorrhoe werden für gewöhnlich 24 – 48 Std. vor Blutungsbeginn und während der ersten beiden Tage des Zyklus Prostaglandinsynthesehemmer eingenommen. Gelegentlich werden Ovulationshemmer verordnet.
 – Alternativ ist für den Extrakt aus dem Wurzelstock der Traubensilberkerze eine Wirkung bekannt.

➤ **Stellenwert der Phytotherapie** s.unten.

Phytopharmaka und Anwendungsmöglichkeiten

➤ **Pflanzliche Droge:** Wurzelstock der Traubensilberkerze (Cimicifugae rhizoma, s.S. 116).

➤ **Wirkung:** Die genaue Wirkung der wirksamkeitsbestimmenden Inhaltsstoffe Actein, Cimifugosid und Formononetin des Wurzelstockes der Traubensilberkerze ist noch nicht geklärt, östrogenartige Wirkungen an der Gebärmutterschleimhaut konnten nicht nachgewiesen werden.

➤ **Kontraindikationen:** Schwangerschaft, Stillzeit, östrogenabhängige Tumoren. Bei alkoholhaltigen Lösungen: Lebererkrankungen, Epilepsie, Alkoholkrankheit, Hirnschäden.

➤ **Unerwünschte Wirkungen:** Gelegentlich Magenbeschwerden, Gewichtszunahme ist möglich.

➤ **Anwendung und Dosierung:** Alle Extraktpräparate werden oral nach den Angaben der Hersteller eingenommen. Die Präparate sollten nicht länger als sechs Monate ohne Rücksprache mit dem behandelnden Arzt eingenommen werden.

➤ **Fertigpräparate (Auswahl):** Cefakliman mono, Femilla N, Rejuvenat F Cimicifuga, Remifemin.

➤ **Stellenwert:** Alternative zu Prostaglandinsynthese- und Ovulationshemmern, insbesondere bei leichteren Beschwerden.

12.4 Klimakterische Beschwerden

Klinische Vorbemerkungen

➤ **Allgemeines:**
– Ab etwa dem 45. Lebensjahr können, bedingt durch das Nachlassen der Eierstockfunktion, klimakterische Beschwerden auftreten.
– Der Östrogenmangel bedingt vegetative, funktionelle und psychische Störungen.
  • Am häufigsten kommen Hitzewallungen, Schweißausbrüche, Angstzustände und Depressionen vor.
  • Typisch sind auch trockene Haut und Schleimhäute, Harninkontinenz, Gelenkbeschwerden, Herzrasen und Gewichtszunahme.

➤ **Stellenwert der Phytotherapie:**
– Eine Behandlung mit einem Extrakt aus dem Wurzelstock der Traubensilberkerze, gegebenenfalls in Kombination mit Johanniskraut, gilt mittlerweile heute als Standardtherapie bei neurovegetativen und psychischen Symptomen der Wechseljahre, wenn eine Hormonbehandlung kontraindiziert oder (noch) nicht erforderlich ist. Auch Patientinnen, die eine hormonelle Substitution ablehnen, können behandelt werden, sollten allerdings darauf hingewiesen werden, daß die volle Wirkung erst nach mehreren Wochen eintritt.
– Zur Prävention oder Therapie einer Osteoporose ist der Extrakt nicht geeignet, auch eine Reduktion des in der Menopause ansteigenden Arterioskleroserisikos ist damit nicht möglich.
– Es ist noch nicht geklärt, ob der Extrakt einen ungünstigen Einfluß bei östrogenabhängigen Tumoren hat.

Phytopharmaka und Anwendungsmöglichkeiten

➤ **Pflanzliche Droge:** Wurzelstock der Traubensilberkerze (Cimicifugae rhizoma).
➤ **Wirkung:**
– Siehe S. 227 Dysmenorrhoe.
– In klinischen Studien war der Effekt vergleichbar mit einer niedrig dosierten Östrogentherapie, wobei insbesondere Hitzewallungen, Schweißausbrüche, Nervosität und depressive Verstimmung auch bei Langzeitanwendung bei 60 – 75 % der Frauen stark abnehmen.

➤ **Kontraindikationen** s. S. 227 Dysmenorrhoe.
➤ **Unerwünschte Wirkungen:** Siehe S. 227 Dysmenorrhoe. Bei Präparaten, die zusätzlich Johanniskraut enthalten, ist bei hellhäutigen Personen eine Lichtsensibilisierungmöglich.

➤ **Anwendung und Dosierung:**
– Alle Extraktpräparate werden oral nach den Angaben der Hersteller eingenommen.
– Die volle Wirkung tritt erst nach mehreren Wochen ein.
– Die Präparate sollten nicht länger als 6 Monate ohne Rücksprache mit dem behandelnden Arzt eingenommen werden.

➤ **Fertigpräparate (Auswahl):**
– *Traubensilberkerzenwurzelstock:* Cefakliman mono, Cimisan, Cirkufemal, Femikliman uno, Femilla N, Jinda, Menofug, Klimadynon, Rejuvenat F Cimicifuga, Remifemin.
– *Traubensilberkerzenwurzelstock, Johanniskraut:* Remifemin plus.

➤ **Stellenwert:** Therapie der Wahl bei neurovegetativen und psychischen Symptomen der Wechseljahre (s. o.).

Allgemeine Vorbemerkungen

➤ Phytopharmaka sind aufgrund ihrer Nebenwirkungsarmut für Erkrankungen des Kindesalters gut geeignet. Insbesondere die schwächer wirkenden Drogen sind zu empfehlen, stärker wirksame werden oft nicht gut toleriert.

➤ **Bevorzugte pflanzliche Zubereitungen:**
  – *Externa:* Inhalate, Einreibungen, Wickel und Bäder sind gerade bei Kindern sehr wirksam.
  – *Interna:* Als intern anzuwendende Zubereitung sind Tees, Säfte und Zäpfchen empfehlenswert.

➤ **Warnhinweise:** Viele im Handel befindliche Phytopharmaka, die schon lange bei Kindern angewendet werden, haben neuerdings auf dem Beipackzettel den Hinweis: Nicht anzuwenden bei Kindern < 12 Jahren.
  – Dieser Hinweis deutet oft lediglich darauf hin, daß weder zu den enthaltenen pflanzlichen Drogen noch zum betreffenden Arzneimittel ausreichende wissenschaftliche Erkenntnisse hinsichtlich Wirksamkeit und Unbedenklichkeit bei Kindern vorliegen.
  – Dies gilt auch für die Dosierungen, die häufig der Empirie entstammen und nicht wissenschaftlich begründet sind.

➤ **Nebenwirkungen:** Es gibt auch für das Kindesalter typische Nebenwirkungen und Kontraindikationen, die dringend zu beachten sind. So sollten z. B. im Säuglings- und Kindesalter keine alkoholhaltigen Arzneimittel angewendet werden.

➤ **Dosierungsrichtlinien**, soweit entsprechende Angaben des Herstellers fehlen:
  – *Altersgruppe 0–5 Jahre:* Mittlere Dosierung etwa $\frac{1}{3}$ der Erwachsenendosierung.
  – *Altersgruppe 6–9 Jahre:* Etwa die Hälfte der Erwachsenendosis.
  – Bei speziellem Interesse sei auf das Buch „Kinderdosierungen von Phytopharmaka", Hrsg. Kooperation Phytopharmaka, 1998, ISBN 3–929964–14–7, verwiesen.

13.2 Akuter fieberhafter Infekt und Infektanfälligkeit ▬▬

Klinische Vorbemerkungen ───────────────────────────

➤ **Allgemeines:**
- Eine Erkältung beginnt meistens mit einem Schnupfen oder einer Hals-/Rachenentzündung (Rhinopharyngitis). Bei Kindern werden derartige Infekte typischerweise (nicht obligat) von hohem Fieber begleitet.
- Auslöser/Erreger sind häufig Viren, das Erregerspektrum (RS-, Rhino-, Adeno-, Coxsackie-, ECHO-, Parainfluenzaviren u.a.) unterscheidet sich deutlich von dem Erwachsener. Eine bakterielle Auslösung durch Streptokokken, Haemophilus influenzae, Pneumokokken u.a. ist eher selten.
- Rezidivierende Infektionen sind besonders im Kleinkindesalter häufig, primäre Immundefekte sind jedoch selten.
  • Für das Fehlen eines Immundefektes sprechen: Gutes Gedeihen, wiederholter Infekt nur eines Organs.
  • Die Gründe für häufige Infektionen sind: Anatomische und atemphysiologische Gegebenheiten im Bereich der oberen Luftwege, frühes Abstillen, mangelnde Abhärtung und ungenügendes Immuntraining.
- Die Infektabwehr erfolgt im frühen Kindesalter vorwiegend über unspezifische Mechanismen, das spezifische Immunsystem ist erst etwa ab dem 11. Lebensjahr voll entwickelt.
- Bei Kindern mit Neurodermitis oder Allergien sind sowohl unspezifisches (Phagozyten) wie spezifisches (T-Lymphozyten) Immunsystem in ihrer Abwehrleistung beeinträchtigt.

➤ **Phytotherapeutische Maßnahmen:**
- Sie sollten durch nicht medikamentöse fiebersenkende Maßnahmen wie z.B. kalte Wadenwickel (nur bei warmen Beinen) oder Abkühlungsbäder (Wassertemperatur 1–2 °C unterhalb der im After gemessenen Temperatur) ergänzt werden und frühzeitig angewendet werden, damit bakterielle Infektionen vermieden werden, die dann gegebenenfalls mit Antibiotika behandelt werden müssen.
- Die pflanzlichen Drogen werden bevorzugt oral als Tee, Saft, Sirup, Lutschbonbons oder als Externa in Form von Einreibungen oder Inhalationen bzw. Bädern eingesetzt.
- Bei der symptomatischen Behandlung steht die Linderung der Beschwerden, unter denen die Kinder gewöhnlich sehr leiden, im Vordergrund.
  • Zu den schweißtreibenden Drogen (Holunder- und Lindenblüten), die zur Fiebersenkung verwendet werden, können schwach entzündungshemmende und schmerzlindernd wirkende Drogen wie Mädesüßblüten hinzugefügt werden.
  • Wichtig ist bei den oralen Zubereitungen der Wohlgeschmack, hierfür eignen sich Pomeranzenschalen und Pfefferminzblätter.
  • Bei Schnupfen und anderen Atemwegbeschwerden empfehlen sich Dampfbäder mit Kamillenblüten, außerdem Inhalationen und Einreibungen mit Pfefferminzöl, Minzöl bzw. Kiefern-, Fichtennadel- oder Eukalyptusöl.
  • Zubereitungen aus Anis- und Fenchelfrüchten sind bei Katarrhen der oberen Luftwege einzusetzen.
  • Salbeiblätterzubereitungen eignen sich bei Entzündungen von Mundhöhle und Rachen wegen ihres Gerbstoffgehaltes, Kamillenblütenextrakte wegen der antientzündlichen Eigenschaften zum Gurgeln und Spülen.

- Malve, Eibischwurzel und Isländisches Moos wirken lokal auf entzündete Schleimhäute reizlindernd und sind auch bei trockenem Husten ebenso wie Spitzwegerich, der auch lokal antientzündliche und antiphlogistische Eigenschaften hat, anzuwenden.
- Sonnentaukraut wird bei Krampf- und Reizhusten eingesetzt.
- Wollblumen finden wegen ihres Saponin- und Schleimstoffgehaltes bei subakuten Reizzuständen der Bronchien Anwendung.
- Thymiankraut hat antibiotische und bronchospasmolytische Eigenschaften, Campher wirkt lokal hyperämisierend. Taubnesselblüten enthalten Schleimstoffe und Saponine und sind als Tee bei Katarrhen der oberen Luftwege sinnvoll.

- Pflanzliche Immunmodulatoren wie Echinacea purpurea bzw. pallida wirken, wie ausführlich im Kapitel „Erkrankungen infolge eines defizitären Abwehrsystems" beschrieben, unspezifisch immunmodulierend und antiviral, d.h. sie aktivieren mittels der enthaltenen Polysaccharide über die Freisetzung von Mediatoren und Zytokinen die Funktion des spezifischen Immunsystems.
  - In pharmakologischen und klinischen Studien, die überwiegend mit rotem Sonnenhutkraut durchgeführt wurden, wurden Verlauf und Schweregrad von Erkältungskrankheiten günstig beeinflußt und Begleitinfektionen während Chemotherapien erfolgreich bekämpft.
  - Neuere Untersuchungen weisen auf eine Überlegenheit von Kombinationspräparaten (Echinacea, Baptisia tinctoria, Thuja occidentalis, vergl. Kapitel Atemwegerkrankungen) infolge synergistischer Effekte hin.

➤ **Stellenwert der Phytotherapie:**
- Pflanzliche Medikamente sind für die symptomatische Therapie von akuten fieberhaften Infekten im Kindesalter hervorragend geeignet.
- Zahlreiche Antibiotika und chemisch-synthetische fiebersenkende Medikamente haben dagegen immunsuppressive Eigenschaften und können deshalb Rezidive begünstigen.
- Bei immer wieder auftretenden Infektionen sind Maßnahmen wie Kneippsche Anwendungen und Kuren am Meer oder im Gebirge sehr zu empfehlen. Zusätzlich können pflanzliche Immunmodulatoren wie z.B. Zubereitungen aus rotem Sonnenhutkraut (Echinacea purpurea) verabreicht werden.

Phytotherapeutika (Übersicht)

➤ **Einzelheiten zu den einzelnen Drogen** s. Atemwege S. 137 und Schleimhauterkrankungen des Rachens S. 152.
➤ **Adstringentien/Antibiotika:** Salbeiblätter (Salviae folium, s.S. 104), Thymiankraut (Thymi herba, s.S. 114), Spitzwegerichkraut (Plantaginis lanceolatae herba, s.S. 109).
➤ **Antiphlogistika:** Mädesüßblüten (Filipendulae ulmariae flos, s.S. 82), Salbeiblätter (Salviae folium, s.S. 104), Kamillenblüten (Matricariae flos, s.S. 62), Süßholzwurzel (Liquiritiae radix, s.S. 110).
➤ **Schleimdrogen/Antitussiva:** Eibischwurzel (Althaeae radix, s.S. 41), isländisches Moos (Lichen islandicus, s.S. 57), Malvenblüten/Malvenblätter (Malvae flos/folium, s.S. 84), Spitzwegerichkraut (Plantaginis lanceolatae herba, s.S. 109), weiße Taubnesselblüten (Lamii albi flos, s.S. 112), Sonnentaukraut (Droserae herba, s.S. 108).

➤ **Schweißtreibende Mittel (Diaphoretika):** Lindenblüten (Tiliae flos, s. S. 80), Holunderblüten (Sambuci flos, s. S. 55).

➤ **Expektoranzien/Sekretolytika:**
– *Pflanzliche Drogen:* Eukalyptusöl (Eucalypti aetheroleum, s. S. 44), Fichtennadelöl (Piceae aetheroleum), Kiefernnadelöl (Pini aetheroleum, s. S. 68), Anisfrüchte (Anisi fructus, s. S. 29), Fenchelfrüchte (Foeniculi fructus, s. S. 47), Thymiankraut (Thymi herba, s. S. 114), Efeublätter (Hederae helicis folium, s. S. 40), Schlüsselblumenwurzel (Primulae radix, s. S. 98), Süßholzwurzel (Liquiritiae radix, s. S. 110), Königskerze (Verbasci flos, s. S. 70), Taubnessel (Lamii albi flos, s. S. 112), Holunderblüten (Sambuci flos, s. S. 55).
– *Kontraindikationen:*
  • *Campher, Eukalyptus-, Fichten- und Kiefernnadelöl:* Asthma bronchiale und Keuchhusten (Bronchospasmen können verstärkt werden).
  • *Minzöl, Pfefferminzöl, Fenchel:* Säuglinge und Kleinkinder bis zur Vollendung des zweiten Lebensjahres, Asthma bronchiale.
  • *Alle ätherischen Öle:* Haut- und Kinderkrankheiten mit Exanthem (bei lokaler Anwendung).
  • *Fenchelzubereitungen:* Schwangerschaft, Stillzeit.
  • *Minzöl und Pfefferminzöl:* Gallensteinleiden, Verschluß der Gallenwege, Gallenblasenentzündung und schwere Lebererkrankungen.
  • *Schlüsselblumenwurzel:* Überempfindlichkeit gegenüber ätherischen Ölen.
– *Anwendungsbeschränkungen:*
  • Campher, Eukalyptus-, Fichten- und Kiefernnadel-, Pfefferminz-, Minzöl: Bei Säuglingen und Kleinkindern nicht im Gesicht, speziell im Bereich der Nase, auftragen und nicht zur Inhalation verwenden. Nicht auf Schleimhäuten oder in der Nähe von Schleimhäuten auftragen.
  • Süßholzwurzel nicht länger als 4 – 6 Wochen anwenden.
  • Kamillenzubereitungen nicht am Auge anwenden.
– *Unerwünschte Wirkungen:*
  • Fenchelzubereitungen: In Einzelfällen allergische Reaktionen der Haut und Schleimhäute.
  • Thymian: Im Einzelfall allergisch bedingte exanthematöse oder urtikarielle Hautveränderungen.
  • Schlüsselblumenwurzel: Vereinzelt Magenbeschwerden und Übelkeit, Überempfindlichkeitsreaktionen der Haut, der Atemwege und des Magen-Darm-Bereiches.
– *Wechselwirkungen:* Lokal anzuwendende schleimhaltige Drogen können die Resorption anderer Arzneimittel verzögern.

➤ **Kälterezeptorstimulatoren:** Minzöl (Menthae arvensis aetheroleum), Pfefferminzöl (Menthae piperitae oleum, s. S. 97). Einzelheiten s. S. 138.

➤ **Irritantia:**
– *Pflanzliche Droge:* Campher (Camphora, s. S. 39). Einzelheiten s. S. 138.
– *Wirkung:* Förderung der Durchblutung.
– *Kontraindikation:* S. Expektoranzien S. 146.
– *Unerwünschte Wirkungen:* Selten Kontaktekzeme.

➤ **Immunmodulatoren:** Kraut des purpurfarbenen Sonnenhutes (Echinaceae purpureae herba, s. S. 66), Wurzel der blaßfarbenen Kegelblume (Echinaceae pallidae radix, s. S. 65).

➤ **Fertigpräparate (Auswahl):**
- *Salbeiblätter:* Aperisan Gel, Salvysat Bürger–Lsg.
- *Eibischwurzel:* Eibisch-Sirup.
- *Eukalyptusöl:* Bronchodurat, Eucalyptusöl Truw, Eucalyptus-Salbe Truw.
- *Campher:* Camphoderm N.
- *Efeublätter:* Bronchoforton–Saft/-Tropfen, espa-tussin–Hustensaft/-Tropfen, Hedelix Hustensaft, Prospan Hustensaft/-zäpfchen/-tabletten, Sinuc-Drg/-Saft/-Tropfen.
- *Schlüsselblumenwurzel:* Ipalat Pastillen.
- *Fenchelfrüchte:* Fenchelsaft N mit Bienenhonig Chauvin, Roha-Fenchel-Tee tassenfertig/Pulver, Stern Biene Fenchelsirup mit Honig.
- *Isländisches Moos:* Isla-Moos-Pastillen.
- *Kamillenblüten:* Kamillan supra Nasenspray, Kamillenextrakt Steierl/-Fluidextrakt Steierl, Kamille-Spitzner N–Lösung, Kamillosan Konzentrat-Lsg., Matmille-Lsg., Perkamillon liquidum, Soledum med. Nasentropfen.
- *Minzöl:* Flui-Minzöl, Infiminz, JHP Rödler Japanisches Heilpflanzenöl, Kneipp Minzöl Trost.
- *Pfefferminzöl:* Euminz N, Heumann Heilpflanzenöl, Inspirol, Leukona-Mintöl, NI NO Fluid.
- *Spitzwegerichkraut:* Kneipp-Spitzwegerich-Pflanzensaft Hustentrost, Broncho-Sern–Sirup, Harzer Hustenelixier, Proguval-Hustensaft.
- *Sonnentaukraut:* Makatussin Drosera-Saft zuckerfrei/-Tropfen.
- *Thymiankraut:* Antussan Hustentropfen, Aspecton Hustensaft, Bronchicum Husten-Pastillen, Herbatussan-Saft, Heumann Halspastillen, Isephca S-Hustensaft, Makatussin-Saft zuckerfrei, Pertussin N Hustensaft/Tropfen.
- *Eukalyptusöl, Fichtennadelöl:* Babix Inhalat N, Babiforton Inhalat (zusätzlich Pfefferminzöl), Bronchofortonsalbe (zusätzlich Pfefferminzöl).
- *Eukalyptusöl, Kiefernnadelöl:* Bronchoforton Kinderbalsam.
- *Purpurfarbener Sonnenhut und Blaßfarbene Kegelblume:* s. S. 142.

Anwendungsmöglichkeiten ────────────────

➤ **Akuter fieberhafter Infekt, innere Anwendung:**
- *Pflanzliche Drogen:* Lindenblüten, Mädesüßblüten, Pfefferminzblätter, Kamillenblüten, Thymiankraut, Anisfrüchte, Fenchelfrüchte, Efeublätter, Schlüsselblumenwurzel, Isländisches Moos, Sonnentaukraut, Thymiankraut.
- *Anwendung:*
  - Schweißtreibender, fiebersenkender Tee (auch für Kleinkinder gut geeignet): Rp. Tiliae flos.conc. 70,0; Spireae flos. conc. 10,0; Menthae pip. fol. conc. 15,0; Aurantii pericarp. conc. 5,0; M.f. spec. D.S.: 1 TL mit 150 ml kochendem Wasser überbrühen, 10 Min. ziehen lassen, möglichst heiß trinken.
  - Rp. Tiliae flos 25,0; Sambuci flos 35,0; Cynosbati fructus 30,0; Liquiritiae radix 10,0; M.f. spec. D.S.: 1 TL mit 150 ml kochendem Wasser überbrühen, 10 Min. ziehen lassen, möglichst heiß trinken.
  - Schweißtreibende Tees wirken nachmittags nach einem Aufwärmungsbad mit einem Zusatz von Ätherisch-Öl-Drogen oder ätherischen Ölen, die befreiend auf die Atemwege wirken, am besten.
  - Sonstige Tees 3×tgl. heiß mit Honig gesüßt trinken.
  - Isländisch-Moos-Pastillen mehrmals tgl. lutschen.

- Gegen trockenen Husten durch Schleimhautreizungen in Mund- und Rachenraum Spitzwegerichkrautsaft (Fertigpräparat, Frischpflanzensaft s. S. 147), Eibischwurzel- und Malvenblütentee 3–5×tgl. oral anwenden (s. Tees bei Atemwegerkrankungen S. 148).
- *Stellenwert:* Lindenblütentee erwies sich bei Kindern mit Erkältungskrankheit in einer Studie deutlich überlegen gegenüber Antibiotika, sowohl hinsichtlich der Dauer des Infektes als auch hinsichtlich der Komplikationsrate.

➤ **Akuter fieberhafter Infekt, äußere Anwendungen:**
- *Pflanzliche Drogen:* Eukalyptusöl, Fichtennadelöl, Kiefernnadelöl, Pfefferminzöl, Minzöl, Campher, Salbeiblätter, Kamillenblüten, Anisöl.
- *Anwendung:*
  - 1 gehäuften TL getrocknete Salbeiblätter mit $1/4$ L siedendem Wasser übergießen, zugedeckt etwa 10 Min. ziehen lassen.
  - Alternativ eine Mischung aus Salbeiblättern und Kamillenblüten zu gleichen Teilen verwenden.
  - Rp. Matricariae flos 30,0; Salviae folium 20,0; Thymi herba 10,0; M.f. spec. D.S.: 2 gehäufte TL mit $1/4$ l siedendem Wasser übergießen, zugedeckt 5 Min. ziehen lassen.
  - Mit den Rezepturen gurgeln und den Mund spülen. Es empfiehlt sich eine Anwendung mehrmals täglich.
- *Stellenwert:* Bei frühzeitigem Beginn und Beachtung der Anwendungsbeschränkungen Verhinderung von Komplikationen eines akuten grippalen Infektes bei gleichzeitig sehr guter Verträglichkeit.

➤ **Bei gehäuften Infekten zur Stärkung der Abwehrkräfte:**
- *Pflanzliche Droge:* Purpurfarbener Sonnenhut, blaßfarbene Kegelblume (s. S. 65).
- *Anwendung:* Je nach Alter 20–50 Trpf. 1×tgl. Alternativ Lutschtabletten, Tabletten, Kapseln eines Extraktes aus Echinacina purpurea 3×tgl. 1–2 je nach Vorschrift des Herstellers über 14 Tage einnehmen. Eine längere Anwendung ist gegenwärtig durch Studien nicht ausreichend abgesichert.
- *Stellenwert:* Vergleichbare chemisch-synthetische Präparate existieren nicht. Arztgestützte Selbstmedikation wird empfohlen (s. S. 18).

Klinische Vorbemerkungen

➤ **Allgemeines:**
- Eine Hals- und Rachenentzündung ist meistens Hinweis auf eine Erkältung. Bei Kindern werden derartige Infekte typischerweise, aber nicht obligat von hohem Fieber begleitet.
- Es ist stets auf die Mandeln zu achten:
  - Sind sie gerötet und geschwollen, aber sonst nicht auffällig, und das Kind klagt über Schluckbeschwerden, hat Fieber und evtl. geschwollene Kieferwinkellymphknoten, liegt am wahrscheinlichsten eine durch Adenoviren verursachte Mandelentzündung (Angina) vor.
  - Bei Belägen und sonstigen Veränderungen jeglicher Art ist u. a. an β-hämolysierende Streptokokken der Gruppe A, Staphylokokken, Coxsackie-, Herpes- und Epstein-Barr-Viren zu denken.
  - Bei Entzündungen im Mund sollte man auch Infektionskrankheiten, virale und bakterielle Infektionen, Zahnprobleme, gelegentlich auch Allergien oder Intoxikationen in Betracht ziehen.

➤ **Phytotherapeutische Maßnahmen:**
- Zur Behandlung von Entzündungen der Schleimhäute im Bereich der Atemwege werden Gerbstoffdrogen und Ätherisch-Öl-Drogen verwendet. Die Gerbstoffe wirken durch Kapillarabdichtung entzündungshemmend, wobei die zwischen Schleimhautproteinen und Gerbstoffen eingegangenen Bindungen irreversibel sind.
- Ringelblumenblüten haben antimikrobielle und immunmodulierende Effekte, Salbeiblüten wirken antibakteriell.
- Die Ätherisch-Öl-Droge Kamillenblüten hat entzündungshemmende, schleimhautprotektive und epithelisierungsfördernde Eigenschaften.

➤ **Stellenwert der Phytotherapie:**
- Im Zweifelsfall ist vor Therapiebeginn stets ein Arzt aufzusuchen. Dies gilt insbesondere bei hohem Fieber, auffälligen Gaumenmandeln und unklaren Befunden der Mundschleimhaut.
- Phytopharmaka wirken bei Erkrankungen der Mund- und Rachenschleimhaut symptomatisch. Inwieweit sich die in der Literatur beschriebenen antibakteriellen und immunmodulierenden in-vitro-Effekte auswirken, ist nicht ausreichend untersucht.

Phytopharmaka und Anwendungsmöglichkeiten

➤ **Pflanzliche Drogen:**
- *Gerbstoffdrogen:* Gänsefingerkraut (Potentillae anserinae herba, s. S. 50), Heidelbeere (Myrtilli fructus), Ringelblumenblüten (Calendulae flos, s. S. 100), Salbeiblätter (Salviae trilobae folium, s. S. 104), Taubnessel (Lamii albi flos, s. S. 112).
- *Ätherisch-Öl-Drogen:* Kamillenblüten (Matricariae flos, s. S. 62).

➤ **Wirkung:** Lokale Behandlung von Entzündungen der Mund- und Rachenschleimhaut.

➤ **Kontraindikationen:** Kamille s. S. 62.

➤ **Unerwünschte Wirkungen:** Keine bekannt.

➤ **Anwendung und Dosierung:**
   – 4 g kleingeschnittenes Gänsefingerkraut mit 500 ml heißem Wasser aufgießen, 15 Min. ziehen lassen.
   – 2 – 3 EL getrocknete Heidelbeeren mit 500 ml Wasser 30 Min. kochen.
   – 2 TL Kamillenblüten mit ¼ l kochendem Wasser übergießen, zugedeckt 5 Min. ziehen lassen.
   – 2 TL Ringelblumenblüten mit 150 ml kochendem Wasser übergießen, 10 Min. ziehen lassen.
   – 2 TL Taubnesselblüten mit 150 ml kochendem Wasser übergießen, 10 Min. ziehen lassen.
   – Spitzwegerichkraut: Zubereitung aus frisch gepflücktem Kraut (s. S. 109 Katarrh der Atemwege).
   – 1 TL getrocknete Salbeiblätter mit ¼ l kochendem Wasser übergießen, zugedeckt 10 Min. ziehen lassen.
   – Alternativ Mischung aus Salbeiblättern und Kamillenblüten zu gleichen Teilen verwenden.
   – Rp. Matricariae flos 30,0; Salviae folium 20,0; Thymi herba 10,0; M.f. spec. D.S.: 2 TL mit ¼ l kochendem Wasser übergießen, zugedeckt 5 Min. ziehen lassen.
   – Mit allen Aufgüssen/Abkochungen mehrmals tgl. spülen und/oder gurgeln.
   – Fertigarzneimittel entsprechend den Angaben der Hersteller verwenden.
➤ **Fertigpräparate (Auswahl):** s. S. 147.
➤ **Stellenwert:**
   – Alle im Rezeptteil angegebenen Spülungen und Gurgellösungen sind zur Selbstmedikation ohne Einschränkungen geeignet und bei Kindern gegenüber synthetischen Arzneimitteln unter Beachtung der durch die auslösende Ursache möglichen Komplikationen (s. S. 229 allgemeine Vorbemerkungen) zu bevorzugen.
   – Klinische Studien und Erfahrungsberichte liegen nur bei Kamillenzubereitungen vor.

Klinische Vorbemerkungen

➤ **Allgemeines:**
- Atemwegerkrankungen sind bei Kindern außerordentlich häufig, sie gehen meist mit Fieber einher.
- Insbesondere bei Säuglingen und Kleinkindern kann allerdings schon ein Schnupfen wegen der Unreife des Immunsystems zu einer Erkrankung des gesamten Organismus führen.
- Durch die verstopfte Nase und die dadurch bedingte Mundatmung ist für Säuglinge das Trinken erschwert, sie verschlucken leicht den erregerhaltigen Schleim und können dann zusätzlich erbrechen oder auch an Durchfall erkranken. Dadurch können sie rasch austrocknen, dies ist als lebensbedrohliche Komplikation zu werten.
- Wegen der engen Luftwege kommt es leichter zu einem Sekretstau mit der Folge einer Mittelohrentzündung, einer Sinusitis oder Bronchitis.

➤ **Phytotherapeutische Maßnahmen:**
- Zur Verabreichung werden Tees, Säfte, Tropfen und Inhalationen empfohlen.
- Lindenblütentee kann Kindern in Erkältungszeiten zur Prophylaxe verabreicht werden.
- Zur Wirkweise der Schleimdrogen Eibischwurzel, Spitzwegerichkraut und Isländisch Moos und der Saponindrogen Efeublätter und Primelwurzel vergl. das Kapitel Atemwegerkrankungen.
- Zur Therapie der Begleitsymptome im oberen Respirationstrakt vergl. die Kapitel „Erkältungskrankheit" und „Entzündungen des Mund- und Rachenraumes".

➤ **Stellenwert der Phytotherapie:**
- Bei den meisten banalen und einfachen Katarrhen genügen pflanzliche Muzilaginosa und Expektorantien.
- Der bei Kindern häufige krampfartige Husten kann mit pflanzlichen Heilmitteln wie Thymian, Spitzwegerich, Efeu und Sonnentaukraut behandelt werden, beim Keuchhusten ist die Indikation eher fraglich.
- 👁 *Beachte:* Bei den obengenannten Komplikationen ist der Arzt aufzusuchen, da dann Phytopharmaka nur als Begleittherapie zu anderen therapeutischen Maßnahmen dienen sollten.

Phytotherapeutika (Übersicht)

➤ **Muzilaginosa:**
- *Pflanzliche Drogen:* Eibischwurzel (Althaeae radix, s. S. 41), Spitzwegerichkraut (Plantaginis lanceolatae herba, s. S. 109), Isländisch Moos (Lichen islandicus, s. S. 57).
- *Einzelheiten* s. Atemwegerkrankungen S. 146.

➤ **Expektorantia:**
- *Pflanzliche Drogen:* Primelwurzel (Primulae radix, s. S. 98).
- *Einzelheiten* s. Atemwegerkrankungen S. 146.

➤ **Bronchospasmolytika:**
- *Pflanzliche Drogen:* Thymiankraut (Thymi herba, s. S. 114), Sonnentaukraut (Droserae herba, s. S. 108), Efeublätter (Hederae helicis folium, s. S. 40).
- *Einzelheiten* s. Atemwegerkrankungen S. 146.

➤ **Anwendung und Dosierung:**
  – Fertigpräparate sind nach Angaben der Hersteller zu verwenden.
  – Von Tees sollten 3–5 Tassen tgl. getrunken werden.
➤ **Fertigarzneimittel (Auswahl):** Siehe S. 147.
➤ **Weitere Tees und andere Anwendungen für ältere Kinder:** S.S. 148 Erkrankungen der Atemwege.

Anwendungsmöglichkeiten

➤ **Katarrhe der oberen Luftwege:**
  – *Pflanzliche Drogen:* Anisöl, Eibischwurzel, Thymiankraut, Fichtennadelöl, Sonnentaukraut.
  – *Anwendung:*
    • 3 Trpf. Anisöl in heißes Wasser eintropfen, mehrmals tgl. inhalieren. Alternativ 1 g Fichtennadelöl in heißes Wasser eintropfen und 3–5×tgl. inhalieren.
    • Zur Förderung der Expektoration: Rp Rad. Primulae 20,0; Fruct. Anisi; Fruct. Foeniculi ad 50,0; M. f. spec. S.: 2 TL auf 1 Tasse Wasser.
    • Bei krampfartigem Husten: Sirupus thymi 5×1 TL/tgl. Alternativ 1 TL Altheae radix mit 150 ml kalten Wassers übergießen, 1–2 Std. unter häufigem Umrühren stehen lassen. Vor dem Trinken schwach anwärmen.
    • Sonnentautinktur (1 : 10) 3×tgl. 5 Trpf. einnehmen.
  – *Stellenwert:* Phytotherapeutika sind bei Kindern wegen der nahezu fehlenden Nebenwirkungen bei einfachen Katarrhen Mittel der Wahl.
➤ **Bei Katarrhen der Atemwege und entzündlichen Veränderungen der Mund- und Rachenschleimhaut:**
  – *Pflanzliche Droge:* Spitzwegerichkraut.
  – *Anwendung:* Frisches Spitzwegerichkraut wird direkt nach dem Sammeln zerkleinert und ausgepreßt. Der Rohsaft wird mit gleichen Teilen Honig 20 Min. lang gekocht und läßt sich verschlossen im Kühlschrank einige Tage aufbewahren. Tagesdosis: 3–6 g Frischdroge.
  – *Stellenwert:* Wirksames, sehr nebenwirkungsarmes Phytotherapeutikum.
➤ **Krampf- und Reizhusten:**
  – *Pflanzliche Droge:* Sonnentaukraut.
  – *Anwendung:* Sonnentautinktur (1 : 10) 3×tgl. 5 Trpf. einnehmen.
  – *Stellenwert:* Wirksames, sehr nebenwirkungsarmes Phytotherapeutikum.

Klinische Vorbemerkungen

➤ **Allgemeines:**
– Bei Kindern ist oft ein überladener Magen die Ursache für Magenschmerzen, Blähungen, Übelkeit mit Brechreiz oder auch Diarrhoe.
– Es kommen auch unspezifische Gastritiden oder Gastritiden bei Infekt mit Helicobacter pylori und insbesondere bei Knaben über 10 Jahren gehäuft peptische Ulcera vor.
– Die sogenannten Nabelkoliken, die oft mit Appetitlosigkeit verbunden sind, sind funktionelle, meist psychovegetative, chronisch-rezidivierende Bauchschmerzen über einen Zeitraum von mindestens 3 Monaten.
– Bei Säuglingen und Kleinkindern sind Dyspepsie und akute unspezifische Durchfälle häufig und wegen der rasch möglichen Dehydratation gefährlich. Man sollte immer auch an das Vorliegen einer Appendizitis denken, insbesondere wenn die Beschwerden nicht innerhalb von einem Tag verschwinden oder wenn weitere Symptome wie Abgeschlagenheit oder Fieber hinzutreten.
– Meteorismus unspezifischer Genese ist bei Kindern sehr häufig, allerdings sollten Nahrungsmittelunverträglichkeiten, z. B. eine Laktoseintoleranz, ausgeschlossen werden.

➤ **Phytotherapeutische und allgemeine Maßnahmen:**
– Bei der habituellen Obstipation sollte man zunächst abklären, welche Ursachen ihr zugrundeliegen, z. B. falsche Eßgewohnheiten, ballaststoffarme Nahrung, psychosomatische Faktoren.
– Bei dyspeptischen Beschwerden sind Kamillenblüten, Melissenblätter, Pfefferminzblätter und Fenchelfrüchte sinnvoll.
– Pfefferminzblätter sind wegen ihrer schleimhautreizenden Wirkung (Sodbrennen) eher für ältere Kinder und Jugendliche geeignet.
– Appetitlosigkeit kann durch Pomeranzenschalen, Engelwurz und Tausendgüldenkraut behandelt werden, Blähungen durch Kümmelöl.
– Bei Durchfällen sind getrocknete Heidelbeeren und Uzarawurzel angezeigt, bei Verstopfung sind Leinsamen, Flohsamen und (kurzfristig) Kreuzdornbeeren hilfreich.

➤ **Stellenwert der Phytotherapie:** Der Stellenwert ist bei funktionellen Störungen des Magen-Darm-Traktes wegen der guten Wirksamkeit bei zu vernachlässigender Nebenwirkungsrate sehr hoch.

Phytotherapeutika (Übersicht)

➤ **Antiphlogistika:**
– *Pflanzliche Drogen:* Kamillenblüten (Matricariae flos, s. S. 62).
– *Einzelheiten* s. S. 160.

➤ **Spasmolytika:**
– *Pflanzliche Drogen:* Melissenblätter (Melissae folium, s. S. 88), Pfefferminzblätter (Menthae piperitae folium, s. S. 98), Kamillenblüten (Matricariae flos, s. S. 62).
– *Einzelheiten* s. S. 160.

➤ **Karminativa:**
– *Pflanzliche Drogen:* Kümmelöl (Oleum carvi, s. S. 73), Fenchelfrüchte (Foeniculi fructus, s. S. 47), Pfefferminzblätter(Menthae piperitae folium, s. S. 98).
– *Einzelheiten* s. S. 163 Dyspepsie.

13.5 Magen-Darmerkrankungen

➤ **Amara:**
  – *Pflanzliche Drogen:* Tausendgüldenkraut (Centaurii herba, s. S. 36), Pomeranzenschalen (Aurantii peric arpium), Angelikawurzel (Angelicae radix, s. S. 29).
  – *Einzelheiten* s. S. 156 Appetitlosigkeit.
➤ **Antidiarrhoika:**
  – *Pflanzliche Drogen:* Heidelbeerfrüchte (Myrtilli fructus), Uzarawurzel (Uzarae radix, s. S. 117).
  – *Einzelheiten* s. S. 178 Durchfallerkrankungen.
➤ **Laxantien:**
  – *Pflanzliche Drogen:* Leinsamen (Lini semen, s. S. 78), Flohsamen (Psyllii semen, s. S. 48), Kreuzdornbeeren (Rhamni cathartici fructus, s. S. 72).
  – *Einzelheiten* s. S. 176 Enddarm und S. 184 Obstipation.
➤ **Anwendung und Dosierung:** Wenn es in den Rezepturen nicht anders vermerkt ist, sollte bei Bedarf 1 Tasse Tee warm und schluckweise getrunken werden, bei anhaltenden Beschwerden werden 3 Tassen, bei älteren Kindern auch 5 Tassen über den Tag verteilt empfohlen. Fertigpräparate nach Anweisung der Hersteller einnehmen.
➤ **Fertigpräparate (Auswahl):**
  – *Fenchelsamen:* Roha-Fenchel-Tee.
  – *Kamillenblüten:* Eukamillat, Kamille Spitzner, Kamillosan, Perkamillon.
  – *Melissenblätter:* Kneipp Melissen-Pflanzensaft, Gastrovegetalin Kapseln/Lsg.
  – *Pfefferminzöl und Minzöl* s. S. 138.
  – *Uzarawurzel:* Uzara Lsg/Dragees.
  – *Leinsamen:* Linusit Creola.
  – *Kreuzdornbeeren und Flohsamen:* s. Obstipation S. 185.

Anwendungsmöglichkeiten bei akuten Erkrankungen

➤ **Magenbeschwerden:**
  – *Pflanzliche Drogen:* Kamillenblüten, Kümmelfrüchte, Fenchelfrüchte, Pfefferminzblätter, Melissenblätter.
  – *Anwendung:*
    • 2 gehäufte TL Kamillenblüten auf 150 ml kochendes Wasser, zugedeckt 5 Min. ziehen lassen.
    • Rp Matricariae flos 10,0; Fruct. Carvi contus. 10,0; M.f. spec. D.S.: 2 gehäufte TL mit 1 Tasse kochendem Wasser übergießen, zugedeckt 5 Min. ziehen lassen.
    • Rp Foeniculi fruct. cont.; Menthae piperitae fol. conc.; Melissae fol. conc. aa 20,0; M. f. spec. D.S.: 1 TL auf 150 ml Wasser, kochend übergießen, 10 Min. ziehen lassen.
  – *Stellenwert:* Gut wirksam, die für das Kind geschmacklich am besten akzeptierte Variante sollte verabreicht werden.
➤ **Blähungen, Dyspepsie oder Diarrhoe beim Säugling:**
  – *Pflanzliche Droge:* Fenchelfrüchte.
  – *Anwendung:* 2 TL angestoßene (Mörser) Fenchelfrüchte mit 150 ml kochendem Wasser übergießen, 5 Min. ziehen lassen.
  – *Stellenwert:* In langjähriger Erfahrung bewährt.

➤ **Spastische Oberbauchschmerzen auf funktioneller Grundlage (nur bei älteren Kindern):**
  - *Pflanzliche Droge:* Pfefferminzblätter.
  - *Anwendung:* 1 TL Pfefferminzblätter mit 150 ml kochendem Wasser übergießen, 5 Min. abgedeckt ziehen lassen, warm trinken.
  - *Stellenwert:* In langjähriger Erfahrung bewährt.
  - *Nebenwirkung:* Sodbrennen.

➤ **Unspezifische akute Diarrhoen:**
  - *Pflanzliche Drogen:* Heidelbeerfrüchte, Uzarawurzel.
  - *Anwendung:*
    • 3 EL Heidelbeeren in 500 ml Wasser 10 Min. kochen, mehrmals am Tag ein Glas warm trinken oder die gekochten Früchte eßlöffelweise in Grießbrei oder Quark einrühren.
    • Uzara-Wurzel: Uzara Lösung/Dragees: Dosierung entsprechend den Angaben des Herstellers.
    ◙ *Cave:* Uzarawurzel nicht gleichzeitig mit herzglykosidhaltigen Arzneimitteln einnehmen.
  - *Stellenwert:* Heidelbeerfrüchte haben eine bewährte Wirkung und sind nebenwirkungsfrei. Bei Uzarawurzel sollten nur Fertigpräparate verwendet werden.

➤ **Akute Obstipation:**
  - *Pflanzliche Drogen:* Kreuzdornbeere, Flohsamen, Leinsamen.
  - *Anwendung:*
    • 2 TL Kreuzdornbeeren mit 1 Tasse kochendem Wasser übergießen, 10 Min. ziehen lassen. Abends 1 – 2 Tassen trinken. Alternativ Fertigarzneimittel s. S. 185.
    ◙ *Achtung:* Kreuzdornbeeren nicht über mehr als 1 – 2 Wochen ohne ärztlichen Rat einnehmen.
    • Leinsamen, Flohsamen: S. Erkrankungen des Gastrointestinaltrakts S. 185.
  - *Kontraindikationen:*
    • Leinsamen: Drohender oder bestehender Darmverschluß, Verengungen der Speiseröhre.
    • Flohsamen: Drohender oder bestehender Darmverschluß, Verengungen der Speiseröhre, bekannte Allergie auf Flohsamen.
    • Kreuzdornbeeren: Darmverschluß, akut entzündliche Erkrankungen des Darmes.
  ◙ *Beachte:*
    • Quellmittel (Flohsamen, Leinsamen) und darmmotilitätshemmende Antidiarrhoika sollten nicht gleichzeitig eingenommen werden. Bei Leinsamen ist Resorptionshemmung anderer Arzneistoffe möglich.
    • Wenn Flohsamen nicht mit ausreichend Wasser verabreicht wird sowie bei Schluckstörungen kann es zu Erstickungsanfällen kommen.
  - *Stellenwert:* Bei Beachtung der wenigen unerwünschten Arzneiwirkungen und Kontraindikationen handelt es sich um sehr wertvolle Therapeutika.

13.5 Magen-Darmerkrankungen

Anwendungsmöglichkeiten bei chronischen Erkrankungen

➤ **Appetitlosigkeit:**
- *Pflanzliche Drogen:* Pomeranzenschalen, Tausendgüldenkraut, Schafgarben-kraut, Pfefferminzblätter.
- *Anwendung:*
  • 2 g Pomeranzenschalen mit einer Tasse kochendem Wasser übergießen, 5 Min. ziehen lassen. Vor dem Essen eine Tasse trinken.
  • Alternativ: Rp Herb. Centaurii; Herb. Millefolii; Fol. Menth. pip. aa 20,0; M.f. spec. D.S.: 1 TL mit 150 ml heißem Wasser übergießen, vor dem Essen kalt oder lauwarm trinken.
- *Stellenwert:* Milde Wirkung, Abwechslung ist zu empfehlen.

➤ **Chronischer Meteorismus:**
- *Pflanzliche Drogen:* Anisfrüchte, Fenchelfrüchte, Kümmelfrüchte.
- *Anwendung:*
  • Rp Fruct. Anisi contus.; Fruct. Foeniculi contus.; Fruct. Carvi contus. aa 20,0; M.f. spec. D.S.: 1 TL mit einer Tasse kochendem Wasser überbrühen, 20 Min. ziehen lassen, nach jeder Mahlzeit eine Tasse warm trinken.
  • Rp Oleum carvi 1,0; Oleum Olivarum ad 10,0; Die Bauchhaut vorsichtig bis 3×tgl. insbesondere um den Nabel herum im Uhrzeigersinn einreiben.

➤ **Habituelle Obstipation:**
- *Pflanzliche Arzneimittel:* Leinsamen, Flohsamen.
- *Anwendung:* Bei jüngeren Kindern empfiehlt sich die Gabe von Leinsamen, bei Kindern über 12 Jahren und Jugendlichen ist Flohsamen wirksamer. Lein- und Flohsamen sollten stets mit der vom Hersteller angegebenen Flüssig-keitsmenge eingenommen werden.
  👁 *Beachte:* Wenn Flohsamen nicht mit ausreichend Wasser verabreicht wird sowie bei Schluckstörungen kann es zu Erstickungsanfällen kommen.
- *Stellenwert:* Bei Beachtung der wenigen unerwünschten Arzneiwirkungen und Kontraindikationen handelt es sich um sehr wertvolle Therapeutika (s. habituelle Obstipation S. 184 und akute Obstipation S. 184).

Klinische Vorbemerkungen

➤ **Hinweis:** Einführung und Krankheitsbilder Harnwegsinfekte sowie Nieren- und Harnleitersteine s. Erkrankungen der Niere S. 188. Bei Kindern von spezieller Bedeutung und der Phytotherapie zugänglich ist das nächtliche Einnässen (Enuresis nocturna).

👁 *Beachte:* Bei den Nierentees, die in großen Volumina getrunken werden müssen, sollte man nach Möglichkeit auf das Süßen mit Zucker verzichten, gegebenenfalls kann man etwas Honig verwenden.

➤ **Allgemeines:** Die sekundäre Enuresis nocturna ist durch nächtliches Einnässen nach einem längeren trockenen Zeitraum gekennzeichnet. Sie ist wie die Reizblase oft keine organische Erkrankung, sondern eine funktionell-neurotische Störung, die durch psychosoziale Probleme hervorgerufen wird.

➤ **Phytotherapeutische und allgemeine Maßnahmen:** Alle Phytopharmaka werden oral eingenommen. Sie wirken entweder suggestiv im Sinne eines Placeboeffektes (starke Bitterkeit der Inhaltsstoffe Amarogentin und Gentiopikrosid der Enzianwurzel), sedierend (Kalifornischer Mohn) oder antidepressiv (Johanniskraut). Kontrollierte klinische Studien zur Wirksamkeit bei primärer Enuresis nocturna existieren jedoch nicht.

➤ **Stellenwert der Phytotherapie:** Die sich neben einer Psychotherapie anbietenden Phytopharmaka sind nebenwirkungsarm, mild wirksame chemisch definierte Pharmaka existieren für diese Indikation nicht.

Phytotherapeutika und Anwendungsmöglichkeiten

➤ **Pflanzliche Drogen:**
 – *Bittermittel:* Enzianwurzel (Gentianae rhizoma, s. S. 42).
 – *Antidepressiva:* Johanniskraut (Hyperici herba, s. S. 58).
 – *Sedativa:* Kraut und Wurzel des Kalifornischen Mohns (Eschscholtziae herba et radix).

➤ **Kontraindikationen:** Enzianwurzel nicht bei Magen-Darm-Ulzera anwenden.

➤ **Unerwünschte Wirkungen:** Bei Johanniskraut in hohen Dosen ist bei hellhäutigen Personen eine Photosensibilisierung möglich.

➤ **Anwendung und Dosierung:**
 – Rp Hyperici herba 30,0; Chamomillae flos 20,0; Melissae folii 20,0; 2 TL mit ¼ l siedendem Wasser übergießen, 10 Min. ziehen lassen. 4–6 Wochen tgl. morgens und abends jeweils 1–2 Tassen Tee trinken.
 – Rp Tinctura gentianae 20,0; D.S.: Mittags und abends 10–20 Trpf. in etwas Wasser einnehmen.

➤ **Fertigpräparate (Auswahl):**
 – *Enzianwurzel:* Digestivum Hetterich S.
 – *Johanniskraut:* Aristoforat 180, dysto-lux, Esbericum–Kapseln, Felis Tropfen, Hewepsychon uno, Hyperforat Tropfen, Hypericum-Phyton–Tropfen/Kapseln, Jarsin 300, Jo-Sabona–Tropfen, Kneipp Johanniskraut Pflanzensaft N, mct Psycho Dragees N, Neuroplant 300, Neurovegetalin–Lösung, Remotiv, Rephahyval, Texx 300, Turineurin, Viviplus.
 – *Kalifornischer Mohn:* Requiesan Tropfen (enthält zusätzlich Haferkraut).

➤ **Stellenwert:** Da keine medikamentöse Alternative besteht und günstige Erfahrungsberichte vorliegen, ist der Einsatz der genannten pflanzlichen Drogen einen Versuch wert.

13.7 Psychische Störungen

Klinische Vorbemerkungen

➤ **Allgemeines:**
 – Bei Kindern sind psychische Störungen wie Schlafstörungen, psychosomatische Störungen, Angstzustände oder Depressionen häufiger, als allgemein angenommen wird. Organische Erkrankungen, auch des Gehirns, müssen in diesen Fällen ausgeschlossen werden.
 – Akute Schlafstörungen sind zumeist durch psychosozialen Streß oder durch Krankheiten mit den Schlaf störenden Symptomen verursacht wie z.B. Schmerzen bei Mittelohrentzündung, Juckreiz bei Neurodermitis oder krampfartige Bauchschmerzen bei Neigung zu Blähungen. Bei chronischen Schlafstörungen sollte man an Depressionen, Medikamentennebenwirkungen und an Erkrankungen mit gestörtem Schlaf-Wach-Rhythmus (Angstträume etc.) denken.
 – Bei meist im Schulalter beginnenden, immer wiederkehrenden, wechselnden und vielgestaltigen körperlichen Beschwerden, bei denen keine körperliche Störung nachzuweisen ist, sollte man an psychosomatische Erkrankungen denken. Sie kommen häufiger bei Mädchen vor und haben eine konstitutionelle Basis, werden aber oft durch psychosozialen Streß ausgelöst.
 – Beim Angstsyndrom unterscheidet man zwischen Panikstörungen und Phobien. Die Angst ist dabei durch eine übertriebene Intensität, eine Einschränkung der üblichen Aktivität oder durch ungewöhnliche oder unrealistische Inhalte oder Objekte (Phobie) gekennzeichnet.
➤ **Phytotherapeutische Maßnahmen:**
 – Alle Phytopharmaka werden oral eingesetzt.
 – Bei durch nervöse Herz- oder Magenbeschwerden bedingte Einschlafstörungen werden Melissenblätter verwendet, die beruhigende, krampflösende und entblähende Wirkstoffe enthalten.
 – Bei Unruhe, Nervosität und psychosomatischen Störungen ist das Kraut der Passionsblume günstig, bei älteren Kindern in Kombination mit Baldrianwurzel eventuell auch Kava-Kava-Wurzelextrakt.
 – Bei Einschlafstörungen sind Lavendelölbäder und Kalifornischer Mohn hilfreich.
 – Bei Angstzuständen älterer Kinder und bei Jugendlichen kann Kava-Kava-Wurzel-Extrakt versucht werden, bei eher depressiver Komponente Johanniskraut.
➤ **Stellenwert der Phytotherapie:**
 – Bei Kindern sollte man möglichst auf die nebenwirkungsträchtigen synthetischen Psychopharmaka verzichten. Sie sollten am besten nur vom Kinderpsychiater verordnet werden.
 – Neben der (wenn möglich) spezifischen Therapie der Grunderkrankung und anderen Maßnahmen wie Schlafhygiene, autogenem Training, Sport, Abklärung der psychosozialen Belastungen und einer adäquaten Psychotherapie können Phytopharmaka unterstützend eingesetzt werden.

Phytotherapeutika (Übersicht)

➤ **Einschlafmittel:**
- *Pflanzliche Drogen:* Melissenblätter (Melissae folium, s. S. 88), Lavendelblüten (Lavandulae flos, s. S. 76).
- *Einzelheiten* s. Schlafstörungen S. 196 und nervöse Spannungszustände S. 199.

➤ **Tagessedativa:**
- *Pflanzliche Drogen:* Passionsblumenkraut (Passiflorae herba, s. S. 94), Baldrianwurzel (Valerianae rhizoma, s. S. 34), Kalifornischer Mohn (Eschscholtzia californica).
- *Einzelheiten* s. Schlafstörungen S. 196 und nervöse Spannungszustände S. 199.

➤ **Anxiolytika:**
- *Pflanzliche Droge:* Kava-Kava-Wurzelstock (Piperis methystici rhizoma, s. S. 64).
- *Kontraindikationen:* Bei Kindern unter 12 Jahren kontraindiziert wegen fehlender Untersuchungen.
- *Einzelheiten* s. nervöse Spannungszustände S. 199.

➤ **Antidepressiva:**
- *Pflanzliche Droge:* Johanniskraut (Hyperici herba, s. S. 58).
- *Einzelheiten* s. psychovegetatives Syndrom S. 202.

➤ **Anwendung:** Alle pflanzlichen Drogen werden mit Ausnahme von Lavendelölbädern (s. Phytobalneotherapie S. 273) oral angewendet. Bei Fertigarzneimitteln orale Anwendung entsprechend den Angaben der Hersteller.

➤ **Fertigarzneimittel:**
- *Passionsblumenkraut:* Passiflora Curarina.
- *Baldrianwurzel:* S. Schlafstörungen, S. 197.
- *Kava-Kava-Wurzelstock:* Antares 120, Eukavan, Kava-ratiopharm/forte, kava von ct, Limbao 120, Sedalint Kava.
- *Kalifornischer Mohn:* Requiesan.
- *Johanniskraut:* Furturan, Helarium Hypericum, Hyperimerck-Kapseln, Hyperpur, Jarsin 300, Kytta-Modal, Neuroplant 300, Psychotonin 300, Texx 300.

➤ **Kombinationspräparate:**
- *Baldrianwurzel/Melissenblätter:* S. Schlafstörungen S. 197.
- *Baldrianwurzel/Melissenblätter/Passionsblumenkraut:* S. Schlafstörungen S. 197.
- *Passionsblumenkraut/Baldrianwurzelextrakt:* Biral forte, Dormo-Sern Sirup.
- *Baldrianwurzel/Melissenblätter/Orangenschalen:* Kneipp Nerven- und Schlaf-Tee N.
- *Johanniskrautextrakt/Baldrianwurzel:* Sedariston, Psychotonin-sed.
- *Kava-Kava-Wurzelstock/Johanniskraut:* Hewepsychon duo Tropfen.

Anwendungsmöglichkeiten

➤ **Einschlafstörungen:**
- *Pflanzliche Droge:* Kalifornischer Mohn.
- *Anwendung:* Fertigarzneimittel (Requiesan) gemäß Herstellerangaben.
- *Stellenwert:* Phytopharmaka sind wegen ihrer Nebenwirkungsarmut bei psychischen Störungen im Kindesalter eine sehr empfehlenswerte Alternative zu synthetischen Präparaten. Sie ergänzen die psychologische Betreuung sinnvoll. Klinische Studien liegen nicht vor.

13

13.7 Psychische Störungen

➤ **Einschlafstörungen mit ängstlichen Herzsensationen oder Bauchbeschwerden:**
  – *Pflanzliche Droge:* Melissenblätter.
  – *Anwendung:* 1 – 2 TL Melissae folium (evtl. mit etwas Pfefferminzblättern) mit 150 ml kochendem Wasser übergießen, 15 Min. ziehen lassen. Warm direkt vor dem Schlafengehen mit etwas Honig gesüßt trinken.
  – *Stellenwert:* S. Einschlafstörungen.

➤ **Nervöse Unruhe bei kleinen Kindern:**
  – *Pflanzliche Droge:* Passionsblumenkraut.
  – *Anwendung:* Fertigarzneimittel (Passiflora Curarina Tropfen) gemäß Herstellerangaben.
  – *Stellenwert:* S. Einschlafstörungen.

➤ **Nervöse Unruhe, Nervosität und psychosomatische Störungen bei älteren Kindern:**
  – *Pflanzliche Drogen:* Passionsblumenkraut, Johanniskrautextrakt, Baldrianwurzel.
  – *Anwendung:* Fertigarzneimittel Biral forte, Dormo-Sern, Sedariston, Psychotonin-sed.
  – 🔲 *Achtung:* Da die wirksamen Inhaltsstoffe von Johanniskraut in Wasser schlecht löslich sind, sind Teeaufgüsse nur schwach wirksam.
  – *Stellenwert:* S. Einschlafstörungen.

➤ **Angststörungen (ältere Kinder und Jugendliche):**
  – *Pflanzliche Droge:* Kava-Kava-Wurzelstock.
  – *Anwendung:* Fertigarzneimittel s. S. 200.
  – *Stellenwert:* S. Einschlafstörungen.

➤ **Angststörungen mit depressiver Komponente (ältere Kinder und Jugendliche):**
  – *Pflanzliche Droge:* Johanniskraut, Kava-Kava-Wurzelstock.
  – *Anwendung:* Fertigarzneimittel s. S. 200.
  – *Stellenwert:* S. Einschlafstörungen.

Klinische Vorbemerkungen

➤ **Allgemeines:**

– *Milchschorf, seborrhoische Dermatitis:*
- Die auslösende Ursache für die ekzemähnliche Hautkrankheit, die in den ersten 3 Lebensmonaten vorkommt, ist nicht bekannt.
- An der behaarten Kopfhaut mit fettigen gelblichen Schuppen beginnend, breitet sich die Krankheit auf Augenbrauen, Ohren und Nase aus. Im Windelbereich finden sich gelbe bis rötliche schuppende Herde ohne Juckreiz.
- Die Abheilung erfolgt innerhalb des ersten Lebensjahres. Komplikationen sind Soordermatitis (s. S. 249) und bakterielle Dermatitis (s. S. 250).

– *Windeldermatitis:*
- Die Ursache ist nicht bekannt, krankheitsfördernd sind seltener Windelwechsel und abdichtende Höschen.
- Typisch sind Rötung, Bläschen und Verlust der obersten Hautschicht im Windelbereich.
- Bei Durchfall, Behandlung mit Antibiotika und Gabe von Fruchtsäften kann sich zusätzlich ein Soor (Candida) ausbreiten.

– *Neurodermitis:* S. Erkrankungen der Haut S. 255.

– *Herpes simplex labialis:*
- Für Herpes-Infektionen oberhalb der Gürtellinie ist der Herpes simplex Virus 1 (HSV 1) verantwortlich. Er wird durch direkten Kontakt übertragen und ist nach Infektion im Körper latent vorhanden.
- Durch Streß, UV-Bestrahlung, Fieber, Immunsuppression u. a. wird die Infektion symptomatisch. Man sieht in Gruppen stehende Hauterhebungen, die zu Bläschen zusammenfließen (Herpes simplex labialis).

– *Bakterielle Infektionen der Haut:* Durch Schmierinfektion bedingte Entzündungen der Haut, evtl. mit Eiterbildung. Meistens sind Staphylococcus aureus, Streptokokken und Haemophilus influenzae die Ursache. Unterschiedliche Formen sind möglich:
- Impetigo contagiosa: Oberflächliche Eiterblasen, die rasch aufreißen und dann honiggelbe Krusten bilden.
- Phlegmone: Eine in die Unterhaut reichende Entzündung mit Abszeßbildung.
- Erysipel: Flächenhafte, intensive, scharf abgesetzte, gerötete Schwellung der Haut mit Fieber und Schüttelfrost.
- Follikulitis: Eitrige Entzündung der Haarwurzeln, gelegentlich Entzündung der Umgebung.

– *Prellungen, Verletzungen, Stauchungen:* S. Verletzungen der Haut S. 266.

➤ **Phytotherapeutische und allgemeine Maßnahmen:**

– *Milchschorf, seborrhoische Dermatitis:*
- Als Standardtherapie gilt im Bereich der Kopfhaut die Anwendung von 3%igem Salizylöl, bei der übrigen Haut die Behandlung mit einer 0,5 – 1%igen Hydrocortison-Lotion.
- Als phytotherapeutische Alternative können Bäder mit Haferstroh (siehe Kapitel Phytobalneotherapie) und Kompressen mit Stiefmütterchenkraut verwendet werden.

– *Windeldermatitis:*
- Standardtherapie ist neben dem Vermeiden der obengenannten Risikofaktoren das Auftragen von steroidfreier Zinkschüttelmixtur oder Zinksalbe und das häufige Eincremen mit Babypflegesalbe.

- Als empfehlenswerte Alternative bieten sich Salben mit Kamillenblütenextrakt oder Ringelblumenextrakt an.
- Die lokale Anwendung von Extrakten aus Kamillenblüten steht an erster Stelle und ist auch in der Heilungsphase günstig.
- Bei stärkerem Befall ist der ölige Extrakt aus Ringelblumenblüten vorzuziehen.
- Bei Soorbefall ist zusätzlich Nystatin zu empfehlen.
- *Neurodermitis:*
  - Die Standardtherapie beginnt schon bei der Prävention, d. h. Säuglinge aus belasteten Familien sollten mit Muttermilch oder hypoallergenen Milchnahrungen gefüttert werden.
  - Die Hautreinigung sollte mit leicht sauren Mitteln vorgenommen werden, anschließend ist die Haut gut abzutrocknen und dann mit Fettsalbe einzucremen. Ölbäder evtl. mit juckreizstillendem Zusatz sollten regelmäßig angewendet werden. Kleidung aus Baumwolle ist zu bevorzugen.
  - *Einzelheiten zur Phytotherapie* s. Erkrankungen der Haut/Neurodermitis S. 255.
- *Herpes labialis:*
  - Standardtherapie ist die lokale Therapie mit Aciclovir-Salbe.
  - Als pflanzliche Alternative sind Spezialextrakte aus Melissenblättern sinnvoll, die frühzeitig lokal aufgetragen werden.
- *Psoriasis vulgaris:* S. Erkrankungen der Haut/Psoriasis S. 251.
- *Bakterielle Entzündungen der Haut:*
  - Siehe Windeldermatitis.
  - Anwendung von Bädern s. Phytobalneotherapie S. 276.
- ➤ **Stellenwert der Phytotherapie:** Siehe jeweils unter Anwendungsmöglichkeiten S. 249 ff.

Phytotherapeutika (Übersicht)

- ➤ **Einzelheiten** s. Erkrankungen der Haut S. 253 ff.
- ➤ **Antiphlogistika:**
  - *Pflanzliche Drogen:* Stiefmütterchenkraut (Violae tricoloris herba, s. S. 110), Ringelblumenblüten (Calendulae flos, s. S. 100), Kamillenblüten (Matricariae flos, s. S. 62), Johanniskrautöl (Hyperici oleum, s. S. 58), Bittersüßstengel (Dulcamarae stipites), Ballonrebenkraut (Cardiospermi herba), Hamamelisblätter und -rinde (Hamamelidis folium/cortex, s. S. 54), Melissenblätter (Melissae folium, s. S. 88).
  - *Wirkungen:* S. S. 253.
- ➤ **Immunstimulantien mit antimikrobieller Wirkung:**
  - *Pflanzliche Droge:* Ringelblumenblüten (Calendulae flos, s. S. 100).
  - *Wirkungen:* S. S. 100.
- ➤ **Antipruriginosa:**
  - *Pflanzliche Drogen:* Bittersüßstengel (Dulcamarae stipites), Ballonrebenkraut (Cardiospermi herba), Hamamelisblätter und -rinde (Hamamelidis folium/cortex, s. S. 54).
  - *Wirkungen:* S. S. 253
- ➤ **Virostatika:** Pflanzliche Droge: Melissenblätter (Melissae folium, s. S. 88).
- ➤ **Antiallergika:** Pflanzliche Droge: Bittersüßstengel (Dulcamarae stipites).

> **Fertigarzneimittel (Auswahl):**
> – *Kamillenblüten:* Azulon Kamillen Creme, Chamo S Bürger Salbe, Kamillen-creme-ratiopharm N, Kamillen-Salbe-Robugen, Kamilloderm-Salbe plus, Ka-millosan Creme/Salbe, Matmille Salbe.
> – *Ringelblumenblüten:* Calendula-Salbe, Dr. Theiss Ringelblumen-Salbe.
> – *Hamamelisblätter und -rinde:* Fiamelis, Hamadest Salbe, Hamamelis-Hevert-Salbe, Hamamelis-Salbe N LAW, Hamasana–Salbe, Hametum Creme/Salbe, Venoplant top Hamamelis, Virgamelis.
> – *Ballonrebenkraut:* Halicar Salbe.
> – *Bittersüßstengel:* Cefabene Salbe, Dolexaderm H Salbe.
> – *Melissenblätter:* Lomaherpan Creme.

Anwendungsmöglichkeiten

> **Milchschorf, seborrhoische Dermatitis:**
> – *Pflanzliche Drogen:*
>   • Antimikrobiell, immunstimulierend: Ringelblumenblüten (s. S. 100).
>   • Entzündungshemmend: Stiefmütterchenkraut (s. S. 110), Kamillenblüten (s. S. 62), Johanniskraut (s. S. 58), Ringelblumenblüten.
> – *Einzelheiten s.* Ekzeme S. 253, Akne S. 257.
> – *Anwendung:*
>   • Rezepturen s. Pflegestandard Stiefmütterchenkraut S. 307.
>   • Fertigarzneimittel (Auswahl): Ätherisches Öl aus Johanniskraut, Ringel-blumenblüten, Kamillenblüten und Stiefmütterchenkraut: Belfekaöl.
>   • Mehrmals am Tag auf befallene Hautpartien auftragen.
> – *Stellenwert:* Nebenwirkungsfreie Alternative zu Hydrokortison, die versucht werden kann. Klinische Studien liegen nicht vor.

> **Windeldermatitis:**
> – *Pflanzliche Drogen:*
>   • *Entzündungshemmend:* Ringelblumenblüten (s. S. 100), Kamillenblüten (s. S. 62).
>   • *Antimikrobiell, immunstimulierend:* Ringelblumenblüten.
> – *Anwendung:* Lokal nach Angaben der Hersteller auftragen.
> – *Stellenwert:* Sinnvolle Alternative zur Standardtherapie, bei Erfolglosigkeit und Zunahme des Krankheitsbildes unter Therapie muß der Arzt aufgesucht werden.

> **Neurodermitis:**
> – *Pflanzliche Drogen:*
>   • *Entzündungshemmend, juckreizstillend:* Bittersüßstengel, Ballonreben-kraut, Hamamelisblätter und -rinde.
>   • *Antiallergisch:* Bittersüßstengel.
> – *Anwendung:* Mehrmals tgl. entsprechend den Angaben der Hersteller auf die betroffenen Hautregionen auftragen.
> – *Stellenwert:* Es handelt sich um hervorragend verträgliche Phytopharmaka mit nachgewiesener Wirkung. Auch eine Langzeittherapie ist möglich. Klini-sche Prüfungen mit günstigen Ergebnissen liegen für Bittersüßstengel-, Car-diospermum- und Hamamelissalbe vor. Die Anwendung muß in Zusammen-arbeit mit einem Arzt erfolgen.

➤ **Herpes simplex labialis:**
  – *Pflanzliche Droge (virostatisch):* Melissenblätter.
  – *Anwendung:* Fertigarzneimittel (s. S. 249) lokal nach Angaben des Herstellers auftragen.
  – *Stellenwert:* Sinnvolle Alternative zu Aciclovir. Die Anwendung sollte unmittelbar nach den ersten Symptomen beginnen, da dann die Erfolgsaussichten am größten sind. Die schwereren (generalisierten) Verläufe der Herpes-simplex-Infektion sind der Phytotherapie nicht zugänglich.
➤ **Psoriasis vulgaris:** S. Erkrankungen der Haut/Psoriasis S. 251.
➤ **Bakterielle Infektionen der Haut:**
  – *Pflanzliche Drogen:*
    • *Entzündungshemmend:* Stiefmütterchenkraut, Ringelblumenblüten, Kamillenblüten.
    • *Reizmildernd:* Stiefmütterchenkraut, Kamillenblüten.
    • *Antimikrobiell, immunstimulierend:* Ringelblumenblüten.
  – *Anwendung:*
    • Rezepturen für Ringelblume, Kamille und Stiefmütterchenauszug s. Pflegestandards S. 302.
    • Fertigarzneimittel s. S. 249, lokal nach Angaben der Hersteller auftragen.
  – *Stellenwert der Phytotherapie:* Bei leichteren Formen als Salben und Bäder als alleinige Maßnahme gut anwendbar, bei schweren Formen sollte sie nach Rücksprache mit dem Arzt nur als Begleittherapie verwendet werden. Klinische Prüfungen liegen für Kamillenzubereitungen vor.
➤ **Prellungen, Verletzungen, Stauchungen:** S. S. 266.

Klinische Vorbemerkungen

➤ **Allgemeines:**
– Die Psoriasis ist eine Verhornungsstörung, die in Schüben verläuft. Besonders charakteristisch ist die Ausbildung von rötlichen, mit groblamellärer Schuppung bedeckten Plaques.
– Die Schübe werden durch bestimmte Medikamente, Alkoholgenuß, Streß und schädigende Einflüsse auf die Haut hervorgerufen.
– Es gibt verschiedene Verlaufsformen; neben der Haut können auch die Nägel und vor allem die Gelenke von Hand und Fuß befallen werden.
– 1–3 % der westeuropäischen Bevölkerung; erblich; Ursache nicht bekannt.
➤ **Phytotherapeutische und allgemeine Maßnahmen:**
– Es gibt in der Dermatologie verschiedene Therapieschemata: Lokale Maßnahmen wie Salicylsäure, Cignolin, Retinoide, Glukokortikoide, Teer oder selektive Ultraviolett-Phototherapie/Psoralene werden je nach Schweregrad mit einer systemischen Therapie mit Retinoiden, Ciclosporin A oder Methotrexat kombiniert.
– Bei Gelenkbeteiligung ist neben einer intensiven medikamentösen Therapie auch eine konsequent betriebene physikalische Therapie von Bedeutung.
➤ **Stellenwert der Phytotherapie:**
– Für folgende pflanzliche Drogen konnte in kleineren klinischen Studien eine günstige Beeinflussung des Verlaufs der Erkrankung festgestellt werden: Aloe-vera, Mahonienrinde.
– Der Einsatz der genannten Pflanzen sollte nur bei leichteren Formen der Psoriasis erfolgen, bei schweren Verlaufsformen bestehen keine Erfahrungen.
– Die aus der Volksmedizin bekannte Sarsaparille führt bei längerer Anwendung zu Nierenschäden und ist deshalb nicht zu empfehlen.

Phythotherapeutika und Anwendungsmöglichkeiten

➤ **Pflanzliche Drogen:** Aloe-vera-Saft (Aloe barbadensis succus), Mahonienrinde (Mahoniae cortex, s. S. 83).
➤ **Wirkung:**
– Aloe-vera-Gel ist der eingedickte Saft der Blätter von Aloe barbadensis. Er enthält Enzyme, Mineralstoffe, Vitamine und Saponine und hat entzündungshemmende und antibakterielle Eigenschaften. Er wird in Kosmetika als feuchtigkeitsspendender, regenerierender und elastizitätsfördernder Zusatz genutzt.
– Extrakte aus der Mahonienrinde von Stamm und Wurzel hemmen in Zellkulturen die Zellteilung und die Proteinbiosynthese (Berberin), auch über eine Hemmung der Aktivität der T-Lymphozyten und eine Entzündungshemmung wurde berichtet. Der Extrakt kann sinnvoll bei leichten bis mittelschweren Formen der Plaque-förmigen Psoriasis vulgaris eingesetzt werden.
➤ **Kontraindikationen:** Mahonienrinde nicht in Schwangerschaft und Stillzeit.
➤ **Unerwünschte Wirkungen:** Aloe-vera: Selten allergische oder toxische Kontaktekzeme.
➤ **Anwendung und Dosierung:**
– Aloe-vera-Gel 3×tgl. dünn auf befallene Regionen auftragen.
– Bei Fertigarzneimitteln Angaben der Hersteller beachten.
➤ **Fertigpräparate (Auswahl):** Rubisan-Salbe (Mahonienrinde).
➤ **Stellenwert:** Die Anwendung der genannten Drogen bei leichteren Formen der Psoriasis erscheint sinnvoll, weitere klinische Studien sind erforderlich.

14.2 Ekzeme

Klinische Vorbemerkungen

➤ **Allgemeines:**
- Ekzeme sind nicht ansteckende Entzündungen der Haut, die zumeist durch eine Überempfindlichkeit gegenüber bestimmten Substanzen hervorgerufen werden.
- Im akuten Zustand finden sich Rötung, Schwellung, Papeln und Bläschen. Nach dem Aufplatzen der Bläschen entstehen Krusten und Schuppen. Der begleitende starke Juckreiz führt zu Kratzen, wodurch die Haut zusätzlich geschädigt wird und eitrige, bakterielle Infektionen entstehen können.
- Ekzeme werden oft chronisch, dann kommt es zu einer groben Felderung der Haut (Lichenifikation).
- Es gibt verschiedene Formen des Ekzems:
  • Allergisches Kontaktekzem durch Kontakt mit allergieauslösenden Stoffen wie Nickel, Chrom, Konservierungs- und Duftstoffen, Salbengrundlagen oder Pflanzenextrakten (z. B. Arnika).
  • Toxisches Kontaktekzem als Folge einer direkten Schädigung der Haut durch UV-Licht (Sonnenbrand, sog. Sonnenallergie).
  • Chronisches Kontaktekzem durch ständigen Kontakt mit Wasser und Seife oder Säuren, Alkalien oder Lösungsmitteln (oft berufsbedingt).
➤ **Phytotherapeutische und allgemeine Maßnahmen:**
- Im Vordergrund steht zunächst immer das Vermeiden der auslösenden Ursache.
- Das akute Kontaktekzem wird in der Standardtherapie durch Kühlen mit feuchten Umschlägen, gegebenenfalls kurzfristig durch Gabe von Kortison/Hydrokortison, behandelt. Bei Abnahme der Hautdicke im chronischen Stadium werden fetthaltige Salben erforderlich.
- Alle empfohlenen Phytotherapeutika werden lokal angewendet.
➤ **Stellenwert der Phytotherapie:**
- Die Wirksamkeit von Phytotherapeutika wie Kamillenblüten, Hamamelisblätter und -rinde, Ballonrebenkraut und Eichenrinde ist bei nässenden, z. T. auch bei bakteriell infizierten eiternden Ekzemen nachgewiesen.
- Kamillenblütenextrakt ist bei leichten Ekzemen und auch bei bakterieller Infektion des Ekzems angezeigt. In neueren Studien wurde gezeigt, daß er bei toxischem Ekzem besser wirksam ist als die Grundlage und daß er gegenüber 0,5 %igem Hydrokortison überlegen ist.
- Zubereitungen aus Hamamelisblättern und -rinde wirken schwächer als eine 1 %ige Hydrokortison-Zubereitung. Hamamelis ist damit eher als Therapie in den symptomarmen Phasen geeignet.
- Ballonrebenkraut hat eine juckreizstillende und antiekzematöse Wirkung.
- Eichenrinde ist bei akut nässenden Ekzemen angezeigt und hilft auch bei bakteriell superinfizierten Ekzemen.
- Über die Verwendung von Bittersüßstengeln bei Ekzemen existieren bislang keine Untersuchungen, jedoch ist ein günstiger Effekt wahrscheinlich. Eine Langzeittherapie ist wegen der geringen Nebenwirkungsrate unproblematisch.

Phytotherapeutika und Anwendungsmöglichkeiten

➤ **Pflanzliche Drogen:** Kamillenblüten (Matricariae flos, s. S. 62), Bittersüßstengel (Dulcamarae stipites), Ballonrebenkraut (Cardiospermi herba), Hamamelisblätter und -rinde (Hamamelidis folium/cortex, s. S. 54), Eichenrinde (Quercus cortex, s. S. 41).

➤ **Wirkung:**
 – Kamillenblütenextrakt enthält ätherisches Öl mit den entzündungshemmenden Wirkstoffen Chamazulen und Bisabolol sowie reizmildernde Schleimstoffe.
 – Hamamelis verringert infolge der vorhandenen Hamamelitannine die Hautdurchblutung und bewirkt dadurch eine Abnahme der Rötung. Die enthaltenen Flavone setzen die Histaminfreisetzung herab. Zusätzlich sind bakteriostatische Eigenschaften beschrieben.
 – Ballonrebe enthält Halicarsäure, Saponine, Tannine, Sterine und Flavonoide, die entzündungshemmend und juckreizstillend wirken. In der Mehrzahl der Untersuchungen wird über eine antiekzematöse Wirkung berichtet, auch ein antimikrobieller Effekt und eine Hemmung der Cyclooxigenase und Lipoxygenase konnten festgestellt werden.
 – Eichenrinde hat einen hohen Gehalt an Gerbstoffen, die mit den Proteinen der obersten Haut- und Schleimhautschichten reagieren und das Eindringen von Erregern verhindern.
 – Bei den Bittersüßstengeln wurden Steroidalkaloidglykoside mit entzündungshemmender, juckreizstillender und antiallergischer Wirkung sowie Gerbstoffe nachgewiesen.

➤ **Kontraindikation:** Eichenrinde bei großflächigen Hautschäden. Die Gesamtanwendungszeit beträgt 2 – 3 Wochen.

➤ **Unerwünschte Wirkungen:**
 – Bittersüßstengelsalbe: Es kann infolge der geringen beigefügten Alkoholmenge bei aufgekratzten Hautregionen zunächst zu Brennen kommen.
 – Kamillenblüten: Ein durch Kamillenblüten hervorgerufenes Kontaktekzem ist selten und zumeist auf Verfälschungen zurückzuführen.

➤ **Anwendung und Dosierung:**
 – Kamillenblütenextrakt: Feuchte Umschläge, siehe Pflegeteil.
 – Eichenrindenabkochung: 2 EL Eichenrinde (10 g) mit $^1/_2$ l Wasser 15 Min. lang kochen. Die abgekühlte Flüssigkeit unverdünnt für die Umschläge verwenden. Die Abkochung muß tgl neu hergestellt werden.
 – Auflagen mit Kamille oder Eichenrindenextrakt sollten 3×tgl. für jeweils 1 – 2 Std. durchgeführt werden, wobei gewechselt werden muß, wenn der Umschlag warm und trocken wird. In der Zwischenphase wird eine feuchte Kompresse aufgelegt und locker angewickelt. Nicht mit undurchlässigem Material bedecken.
 – Bei den Fertigarzneimitteln sind die Angaben des Herstellers zu beachten.

➤ **Fertigpräparate (Auswahl):**
  – *Kamillenblüten:* Azulon Kamillen Creme, Chamo S Bürger Salbe, Kamillencreme-ratiopharm N, Kamillen-Salbe-Robugen, Kamilloderm-Salbe plus, Kamillosan Creme/Salbe, Matmille Salbe.
  – *Hamamelisblätter und -rinde:* Fiamelis, Hamadest Salbe, Hamamelis-Hevert-Salbe, Hamamelis-Salbe N LAW, Hamasana–Salbe, Hametum Creme/Salbe, Venoplant top Hamamelis, Virgamelis.
  – *Ballonrebenkraut:* Halicar Salbe.
  – *Bittersüßstengel:* Cefabene Salbe, Dolexaderm H Salbe.
  – *Eichenrinde:* Silvapin Eichenrindenextrakt E.

➤ **Stellenwert:** Bei den aufgeführten pflanzlichen Drogen handelt sich um gut verträgliche Phytopharmaka mit teilweise nachgewiesener Wirkung. Auch eine Langzeittherapie ist möglich. Klinische Prüfungen mit günstigen Ergebnissen bei leichtem bis mittelschwerem Ekzem liegen für Bittersüßstengel-, Cardiospermum- und Hamamelispräparate vor.

Klinische Vorbemerkungen

➤ Vgl. auch Abschnitt Neurodermitis im Kindesalter S. 248.
➤ **Allgemeines:**
  – Neurodermitis ist eine familiär gehäuft auftretende, in Schüben verlaufende entzündliche Hauterkrankung (Ekzem) mit starkem Juckreiz, die frühestens nach den ersten drei Lebensmonaten beginnt. Langes Stillen soll präventiv wirken.
  – Sie tritt häufig nach psychischer oder körperlicher Belastung, Infekten, Hautreizung und Zufuhr von Nahrungsmittelallergenen auf.
  – Sie ist die häufigste Hauterkrankung des Kindesalters und durch einen nässenden fleckigen Hautausschlag mit kleinen Erhabenheiten, Kratzeffekten und Krusten gekennzeichnet, der sich vorwiegend in Ellenbeugen und Kniekehlen, auf Fuß-/Handrücken und im Nacken findet. Die Haut ist insgesamt blaß, trocken und schuppend, besonders an den Händen. Die Fettzusammensetzung in der Haut ist verändert, es besteht außerdem häufig ein Mangel an ungesättigten Fettsäuren.
  – Als Komplikation können Superinfektionen mit Staphylokokken, Streptokokken oder Herpesviren auftreten. Der Verlauf ist im Einzelfall unberechenbar, vielfach klingt die Krankheit in der Pubertät ab.
➤ **Phytotherapeutische und allgemeine Maßnahmen:**
  – Zur Hautpflege sollten fettende Salben und Ölbäder verwendet werden, zusätzliche Hautreizungen sind zu meiden, Baumwollunterwäsche ist zu empfehlen.
  – Der Urlaub sollte in allergenarmem Klima erfolgen, da die Vermutung besteht, daß durch die Luft Allergene (z. B. Pollen) auf die Haut gelangen und dort die Allergie verstärken.
  – Bei Verdacht auf Nahrungsmittelallergien sind die betreffenden Nahrungsmittel wegzulassen, Nahrungsfette mit ungesättigten Fettsäuren sollten bevorzugt und ergänzt werden.
  – Eine psychologische Betreuung ist sinnvoll.
  – Bei entsprechender Verträglichkeit ist eine UV-Therapie zu empfehlen.
  – Lokal sind nichtsteroidale Antiphlogistika bei schwacher Ausprägung erfolgversprechend. Kortisonhaltige Cremes sind nur im akuten Schub zu verwenden.
  – Teeranwendungen empfehlen sich besonders bei chronischem Juckreiz.
  – Bei Superinfektionen und sonstiger Verstärkung der Symptomatik muß zusätzlich eine orale Therapie mit Antihistaminika, evtl. mit Glukokortikoiden durchgeführt werden.
  – Als lokal anzuwendende pflanzliche Drogen eignen sich zusätzlich zum sonstigen Behandlungskonzept Hamamelisrinde, Bittersüßstengel und Ballonrebenkraut.
  – Alle pflanzlichen Drogenzubereitungen werden lokal auf die befallenen Stellen aufgetragen.
➤ **Stellenwert der Phytotherapie:** S. unten, die Therapie ist allgemein außerordentlich schwierig.

14.3 Atopische Dermatitis (Neurodermitis)

Phytotherapeutika und Anwendungsmöglichkeiten

➤ **Pflanzliche Drogen:** Bittersüßstengel (Dulcamarae stipites), Ballonrebenkraut (Cardiospermi herba), Hamamelisblätter und -rinde (Hamamelidis folium/cortex, s. S. 54)

➤ **Wirkungen:**
  – Extrakte aus Hamamelisrinde wirken infolge der enthaltenen Gerbstoffe juckreizlindernd und entzündungshemmend.
  – In Bittersüßstengeln wurden Steroidalkaloidglykoside mit entzündungshemmender, juckreizstillender und antiallergischer Wirkung nachgewiesen. Die Gerbstoffe verhindern durch ihren gewebeabdichtenden Effekt das Eindringen von Schadstoffen und Erregern.
  – Die Ballonrebe enthält Halicarsäure, Saponine, Tannine, Sterine und Flavonoide, ein entzündungshemmender und juckreizstillender Effekt ist beschrieben.

➤ **Kontraindikationen** s. Ekzeme S. 253.

➤ **Unerwünschte Wirkungen:**
  – S. Ekzeme S. 253.
  – Bei Bittersüßstengelsalbe kann es infolge der geringen beigefügten Alkoholmenge bei aufgekratzten Hautregionen zunächst zu Brennen kommen.

➤ **Einzelheiten zu Anwendung und Fertigpräparaten** s. Ekzeme S. 253.

➤ **Stellenwert:** Hervorragend verträgliche Phytopharmaka mit nachgewiesener Wirkung. Auch eine Langzeittherapie ist möglich. Klinische Prüfungen mit günstigen Ergebnissen liegen vor, weitere Studien sind jedoch erforderlich.

Klinische Vorbemerkungen

➤ **Allgemeines:**
– *Acne vulgaris:*
• Eine bei Jugendlichen und jungen Erwachsenen auftretende Verhornungsstörung des Haarbalgs, wodurch der Inhalt zurückgehalten wird und sich entzünden kann (Pustel).
• Entstehung durch hormonelle, erbliche und äußere Einflüsse (verschiedenen Medikamente, die Vitamine B1, B6 und B12).
• Es gibt verschiedene Formen, der Verlauf ist nicht vorhersehbar und kann sich über viele Jahre hinziehen. Fast jede Akne läßt sich aber mit gutem kosmetischem Ergebnis behandeln, vorausgesetzt, die Therapie wird solange durchgeführt, bis die Akneaktivität spontan erlischt.
– *Seborrhoische Dermatitis:* Rötlich schuppende Hauterkrankung in Hautregionen mit hohem Oberflächenfettgehalt, wie Kopfhaut, Augenbrauen, äußerer Gehörgang. Vermutlich wird die Erkrankung durch eine Übersiedelung mit Hauthefepilzen ausgelöst.
➤ **Phytotherapeutische und allgemeine Maßnahmen:**
– Die regelmäßige Reinigung der Haut mit einer medizinischen Seife mehrmals täglich ist sinnvoll.
– Bei Akne werden üblicherweise Kombinationstherapien mit lokalen und oralen Medikamenten durchgeführt. Lokal werden Retinoide und Antibiotika verwendet, systemisch Antibiotika, Hormone und Retinoide. Als pflanzliche Droge steht Mahonienrinde zur Verfügung.
– Bei seborrhoischer Dermatitis wird die Kopfhaut mit pilzabtötenden oder selendisulfidhaltigen Haarwaschmitteln gewaschen, im Gesichtsbereich werden u. a. milde Glukokortikoide, pilzabtötende Cremes und UV-Licht eingesetzt. Als pflanzliche Droge wird Stiefmütterchenkraut eingesetzt.
➤ **Stellenwert der Phytotherapie:**
– Als einziges Phytotherapeutikum steht bei Akne die Mahonienrinde zur Verfügung.
– Klinische Studien zur Aknetherapie liegen nicht vor.
– Stiefmütterchenkraut wird bei leichter seborrhoischer Dermatitis empfohlen, klinische Studien liegen nicht vor.

Phythotherapeutika und Anwendungsmöglichkeiten

➤ **Pflanzliche Drogen:** Mahonienrinde (Mahoniae cortex, s. S. 83), Stiefmütterchenkraut (Violae tricoloris herba, s. S. 110).
➤ **Wirkung:**
– Extrakte aus der Mahonienrinde von Stamm und Wurzel hemmen in Zellkulturen die Zellteilung und die Proteinbiosynthese (Berberin), auch über eine Hemmung der Aktivität der T-Lymphozyten und eine Entzündungshemmung wurde berichtet.
– Stiefmütterchenkraut enthält Flavonoide mit antioxidativer und entzündungshemmender Wirkung.
➤ **Kontraindikationen:** Mahonienrinde nicht in Schwangerschaft und Stillzeit anwenden.

➤ **Anwendung und Dosierung:**
  – 1 TL Violae tricoloris herba (feingeschnitten) mit 1 Tasse heißem Wasser aufgießen und 5 Min. ziehen lassen. Mit dem Aufguß getränkte Mullkompressen auflegen. 2 – 3×tgl. anwenden.
  – Bei Fertigarzneimitteln sind die Angaben der Hersteller zu berücksichtigen.
➤ **Fertigarzneimittel (Auswahl):** Tee aus der Apotheke.
➤ **Stellenwert:** Es werden wahrscheinlich nur leichtere Krankheitsverläufe beeinflußt, klinische Studien fehlen.

Klinische Vorbemerkungen

➤ **Allgemeines:**
- Furunkel sind an den Haarbalg gebundene Staphylokokkeninfektionen, die am Hals, im Gesicht, in den Achselhöhlen, am Rücken und in den Leisten auftreten.
- Furunkel beginnen als derbe rote Knoten, die rasch schmerzhaft werden und nach einigen Tagen einschmelzen. Sie heilen oft narbig ab. Wenn Furunkel gehäuft auftreten, muß an Immundefekte oder das Vorliegen einer Zuckerkrankheit gedacht werden.

➤ **Phytotherapeutische und allgemeine Maßnahmen:**
- Durch eine intensive lokale Wärmezufuhr (Leinsamen, Heublumen) wird die Reifung des Furunkels beschleunigt.
- Heiße Auflagen mit Abkochungen aus Eichenrinde sind ebenfalls günstig.

➤ **Stellenwert der Phytotherapie:**
- Standardtherapie ist eine orale Therapie mit Penicillin oder Erythromycin für 7 – 10 Tage, nach zentraler Erweichung wird der Furunkel von Arzt angestochen und der Eiter entleert.
- Die phytotherapeutischen Maßnahmen sind als Ergänzung zu werten.

Phytotherapeutika und Anwendungsmöglichkeiten

➤ **Pflanzliche Drogen:** Leinsamen (Lini semen, s. S. 78), Bockshornkleesamen (Foenugraeci semen), Eichenrinde (Quercus cortex, s. S. 41).

➤ **Wirkungen:**
- Leinsamen enthalten Schleimstoffe und fettes Öl, Heublumen enthalten ein Cumaringlykosid, das die Durchblutung verstärkt.
- Bockshornkleesamen enthält fettes Öl, 20 – 30 % Schleim, Trigonellin, Bitterstoffe und Saponine und hat eine erweichende Wirkung.
- Heiße Auflagen mit Abkochungen aus Eichenrinde sind besonders günstig bei wiederholtem Auftreten der Furunkel, da sich durch Gerbstoffe die oberste Hautschicht verändert, wodurch erneute Infektionen erschwert werden.

➤ **Kontraindikationen:** Eichenrinde nicht bei großflächigen Hautschäden anwenden.

➤ **Unerwünschte Wirkungen:** Bockshornkleesamen: Überempfindlichkeitsreaktionen bei wiederholter äußerer Anwendung.

➤ **Anwendung und Dosierung:**
- Ein kleiner Leinenbeutel wird zu einem Drittel mit Leinsamen gefüllt, zugenäht und für kurze Zeit gekocht. Nach dem Aufquellen wird der Beutel kurz vorsichtig ausgedrückt und möglichst heiß auf die betreffende Stelle aufgelegt.
- 50 g pulverisierten Bockshornkleesamen mit 1 l warmem Wasser verrühren und auf die betroffene Region auftragen.
- 2 EL feingeschnittene Eichenrinde mit 3 Tassen Wasser aufkochen und 5 Min. ziehen lassen.
- Mehrmals tgl. eine heiße Auflage auf den betroffenen Bereich auflegen.

➤ **Stellenwert:** Sinnvolle Maßnahmen zur Beschleunigung des Reifungsvorganges. Klinische Studien liegen nicht vor.

◉ *Achtung:* Bei Furunkeln oberhalb der Oberlippe muß in jedem Fall sofort der Arzt aufgesucht werden, da lebensbedrohliche Komplikationen auftreten können. Eine Augenbeteiligung ist möglich, die Infektion kann sich bis in die Hirnvenen (Sinusvenenthrombose) ausbreiten.

14.6 Haarausfall (Effluvium)

Klinische Vorbemerkungen

➤ **Allgemeines:**
- Haarausfall kann viele verschiedene Ursachen haben. Meist ist er durch den Einfluß männlicher Hormone (auch bei Frauen) bedingt und hat keinen eigentlichen Krankheitswert.
- Weitere häufige Gründe sind Hormonstörungen, Absetzen von Kontrazeptiva, extremer Streß, schwere Infekte und Systemerkrankungen, einige Schwermetalle, die Einnahme bestimmter Medikamente und Fastenkuren. Bei derart verursachtem Haarausfall setzt der normale Haarwuchs spontan innerhalb von 6 Monaten wieder ein.
- Bei gleichzeitig starker Monatsregel oder Vegetarismus ist auch an einen Eisenmangel zu denken.
- Haarausfall ist erblich und zeigt einen schubartigen Verlauf. Mit zunehmendem Lebensalter werden die Schübe seltener.
- Eine Therapie sollte durch den Hautarzt erfolgen.

➤ **Phytotherapeutische und allgemeine Maßnahmen:**
- In der Standardtherapie des Haarausfalls stehen Maßnahmen wie häufiges Haarewaschen mit milden Shampoos, Vermeiden von Friseurchemikalien und Haarsprays, die eine Haarbodenentzündung auslösen, Vermeiden von Zug am Haar (Vermeiden von langen Zöpfen, Haarknoten etc.) neben der Behandlung der auslösenden Ursache im Vordergrund.
- Die Ernährung sollte ausgewogen, eiweißreich und fettarm sein, Fastenkuren sind zu meiden.
- Als Phytotherapeutika gelangen alkoholische Auszüge aus Brennesselkraut zur Anwendung.

➤ **Stellenwert der Phytotherapie:** Die Anwendung von Phytotherapeutika ist am sinnvollsten bei Haarausfall nach erschöpfenden Krankheiten.

Phytotherapeutika und Anwendungsmöglichkeiten

➤ **Pflanzliche Drogen:** Brennesselkraut (Urticae herba, s. S. 36).
➤ **Wirkung:** Brennesselkraut wirkt bei lokaler Anwendung leicht durchblutungssteigernd.
➤ **Einzelheiten zum Brennesselkraut** s. S. 36.
➤ **Anwendung und Dosierung:**
- Rp: Tinctura Urticae herba 10,0; Spirit. Rosmarini ad 100,0; D.S. Haarwasser.
- 2–3×tgl. die Kopfhaut kräftig mit dem spirituösen Auszug einreiben.

➤ **Stellenwert:** Bei der angegebenen Indikation erscheint die Therapie sinnvoll, klinische Studien liegen nicht vor.

Klinische Vorbemerkungen

➤ **Allgemeines:**
  – Juckreiz ist ein an der Haut auftretendes Mißempfinden, das zum Kratzen zwingt. Häufig treten deshalb Schlafstörungen auf.
  – Die Ursachen sind sehr vielfältig und oft systemisch, eine Abklärung sollte deshalb stets versucht werden.
  – In der Haut selbst werden bestimmte Gewebshormone (z. B. Substanz P) freigesetzt, die über Rezeptoren den Juckreiz auslösen.

➤ **Phytotherapeutische und allgemeine Maßnahmen:**
  – Die Behandlung der auslösenden Ursache steht im Vordergrund, das Symptom kann, wenn eine Bestrahlung mit UV-B nicht möglich ist, auch mit pflanzlichen Drogen erfolgen.
  – Eine Therapie mit Capsaicin-Gel gehört zur Standardtherapie.
  – Bei trockener Haut sind harnstoffhaltige fettende Salben günstig.
  – Schließlich werden noch Haferstrohbäder (s. Kapitel Phytobalneotherapie) empfohlen.

➤ **Stellenwert der Phytotherapie:** Siehe unten.

Phytotherapeutika und Anwendungsmöglichkeiten

➤ **Pflanzliche Drogen:** Stiefmütterchenkraut (Violae tricoloris herba, s. S. 110), Paprikafrüchte (Capsici fructus, s. S. 94), Früchte des spanischen Pfeffers (Capsici fructus), Pfefferminzblätter (Menthae piperitae folium, s. S. 98).

➤ **Wirkungen:**
  – Paprika und spanischer Pfeffer enthalten u. a. scharf schmeckende Capsaicinoide. Hauptbestandteil ist Capsaicin, das auf der Haut die freien Nervenendigungen erregt und zunächst eine Hautrötung und ein brennend heißes Gefühl erzeugt, vermutlich durch die Entspeicherung der Substanz P, das aber nach etwa 20 Min. verschwindet. Bei wiederholter Anwendung nehmen diese Reaktionen allmählich ab.
  – Das Monoterpen Menthol, die Hauptkomponente im ätherischen Öl der Pfefferminze, wirkt gleichfalls juckreizstillend und kühlend auf der Haut und setzt die Empfindungsschwelle für Hautreize herab.
  – Stiefmütterchenkraut enthält Flavonoide, Saponine und Methylsalicylat, eine antioxidative und entzündungshemmende Wirkung ist anzunehmen.

➤ **Kontraindikationen:**
  – Capsaicin: Hauterkrankungen, entzündete oder verletzte Haut. Keine Anwendung auf Schleimhäuten. Nicht bei Kindern < 12 Jahren anwenden.
  – Pfefferminzöl und Minzöl nicht bei Säuglingen und Kleinkindern im Bereich des Gesichts auftragen.

➤ **Unerwünschte Arzneimittelwirkungen:** Capasaicin kann bei längerer Einwirkung Hautentzündungen bis hin zur Blasen- und Geschwürsbildung verursachen. Deshalb sollte die Anwendung ohne ärztliche Kontrolle auf 3 Tage begrenzt werden.

➤ **Anwendung und Dosierung:**
- 1 TL Stiefmütterchenkraut (feingeschnitten) mit 1 Tasse heißem Wasser aufgießen und 5 Min. ziehen lassen. Mit dem Aufguß getränkte Mullkompressen auflegen.
- Tinctura capsici (1 : 10) 1×tgl. einige Tropfen auf die betroffenen Regionen auftragen und einreiben. Empfehlung: Bei generalisiertem Pruritus zunächst Wirkung in einer begrenzten Körperregion ausprobieren.
- Minzöl, Pfefferminzöl, Stiefmütterchenkraut 2–3×tgl. lokal anwenden.
- Haferstrohbäder (s. Phytobalneotherapie S. 276).

➤ **Fertigpräparate (Auswahl):**
- *Spanischer Pfeffer:* Dolenon–Liniment, Thermo Bürger Salbe.
- *Paprikafrüchte:* Capsamol-Salbe, Kneipp Rheumasalbe.
- *Minzöl:* Flui-Minzöl, Infiminz, Japanöl Ol.Menth.jap., JHP Rödler Japanisches Heilpflanzenöl, Kneipp Minzöl Trost.
- *Pfefferminzöl:* Euminz N, Heumann Heilpflanzenöl, Inspirol, Leukona-Mintöl, NI NO Fluid.

➤ **Stellenwert:**
- Die Wirkung der verschiedenen pflanzlichen Drogen ist individuell sehr unterschiedlich, ein langfristiger Therapieerfolg ist nicht vorhersagbar.
- Mentholhaltige Präparate und Stiefmütterchenkraut können langfristig angewendet werden. Kontrollierte klinische Studien liegen nicht vor.

Klinische Vorbemerkungen

➤ **Allgemeines:**
  – Eine vermehrte Schweißsekretion kann verschiedene Gründe haben: Eine Temperaturregulationsstörung, die sich diffus äußert, psychische Probleme (dann sind vor allem Handflächen, Achselhöhlen, Leisten und Fußsohlen betroffen), Streßsituationen oder Zeiten der Rekonvaleszenz. Symptomatische Hyperhidrosen finden sich z. B. bei Schilddrüsenüberfunktion im Klimakterium und bei Zuckerkrankheit.
  – Die Betroffenen können objektiv und subjektiv erheblich leiden.
➤ **Phytotherapeutische und allgemeine Maßnahmen:**
  – In der Standardtherapie wird Aluminiumchloridhexahydrat empfohlen.
  – Als Phytotherapeutikum werden Salbeiblätter verwendet.
➤ **Stellenwert der Phytotherapie:**
  – Die Anwendung erfolgt auf der Basis der pharmakologischen Eigenschaften der Inhaltsstoffe.
  – Klinische Studien liegen nicht vor.

Phytotherapeutika und Anwendungsmöglichkeiten

➤ **Pflanzliche Drogen:** Salbeiblätter (Salviae folium. s. S. 104).
➤ **Wirkung:** Salbeiblätter enthalten die entzündungshemmende Gerbsäure und ätherisches Öl, das infolge seines Gehaltes an Thujon, 1,8 Cineol, Campher und Carnosol antibakteriell und entzündungshemmend wirkt.
➤ **Kontraindikation:** Schwangerschaft bei der Einnahme der alkoholischen Salbeiextrakte und des reinen ätherischen Öls.
➤ **Unerwünschte Wirkungen:** Nach längerer Einnahme von alkoholischen Salbeiextrakten sowie des reinen ätherischen Öls ist das Auftreten von epileptiformen Krämpfen beschrieben worden.
➤ **Anwendung und Dosierung:**
  – Salbeizubereitungen werden innerlich als Tee oder als Fertigarzneimittel, äußerlich als Abreibung oder Bad verabreicht.
  – 1 – 2 g Salbeiblätter mit 150 ml heißem Wasser aufgießen. 30 Min. vor den Mahlzeiten kalt trinken.
  – 1 TL Tinktur (1 : 10) in etwas Wasser verdünnt vor den Mahlzeiten einnehmen.
  – 1 TL Fluidextrakt (1 : 1) in etwas Wasser verdünnt 2×tgl. einnehmen.
  – Tagesdosis innerlich 4 – 6 g (Tee). Für Abreibungen werden Tinktur und Fluidextrakt mit Wasser verdünnt.
  ◐ *Achtung:* Salbeitee nicht über längere Zeit trinken.
➤ **Fertigpräparate (Auswahl):** Buchol–Kapseln, Salvysat Bürger-Lsg./Drg., Sweatosan N-Drg.
➤ **Stellenwert:** Nach den Erfahrungsberichten wirksame Alternative zur Standardtherapie, klinische Studien liegen jedoch nicht vor.

15.1 Wunden

Klinische Vorbemerkungen

➤ **Allgemeines:**
 – Jede Verletzung führt zu einer Wunde, d.h. einem Gewebedefekt, der vom Organismus durch Vernarbung des Bindegewebes und Regeneration der Haut wieder verschlossen wird.
 – *Primäre Wundheilung:* Wundheilung unter minimaler Bildung von Narbengewebe innerhalb weniger Tage. Voraussetzung ist ein fester Wundverschluß bei sauberen, gut durchbluteten Wunden.
 – *Sekundäre Wundheilung:* Die Vorgänge laufen verzögert ab und sind sehr viel stärker ausgeprägt. Eine Keimbesiedelung ist die Regel. Wunden, die innerhalb von 8 Wochen keine Heilungstendenz zeigen, werden als chronische Wunden bezeichnet, z.B. Unterschenkelgeschwür (Ulcus cruris), diabetisches Fußgeschwür, Geschwür durch langes Liegen (Ulcus cruris), Operationswunden.

➤ **Phytotherapeutische Maßnahmen:**
 – Alle pflanzlichen Drogen werden lokal angewendet, z.B. in Form von wäßrigen Auszügen oder Salben. Dabei sind feuchte Umschläge zur Wundreinigung und Anregung der Heilung zu bevorzugen, bei Heilungstendenz kann dann auf die betreffende Salbe umgestellt werden, die an den Wundrändern dünn aufgetragen wird.
 – Kamillenblütenextrakte sind in allen Phasen der Wundbehandlung günstig.
 – Bei stärkerem Befall ist der ölige Extrakt aus Ringelblumenblüten vorzuziehen.
 – Kleine umschriebene Wunden heilen unter der Behandlung mit Johanniskrautöl rasch ab.
 – Bei schmierig belegten Wunden mit schlechter Granulation und beginnender Lymphangitis werden auch Umschläge mit Arnikatinktur empfohlen. Da der Inhaltsstoff Helenanin Kontaktallergien auslöst, sind die helenaninarmen Arnica montana-Sorten spanischer Herkunft zu bevorzugen. Die Indikation zur Behandlung mit Arnika ist sehr sorgfältig zu stellen, die Anwendungszeit ist zu begrenzen. Positive Studienergebnisse fehlen bisher.
 – Der Frischpflanzensaft aus dem Kraut des Purpurroten Sonnenhut enthält immunmodulierende Bestandteile.

➤ **Stellenwert der Phytotherapie:** Alle Möglichkeiten zur der Therapie der Grundkrankheit sollten ausgeschöpft werden. Pflanzliche Drogen sind in der Begleittherapie zur Förderung der Wundheilung wegen ihrer Nebenwirkungsarmut gut einsetzbar.

Phytotherapeutika und Anwendungsmöglichkeiten

➤ **Pflanzliche Drogen:** Ringelblumenblüten (Calendulae flos, s.S. 100), Kamillenblüten (Matricariae flos, s.S. 62), Arnikablüten (Arnicae flos, s.S. 30), Johanniskrautöl (Oleum hyperici, s.S. 58).

➤ **Wirkung:**
 – *Entzündungshemmend:* Ringelblumenblüten, Kamillenblüten, Arnikablüten, Johanniskrautöl. Kamillenblüten enthalten ätherisches Öl mit den entzündungshemmenden Wirkstoffen Chamazulen und Bisabolol sowie reizmildernde Schleimstoffe.
 – *Antimikrobiell, immunstimulierend:* Ringelblumenblüten, Arnikablüten. Das wesentliche Wirkprinzip sind die Bitterstoffe, die stark entzündungshemmende und antimikrobielle (Bakterien und Pilze) Eigenschaften haben. Auch

das ätherische Öl, das Thymol und Thymoläther enthält, wirkt antimikrobiell. Außerdem tritt eine Durchblutungsförderung und Schmerzlinderung ein. Die enthaltenen Polysaccharide stimulieren das Immunsystem. In Ringelblumenblüten sind außerdem noch wundheilungsfördernde Carotinoide nachgewiesen worden.

– *Immunstimulierend:* Echinacea, Arnikablüten. Sie stimulieren die Immunabwehr durch Makrophagen und Granulozyten, unterstützen die Bildung von neuem Gewebe und verhindern die Ausbreitung einer Infektion.

💿 *Beachte:* Die wirksamen Inhaltsstoffe von Kamillenblüten sind in ihrer Gesamtheit nur in alkoholischen Extrakten und entsprechenden Auszügen enthalten.

➤ **Kontraindikation:** Arnika, Ringelblumen, Kamille: Bekannte Allergie gegen Arnika und andere Korbblütler. Arnika nicht anwenden bei Kindern < 12 Jahren.

💿 *Beachte:* Arnika nicht in die Augen bringen, nicht im Augenbereich auftragen. Bei arnikahaltigen Salben Kontakt mit Schleimhäuten und offenen Wunden vermeiden. Nach dem Auftragen von arnikahaltigen Zubereitungen Hände waschen.

➤ **Unerwünschte Wirkungen:**
– *Kamillenblüten:* Kontaktallergien sind selten und zumeist auf Verfälschungen mit der Hundskamille zurückzuführen.
– *Arnikablüten:* Droge und Tinktur können bei längerer Einwirkungsdauer auf vorgeschädigter Haut ödematöse Entzündungen mit Bläschenbildung oder Ekzeme hervorrufen. In hohen Konzentrationen lösen helenaninhaltige Extrakte Kontaktekzeme aus. Arnikatinktur darf deshalb nicht in unverdünnter Form angewendet werden und nicht in unverdünnter Form auf offene Wunden aufgebracht werden. Arnikatinktur hat ein höheres Sensibilisierungspotential als Arnikasalbe.

➤ **Anwendung und Dosierung:**
– *Umschläge:* Tinctura calendulae mit Ringer-Lösung 1 : 10 verdünnen.
– *Kleine Wunden:* Oleum hyperici 3×tgl. direkt auftragen.
– Die pflanzlichen Drogen werden entsprechend der Rezepturen oder als Fertigarzneimittel mehrmals tgl. lokal angewendet. Umschläge werden mit Leinentüchern, die mit dem Pflanzenauszug getränkt werden, 3×tgl. für 1 – 2 Std. durchgeführt. Dabei ist der Umschlag nach 15 – 20 Min. zu wechseln, d. h. wenn er warm und trocken wird. Er darf nicht mit einer luftundurchlässigen Auflage abgedeckt werden. Die Angaben der Hersteller sind bei Fertigarzneimitteln zu beachten.

➤ **Stellenwert:** Zur Förderung des Heilungsprozesses insbesondere bei sekundär heilenden oder chronischen Wunden gut geeignet. Klinische Studien liegen für Kamillenblütenextrakt und Echinacea vor. Ringelblumenextrakte sollen die Granulation besonders stark fördern.

➤ **Fertigarzneimittel (Auswahl):**
– *Kamillenblüten:* Azulon Kamillen Creme, Chamo S Bürger Salbe, Kamillencreme-ratiopharm N, Kamillen-Salbe-Robugen, Kamilloderm-Salbe plus, Kamillosan Creme/Salbe, Matmille Salbe.
– *Ringelblumenblüten:* Calendula-Salbe, Dr. Theiss Ringelblumen-Salbe.
– *Arnikablüten:* Arnica Kneipp Gel, arnica-loges Gel, Arniflor-N–Salbe, Arnika-Salbe LAW, Eutraumal–Gel, Hyzum N-Lsg., Vasotonin Gel.
– *Echinacea:* Echinaceasalbe FIDES S, Echinacin Madaus Salbe.

15.2 Stumpfe Verletzungen, Zustände nach Operationen ■■

Klinische Vorbemerkungen

➤ **Allgemeines:** Beim Sport und bei Unfällen sind stumpfe Verletzungen häufig. Durch Zerreißen von Lymph- und Blutgefäßen kommt es zu Lymph- und Blutaustritt in das umgebende Gewebe, auch Nerven, Muskeln und Sehnen können gezerrt werden. Die Folgen sind Schmerzen, Schwellung, Bewegungseinschränkung. Nach Operationen und Knochenbrüchen treten vergleichbare Symptome auf.

➤ **Phytotherapeutische Maßnahmen:**
   – Feuchte Umschläge mit verdünnter Arnikatinktur haben insbesondere bei Blutergüssen eine schmerzlindernde und resorptionsfördernde Wirkung. Helenanin kann Kontaktekzeme auslösen, offene Wunden sollten daher mit Arnikaextrakten im Regelfall (s. Wunden S. 264) nicht in Berührung kommen. Hingegen ist die Anwendung bei Insektenstichen sehr nützlich. Die Anwendung von Arnikasalbe ist in diesem Stadium ebenfalls sinnvoll, die Effekte sind jedoch nicht so intensiv.
   – Nach Abklingen des akuten Zustandes können Umschläge mit Beinwellwurzel hilfreich sein. Sie sind wegen der lebertoxischen Inhaltsstoffe (Pyrrolizidinalkaloide) nur äußerlich anzuwenden.
   – In der Volksmedizin werden in diesem Stadium Zwiebelbreiumschläge verabreicht, die schmerzstillend und abschwellend wirken.
   – Im weiteren Verlauf sowie bei Zuständen nach Knochenbrüchen, Verstauchungen und Operationen werden Einreibungen mit Wacholder-, Kalmusoder Angelikaspiritus direkt nach einer Wärmeanwendung empfohlen. Hier liegen nur Erfahrungsberichte vor.

➤ **Stellenwert der Phytotherapie:** In der Akutphase von Prellungen und Stauchungen sind Ruhigstellung und feuchte Verbände zur Kühlung und Entzündungshemmung angezeigt. Arnikakompressen sind hier eine hervorragende Ergänzung. Nach Abklingen des akuten Zustandes sind Umschläge mit Beinwell und Einreibungen mit ätherischölhaltigen Zubereitungen sinnvoll und ergänzen die üblicherweise durchgeführte Therapie mit Heißluft und aktiver Bewegung.

Phytotherapeutika und Anwendungsmöglichkeiten

➤ **Pflanzliche Drogen:** Arnikablüten (Arnicae flos, s. S. 30), Beinwellwurzel (Symphyti radix), Küchenzwiebel (Cepae bulbus), Kalmuswurzelstock (Calami rhizoma, s. S. 62), Wacholderbeeren (Juniperi fructus, s. S. 118), Angelikawurzel (Angelicae radix, s. S. 29).

➤ **Wirkung:**
   – *Arnika:* Siehe S. 30. Die enthaltenen Sesquiterpenlaktone (z. B. Dihydrohelenanin haben eine stark entzündungshemmende Wirkung. Unter anderem wird die Freisetzung der Arachidonsäure, die Ausgangsstoff für entzündungsfördernde Substanzen im Organismus ist, aus den Zellmembranen gehemmt.
   – *Beinwellwurzel:* Sie enthält Allantoin sowie Schleim- und Gerbstoffe. Allantoin ist ähnlich wie Harnstoff osmotisch aktiv und stimuliert dadurch die lokale Durchblutung. Zubereitungen der Beinwellwurzel wirken schmerzlindernd, entzündungshemmend und abschwellend.
   – *Wacholderwurzel:* Für das im Wacholderöl enthaltenene α- und β-Pinen sind Hautreizung und Durchblutungsförderung beschrieben.
   – *Kalmuswurzel:* Das ätherische Öl des Kalmuswurzelstocks hat infolge seines Camphergehaltes einen krampflösenden und durchblutungssteigernden Effekt.

➤ **Kontraindikationen:** Arnika nicht bei Ekzemen und bekannter Überempfindlichkeit gegenüber Arnika und anderen Korbblütlern anwenden. Wegen des im ätherischen Öl je nach Herkunft enthaltenen β-Asarons, das eine erbgutschädigende Wirkung hat, sollte Kalmus nicht während der Schwangerschaft und Stillzeit und nicht bei Kindern angewendet werden. Beinwellwurzel nicht auf offene Wunden, geschädigte Haut, in die Augen und auf Schleimhäute aufbringen.

➤ **Unerwünschte Wirkungen:** Beinwellwurzel führt in seltenen Fällen am Behandlungsort zu Überempfindlichkeitsreaktionen mit Rötung, Knötchen- oder Bläschenbildung, meist mit Juckreiz. Die Behandlung ist dann abzubrechen.

➤ **Anwendung und Dosierung:**
  – *Umschläge:*
    • Bei akuten Zuständen werden lokale Umschläge mit Leinentüchern, die mit dem Pflanzenauszug getränkt werden, 3×tgl. für 1 – 2 Std. durchgeführt (s. Wunden S. 264). Sie dürfen nicht mit einer luftundurchlässigen Auflage abgedeckt werden. Die Angaben der Hersteller sind bei Fertigarzneimitteln zu beachten.
    • Akute Zustände: 1 EL Tinctura arnicae mit 500 ml kaltem Wasser verdünnen, Kompressen damit tränken und häufig erneuern.
  – *Einreibungen:*
    • 3×tgl. vornehmen, sie sind nach vorheriger Erwärmung besonders wirksam.
    • Rp. Ol. Juniperi 2,0, Spirit. Calami ad. 100,0, D.S. Einreibung.
    • Alternativ: Rp. Ol. Calami 2,0, Spirit. Angelicae compos. Ad 100,0, D.S. Einreibung.
  – *Zwiebelumschlag:* Fein gehackte Zwiebel mit Wasser und etwas Salz zu einem Brei verrühren und auflegen.

◉ *Beachte:* Beinwellwurzel soll nicht länger als 4 – 6 Wochen im Jahr angewendet werden. Die Tageshöchstmenge beträgt 100 µg Pyrrolizidinalkaloide. Bei Schwangerschaft sollte sie nur bei zwingender Indikation angewendet werden.

➤ **Stellenwert:** Unter Beachtung der Anwendungsbeschränkungen und Kontraindikationen sehr preiswerte und effektive Therapiemöglichkeiten, die allerdings noch vergleichend klinisch geprüft werden sollten.

➤ **Fertigarzneimittel (Auswahl):**
  – *Arnikablüten:* Arnica Kneipp Gel, arnica-loges Gel, Arniflor-N–Salbe, Arnika-Salbe LAW, Eutraumal–Gel, Hyzum N-Lsg., Vasotonin Gel.
  – *Beinwellwurzel:* Kytta-Plasma f, Kytta-Salbe f.

15.3 Ulcus cruris (offenes Bein)

Klinische Vorbemerkungen

➤ **Allgemeines:** Das Unterschenkelgeschwür (sogenanntes offenes Bein, Ulcus cruris) ist entweder durch einen gestörten venösen Abfluß oder – seltener – durch eine arterielle Durchblutungsstörung bedingt. Der gestörte venöse Abfluß ist in den meisten Fällen das Ergebnis einer vor Jahren abgelaufenen tiefen Beinvenenthrombose und das letzte Stadium der chronisch venösen Insuffizienz. Sowohl das arteriell wie das venös bedingte Ulcus wird somit letztlich durch eine lokale Minderversorgung mit Sauerstoff und Nährstoffen hervorgerufen.

➤ **Phytotherapeutische Maßnahmen:**
  – Therapieempfehlungen liegen im wesentlichen für das venöse Geschwür vor, wobei sicher in der Vergangenheit wegen der früher schwierigen Diagnostik auch arteriell bedingte Geschwüre mit behandelt wurden.
  – Zum wäßrigen Extrakt aus dem Roten Weinlaub liegt eine neuere Anwendungsbeobachtung vor, die einen günstigen Effekt bei unkomplizierten venösen Geschwüren zeigt. Er wird dort gleichzeitig mit Aesculin, einem Cumarinderivat aus den Blättern und der Rinde der Roßkastanie, angewendet.
  – Eine lokale Therapie mit Beinwellwurzelzubereitungen soll infolge des Allantoingehaltes die Granulation fördern.
  – Mit einer Salbe, die Extrakt aus purpurfarbenem Sonnenhutkraut enthält, kann die lokale Immunabwehr gestärkt werden, so daß die Wundinfektion zurückgedrängt werden kann.
  – Wenn sich rund um ein länger bestehendes Geschwür eine akute Dermatitis gebildet hat, ist eine Therapie mit feuchten Auflagen, die mit einer Eichenrindenabkochung getränkt sind, gegebenenfalls ein Teilbad zu empfehlen. Von der in der Bevölkerung beliebten Behandlung mit Arnikaextrakt ist wegen der gehäuften Auslösung massiver Kontaktallergien dringend abzuraten.
  – Bei Sekundärinfektionen von Unterschenkelgeschwüren kann in der Anfangsbehandlung die Ringelblume empfohlen werden (s. Wunden S. 264).

➤ **Stellenwert der Phytotherapie:** Die Phytotherapie dient hier als Begleittherapie. Im Vordergrund müssen Maßnahmen stehen, die die Durchblutung verbessern, wobei arterielle und venöse Geschwüre unterschiedlich zu behandeln sind. Wenn die auslösende Ursache nicht behoben werden kann, was für die überwiegende Zahl der Fälle zutrifft, muß selbst bei Abheilung immer wieder mit einem neuen Geschwür gerechnet werden. Es ist daher erforderlich, daß die Anweisungen des Arztes genau befolgt werden, insbesondere auch dann, wenn gerade kein Geschwür vorhanden ist. Ebenso wichtig ist, daß bei Wiederauftreten des Geschwürs sofort der Arzt aufgesucht wird, da Selbstbehandlungsversuche im allgemeinen erfolglos sind und die Gesamtsituation verschlechtern können. Selbstverständlich sollten die Erkenntnisse der modernen Wundpflege (s. S. 264) berücksichtigt werden.

Phytotherapeutika und Anwendungsmöglichkeiten

➤ **Pflanzliche Drogen:** Beinwellwurzel (Symphyti radix), Kraut des purpurroten Sonnenhuts (Echinaceae purpurae herba, s. S. 66), Rotes Weinlaub (Vitis viniferae folium), Ringelblumenblüten (Calendulae flos, s. S. 100), Eichenrinde (Quercus cortex, s. S. 41).

➤ **Wirkung:** S. phytotherapeutische Maßnahmen.

➤ **Kontraindikationen:** Beinwellwurzel: Nicht auf offene Wunden, geschädigte Haut, in die Augen und Schleimhäute aufbringen. Anwendungsbeschränkungen s. S. 267.

➤ **Unerwünschte Arzneimittelwirkungen:** Beinwellwurzel s. Prellungen und Stauchungen S. 267.

➤ **Anwendung und Dosierung:**
   – Die pflanzlichen Drogen werden mit Ausnahme des Roten Weinlaubs lokal angewendet, die Salbenbehandlung erfolgt um den Ulkusrand herum.
   – *Auflagen mit Eichenrindenextrakt:* 3×tgl. für jeweils 1–2 Std., wobei ein Wechsel jeweils erfolgen muß, wenn der Umschlag warm und trocken wird. In der Zwischenphase wird eine feuchte Kompresse aufgelegt und locker angewickelt. Eine derartige Auflage darf keinesfalls mit undurchlässigem Stoff bedeckt werden. Bei den Fertigarzneimitteln sind die Angaben des Herstellers zu beachten.
   – *Eichenrindenabkochung:* 2 EL Quercus cortex mit $1/2$ l Wasser 15 Min. lang kochen, dann abgießen und durchsieben. Die abgekühlte Flüssigkeit unverdünnt für die Umschläge verwenden. Die Abkochung muß tgl. neu hergestellt werden.

➤ **Stellenwert:** Unter Beachtung der Anwendungsbeschränkungen und Kontraindikationen handelt es sich um sehr preiswerte und gut verträgliche, zusätzlich zur kausalen Behandlung anzuwendende Therapiemöglichkeiten, die weiter klinisch geprüft werden sollten.

➤ **Fertigarzneimittel (Auswahl):**
   – *Rotes Weinlaub:* Antistax Kapseln, Trpf., Creme.
   – *Ringelblumenblüten, Echinacea und Beinwellwurzel:* Siehe jeweils S. 267 und S. 265.
   – *Eichenrinde:* Silvapin Eichenrindenextrakt E.

Physikalische Effekte des Bades

➤ **Wirkung:** Der Wirkung eines Medizinalbades liegen stets die physikalischen Effekte durch Wassertemperatur (36 – 38 °C) und Wasserdruck zugrunde:
  – Durch *warme Bäder* kommt es zu einer Hyperämisierung der Haut und einer Vasodilatation.
  – Der *Wasserdruck eines Vollbades* stellt eine erhebliche Belastung für den Organismus dar, deswegen ist die Badedauer auf 10 – 20 Min. zu begrenzen. Anschließend sollte eine Ruhepause von mind. 30 Min. eingehalten werden.

➤ **Kontraindikationen:**
  – Patienten mit Hypertonie oder Herzinsuffizienz sollten Vollbäder nur auf ärztliche Verordnung nehmen. Patienten mit einer leichten Form der Beinveneninsuffizienz können warme Bäder nehmen, allerdings sollte dann ein kalter Beinguß folgen. Bei älteren Patienten führt man am besten $^3/_4$-Bäder durch, kompensatorisch sollte die Wassertemperatur etwas höher sein.
  – Kontraindiziert sind Vollbäder bei akuten, vor allem großflächigen Hauterkrankungen, großen Hautverletzungen, schweren fieberhaften und infektiösen Erkrankungen, Hypertonie Stadium III nach WHO (Organschäden), Herzinsuffizienz des Stadiums NYHA III und IV sowie bei tiefer Beinvenenthrombose. Teilbäder sind bei lokalen Problemen möglich.

Spezielle Effekte der Badezusätze

➤ **Wirkung und spezifische Effekte der zugesetzten pflanzlichen Extrakte:**
  – Sie stimulieren Hautrezeptoren oder üben ihre Wirkung nach Resorption aus.
  – Ätherische Öle werden außerdem mit dem Wasserdampf eingeatmet und wirken dann im Respirationstrakt und über den Riechnerv direkt auf das limbische System, wo sie die Stimmung beeinflussen können (Aromatherapie).

➤ **Emulgatoren:**
  – *Badezusätze mit reinen ätherischen Ölen* sollten einen Emulgator enthalten, um eine Feinverteilung im Badewasser zu erreichen und lokale hohe Konzentrationen, die z. B. hautreizend sein können, zu vermeiden.
  – *Bäder mit fetten Ölen* (Sojaöl, Nachtkerzenöl), die unterstützend bei trockenen Hauterkrankungen eingesetzt werden, benötigen keinen Emulgator. Das Öl soll sich bei Verlassen der Badewanne als schützender Film auf der Hautoberfläche ablagern.

Anwendungsbereiche

➤ **Typische Anwendungsbereiche für pflanzliche Badezusätze:**
  – Erkältungskrankheit.
  – Kreislaufbeschwerden.
  – Nervosität und Schlafstörungen.
  – Rheumatische Beschwerden.
  – Entzündliche Hauterkrankungen.

Klinische Anmerkungen

➤ **Allgemeines:**
  – Siehe Atemwegserkrankungen S. 141.
  – Im Hinblick auf die Wirksamkeit von medizinischen Bädern ist insbesondere zu erwähnen, daß im Anfangsstadium einer Erkältungskrankheit oft die Durchblutung der Extremitäten gestört ist. Dadurch wird die lokale, unspezifische Immunabwehr reduziert, es kommt aber reflektorisch auch zu einer Minderdurchblutung von Mund-, Nasen- und Rachenschleimhaut.

➤ **Balneotherapeutische Maßnahmen:**
  – Erkältungsbäder sind schon aufgrund der intensiven Wärmezufuhr wirksam, denn sie führen durch die periphere Vasodilatation reflektorisch auch zu einer Durchblutungszunahme bei Mund-, Nasen- und Rachenschleimhäuten.
  – Die Badezusätze Fichtennadelöl, Kiefernnadelöl, Eukalyptusöl oder Thymianöl enthalten ätherische Öle, welche die periphere Hyperämisierung durch Resorption über die Haut verstärken. Gleichzeitig wirken sie über den heißen Dampf inhalativ direkt auf die Atemwege. Sie sind bei verstopfter Nase wirksam, verflüssigen zähes Bronchialsekret und erleichtern das Abhusten.

➤ **Stellenwert der Bädertherapie:** Erkältungsbäder sind zur unterstützenden Behandlung akuter oder chronischer Erkältungen angezeigt.

Phytotherapeutika und Anwendungsmöglichkeiten

➤ **Ätherisch-Öl-Drogen:**
  – *Pflanzliche Drogen:* Thymianöl (Herba thymi aetheroleum, s. S. 114), Eukalyptusöl (Eucalypti aetheroleum, s. S. 44), Kiefernöl (Pini aetheroleum, s. S. 68), Fichtennadelöl (Piceae aetheroleum).
  – *Wirkung:* Bakteriostatisch, bakterizid, virostatisch, expektorierend, bronchospasmolytisch, hyperämisierend.
  – *Kontraindikationen:* Neben den üblichen Kontraindikationen für Vollbäder sind Erkältungsbäder außerdem bei Säuglingen und Kleinkindern bis drei Jahren kontraindiziert.
  – *Anwendung:* Vollbad im Initialstadium der Erkältungskrankheit.
  – *Stellenwert:* Bei Beachtung der Kontraindikationen gut verträgliche Form der Anwendung, die ergänzend zu anderen Therapieformen durchgeführt werden kann.
  – *Weitere Einzelheiten* s. Erkältungskrankheiten/Atemwege, s. S. 141.

➤ **Fertigarzneimittel (Auswahl):**
  – *Monopräparate Thymianöl:* Bronchicum Medizinalbad mit Thymian, Kneipp Erkältungsbad.
  – *Kombinationspräparate:*
    • *Eukalyptusöl, Kampfer:* Kneipp Erkältungsbad Spezial.
    • *Eukalyptusöl, Menthol, Kampfer:* Pinimenthol Bad N.
    • *Thymianöl, Kiefernnadelöl:* Melrosum Medizinalbad für Kinder.

16.3 Kreislaufbeschwerden

Klinische Vorbemerkungen

➤ **Allgemeines:**
  – Viele Menschen haben Beschwerden durch niedrigen Blutdruck mit Kreislaufstörungen (konstitutionelle Hypotonie). Dies äußert sich meist auch in Durchblutungsstörungen der Hände und Füße und allgemeiner vegetativer Dysregulation. Die Ursache ist nicht bekannt.
  – Nervöse Herzbeschwerden ohne organischen Befund sind ebenfalls häufig.
➤ **Balneotherapeutische Maßnahmen:** Wenn keine Kontraindikation besteht, werden bei Kreislaufbeschwerden Vollbäder verabreicht.
➤ **Stellenwert der Bädertherapie:** Kreislaufbäder mit pflanzlichen Extrakten sind bei den genannten funktionellen Störungen als ergänzende Therapie zu Maßnahmen der physikalischen Therapie sinnvoll, zumal eine medikamentöse Standardtherapie nicht existiert.

Phytopharmaka und Anwendungsmöglichkeiten

➤ **Pflanzliche Drogen:** Melissenblätter (Melissae folium, s. S. 88), Lavendelblüten (Lavandulae flos, s. S. 76), Rosmarinblätter (Rosmarini folium, s. S. 101).
➤ **Wirkung:** Das ätherische Öl der Melisse wirkt beruhigend und entspannend, neuerdings wird auch eine Blockade des die Schilddrüse stimulierenden Thyreotropins (TSH) durch die enthaltene Rosmarinsäure vermutet. Es ist bei nervösen Herzbeschwerden angezeigt. Das ätherische Öl des Lavendels wirkt allgemein entspannend und stabilisierend auf das vegetative Nervensystem, ein abendliches Lavendelbad ist daher nützlich bei vegetativer Dysregulation und im Klimakterium. Das ätherische Öl des Rosmarinblätter wirkt kreislaufanregend, äußerlich hautreizend und durchblutungsfördernd und wird deshalb bei Müdigkeit und Erschöpfung und bei symptomatischer Hypotonie angewendet.
➤ **Kontraindikationen:** S. S. 270.
➤ **Anwendung:**
  – *Rosmarinbad:* 50 g Rosmarini folium mit 1 l heißem Wasser übergießen, 30 Min. bedeckt ziehen lassen, dann wird der Aufguß dem Badewasser hinzugefügt.
  – *Melissenbad:* 10 g Melissae folium mit 2 l heißem Wasser übergießen, 5 Min. abgedeckt ziehen lassen, dem Badewasser zusetzen.
  – Bäder mit Melissen- oder Lavendelextrakten werden abends angewendet, Rosmarinbäder dagegen morgens, wobei danach eine Nachruhe eingehalten werden sollte.
➤ **Stellenwert:** Ergänzende, bei Beachtung der allgemeinen Kontraindikationen bei Vollbädern gut verträgliche Maßnahme.
➤ **Fertigarzneimittel (Auswahl):**
  – *Lavendelblüten:* Lavendel Bademilch.
  – *Rosmarinblätter:* Perozon, Rosmarin-Ölbad mono, Rosmarin Bademilch, Silvapin Rosmarinblätter Extrakt E.

Klinische Vorbemerkungen

➤ **Allgemeines:** S. Erkrankungen des Nervensystems S. 196.
➤ **Balneotherapeutische Maßnahmen:** Beruhigende warme Bäder mit Lavendelextrakt, Melissenextrakt oder Baldrianextrakt werden abends verabreicht, um den Effekt zu nutzen, daß der anschließend eintretende Abfall der Körpertemperatur schlaffördernd wirkt.
➤ **Stellenwert der Bädertherapie:** In Ergänzung zu den allgemeinen Maßnahmen der Schlafhygiene und der oralen Phytotherapie sind Bäder mit Pflanzenextrakten bei Nervosität und Schlafstörungen eine hervorragende Maßnahme.

Phytotherapeutika und Anwendungsmöglichkeiten

➤ **Pflanzliche Drogen:** Melissenblätter (Melissae folium, s. S. 88), Lavendelblüten (Lavandulae flos, s. S. 76), Baldrianwurzel (Valerianae radix, s. S. 34), Hopfenblüten (Lupuli flos, s. S. 55).
➤ **Wirkung:** Das ätherische Öl der Melisse/Citronellöl (indische Melisse) wirkt beruhigend und entspannend, neuerdings wird auch eine Blockade des die Schilddrüse stimulierenden Thyreotropins (TSH) durch die enthaltene Rosmarinsäure vermutet. Es ist bei nervösen Herzbeschwerden angezeigt. Das ätherische Öl des Lavendels wirkt allgemein entspannend und stabilisierend auf das vegetative Nervensystem, ein abendliches Lavendelbad ist daher nützlich bei vegetativer Dysregulation, innerer Unruhe und im Klimakterium. Das ätherische Öl der Baldrianwurzel wirkt wegen seiner zentraldämpfenden und spasmolytischen Eigenschaften beruhigend und fördert die Schlafbereitschaft. Die sedierende Wirkung von Hopfenbädern ist schwach und zeigt sich erst nach serieller Anwendung.
➤ **Anwendung:**
  – *Melissenbad:* 10 g Melissae folium mit 2 l heißem Wasser übergießen, 5 Min. abgedeckt ziehen lassen, dem Badewasser zusetzen.
  – Weitere Rezepte siehe S. 272.
  – Die Bäder werden abends angewendet.
  👁 *Beachte:* Baldrianbäder sollten wegen ihrer bei manchen Menschen relativ starken Wirkung nur im Beisein einer Hilfsperson vorgenommen werden.
➤ **Stellenwert:** Ergänzende, bei Beachtung der allgemeinen Kontraindikationen für Vollbäder gut verträgliche Maßnahme.
➤ **Fertigarzneimittel (Auswahl):**
  – *Lavendelblüten:* Lavendel Bademilch.
  – *Citronellöl:* Valmarin Bad.
  – *Baldrianwurzel und Citronellöl:* Silvapin Baldrianwurzel-Extrakt N, Kneipp Beruhigungsbad spezial.
  – *Baldrianwurzel, Hopfenblüten:* Leukona Sedativ-Bad sine Chloralhydrat.

Klinische Vorbemerkungen

➤ **Allgemeines:**
 – Der umgangssprachliche Begriff „Rheuma" umfaßt degenerative oder chronisch-entzündliche Erkrankungen der Gelenke und der Weichteile.
 – Bei den degenerativen Formen (meist nicht aktivierte Arthrosen) ist der Belastungsschmerz typisch, der auf Reiz- und Entzündungserscheinungen an der Gelenkinnenhaut infolge des Abriebs von Knorpelpartikeln beruht. Bei stärkeren Schmerzen verspannen sich die umgebenden Muskeln reflektorisch, dadurch werden Fehlstellungen verstärkt, die nun ihrerseits wieder zu weiterem Abrieb führen.
 – Bei entzündlichen Verlaufsformen steht der Schmerz nicht im Zusammenhang mit einer Belastung, er tritt vor allem nachts auf. Die Gelenke sind gerötet, schmerzhaft und geschwollen.
➤ **Balneotherapeutische Maßnahmen:**
 – Die intensive Durchwärmung durch ein warmes Bad mit pflanzlichen Zusätzen verbessert die Sekretion und Durchwärmung der Synovialmembran, sorgt für eine Vasodilatation und damit für den Abtransport schmerzauslösender Stoffwechselprodukte und entspannt die Muskulatur. Eine Badetemperatur über 36 °C wird von den Rheumapatienten bevorzugt.
 – Folgende Substanzen und ätherisch-öl-haltige pflanzliche Drogen werden verwendet: Eukalyptusblätter (Cineol), Menthol, Wacholderbeeren (α- und β-Pinen), Rosmarinbätter (Kampfer, Cineol) und Fichtennadeln (ätherisches Öl, Gerbstoffe).
➤ **Stellenwert der Bädertherapie:** Bei Schmerzen durch nicht aktivierte Arthrosen sind therapeutische Wärmeanwendungen wie Bäder mit pflanzlichen Zusätzen oder der Heusack nach Kneipp sinnvoll.

Phytotherapeutika und Anwendungsmöglichkeiten

➤ **Pflanzliche Drogen:** Fichtennadelöl (Piceae aetheroleum), Rosmarinbätter (Rosmarini folium, s. S. 101), Heublumen (Graminis flores), Eukalyptusöl (Eucalypti aetheroleum, s. S. 44), Wacholderbeeren (Juniperi fructus, s. S. 118).
➤ **Wirkung:** Gefäßerweiternd und bei Gerbstoffgehalt zusätzlich hautreizend. Heublumen enthalten reichlich ätherisches Öl und Cumarine. Sie wirken am Anwendungsort und reflektorisch auf innere Organe durchblutungssteigernd.
➤ **Kontraindikationen:**
 – Fichtennadelöl: Überempfindlichkeit gegen Terpentinöl, größere Hautverletzungen, akute unklare Hautverletzungen, fieberhafte und infektiöse Erkrankungen.
 – Eukalyptusöl: größere Hautverletzungen, akute unklare Hautverletzungen, fieberhafte und infektiöse Erkrankungen.
➤ **Unerwünschte Wirkungen:** Fichtennadelöl verursacht in seltenen Fällen Unverträglichkeitsreaktionen der Haut. Die Wirkung von Fichtennadelöl wird durch zusätzlichen Gebrauch von Seife beeinträchtigt.

➤ **Anwendung:**
- Heusäcke werden auf 42 °C erwärmt, aufgelegt und 40 Min. liegen gelassen (s. Pflegestandards S. 295).
- 500 g Heublumen in 4 – 5 l Wasser aufkochen, abseihen und dem Bad zusetzen.
- 50 g Rosmarini folium mit 1 l heißem Wasser übergießen. Nach 30 Min. (bedeckt ziehen lassen) wird der Aufguß dem Badewasser hinzugefügt. Bäder werden 2 – 3×wöchentl. für 15 – 20 Min. verabreicht.

➤ **Stellenwert:** Sinnvolle Ergänzung zu sonstigen schmerzstillenden Maßnahmen, insbesondere wegen des Entspannungseffektes.

🔂 *Achtung:* Wärmende Bäder sollten nur bei nichtentzündlichen schmerzhaften Prozessen verabreicht werden. Die allgemeinen Kontraindikationen (s. S. 270) für Bäder müssen beachtet werden.

➤ **Fertigarzneimittel (Auswahl):**
- *Rosmarinblätter:* Perozon, Rosmarin-Ölbad mono, Rosmarin Bademilch, Silvapin Rosmarinblätter Extrakt E.
- *Heublumen:* Kneipp Heupack, Herbatherm N Kompressen, Florapress, Heublumenkompresse.
- *Fichtennadelöl:* Tripinol gegen Rheuma–Bad.
- *Wacholderbeeren:* Leukona-Stoffwechsel-Bad.
- *Eukalyptusöl:* Heumann Erkältungsbad.
- *Wacholderholzöl, Wintergrünöl:* Kneipp Rheuma-Bad.
- *Methylsalicylat, Terpentinöl, Fichtennadelöl:* Leukona Rheuma Bad N.

16.6 Entzündliche Hauterkrankungen

Klinische Vorbemerkungen

➤ **Allgemeines:** Siehe Verletzungen und Erkrankungen der Haut, S. 252.
➤ **Balneotherapeutische Maßnahmen:**
  – Bei juckenden und nässenden Ekzemen eignen sich Gerbstoffdrogen wie z. B. Eichenrinde und Haferstrohextrakt.
  – Bei entzündlichen Hauterscheinungen sind Kamillenöl/–extrakt oder Schafgarben-/Schachtelhalmextrakt als Badezusatz sinnvoll.
  – Pfefferminzöl- und Thymianölzusätze sind nützlich bei Juckreiz.
  – Bei Dermatosen mit trockener Haut sind nur stark rückfettende Ölbäder sinnvoll, die keine Emulgatoren enthalten.
➤ **Stellenwert der Bädertherapie:** Bäder mit einem Zusatz von Pflanzenextrakten können zur unterstützenden Behandlung von Hauterkrankungen mit juckenden und nässenden Ekzemen, entzündlichen Hauterscheinungen und Juckreiz eingesetzt werden.

Phytotherapeutika und Anwendungsmöglichkeiten

➤ **Pflanzliche Drogen:** Eichenrinde (Quercus cortex, s. S. 41), Schachtelhalmkraut (Equiseti herba, s. S. 105), Schafgarbenkraut (Millefolii herba, s. S. 105), Thymiankraut (Thymi herba s. S. 114), Kamillenblüten (Matricariae flos, s. S. 62), Haferstroh (Avenae stramentum), Weizenkleie, Pfefferminzblätter (Menthae piperitae folium, s. S. 98).
➤ **Wirkung:**
  – Gerbstoffdrogen: Eichenrinde enthält entzündungshemmende Flavonole, im Haferstrohextrakt wurden Steroidsaponine und die für die Wirkung vermutlich verantwortliche Kieselsäure nachgewiesen.
  – Kamillenöl/–extrakt enthält ätherisches Öl, das eine entzündungshemmende und wundheilungsfördernde Wirkung hat, der Inhaltsstoff α-Bisabolol wirkt zudem hemmend auf das Wachstum von Bakterien und Pilzen.
  – Schafgarbe enthält ein ätherisches Öl mit antibakteriellen und entzündungshemmenden Eigenschaften.
  – Das Kraut des Ackerschachtelhalms enthält Flavonoide und mehr als 10 % mineralische Bestandteile, in erster Linie Kieselsäure.
  – Menthol stimuliert die Kälterezeptoren und wirkt deshalb kühlend und lokal anästhesierend.
  – Thymianöl wirkt antiseptisch.
  – Weizenkleie hat juckreizstillende und entzündungshemmende Eigenschaften.
➤ **Kontraindikationen:**
  – Schafgarbe: Bei Überempfindlichkeit gegen Korbblütler.
  – Eichenrinde: Bei großflächigen Hautschäden.
➤ **Anwendung:**
  – Voll- oder Teilbäder entsprechend der oben angegebenen Art der Beschwerden 1×tgl. bis 2×wöchentl.
  – *Eichenrindenbad:* 5 g Droge mit 1 l Wasser aufkochen, 15 – 20 Min. ziehen lassen, die Lösung dem Vollbad zugeben.
  – *Schafgarbenbad:* 100 g in 20 l Wasser geben.
  – *Thymianbad:* 1 g Thymiankraut auf 1 l Wasser geben.
  – *Kamillenbad:* 50 g Droge auf 10 l Wasser geben.

- *Schachtelhalmbad:* 100 g Droge auf 10 l Wasser geben. Die Droge muß zunächst 5 – 10 Min. in einer kleineren Wassermenge gekocht werden und nach 15 Min. abgeseiht und dem Badewasser zugesetzt werden.
- *Haferstrohbad:* 100 g Haferstroh mit 4 l kochendem Wasser übergießen und auf Zimmertemperatur abkühlen. Abseihen und zum Badewasser geben.

➤ **Stellenwert:** Bei Beachtung der Kontraindikationen gut verträgliche Form der Anwendung, die ergänzend zu anderen Therapieformen durchgeführt werden kann.

➤ **Fertigarzneimittel (Auswahl):**
- *Eichenrinde:* Silvapin Eichenrinde.
- *Thymian:* Kneipp-Erkältungsbad, Bronchicum Med.-Bad mit Thymian, Thymian-Bad flüssig espathym N.
- *Kamille:* APS Balneum APS, Kamille Li-iL, Kamillen-Bad N Ritsert, Kamillen-Bad-Robugen, Kamillosan Wund- und Heilbad N, Matmille Bad, Sagitta Kamillbad - fl.
- *Haferstroh:* Haferstrohextrakt naturrein Dr. Schupp.
- *Weizenkleie:* Silvapin Weizenkleie Extrakt.

17.1 Arnika-Herzkompresse

Allgemeines

➤ **Näheres zu Arnika** s. S. 30.
➤ **Indikation:**
  – Angina pectoris.
  – Bei fieberhaften Zuständen älterer Menschen zur Entlastung des Herzens.
➤ **Kontraindikationen:** Allergie gegen Arnika.
➤ **Wirkung:**
  – Die Wirkung auf das Herz erfolgt nervös-reflektorisch über die Head-Zonen, wodurch es zu einer Durchblutungssteigerung und damit zur Entlastung des Herzens kommt.
  – Pflegeerfahrung: Die Kompresse führt zu Erleichterung bei pektanginösen Beschwerden. Patienten berichten über Wärmeausdehnung von innen nach außen, bewußte Wahrnehmung der Füße. Die Duftwirkung ist ein wesentlicher Bestandteil der Anwendung.
➤ **Materialien:**
  – 1 Tasse Wasser (körperwarm).
  – 1 Eßl. Arnikaessenz 60%.
  – 1 kleine Schüssel, 1 Eßlöffel.
  – 1 Baumwollinnentuch doppelt gefaltet, Größe ca. 15×20 cm.
  – 1 Molton- oder Wolltuch etwas größer als das Innentuch.

Durchführung

➤ **Vorbereitung:** l Tasse (150 ml) körperwarmes Wasser (ca. 35 °C) in eine kleine Schüssel geben, 1 Eßl. Arnika-Essenz 60% dazugeben, umrühren. Kompressentuch eintauchen und vollsaugen lassen.
➤ **Durchführung am Patienten:**
  – Schüssel mit getränkter Kompresse an das Bett des Patienten bringen.
  – Patienten Arnikamischung riechen lassen, Kompresse auswringen, auf die Herzregion auflegen, mit Molton- oder Wolltuch abdecken und Nachthemd oder Schlafanzug darüberziehen. Schulter und Arme leicht bedecken.
  ◉ *Beachte:* Keine Wärmflasche auflegen!
➤ **Anwendungsdauer:** 15 – 30 Min.
➤ **Bemerkungen:**
  – Bei instabilem Kreislauf geringere Dosis, evtl. Salbenlappen bevorzugen.
  – Bei hautempfindlichen Patienten stärkere Verdünnung der Tinktur.
  – Bei akuter Schmerzsymptomatik ist die Anwendung mehrfach möglich. Die Anwendung ist unabhängig von der Wärmeregulation des Körpers.

Allgemeines

➤ **Näheres zu Rosmarin** s. S. 101.
➤ **Indikation:**
  – Hypotonie.
  – Patienten mit venösen Gefäßleiden.
  – Bei chronischen Schwächezuständen und Rekonvaleszenz.
  – Bei wahrnehmungsgestörten Patienten und im Rahmen der basalen Stimulation.
➤ **Kontraindikation:** Allergie, Schwangerschaft.
➤ **Wirkung:** Belebende Wirkung; Vermittlung von Körpergrenzen bei wahrnehmungsgestörten Patienten.

Durchführung

➤ **Vorbereitung:**
  – Wassertemperatur 28 – 32 °C.
  – 5 Tropfen ätherisches Rosmarinöl in $^1/_2$ Tasse Milch geben, verrühren und dem Waschwasser hinzufügen.
  – Alternativ: 3 EL Rosmarintee auf 1 l Wasser 15 Min. ziehen lassen.
➤ **Durchführung am Patienten:** Vorbereitung wie bei Ganzwaschung. Mit dem Oberkörper beginnen und gegen den Haarstrich waschen. Es ist sinnvoll, Hände und Füße direkt in die Waschschüssel zu tauchen. Das Abtrocknen erfolgt ebenfalls gegen die Haarwuchsrichtung.
➤ **Häufigkeit:** Bei Bedarf 1 – 2×tgl.

18.1 Leinsamenauflage (Nasennebenhöhlen)

Allgemeines

➤ **Näheres zu Leinsamen** s. S. 78.
➤ **Indikation:** Nasennebenhöhlen- und Stirnhöhlenentzündung.
➤ **Kontraindikationen:** Instabiler Kreislauf, Gerinnungsstörungen.
➤ **Wirkung:** Entzündungshemmung der Schleimhäute, Schmerzlinderung, Verbesserung des Abflusses von Eiter und Schleim.
➤ **Materialien:**
  – 300 g Leinsamen (ganz oder geschrotet).
  – 1 Kochtopf, 1 Löffel, Wasser.
  – 6 – 8 kleine Leinentücher, Wolltuch, Wärmflasche.

Durchführung

➤ **Vorbereitung in der Küche:** Leinsamen mit Wasser in den Kochtopf geben (Verhältnis 1 : 2, z. B. 300 g Leinsamen mit 600 ml Wasser). Diese Masse einige Minuten aufkochen lassen, bis ein richtiger Brei entsteht. Ist der Brei zu fest, noch etwas Wasser dazugeben, ist er zu wäßrig, noch etwas Leinsamen unterrühren. Von diesem heißen Brei jeweils 1 – 2 EL auf ein Leinentuch geben und zwischen 2 mit heißem Wasser gefüllte Wärmflaschen legen (Abb. 4). Insgesamt 6 – 8 Päckchen zubereiten.
➤ **Durchführung am Patienten:** Die Kompressen werden so heiß wie erträglich auf die Nasennebenhöhlen und/oder Stirnhöhlen aufgelegt (Abb. 4). Darüber ein kleines Frotteetuch oder Wolltuch legen. Die Kompressen ca. alle 4 – 5 Min. wechseln, da sie nur wirken, solange sie warm sind.
➤ **Anwendungsdauer:** 20 – 30 Min.
➤ **Häufigkeit der Anwendung:** 1 – 3×tgl.
➤ **Bemerkung:** Weitere mögliche Pflegemaßnahmen bei Nasennebenhöhlenentzündung sind Kamille-Dampfbad (s. S. 137), Meerrettich-Auflage (s. S. 281), Senfmehl-Fußbad (s. S. 299).

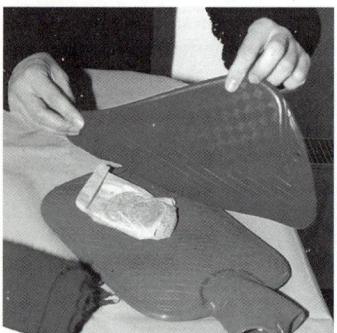 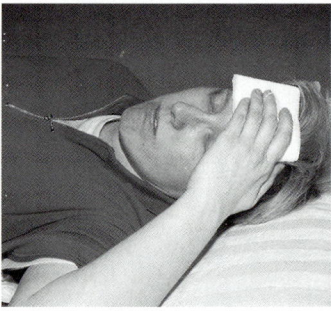

a   b

Abb. 4 a und b   Leinsamenauflage. a) Vorbereitung; b) Anwendung (aus A. Sonn. Wickel und Auflagen. Stuttgart: Thieme 1998)

Allgemeines

➤ **Indikation:**
- Nasennebenhöhlenentzündung.
- Stirnhöhlenentzündung.
- Kopfschmerzen.
➤ **Kontraindikation:** Allergie auf Meerrettich, offene Wunden und Entzündungen im Auflagebereich.
➤ **Wirkung:** Durchblutungssteigernd, schleimlösend.
➤ **Materialien:**
- 1 Meerrettichwurzel.
- Reibe, Schüssel.
- 2 EL frisch geraspelten Meerrettich oder 2 EL Meerrettich aus dem Glas (beim Kauf auf Meerrettich ohne chemischen Zusatz achten). Der Meerrettich aus dem Glas sollte Zimmertemperatur haben.
- 1 Kompresse oder Leinentüchlein.
- Olivenöl.

Durchführung

➤ **Vorbereitung:** Den Meerrettich reiben und 1–2 cm dick auf der Kompresse verteilen. Die Ränder einschlagen, so daß ein Päckchen entsteht.
➤ **Durchführung am Patienten:** Meerrettichpäckchen im oberen Nackenbereich auflegen.Waschlappen darüberlegen.
➤ **Dauer der Auflage:** 2–5 Min. bzw. so lange, wie es vom Patienten vertragen wird. Bei wiederholten Anwendungen ist eine Steigerung der Auflagedauer bis maximal 10–12 Min. möglich.
➤ **Nachbehandlung:**
- Durch die Auflage kommt es zu einer Hautrötung; nicht abwaschen, sondern nach Entfernen der Kompresse dünn mit Olivenöl einreiben. Das Olivenöl hält die Wärme länger im behandelten Organ und pflegt die Haut.
- Patienten auf Warmhaltung der Füße z. B. durch Tragen von Wollsocken hinweisen.
➤ **Häufigkeit der Anwendung:** 1–2×tgl. Vor erneuter Auflage Hautkontrolle. Falls noch eine Rötung besteht, einen Tag Pause einlegen. Bei chronischer Erkrankung längere Anwendung sinnvoll.
◉ *Beachte:* Eine zu lange aufliegende Kompresse kann Hautverbrennungen verursachen. Während der Auflage Hautzustand auf Hautrötung kontrollieren. Auf Reaktionen des Patienten achten, ggf. die Auflage schon vor Ablauf der Auflagedauer abnehmen, wenn es dem Patienten zu heiß und unangenehm wird. Bei der 1. Anwendung bei dem Patienten bleiben. Patienten mit empfindlicher Haut, ältere und wahrnehmungsgestörte Patienten besonders aufmerksam beobachten.
➤ **Bemerkung:** Dieselbe Auflage in der Blasengegend hilft bei Blasenentzündungen (besonders chronischer Art), bei Dauerkatheterträgern und Reizblase.

18.3 Thymianöl-Kompresse

Allgemeines

➤ **Näheres zu Thymian** s. S. 114.

🔹 *Beachte:* Öl auf jeden Fall in der Apotheke oder in Spezialgeschäften kaufen; für Kinder Öl vom Typ Linalool/Geraniol, für Erwachsene Öl vom Typ Thujanol.

➤ **Indikation:**
  – Erkältung, Bronchitis.
  – Asthma, Keuchhusten.
  – Zäher Schleim bei Beatmungspatienten.
  – Förderung der Sekretolyse nach Extubation.
  – Patienten mit chronisch obstruktiven Atemwegserkrankungen.

➤ **Kontraindikation:** Allergie, Schwangerschaft, Epilepsie, Patient akzeptiert Duft nicht.

➤ **Wirkung:**
  – Krampflösend, antiseptisch, auswurffördernd, sekretionsanregend.
  – *Pflegeerfahrung:* Mildert Hustenreiz, löst zähen Schleim, steigert die Abwehr bei Infektionserkrankungen, stark desinfizierende Wirkung, besonders gegen Staphylokokken wirksam.

➤ **Materialien:**
  – 1 EL 10%iges Thymianöl.
  – 1 zusammengelegtes Leinentuch oder 1 Mullkompresse Größe 20×30 cm.
  – 1 Plastiktüte (klein).
  – 1 Wärmflasche.
  – 1 Waschlappen, Wolltuch oder Rohwolle, 1 Moltonaußentuch.
  – 10%ige Lösung Thymianöl. (Herstellung der Mischung: 45 ml Sonnenblumenöl und 5 ml Thymianöl 100% ergeben eine 10%ige Lösung. Mischung in dunkle Flasche abfüllen und mit Datum versehen. Haltbarkeit von Ölmischungen 3 Monate). Alternativ: 1 EL kaltgepreßtes Sonnenblumen- oder Olivenöl mit 5 Trpf. Thymianöl 100% mischen und auf die Kompresse geben.

Durchführung

➤ **Vorbereitung:** Plastiktüte öffnen, Mullkompresse oder Leintuch in die Plastiktüte legen, 1 EL. 10%iges Thymianöl daraufgeben. Tüte verschließen und Stoff darin zusammendrücken. Der Stoff soll mit Öl getränkt sein, aber beim Herausnehmen nicht austropfen. Wärmflasche mit 60–70°C heißem Wasser füllen. Ölkompresse in der verschlossenen Plastiktüte auf der Wärmflasche anwärmen, ebenso Waschlappen und Wolltuch.

➤ **Durchführung am Patienten:** Erwärmte Kompresse auf die Brust im oberen Sternumbereich auflegen, mit angewärmten Waschlappen oder Wolltuch oder Rohwolle zudecken. Nachthemd oder Schlafanzugjacke darüber ziehen und verschließen. Evtl. noch in Außenmoltontuch einwickeln. Wache Patienten auffordern, eine Hand auf die Kompresse zu legen und so die milde Wärme noch bewußter wahrzunehmen. Bei wahrnehmungsgestörten Patienten die Hand des Patienten auf die Kompresse auflegen. Bei kalten Füßen Wärmflasche an die Füße oder um den Bauch legen und Schultern warmhalten.
  🔹 *Beachte:* Wärme entspannt.

➤ **Dauer der Auflage:** 30 Min. Wenn die Kompresse abends aufgelegt wird und der Patient darüber einschläft, kann sie auch über Nacht liegenbleiben.

➤ **Nachbehandlung:** Kompresse entfernen. Sie kann wieder in die Plastiktüte gesteckt und für erneute Auflage mit Öl getränkt, erwärmt und erneut aufgelegt werden. Verwendbar bis zu 7 Tagen, dann erneuern.

Allgemeines

➤ **Näheres zu Thymian** s. S. 114.
➤ **Indikation:**
  – Husten (Bronchitis, krampfartiger Husten, Keuchhusten).
  – Asthma.
➤ **Kontraindikation:** Allergie, instabiler Kreislauf.
➤ **Wirkung:**
  – Krampflösend, entzündungshemmend, abwehrsteigernd, antibakteriell.
  – *Pflegeerfahrung:* Wickel hilft sehr gut bei starkem Reizhusten. Durch die feucht-heiße Wärme wird innere Anspannung gelöst und einige Patients schlafen darüber ein.
➤ **Materialien:**
  – 1 EL Thymiantee auf $^1/_2$ l Wasser (Tees s. S. 114).
  – 1 Meßbecher, 1 Teesieb, 1 kleiner Kochtopf.
  – 1 Windel oder zirkuläres Innentuch.
  – 1 Küchentuch (Auswringtuch).
  – 1 Frotteetuch, 1 Moltonaußentuch.
  – 1 Wärmflasche.

Durchführung

➤ **Vorbereitung am Patienten:** Bei kalten Füßen des Patienten Wärmflasche, ca. 60 °C warm, an die Füße legen. Molton-Außentuch ins Bett legen. Evtl. Peak-flow-Wert bestimmen, Atemfrequenz zählen.
➤ **Vorbereitung in der Küche:** 1 EL Thymian auf $^1/_2$ l kochendes Wasser geben (Meßbecher), 5 Minuten ziehen lassen, in kleinem Kochtopf auf der Kochplatte bei niedriger Stufe warmhalten. Windel oder Wickelinnentuch in Auswringtuch geben, in heißen Teeaufguß eintauchen, gut durchziehen lassen, auswringen.
➤ **Durchführung am Patienten:** Patient setzt sich im Bett auf. Die heiße Teekompresse aus dem Auswringtuch herausnehmen, Temperaturkontrolle an der Innenseite des Unterarmes. Wenn die Temperatur vom Patienten als angenehm empfunden wird, Kompresse auf die Brust auflegen oder in zirkuläres Tuch einhüllen. Frotteetuch oder Zwischentuch darüberlegen und Moltontuch außen wickeln.
◉ *Beachte:* Auf gute Wickeltechnik achten, der Wickel sollte fest anliegen. Rasch arbeiten, die Teekompresse kühlt schnell aus; dünn gefüllte Wärmflasche auf die Brust legen.
➤ **Dauer des Wickels:** 20 – 30 Min. oder so lange, wie der Patient den Wickel als warm empfindet.
➤ **Nachbehandlung:** Nachruhe 30 Min. evtl. Peak-flow-Werte messen, Atemfrequenz zählen.

18.5 Senfwickel

- ➤ **Näheres zu Senf** s. S. 108.
- ➤ **Indikation:**
  - Akute Pneumonie, Pleuritis.
  - Bronchitis, Asthma.
  - Pneumonieprophylaxe.
  - Bei Patienten mit erschwerter Atmung.
- ⊙ *Cave:* Anzeichen der Ateminsuffizienz und Intubationspflichtigkeit nicht übersehen!
- ➤ **Kontraindikation:** Allergie, offene Wunden im Auflagegebiet.
- ➤ **Wirkung:**
  - Aktiviert örtliche Stoffwechselvorgänge und lindert Entzündungen der Atemwege. Bewirkt tiefes Durchatmen und bessert dadurch die Sauerstoffsättigung Bei Fieber hilft der Wickel dem Körper, Wärme abzugeben.
  - *Pflegeerfahrung:* 30 – 60 Min. nach der Anwendung kommt es zu produktivem Abhusten. 4 – 6 Std. nach dem Senfwickel kommt es zu tiefem erholsamem Schlaf.
- ➤ **Materialien** (Abb. 5):
  - 4 EL schwarzes Senfmehl (Semen nigrae pulv.).
  - 1 Windel oder Küchentuch.
  - 3 Blätter großlagiger Zellstoff, Pflaster.
  - Kleine Schüssel, lauwarmes Wasser ca. 35 – 40 °C.
  - 1 Frotteetuch, 1 Molton-Außentuch (s. S. 24).
  - Olivenöl.
  - Evtl. Minutenwecker.

Durchführung

- ➤ **Vorbereitung des Patienten:** S. Thymian-Brustwickel S. 283. Bei beatmeten Patienten Sauerstoffsättigung und Atemfrequenz dokumentieren.
- ➤ **Vorbereitung in der Küche:** Windel auf die Arbeitsplatte legen, darauf den Zellstoff. In die Mitte des Zellstoffs 4 EL Senfmehl geben und rechteckig ausstreichen. Zellstoffenden nach innen klappen, Windelenden ebenfalls nach innen klappen (Päckchen) und mit Pflaster zukleben. Fertiges Senfmehlpäckchen zu einer Rolle formen. Rolle in kleiner Schüssel mit ca. 35 – 40 °C warmem Wasser 2 – 3 Min. einweichen.
- ➤ **Durchführung am Patienten:**
  - Patient sitzt im Bett. Das Senfmehlpäckchen aus dem Wasser nehmen und ausdrücken. Dann das Päckchen auf den unteren Thoraxbereich auflegen, darüber das Frotteetuch. Der Patient legt sich auf das Moltonaußentuch und wird eingewickelt (s. S. 283).
  - Während des Wickels beim Patienten bleiben und ihn zu tiefer Atmung motivieren. Minutenwecker auf 2 Min. einstellen.
- ➤ **Dauer des Wickels:**
  - 1. Wickel 2 – 3 Min.
  - 2. Wickel 3 – 4 Min.
  - Bei jedem weiteren Wickel Steigerung der Auflagezeit um 2 – 3 Min. möglich.
  - Nach 2 Min. Hautkontrolle, bei leichter Rötung Wickel abnehmen. Zeigt die Haut keine Reaktion, darf der Wickel noch 1 – 2 Min. länger liegenbleiben.
- ⊙ *Beachte:* Maßgebend für die Auflagedauer ist immer die Reaktion des Patienten und der Hautzustand. Maximalauflagezeit 12 Min.

➤ **Nachbehandlung:** Wickel abnehmen und Senfmehlreste mit Frotteetuch abreiben. Auflagestelle mit Olivenöl einreiben. Patienten wieder in Moltonaußentuch einwickeln, 30 Min. nachruhen lassen. Peak-flow-Werte messen bzw. bei beatmeten Patienten Sauerstoffsättigung und Atemfrequenz dokumentieren.

➤ **Häufigkeit der Anwendung:**
  – 1×tgl., angepaßt an die physiologische Wärmeregulation, gehört dieser Wickel in den Nachmittag.
  – Senfwickel lassen sich kurmäßig einsetzen, z.B. 5 Tage Anwendung, 2 Tage Pause. Sollte am dem Wickel folgenden Tag noch eine Rötung an der Auflagestelle vorhanden sein, 1 Tag Pause einlegen.
  – Der Wickel darf auch bei Fieber eingesetzt werden.

◉ *Achtung:* Bei zu langer Auflagezeit kann es zu starker Rötung der Haut mit Blasenbildung kommen (Hautverbrennung). Während des Senfwickels den Patienten nicht allein lassen!

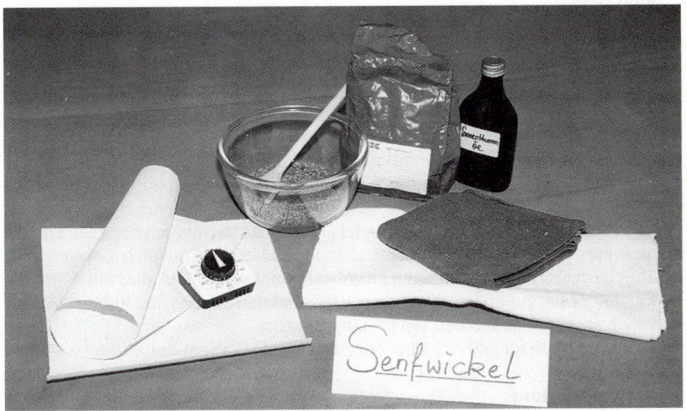

Abb. 5 Materialien für einen Senfwickel (aus A. Sonn. Wickel und Auflagen. Stuttgart: Thieme 1998)

19.1 Heiße Bauchkompresse

Allgemeines

➤ **Näheres** zu Erkrankungen des Verdauungstraktes s. S. 159 ff.
➤ **Indikation:** Gastroenteritis, Gastroduodenitis (mit und ohne Erbrechen), Morbus Crohn und Colitis, Blähbauch und Tenesmen, Colon irritabile, Colon spasticum, Obstipation, Narbenbeschwerden nach großen Bauch-Operationen, Streß/ Nervosität, Menstruationsbeschwerden, Bauchweh bei Kindern.
➤ **Kontraindikationen:** Unklare akute Bauchschmerzen, Gastritis mit Fieber, Appendizitis, schwere Herzinsuffizienz, Gerinnungsstörungen, Thrombozytopenie, instabiler Kreislauf, Sensibilitätsstörungen z. B. bei Tetraplegie, akute Nieren- und Gallenkoliken mit Fieber.
➤ **Wirkung:**
  – Bauchwickel wirken je nach Befund krampflösend und beruhigen die Peristaltik. Über den Solarplexus wirkt der Wickel auf den ganzen Körper ein.
  – *Pflegeerfahrung:* Die heiße Bauchkompresse wirkt entspannend, beruhigend, schmerzlindernd, krampflösend und tut dem Patienten sehr gut.
➤ **Materialien:**
  – 1 kleine Schüssel mit ca. 400 ml heißem Wasser (80 °C).
  – 2 Windeln, 1 Küchentuch, 1 Frotteetuch, 1 Moltonaußentuch.
  – 2 Wärmflaschen.

Durchführung

➤ **Vorbereitung in der Küche:** Heißes Wasser in kleine Schüssel geben, Windel in der erforderlichen Breite zusammenlegen und zum leichteren Auswringen in ein Küchentuch legen. Küchentuch an den Zipfeln anfassen und auswringen.
  🔴 *Beachte:* Je trockener, desto verträglicher ist der heiße Wickel auf der Haut.
➤ **Durchführung am Patienten:** Windel aus dem Auswringtuch nehmen, kurz an mehreren Stellen des Bauches antupfen und so heiß wie möglich auflegen. Darüber wird als Feuchtigkeitsschutz das Frotteetuch gelegt und alles mit dem Moltonaußentuch gut angewickelt. Zwei Wärmflaschen, rechts und links gegen den Bauch angelegt, halten den Wickel länger warm.
➤ **Dauer der Auflage:** 20 – 30 Min. oder solange der Patient den Wickel als warm empfindet.
➤ **Nachbehandlung:**
  – Nach 20 – 30 Min. Wickel entfernen, Frotteetuch nachtrocknen und wieder gut in Molton-Außentuch einwickeln, Wärmflaschen anlegen.
  – Nachruhe: 30 – 60 Min.
  – Dokumentation des Wickels (Patient nach Wirkung fragen).
🔴 *Achtung:* Geringe Hautrötung nach dem Wickel ist normal. Vorsicht, Verbrennungen der Haut sind zu vermeiden!

Allgemeines

➤ **Näheres** zu Kamille s. S. 62.
➤ **Indikation:** Magen-Darm-Krämpfe, Blähungen, Obstipation, angespannter Bauch, Menstruationsschmerz, Gebärmutterrückbildungsbeschwerden nach der Geburt, Narbenschmerzen nach Bauchoperationen, Schlafstörungen, Nervosität/Streß, kalte Füße.
➤ **Kontraindikationen:** Allergie auf Kamille, instabiler Kreislauf, unklare akute Bauchbeschwerden. Bei homöopathischer Behandlung Rücksprache mit dem Arzt.
➤ **Wirkung:**
  – Krampflösend, entspannend, durchwärmend, schmerzlindernd.
  – *Pflegeerfahrung:* Durch die feucht-heiße Wärme wird innere Anspannung gelöst, manche Patienten schlafen darüber ein.
➤ **Materialien:**
  – 1 EL Kamillentee, $^1/_2$ l kochendes Wasser.
  – Meßbecher, Teesieb, 1 kleiner Kochtopf.
  – 1 Windel oder zirkuläres Innentuch, 1 Küchentuch (Auswringtuch), 1 Frotteetuch, 1 Moltonaußentuch.
  – 1 Wärmflasche.

Durchführung

➤ **Vorbereitung in der Küche:** 1 EL Kamillentee auf $^1/_2$ l kochendes Wasser, im Meßbecher 5 Min. ziehen lassen, durch Teesieb in einen kleinen Kochtopf absieben, auf der Kochplatte bei niedriger Stufe warmhalten. Windel oder Wickelinnentuch in Auswringtuch geben, in heißen Teeaufguß eintauchen, gut durchziehen lassen, auswringen.
➤ **Durchführung am Patienten:** Patient setzt sich im Bett auf, heiße Teekompresse aus dem Auswringtuch herausnehmen, Temperaturkontrolle an der Innenseite des Unterarmes. Wenn die Temperatur vom Patienten als angenehm empfunden wird, Kompresse auf den Bauch legen oder in zirkuläres Tuch einhüllen. Frotteetuch oder Zwischentuch und darüber Moltonaußentuch wickeln. Rasch arbeiten, die Teekompresse kühlt schnell aus. Der Wickel sollte fest anliegen. Dünngefüllte Wärmflasche auf den Bauch legen.
➤ **Dauer der Auflage:** 20–30 Min., bzw. solange der Patient die Auflage als warm empfindet.
➤ **Nachbehandlung:** Nachruhe 30 Min.

19.3 Fenchel-Ölkompresse

Allgemeines

➤ **Näheres zu Fenchel** s. S. 47.
➤ **Indikation:** Verdauungsstörungen, Blähungen, Krämpfe, Schluckauf, Übelkeit, Brechreiz.
➤ **Kontraindikationen:** Allergie auf Fenchel, Epilepsie, Patient akzeptiert den Duft nicht!
➤ **Wirkung:**
  – Erwärmend, krampflösend, menstruationsfördernd, bei stillenden Müttern milchanregend.
  – *Pflegeerfahrung:* Hilft sehr gut bei Krämpfen und Unruhe im Bauch und nach Bauchoperationen.
➤ **Materialien:**
  – 1 EL 10 %iges Fenchelöl. Alternativ: 1 EL Olivenöl + 5 Trpf. Fenchelöl 100 %.
  – 1 Leinentuch 20×30 cm. Alternativ: 1 Mullkompresse 20×30 cm.
  – 1 Plastiktüte (klein), 1 Wärmflasche.
  – 1 Waschlappen, Wolltuch, Moltonaußentuch.

Durchführung

➤ **Vorbereitung in der Küche:** Plastiktüte öffnen, Leinentuch oder Mullkompresse in die Plastiktüte legen, 1 EL 10 %iges Fenchelöl daraufgeben. Tüte verschließen und Stoff darin kneten. Der Stoff sollte mit dem Öl getränkt sein, aber beim Herausnehmen nicht austropfen. Wärmflasche mit 60 °C heißem Wasser füllen. Ölkompresse in der verschlossenen Plastiktüte auf der Wärmflasche anwärmen, ebenso Waschlappen und Wolltuch.
➤ **Durchführung am Patienten:** Erwärmte Kompresse aus der Plastiktüte herausnehmen, Temperaturkontrolle am Unterarm. Auf den Bauch in der Region der stärksten Beschwerden auflegen. Darüber den angewärmten Waschlappen legen und den Patienten in das Moltonaußentuch einhüllen. Eine dünngefüllte Wärmflasche auf den Bauch oder bei kalten Füßen an die Füße legen.
➤ **Dauer der Auflage:** 30 Min., darf danach entfernt werden. Wird die Kompresse als sehr wohltuend empfunden, darf sie länger liegenbleiben, falls der Patient darüber einschläft, auch über Nacht.
➤ **Nachbehandlung:** Kompresse entfernen, kann wieder in Plastiktüte gesteckt und für die nächste Auflage mit Öl getränkt, erwärmt und erneut aufgelegt werden. Verwendbar bis zu 7 Tagen, dann erneuern.

Allgemeines

➤ **Indikation**: Lebererkrankungen, Stoffwechselstörungen, zur Anregung der Lebertätigkeit, nach schweren Mahlzeiten zur Aktivierung der Verdauung, bei Obstipation, Depressionen, Neurodermitis.
➤ **Kontraindikationen:** Allergie auf Schafgarbe, instabiler Kreislauf. Bei hömöopathischer Behandlung Rücksprache mit dem Arzt.
➤ **Wirkung:**
  – Krampflösend, entspannend, verdauungsfördernd, Anregung des Leberstoffwechsels und der Regeneration.
  – *Pflegeerfahrung:* Schmerzlinderung und Entspannung bei erhöhtem Oberbauchkapseldruck, z. B. bei Lebermetastasen.
➤ **Materialien:**
  – 1 EL Schafgarbentee, $^1/_2$ l kochendes Wasser.
  – S. Kamillenwickel S. 287.

Durchführung

➤ **Vorbereitung in der Küche:** Teezubereitung s. Kamillenwickel S. 287. Windel oder Wickelinnentuch ins Auswringtuch geben, in heißen Teeaufguß eintauchen, gut durchziehen lassen, auswringen.
➤ **Durchführung am Patienten:** s. Kamillenwickel S. 287.
➤ **Dauer der Auflage:** 20–30 Min., oder solange der Patient die Auflage als warm empfindet.
➤ **Nachbehandlung:** Nachruhe 30 Min.

20.1 Eukalyptusölkompresse (Auflage auf die Blase) ▬

Allgemeines ────────────────────

➤ **Näheres** zu Erkrankungen des Harntraktes s. S. 188 ff.
➤ **Indikation:** Blasenentzündung, Harnverhalt.
✖ **Kontraindikationen:** Allergie, Patient akzeptiert den Duft nicht.
➤ **Wirkung:**
 – Wirkt antiseptisch und krampflösend.
 – *Pflegeerfahrung:* Gute Erfolge bei Harnverhalt und Zystitis. Etwa 70% der Patienten kann bis zu 2 Std. nach der Auflage spontan Wasser lassen. Gute Wirkung bei Harnverhalt nach Koronarangiographie. Bei Zystitis haben viele Patienten nach 2 – 3 Tagen keine Schmerzen mehr beim Wasserlassen. Die Urinkulturen zeigen jedoch, daß die alleinige Behandlung mit Ölkompressen nicht ausreicht. Ölkompressen stellen aber eine gute Möglichkeit dar, die medikamentöse Behandlung zu ergänzen.
➤ **Materialien:**
 – 1 EL 10%iges Eukalyptusöl (Apotheke). Alternativ: 1 EL Sonnenblumenöl/Olivenöl + 5 Trpf. ätherisches Eukalyptusöl 100%.
 – 1 zusammengelegtes Leintuch Größe 20×30 cm oder 1 Mullkompresse 20×30 cm.
 – 1 Plastiktüte (klein), 1 Gummiwärmflasche.
 – 1 Waschlappen, Wolltuch, 1 Moltonaußentuch.

Durchführung ────────────────────

➤ **Vorbereitung in der Küche:** Plastiktüte öffnen, Mullkompresse oder Leinentuch in die Plastiktüte legen, Eukalyptusöl daraufgeben. Tüte verschließen und Stoff darin kneten. Stoff sollte mit dem Öl getränkt sein, aber beim Herausnehmen nicht austropfen. Wärmflasche mit 60 – 70 °C heißem Wasser füllen. Ölkompresse in der verschlossenen Plastiktüte auf der Wärmflasche anwärmen, ebenso Waschlappen und Wolltuch.
➤ **Durchführung am Patienten:** Erwärmte Kompresse auf die Blasenregion auflegen, mit angewärmtem Waschlappen und Wolltuch zudecken. Schlüpfer und Schlafanzughose oder Nachthemd darüberziehen. Dünngefüllte Wärmflasche auf den Unterbauch legen.
➤ **Auflagedauer der Kompresse:** 30 Min., bzw. solange, wie der Patient sie als angenehm empfindet. Bei kalten Füßen Wollsocken anziehen, evtl 2. Wärmflasche an die Füße legen.
➤ **Anwendungshäufigkeit:** 2×tgl.
➤ **Nachbehandlung:** 30 Min. nachruhen.
◨ *Beachte:* Auf genügend Flüssigkeitszufuhr achten, Patienten Blasentee trinken lassen.

Allgemeines

➤ **Näheres** zu Erkrankungen des Harntraktes s. S. 188 ff.
➤ **Indikation:** Blasenentzündung.
➤ **Kontraindikationen:** Allergie, Hautverletzungen oder Ekzeme.
➤ **Wirkung:** Verstärkte Hautdurchblutung, reflektorische Durchblutungssteigerung der Blase, regt den Stoffwechsel an und hilft bei entzündlichen Vorgängen.
➤ **Materialien:**
  – 4 EL frisch geraspelten Meerrettich. Alternativ: 4 EL Meerrettich aus dem Glas (beim Kauf auf Meerrettich ohne chemischen Zusatz achten). Der Meerrettich aus dem Glas sollte Zimmertemperatur haben.
  – 1 Kompresse oder Leinentüchlein, Pflaster.
  – Olivenöl.
  – 1 Frotteetuch oder Moltonaußenwickeltuch (evtl. Wärmflasche).

Durchführung

➤ **Vorbereitung in der Küche:** Den geraspelten Meerrettich 1 – 2 cm dick auf die Kompresse auftragen. Die Ränder einschlagen, so daß ein Päckchen entsteht. Mit Pflaster zukleben.
➤ **Durchführung am Patienten:** Patienten vor der Auflage die Blase entleeren lassen. Meerrettichauflage so auf die Blase legen, daß nur eine Stoffschicht zwischen Auflage und Haut liegt. Frotteetuch darüber legen und in Moltonaußentuch einwickeln. Bei kalten Füßen Wärmflasche an die Füße legen.
➤ **Dauer der Auflage:** Max. 4 – 5 Min. unter Hautkontrolle. Anwendungshäufigkeit: 1×tgl.
➤ **Nachbehandlung:** Haut mit Olivenöl einreiben. 30 Min. Nachruhe einhalten.
➤ **Häufigkeit der Anwendung:** Am 2. Tag vor der Auflage Haut kontrollieren. Wenn die Haut noch gerötet ist, dann einen Tag Pause einlegen.

21.1 Stimmungsaufhellender Bauchwickel

Allgemeines

➤ **Näheres** zu Erkrankungen des Nervensystems s. S. 196 ff.
➤ **Indikation:** Streß, Erschöpfungszustände, reaktive Depression, z. B. nach einer Tumordiagnose.
➤ **Kontraindikation:** Allergie, Schwangerschaft. Die Wirkung von Alkohol kann verstärkt werden. (Kein Alkoholgenuß während der Anwendung!)
➤ **Wirkung:**
  – Stimmungsaufhellend, entspannend, fördert das Wohlgefühl.
  – Je nach verwendetem ätherischem Öl:
    • Benzoe: Ausgleichend, beruhigend, hilft bei Streß und Depressionen.
    • Jasmin: Hebt die Stimmung und wirkt bei Angstzuständen und Depressionen.
    • Muskatellersalbei: Verbessert die Stimmung, psychisch stabilisierend, anregend bei Erschöpfungszuständen und Angstzuständen.
➤ **Materialien:**
  – 2 EL Meersalz.
  – 5 – 10 Trpf. Muskatellersalbei 100 %.
  – 5 – 10 Trpf. Benzoe 100 %.
  – 1 – 3 Trpf. Jasmin-Öl 100 %.
  – Ca. 300 ml kochendes Wasser.
  – 1 Windel, 1 Küchentuch, 1 Frotteetuch, 1 Moltonaußentuch.
  – 1 Wärmflasche.

Durchführung

➤ **Vorbereitung in der Küche:** Meersalz in die Schüssel geben und kochendes Wasser dazu gießen, mit einem Löffel einige Minuten umrühren, so daß sich die Salzkörner auflösen. In das heiße Salzwasser die ätherischen Öle geben. In diese Salzwasser-Öllösung die Windel eintauchen und vollsaugen lassen. Die gut getränkte Windel in das Küchentuch legen und auswringen.
➤ **Durchführung am Patienten:** Patient legt sich ins Bett, in das vorher ein Moltonaußentuch gelegt wurde. Temperaturkontrolle des Wickels an der Innenseite des Unterarmes. Wickel auf den Oberbauch (Solarplexus) auflegen. Darüber ein Frotteetuch, in Moltonaußentuch einhüllen. Bei kalten Füßen Wärmflasche an die Füße oder auf den Bauch legen.
➤ **Dauer der Auflage:** 20 – 30 Min., bzw. solange der Wickel vom Patienten als angenehm warm empfunden wird.
➤ **Nachbehandlung:** Nach 30 Min. den Wickel abnehmen und Patienten in Außentuch einhüllen. Nachruhe: 30 Min.
◉ *Beachte:* Wegen seiner stimmungsaufhellenden Wirkung gehört dieser Wickel in den Vormittag. In Krisensituationen kann er aber auch zu anderen Tages- und Nachtzeiten angelegt werden.

Allgemeines

➤ **Näheres** zu Erkrankungen des Nervensystems s. S. 196 ff.
➤ **Indikation:** Nervosität und Unruhe, Ein- und Durchschlafstörungen, Husten, Bronchitis .
➤ **Kontraindikation:** Allergie, Patient akzeptiert den Duft nicht.
➤ **Wirkung:**
  – Beruhigend, ausgleichend, krampflösend, sekretolytisch, fördert den Auswurf; antiseptisch mit Hemmwirkung auf E. coli, Candida albicans, Staphylococcus aureus.
  – *Pflegeerfahrung:* Wirkt sehr gut beruhigend bei gestreßten Patienten. Hilft bei Ein- und Durchschlafstörungen, wenn der Patient vor der Krankenhausbehandlung nicht schon schlafmittelabhängig war. Gute Möglichkeit, Angehörige in die Pflege mit einzubeziehen, z. B. bei Langzeitpatienten, Schwerstkranken und Sterbenden. Man läßt die Angehörigen die Kompresse auflegen und ermuntert sie, ihre Hand darauf zu legen und ihren Angehörigen zu streicheln. Guter Wickel für Kinder mit Einschlafstörungen.
➤ **Materialien:**
  – 1 EL Lavendelöl 10 % aus der Apotheke. Alternativ: 1 EL kaltgepreßtes Sonnenblumenöl/Olivenöl + 5 Trpf. Lavendelöl 100 % (Lavendel extra Primavera).
  – 1 zusammengelegtes Leintuch Größe 20×30 cm. Alternativ 1 Mullkompresse 20×30 cm.
  – 1 Plastiktüte (klein).
  – 1 Gummiwärmflasche, Waschlappen.
  – Wolltuch, Moltonaußentuch.

Durchführung

➤ **Vorbereitung in der Küche:** S. Fenchelölkompresse S. 288.
➤ **Durchführung am Patienten:** Erwärmte Kompresse auf die Brust im oberen Sternumbereich auflegen, mit angewärmtem Waschlappen oder Wolltuch zudecken. Nachthemd oder Schlafanzugjacke darüber ziehen und verschließen. Evtl. noch in Moltonaußentuch einwickeln. Wache Patienten auffordern, eine Hand auf die Kompresse zu legen, um so die milde Wärme noch bewußter wahrzunehmen. Bei wahrnehmungsgestörten Patienten führt die Pflegekraft die Hand des Patienten und legt sie auf die Kompresse. Bei kalten Füßen Wärmflasche an die Füße legen oder auf den Bauch. Schultern warmhalten.
➤ **Dauer der Auflage:** 30 Min., darf danach entfernt werden. Wenn die Kompresse abends aufgelegt wird und der Patient darüber einschläft, kann sie über Nacht liegenbleiben.
➤ **Nachbehandlung:** Kompresse entfernen und wieder in Plastiktüte legen. Für eine erneute Auflage mit Öl tränken, erwärmen und erneut auflegen. Verwendbar bis zu 7 Tagen, dann erneuern.

21.3 Ganzkörperwaschung mit Lavendelöl

Allgemeines

➤ **Näheres** zu Lavendel s. S. 76.
➤ **Indikation:** Bei unruhigen Patienten, bei Patienten mit Schmerzen und gleichzeitiger Unruhe, bei Patienten mit Einschlafproblemen, Streß, Unruhe aufgrund einer malignen Diagnosestellung oder eines bevorstehenden operativen Eingriffs, Hypertonie, Hyperthyreose, nach einem Herzinfarkt, Sterbebegleitung.
➤ **Kontraindikation:** Schwere Depression, Akinese.
➤ **Material:**
  – 5 Trpf. ätherisches Lavendelöl in $1/2$ Tasse Milch. Alternativ: 1 l Lavendelblütentee, 3 EL Tee mit 1 l kochendem Wasser übergießen, 5 Min. ziehen lassen.
  – 3 – 4 l warmes Wasser.
  – Waschschüssel, weicher Schwamm, Waschlappen, Handtuch.

Durchführung

➤ **Vorbereitung in der Küche:** Lavendelöl in die Milch geben, verrühren und dem Waschwasser zusetzen. Wassertemperatur 40 °C, damit trotz der Abkühlung des Wassers während der Waschung und durch die Verdunstung auf der Haut vom Patienten angenehme Wärme empfunden wird.
➤ **Durchführung am Patienten:** S. Arbeitstechniken S 24.

Allgemeines

➤ **Indikation:** Rheumatische Erkrankungen, Muskelverspannungen, Gelenkarthrosen, außerdem sinnvoll bei Menstruationsbeschwerden, chronischen Lebererkrankungen, vegetativer Dystonie.

➤ **Kontraindikationen:** Allergie gegen Heublumen, akute Neuralgie, (hierbei sind Kälteanwendungen besser), instabiler Kreislauf (zu starke Belastung), Gerinnungsstörungen (Gefahr der Blutung, bei marcumarisierten Patienten bestehen jedoch keine Bedenken).

➤ **Wirkung:** Schmerzlinderung, Durchblutungssteigerung mit erhöhtem Gewebestoffwechsel, Tonusminderung der Muskulatur, Elastizitätszunahme des Bindegewebes, Beruhigung und Entspannung.

➤ **Materialien:**
- Heublumen, Leinen- oder Baumwollbeutel, Nähzeug. Alternativ: Fertiger Heublumensack aus der Apotheke.
- 1 Frotteetuch als Zwischentuch, 1 Moltonaußentuch (oder Badetuch).
- Breiter Topf mit Sieb zum Auflegen oder Dampfdrucktopf mit Siebeinsatz, Spezialdampferwärmer für Kliniken.

Durchführung

➤ **Vorbereitung in der Küche:** Heublumen in den Stoffbeutel füllen. Beutel nur zur Hälfte füllen, so daß er nicht zu prall wird, wenn der Inhalt nach Befeuchtung aufquillt. Stoffbeutel an schmaler Kante zunähen. Wasser in den Kochtopf füllen und aufkochen lassen, Sieb auf den Topf legen und darauf den Heublumensack. Über heißem Dampf ca. 30 Min. befeuchten und erhitzen.

➤ **Durchführung am Patienten:** Den heißen Sack vorsichtig auf die schmerzende Stelle auflegen und zwar so heiß, wie der Patient es als noch erträglich empfindet. Über den Heublumensack das Frotteetuch als Feuchtigkeitsschutz legen. Mit Moltonaußentuch gut fest wickeln.

➤ **Dauer der Auflage:** 20–40 Min. oder solange der Patient sie als angenehm warm empfindet.

➤ **Nachbehandlung:** Heusack abnehmen, Außenwickeltuch wieder anlegen. Nachruhe 30 Min. Der Heusack ist 4–5× für den gleichen Patienten wiederverwendbar. Nach Gebrauch auf dem Wäscheständer luftig trocknen lassen.

➤ **Häufigkeit der Anwendung:** 1–2×tgl.

22.2 Ingwerwickel

Allgemeines

➤ **Indikation:** Chronische Gelenkerkrankungen, Rheuma, Gicht, Rückenschmerzen, Muskelverspannungen, schmerzhafte Schulter, akutes Schulter-Arm-Syndrom, Psoriasis mit Gelenkbeteiligung, zur Anregung der Ausscheidung, chronische Bronchitis.

➤ **Kontraindikationen:** Arterielle Hypertonie, Schizophrenie.

➤ **Wirkung:** Durchwärmung des ganzen Körpers, Unterstützung einer gleichmäßigen Atmung (Einatmung betont), Sekretlösung, Anregung der Urinausscheidung, zur Verbesserung der Beweglichkeit in Gelenken, Schmerzlinderung.

➤ **Materialien:**
  – 3 EL frische Ingwerwurzel (Rhizom) oder 2 EL getrocknete pulverisierte Ingwerwurzel.
  – Vierfaches, glattes Baumwolltuch in Größe der Auflagefläche.
  – 1 Küchentuch, 1 Frotteetuch, 1 Moltonaußentuch,
  – 1 Wärmflasche.
  – Neutrales Öl (Olivenöl).

Durchführung

➤ **Vorbereitung in der Küche:** Frischen Ingwer reiben, getrocknetes Ingwerpulver in kleine Plastikschüssel geben, mit ca. 500 ml 80 °C heißem Wasser übergießen und 3–5 Minuten ziehen lassen. Windel in die Schüssel geben, gut vollsaugen lassen, in Küchentuch legen und auswringen.

➤ **Durchführung am Patienten:** Auflagetuch anlegen im Bereich der Lendenwirbelsäule, darüber Frotteetuch und Moltonaußentuch. Bettdecke fest am Körper andrücken, Schultern gut einpacken, Wärmflasche bei kalten Füßen anlegen und mit Bettdecke befestigen. Zimmer abdunkeln, für absolute Ruhe sorgen.

➤ **Dauer der Auflage:** 20–40 Min.

➤ **Nachbereitung:** Wickel abnehmen, auf Applikationsort neutrales Öl auftragen. Außenwickeltuch wieder anlegen. Nachruhe 30 Min.

➤ **Häufigkeit der Anwendung:** 1×tgl. Von den Gesetzen der Wärmeregulation ausgehend gehört dieser Wickel in den Vormittag. Ingwerwickel können kurmäßig angewendet werden z.B. bei chronischen Erkrankungen. Dabei empfiehlt sich 5 Tage Wickel, 2 Tage Pause, weitere 5 Tage Wickel. Die Anzahl der Wickel richtet sich nach den Beschwerden und der Schwere der Erkrankung.

🔄 *Beachte:* Auf gute Wickeltechnik achten, z.B. bei Hohlkreuz dürfen keine Kältelöcher entstehen, evtl. zusätzliches Tuch unterlegen.

Allgemeines

➤ **Näheres** zu Arnika s.S 30.
➤ **Indikation:** Gelenkschmerzen, rheumatische Gelenkbeschwerden, Infektarthritis, Quetschungen, Zerrungen, Prellungen, Bänderrisse, Frakturödeme.
➤ **Kontraindikationen:** Allergie.
➤ **Wirkung:**
  – Schmerzlinderung, Abschwellung, Entzündungshemmung, Gefäßstabilisierung.
  – *Pflegeerfahrung:* Bei heißen Gelenken Wassertemperatur kalt, bei Arthritis lauwarm, bei eiskalten Gelenken heiß wählen.
➤ **Materialien:**
  – 1 EL Arnika-Essenz 60%.
  – Leinentuch mehrfach zusammengelegt oder Kompresse, 1 elastische Mullbinde zum Anwickeln.
  – 1 Moltexunterlage als Nässeschutz.

Durchführung

➤ **Vorbereitung in der Küche:** 300 ml Wasser, Temperatur je nach Befund und Empfindung des Patienten, mit Arnika-Essenz in kleiner Schüssel vermischen, Kompresse eintauchen.
➤ **Durchführung am Patienten:** Patienten Arnika riechen lassen. Eingetauchtes Leinentuch oder Kompresse auswringen, auflegen und mit elastischer Mullbinde anwickeln. Moltex als Nässeschutz unterlegen.
➤ **Dauer der Auflage:** Je nach Schwere der Entzündung 30 Min.–2 Std., kann mehrfach wiederholt werden. Wenn der Verband antrocknet, erneut Arnikalösung nachgießen. Bei chronischen Gelenkbeschwerden empfiehlt sich die Anwendung morgens und abends für jeweils 30 Min.

23.1 Arnika-Pulswickel

Allgemeines

➤ **Indikation:** Fieberanstieg, kalte Hände, kalte Füße, Zentralisation, Verengung der peripheren Blutgefäße.
➤ **Kontraindikation:** Allergie.
➤ **Wirkung:**
  – Öffnung der peripheren Arterien.
  – *Pflegeerfahrung:* Pulswickel unterstützen im Fieberanstieg die Öffnung der peripheren Arterien. Manchmal beendet ein Schweißausbruch den Fieberanstieg. Nach Öffnung der Peripherie wird der Körper heiß vom Kopf bis zu den Füßen. Dies ist der richtige Zeitpunkt für kühlende Wadenwickel oder Waschungen (s. S. 301).
➤ **Materialien:**
  – 10 ml Arnikaessenz 60 %.
  – 4 Baumwoll-Innentücher 10×25 cm oder Bourette-Seide.
  – 4 schmale Moltontücher 12×26 cm, 1 Küchentuch.
  – 200 ml heißes Wasser (80 °C).

Durchführung

➤ **Vorbereitung in der Küche:** Heißes Wasser und Arnikaessenz in kleine Schüssel geben. Aufgerollte Pulswickel in Küchentuch legen und in heiße Lösung eintauchen. Mit dieser Schüssel zum Patienten gehen.
➤ **Durchführung am Patienten:** Patienten Arnikalösung riechen lassen. Pulswickel im Küchentuch auswringen, so heiß wie möglich auf die Pulsstelle legen und Molton- oder Wolltuch darüberwickeln. Die Wickel alle 10 Min. erneuern, nach 3× wechseln eine Pause einlegen. Schläft der Patient ein, können die Wickel auch über Nacht liegenbleiben. Bei jedem Wechsel der Pulswickel ist eine neue Lösung herzustellen.
➤ **Dauer der Anwendung:** 30 Min.

Allgemeines

- ➤ **Näheres** zu Senf s. S. 108.
- ➤ **Indikation:** Beginnende Erkältung, Sinusitis, Tonsillitis, Kopfschmerzen.
- ➤ **Wirkung:** Mit äußerlichen Senfbehandlungen können gestaute Stoffwechselprodukte abgeleitet werden. Der Senf regt die Haut an und ruft eine Hyperämie hervor.
- ➤ **Materialien:**
  - 2 EL Senfmehl für niedrige Fußbadewanne, Wasserfüllung bis Knöchel.
  - ◉ *Beachte:* Schwarzes Senfmehl (Semen sinapis nigrae pulv., Apotheke) verwenden.
  - Alternativ: 4 EL Senfmehl für hohe Fußbadewanne, Wasser bis zum Knie bzw. Wade.
  - 1 Meßbecher, Handtuch, Hautpflegeöl, Wollsocken.

Durchführung

- ➤ **Vorbereitung:** Fußbadewanne zu $^2/_3$ mit 37° C warmem Wasser füllen, 2 EL Senfmehl dazugeben, Wasser und Senfmehl vermischen.
- ➤ **Durchführung am Patienten:** Füße bis über die Knöchel eintauchen. Nach 5 Min. Badezeit heißes Wasser nachgießen, damit über 10 Min. eine konstante Wassertemperatur besteht. Nach 10 Min. Füße mit klarem lauwarmem Wasser abspülen, insbesondere Zehenzwischenräume und Knöchel. Gut abtrocknen.
- ➤ **Dauer der Anwendung:** Kann von 10 bis auf 20 Min. gesteigert werden. Maßgebend sind die individuelle Verträglichkeit, Rötung der Haut und Schwere der Erkrankung.
- ➤ **Nachbehandlung:** Füße mit Johanniskrautöl oder einem anderen guten Pflanzenöl (z. B. Olivenöl) einreiben. Wollsocken anziehen. Nachruhe: 30 Min. oder abends vor der Nachtruhe durchführen.
- ◉ *Beachte:* Das Bad ruft eine Hautrötung hervor, manchmal tritt diese Rötung erst nach mehreren Bädern auf. Sollte die Rötung am nächsten Tag noch vorhanden sein, einen Tag mit der Behandlung aussetzen.

23.3 Zitronen-Halswickel

Allgemeines

➤ **Indikation:** Beginnende Halsentzündung mit Schluckbeschwerden, chronische Halsentzündung.
➤ **Kontraindikation:** Allergie, Entzündungen der Haut im Auflagebereich, Patient akzeptiert den Geruch nicht.
➤ **Wirkung:** Adstringierend, antiseptisch, antibakteriell.
➤ **Materialien:**
  – 1 Zitrone, möglichst ungespritzt.
  – 500 ml heißes Wasser.
  – 2 Windeln, 1 Küchentuch, 1 Wollschal oder Seidentuch.

Durchführung

➤ **Vorbereitung in der Küche:** Eine Zitrone abwaschen und halbieren, kochendes Wasser in die Schüssel geben. Zitrone mit der Schnittfläche nach unten in die Schüssel mit heißem Wasser geben und mit einer Gabel unter Wasser festhalten. Mit einem Küchenmesser die Schale einritzen und Fruchtfleisch unter Wasser einschneiden. Mit einem Trinkglas den Saft ausdrücken, ätherisches Öl tritt aus. Windel in Halsbreite falten, in das Küchentuch legen, in das heiße Zitronenwasser eintauchen und vollsaugen lassen.
➤ **Durchführung am Patienten:** Auswringen und so heiß wie möglich um den Hals legen, die Halswirbelsäule bleibt frei (Abb. 6). Darüber 1 trockene Windel und Wollschal oder Seidentuch.
➤ **Dauer der Auflage:** Solange der Halswickel als warm und angenehm empfunden wird.
☯ *Beachte:* Bei stark schmerzhaften Schluckbeschwerden Wassertemperatur kalt wählen. Den Wickel solange auf dem Hals liegen lassen, bis er angewärmt ist bzw. nicht mehr kühlt.
➤ **Nachbehandlung:** Hals mit einem Schal oder Tuch warmhalten.

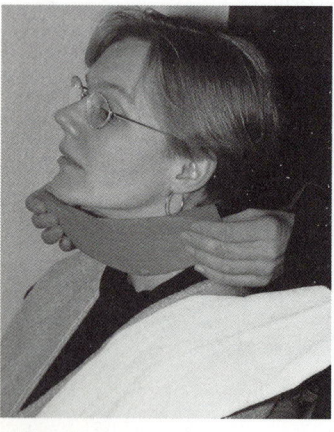
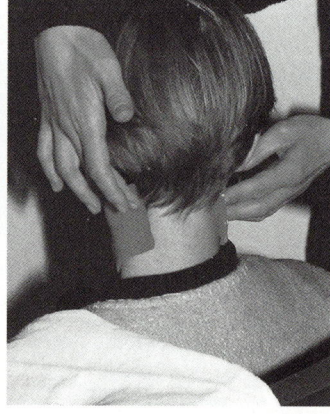

Abb. 6   Auflage eines Zitronenwickels (aus A. Sonn. Wickel und Auflagen. Stuttgart: Thieme 1998)

Allgemeines

➤ **Näheres** zu Pfefferminze s. S. 98.
➤ **Indikation:** Fieber ab 39 °C.
➤ **Kontraindikation:** Vorsicht bei Allergikern!
◔ *Beachte:* Der Körper muß völlig warm sein inkl. Hände und Füße. Es darf keine Zentralisation des Kreislaufs vorliegen.
➤ **Wirkung:** Menthol aus Pfefferminzblättern wirkt kühlend auf der Haut.
➤ **Materialien:** 1 l Pfefferminztee, Waschlappen, Handtuch.

Durchführung

➤ **Vorbereitung:** Wie bei Ganzwaschung (s. S. 27). Wassertemperatur 1–2 °C unterhalb der Körpertemperatur des Patienten wählen. 3 EL Tee mit 1 l kochendem Wasser überbrühen und 5 Min. ziehen lassen, dann zu 3–4 l Waschwasser dazugeben.
➤ **Durchführung am Patienten:** An Armen und Beinen beginnend mit nassem Waschlappen abwaschen. Leicht abtupfen, nicht abtrocknen. Verdunstungskälte kühlt den Körper.
➤ **Häufigkeit der Anwendung:** Nach jedem Fieberanstieg über 39 °C. Voraussetzung: Der Kreislauf ist nicht zentralisiert.

24.1 Wundverband mit Ringer-Calendulatinktur

Allgemeines

➤ **Näheres** zu Calendula s. Ringelblume S. 100.
➤ **Indikation:** Schlecht heilende Wunden, schmutzig belegte Wunden, Ulcus cruris, Strahlenulzera, Dekubitus II. und III. Grades, komplizierte Wundheilungsstörungen z. B. bei Diabetes mellitus, schlecht heilende Amputationsstümpfe, OP-Wunden.
➤ **Kontraindikation:** Allergie auf Korbblütler.
➤ **Wirkung:** Desinfizierend, entzündungshemmend, granulationsfördernd, regt das Lymphsystem an. Ringerlösung enthält Kalium. Die Befeuchtung der Wunde mit ringerlösungsgetränkten Tender-Wet-Kompressen stellt dem Granulationsgewebe das notwendige Kalium zur Verfügung, die Kompresse versorgt die Wunde über 12 Std. mit der notwendigen Feuchtigkeit zur Reinigung und später zur Granulation.
➤ **Materialien:**
  – Calendula-Tinktur 70 %.
  – Ringer-Lösung.
  – Tender-Wet-Kompressen.
  – Unsterile und sterile Handschuhe.
  – Sterile Spritzen, Kanülen, Größen entsprechend der Wunde.
  – Sterile Mullkompressen, sterile Kugeltupfer.
  – Fixiermaterial (Mull und Pflaster).
  – Pinzetten anatomisch/chirurgisch.
  🔴 *Beachte:* Bei Pflasterallergie zusätzlich Hydrokolloidverband zum Abkleben der Wundränder.

Durchführung

➤ **Vorbereitung:** Tender-Wet-Kompressen mit Ringer- und Calendula-Lösung 10 % tränken. Vorgehensweise: Mischungsverhältnisse s. Tab. 3. Lösung aufziehen und auf die Kompresse spritzen. Einwirkzeit 3 Min.
➤ **Durchführung am Patienten:**
  – Händedesinfektion und unsterile Handschuhe anziehen.
  – Alten Verband abnehmen und dabei auf die Farbe des Wundsekretes und Nekrosenreste etc. achten. *Wundbeurteilung:* Aussehen (Beläge?), Ausdehnung, Geruch, Farbe, Temperatur.
  – Händedesinfektion, sterile Handschuhe anziehen.
  – Wunde mit Pinzette und mit in Ringer-Lösung getränkten sterilen Tupfern/ Kompressen reinigen.
  – Getränkte Tender-Wet-Kompressen so in die Wunde legen, daß die gesamte Wundfläche abgedeckt ist; anschließend mit sterilen Kompressen 1 – 2 Lagen abdecken und mit Fixomull fixieren.
➤ **Häufigkeit des Verbandwechsels:** Alle 12 Std. (es gibt auch Kompressen für 24 Std., z. B. Hartmann Tender-Wet-Kompressen 24; empfehlenswert bei sauberen Wunden).

Tabelle 3 Dosierung und Mischungsverhältnis von Calendula-Tinktur und Ringerlösung 10 % auf Tender-Wet-Kompressen in Abhängigkeit von der Größe

Größe der Kompresse	Flüssigkeitsmenge	Mischungsverhältnis
10×10 cm	60 ml	51 ml Ringerlösung und 9 ml Calendula-Tinktur
7,5×7,5 cm	30 ml	25,5 ml Ringerlösung und 4,5 ml Calendula-Tinktur
5,5×5,5 cm	15 ml	12,5 ml Ringerlösung und 2,5 ml Calendula-Tinktur
4×4 cm	10 ml	8,5 ml Ringerlösung und 1,5 ml Calendula-Tinktur

24.2 Wundverband mit Ringer-Calendula (tiefe Wunden) ■

Allgemeines

➤ **Näheres** zu Calendula s. Ringelblume S. 100.
➤ **Indikation:** Tiefe Dekubiti Stadium 3–4, ausgefranste Wunden mit tiefen Wundtaschen, Wundhöhlen bei Tumorerkrankungen, sezernierende tiefe Wunden, proktologische Wunden, tiefe Strahlenulzera, Biß- und Stichwunden.
➤ **Kontraindikation:** Allergie auf Calendula, trockene Wunden.
➤ **Wirkung:**
  – S. Verbandswechsel mit Calendulatinktur S. 302.
  – *Sorbalgon* ist eine lockere, nicht gewebte Kompresse aus hochwertigen Kalziumalginat-Fasern mit ausgezeichneten gelbildenden Eigenschaften. Sorbalgon-Kompressen nehmen ca. 10 ml pro Gramm ihres Gewichtes an Sekreten auf und verfügen somit über eine hohe Saugleistung. Während der Faserquellung können Keime und Detritus in die sich bildenden Gelmasse aufgenommen werden. Damit ist eine wirkungsvolle Wundreinigung mit deutlicher Keimreduzierung zu erzielen.
  – *Cutinova foam*-Verbandstoff regt die physiologische Wundreinigung an, reguliert den Feuchtigkeits- und Wärmehaushalt in der Wunde und verklebt nicht mit dem Wundgrund.
➤ **Materialien:**
  – Ringerlösung, Calendula-Tinktur 70%.
  – Sorbalgon-Kompresse je nach Größe der Wunde 5×5 cm oder 10×10 cm.
  – Cutinova foam Kompresse zum Verschließen der Wunde (Größen: 5×6 cm, 10×10 cm, 15×20 cm).
  – Händedesinfektionsmittel, 2 Paar sterile Handschuhe.
  – 2 sterile Spritzen 10 ml, Kanüle.
  – Pinzette, Kugeltupfer.

Durchführung

➤ **Vorbereitung:** S. Calendulatinktur S. 302. Ringerlösung zur Spülung der Wunde aufziehen. Ringer/Calendula-Lösung aufziehen (8,5 ml Ringerlösung und 1,5 ml Calendula-Tinktur 70%).
➤ **Durchführung am Patienten:** Wunde mit Ringerlösung spülen, ggf. mit Kugeltupfer auswischen (Handschuhwechsel). Mit der Pinzette Sorbalgon-Kompresse in die Wunde einführen, die Kompresse wird mit Ringer/Calendula-Lösung durchtränkt. Wundverschluß mit Cutinova foam (oder gleichwertigem Verband): Der hydroaktive Verband wird mit der haftenden Seite auf die gereinigte Wundoberfläche appliziert. Die Wundränder sollen dabei mind. 2–3 cm abgedeckt sein, damit eine sichere Haftung auf der trockenen Umgebungshaut gewährleistet ist. Ränder mit Fixomull festkleben.
➤ **Häufigkeit des Verbandswechsels:** Alle 24 Std., spätestens jedoch, wenn das Sekret eine erkennbare Blase mit Verfärbung des Verbandes zeigt.

Allgemeines

➤ **Näheres** zu Ratanhia s. S. 100.
➤ **Indikation:** Schürfwunden, Blutungen durch spontane Hautrisse bei Kortison-haut, Harnröhrenblutung durch Dauerkatheter, Herpesblasen/Herpes zoster, Effloreszenzen, Sickerblutungen bei Hämophilie-Patienten.
➤ **Kontraindikation:** Allergie auf Ratanhia.
➤ **Wirkung:** Desinfizierend, adstringierend, blutstillend, antibakteriell.
➤ **Materialien:** Anwendung in Kombination mit modernen Verbandsstoffen, z. B. Tabotamp-Kompressen.

Durchführung

➤ **Vorbereitung:** Z. B. bei starkem Nasenbluten Tabotamp-Kompressen mit Ratan-hia-Tinktur tränken.
➤ **Durchführung am Patienten:** Die Tinktur wird pur aufgetragen, ein Verband ist in der Regel nicht erforderlich.
➤ **Häufigkeit der Anwendung:** Kann je nach Intensität der Blutung mehrmals tgl. aufgetragen werden.

Allgemeines

- ➤ **Näheres** zu Arnika s. S. 30.
- ➤ **Indikation:** Hämatome, Entzündungen als Folge von Insektenstichen, Oberflächenphlebitis, Phlegmone, Furunkulose, Erysipel.
- ➤ **Kontraindikation:** Allergie auf Arnika.
- ➤ **Wirkung:**
  - Schmerzlindernd, abschwellend, entzündungshemmend, gefäßstabilisierend.
  - *Pflegeerfahrung:* Arnikawickel haben sich gut bewährt bei großflächigen Hämatomen, ebenso bei akuten Entzündungen und starken Schwellungen nach Insektenstichen.
- ➤ **Materialien:**
  - 1 EL Arnika-Essenz 60 %.
  - 300 ml kaltes Wasser.
  - 1 Leinentuch, mehrfach zusammengelegt.
  - 1 Mullbinde zum Fixieren des Tuches.
  - 1 Moltexunterlage als Nässeschutz.

Durchführung

- ➤ **Vorbereitung in der Küche:** Arnika-Tinktur und Wasser in eine Schüssel geben, vermischen und Leinentuch hineinlegen.
- ➤ **Durchführung am Patienten:** Patienten Arnika riechen lassen. Moltexunterlage unterlegen. Leinentuch auswringen und auflegen, evtl. mit Mullbinde fixieren.
- ➤ **Dauer der Auflage:** 30 Min. – 2 Std., je nach Schwere der Entzündung. Der Verband kann erneut befeuchtet werden durch Übergießen mit Lösung.

Allgemeines ────────────

➤ **Indikation:** Allergie, Juckreiz bei Ekzemen, Juckreiz bei Leber- oder Nierenerkrankungen.
➤ **Kontraindikation:** Allergie gegen Stiefmütterchen.
➤ **Wirkung:** Linderung des Juckreizes, Beruhigung des Patienten. Wirkung kann noch verstärkt werden durch orale Einnahme von Stiefmütterchentee (tgl. 3×1 Tasse).
➤ **Materialien:**
  – Zusätze: 1 l Stiefmütterchentee.
  – 3 – 4 l Wasser, Waschlappen, Handtuch.

Durchführung ────────────

➤ **Vorbereitung:** Wassertemperatur 30 – 35 °C. 3 EL Tee mit 1 l kochendem Wasser überbrühen, 5 Min. ziehen lassen und zu 4 l kaltem Wasser dazugeben.
➤ **Durchführung am Patienten:** Beruhigende Waschung s. S. 294.
➤ **Häufigkeit der Anwendung:** 1 – 3×tgl. je nach Stärke der Symptome.

24.6 Weißkohlauflagen

Allgemeines

➤ **Indikation:** Hautkrankheiten mit Bläschen und Pusteln, Akne, Impetigo, Erysipel, Phlegmone, Gangrän, Abszess, infizierte Wunden, Panaritien, Urtikaria, akute Neurodermitis, Insektenstiche, Bißwunden, Verbrennungen (kühlend, beruhigend), Herpes zoster (mit Saft betupfen), Mastitis, Lymphstau, Thrombophlebitis, Ulcus cruris (Brei- oder Blatt-Auflagen), Gicht, primär chronische Polyarthritis, Arthritis mit Ergüssen.

➤ **Wirkung:** Entzündungshemmend, abschwellend, erweichend, kühlend, beruhigend.

➤ **Materialien:**
  - 1 frischer Weißkohl.
  - Messer, Melanintablett, leere Wasserflasche, Baumwolltuch oder Kompresse, Wolltuch.
  - Befestigungsmaterial je nach Ort der Auflage, z. B. elastische Mullbinde oder Moltonaußentuch.

Durchführung

➤ **Vorbereitung in der Küche:** Einzelne Kohlblätter abschneiden, gut abwaschen und trockentupfen.

➤ **Durchführung am Patienten:**
  - Die vorbereiteten Kohlblätter werden auf den kranken Körperteil dachziegelartig aufgelegt. Über die Kohlblätter ein Baumwolltuch, Kompresse oder Windel legen. Bei heißen Gelenken werden die gequetschten Blätter raumtemperiert aufgelegt. Bei kalten Gelenken werden die gequetschten Blätter in einer Plastiktüte auf die Wärmflasche erwärmt und angewärmt aufgelegt. Mit Moltonaußentuch oder elastischer Mullbinde werden die Kohlblätter mit Baumwolltuch fest angewickelt.
  - *Auflagen auf offene Wunden, z. B. Ulcus cruris:* Wundrand mit Calendula-Babycreme abdecken. In die Wunde Kohlmus (Kohlblätter mit Passierstab pürieren) geben oder Kohlblätter in Streifen schneiden und in 1 – 2 mm Abstand in die Wunde legen. Die Kohlblätter dürfen den Wundrand nicht überragen. Auf das Kohlmus mehrere Lagen Mullkompressen zum Aufsaugen von Sekret legen. Bei starker Sekretion muß der Verband häufig gewechselt und die Wunde mit Ringerlösung gereinigt werden.

➤ **Dauer der Auflage:** 1 – 12 Std. Bei schmerzenden Gelenken haben sich Auflagen über Nacht bewährt. Bei Wunden richtet sich die Häufigkeit des Auflagenwechsels nach der Menge des Wundsekretes.

➤ **Nachbehandlung:** Beim Abnehmen oder Wechseln des Wickels wird die Haut mit lauwarmem Wasser abgewaschen und bei empfindlicher Haut mit Olivenöl eingerieben.

➤ **Verlauf der Wundheilung bei Kohlauflagen:**
  - Aufweichen und Auflösung vorhandener Nekrosen, Verflüssigung von Belägen, Austritt stinkender, weißlich-bräunlicher Flüssigkeit.
  - Abgrenzung der Wunde von der Umgebung, Granulation, Epithelisierung.
  - Saubere Narbenbildung.

⊙ *Beachte:* Bei bisher schmerzlosen Wunden können ziehende Schmerzen auftreten (z. B. Fersendekubiti). Die Schmerzen können nachlassen, dafür kommt es dann zu dem bekannten „Heiljucken".

Allgemeines

➤ **Indikation:** Strapaziertes Haar, strapaziertes Haar durch Dauerwelle, Haarausfall, Schuppen, seborrhoisches Ekzem auf der Kopfhaut, bei Langzeitpatienten, bei denen durch Streß, Fieberschübe und Antibiosen Haarausfall eingetreten ist.
➤ **Wirkung:** Eigelb und Öl glätten das Haar. Rosmarinöl führt zu einer besseren Durchblutung der Kopfhaut. Eukalyptusöl wirkt desinfizierend und hilft bei Schuppen und Juckreiz der Kopfhaut.
➤ **Materialien:**
  – 1 Eigelb (kurzes Haar), 2 Eigelb (langes Haar).
  – 3 EL Pflanzenöl (kurzes Haar), 6 Eßl. Pflanzenöl (langes Haar), z.B. Sonnenblumen-/Distel-/Olivenöl.
  – 1 Spritzer Zitronensaft.
  – 5 Trpf. ätherisches Rosmarinöl 100%.
  – 5 Trpf. ätherisches Eukalyptusöl 100%.

Durchführung:

➤ **Vorbereitung in der Küche:** Aus Eigelb und Öl bei Zimmertemperatur eine Mayonnaise herstellen. Zitronensaft und die ätherischen Öle einrühren.
➤ **Durchführung am Patienten:** Auf die trockenen Haare auftragen und einmassieren. Die Haare in eine Plastiktüte einbinden und darüber ein angewärmtes Frotteetuch wickeln.
➤ **Einwirkzeit:** 30 Min.
➤ **Nachbereitung:** Nach 30 Min. die Kopfhaut und die Haare mit lauwarmem Wasser mehrfach abspülen. Mildes Shampoo benutzen. Das Haar läßt sich anschließend gut durchbürsten und hat einen schönen Glanz.
➤ **Häufigkeit der Anwendung:** Bei starkem Haarausfall und Schuppen 1×wöchentlich die Packung anwenden, bis sich Besserung einstellt.

24.8 Glanzhaarpackung

Allgemeines

➤ **Indikation:** S. Eigelbpackung S. 309.

➤ **Wirkung:** Eigelb und Öl glätten das Haar. Zedernholzöl wirkt haarstärkend und entgiftet den Haarboden. Bayöl stimuliert den Haarwuchs.

➤ **Materialien:**
- 1 Eigelb (kurzes Haar), 2 Eigelb (langes Haar).
- 3 EL Jojobaöl (kurzes Haar), 6 EL Öl (langes Haar).
- 1 Spritzer Zitronensaft.
- 5 Tropfen ätherisches Zedernholzöl 100%.
- 5 Tropfen ätherisches Bayöl 100%.

Durchführung

➤ S. Eigelbpackung S. 309.

Tabelle 4   Heilpflanzenöle bei Erkrankungen des Bewegungsapparates

Moor-Lavendelöl	Rheuma, Wetterfühligkeit, Wirbelsäulensyndrom, Neuralgien, chron. Schmerzzustände, Metastasenschmerzen
Aconitöl (Nervenöl)	rheumatische Gelenkerkrankungen, Neuralgien, Neuritiden
Arnica e floribus W 5 % Öl	Myogelosen, subakute und chron. Gelenkerkrankungen, Muskelkater, Hämatome, stumpfe Verletzungen, Zerrungen, Quetschungen
Rosmarin Ol.aethereum 10 %	rheumatische Erkrankungen bei Neigung zu allgemeinem Kältegefühl
Birken-Rheumaöl ohne Arnika	schmerzhafte, traumatische, entzündliche oder rheumatisch bedingte Muskel- und Gelenkerkrankungen
Birken-Rheumaöl mit Arnika	wie Birken-Rheumaöl, Wirkung verstärkt
Hypericum Öl 5 %	Rückenschmerzen, Wurzelreizsyndrom, Muskelrheumatismus
Campher Öl 5 %	rheumatische Schmerzzustände, Neuralgien, periphere Durchblutungsstörungen
Equisetum arvense Öl 10 % Ackerschachtelhalmöl	chron. entzündliche, degenerative Erkrankungen von Gelenken und Nerven

26.1 Pflanzenglossar lateinisch – deutsch

lat. Name	dt. Name	Droge
Achillea millefolium	Schafgarbe	Schafgarbenkraut, -blüten
Acorus calamus	Kalmus	Kalmuswurzelstock
Adonis vernalis	Adonisröschen	Adoniskraut
Aesculus hippocastanum	Roßkastanie	Roßkastanienbaum
Agropyron repens (Triticum repens)	Quecke	Queckenwurzelstock
Alchemilla vulgaris (A.xanthochlora)	Frauenmantel	Frauenmantelkraut
Allium cepa	Küchenzwiebel	Zwiebel
Allium sativum	Knoblauch	Knoblauchzwiebel
Allium ursinum	Bärlauch	Bärlauchkraut
Aloe barbadensis Aloe capensis	AloeKap-Aloe	Aloeblättersaft
Alpinia officinarum	Galgant	Galgantwurzelstock
Althena officinalis	Eibisch	Eibischwurzel,-blätter
Althaea rosea	Stockrose	Stockrosenblüten
Ammi visnaga	Khella	Ammi visnagafrüchte
Ananas comosus	Ananas	Rohbromelain
Angelica archangelica	Engelwurz	Angelikawurzel
Arctium lappa (Lappa major)	Große Klette	Klettenwurzelstock
Arctostaphylos uva ursi	Bärentraube	Bärentraubenblätter
Armoracia rusticana	Meerrettich	Meerrettichwurzel
Arnica montana	Arnika	Arnikablüten
Artemisia absinthium	Wermut	Wermutkraut
Atropa belladonna	Tollkirsche	Tollkirschenblätter,-wurzel
Avena sativa	Hafer	Haferstroh
Beta vulgaris	Zuckerrübe	Betanin
Beta vulgaris var. conditiva	Rote Rübe	Betanin
Betula pendula (B. pubescens, B. verrucosa)	Birke	Birkenblätter
Calendula officinalis	Ringelblume	Ringelblumenblüten
Capsella bursa-pastoris	Hirtentäschelkraut	Hirtentäschelkraut
Capsicum anuum	Paprika	Paprikafrüchte
Carica papaya	Melonenbaum	Melonenbaumfrüchte
Carum carvi	Kümmel	Kümmelfrüchte
Cassia acutifolia	Senna	Sennesblätter und -früchte
Centaurium minus	Tausendgüldenkraut	Tausendgüldenkraut
Cephaelis ipecacuanha	Brechwurz	Ipecacuanhawurzel

lat. Name	dt. Name	Droge
Cetraria islandica	Isländisch Moos	Isländisch Moos
Chelidonium majus	Schöllkraut	Schöllkraut
Cimicifuga racemosa	Traubensilberkerze	Traubensilberkerzen-wurzelstock
Chinchona pubescens	Chinabaum	Chinarinde
Cinnamomum camphora	Kampfer	Campher
Citrus aurantium	Pomeranze	Pomeranzenschalen
Cnicus benedictus	Benediktenkraut	Benediktenkraut
Colchicum autumnale	Herbstzeitlose	Herbstzeitlosen, -blüten, -samen, -knollen
Cola nitida	Kola	Kolasamen
Convallaria majalis	Maiglöckchen	Maiglöckchenkraut
Crataegus laevigata s. monogyna	Weißdorn	Weißdornblüten, -blätter, -früchte
Cucurbitae pepo	Kürbis	Kürbissamen
Cynara scolymus	Artischocke	Artischockenblätter
Drosera rotundifolia	Sonnentau	Sonnentaukraut
Echinacea purpurea, E. pallida	Sonnenhut	Sonnenhutkraut, -wurzel
Eleutherococcus senticosus	Eleutherococcus	Eleutherococcuswurzel
Ephedra sinica (E. shennungiana)	Ephedra	Ephedrakraut
Equisetum arvense	Ackerschachtelhalm	Schachtelhalmkraut
Eryngium planum	Mannstreu	Mannstreukraut
Eschscholtzia californica	Kaliforn. Goldmohn	Goldmohnkraut
Eucalyptus globulus	Eukalyptus	Eukalyptusblätter, -öl
Euphrasia officinalis	Augentrost	Augentrostkraut
Filipendula ulmaria	Mädesüß	Mädesüßkraut, -blüten
Foeniculum vulgare	Fenchel	Fenchelfrüchte
Fumaria officinalis	Erdrauch	Erdrauchkraut
Galega officinalis	Geißraute	Geißrautenkraut
Gelsemium sempervivens	Gelber Jasmin	Gelsemiumwurzelstock
Gentiana lutea	Enzian	Enzianwurzel
Ginkgo biloba	Ginkgobaum	Ginkgoblätter
Glycyrrhiza glabra	Süßholz	Süßholzwurzel
Gratiola officinalis	Gottesgnadenkraut	Gottesgnadenkraut
Hamamelis virginiana	Virginische Zaubernuß	Hamamelisblätter
Harpagophytum procumbens	Teufelskralle	Teufelskrallenwurzel

26.1 Pflanzenglossar lateinisch – deutsch

lat. Name	dt. Name	Droge
Harungania madagascariensis	Harongabaum	Harongablätter, -rinde
Hedera helix	Efeu	Efeublätter
Herniaria glabra	Bruchkraut	Bruchkraut
Humulus lupulus	Hopfen	Hopfenzapfen
Hyoscyamus niger	Bilsenkraut	Bilsenkrautblätter
Hypericum perforatum	Johanniskraut	Johanniskraut
Ilex peraguariensis	Mate	Mateblätter
Juglans regia	Walnuß	Walnußblätter
Juniperus communis	Wacholder	Wacholderbeeren
Lamium album	Weiße Taubnessel	Taubnesselblüten
Lavandula angustifolia	Lavendel	Lavendelblüten
Leonurus cardiaca	Herzgespann	Herzgespannkraut
Levisticum officinale	Liebstöckel	Liebstöckelwurzel
Lichen islandicus	Isländ. Moos	Isländ. Moos
Linum usitatissimum	Lein	Leinsamen
Lycopus virginicus	Amerikanischer Wolfstrapp	Wolfstrappkraut
Lycopus europaeus	Europäischer Wolfstrapp	
Malva silvestris	Wilde Malve	Malvenblüten, -blätter
Mardenia condurango	Kondurango	Kondurangorinde
Matricaria recutita	Echte Kamille	Kamillenblüten
Melilotus officinalis	Steinklee	Steinkleekraut
Melissa officinalis	Melisse	Melissenblätter
Mentha piperita	Pfefferminze	Pfefferminzblätter
Menyantes trifoliata	Bitter- oder Fieberklee	Bitterkleeblätter
Oenothera biennis	Nachtkerze	Nachtkerzenöl
Olea europaea	Ölbaum	Olivenblätter
Ononis spinosa	Hauhechel	Hauhechelwurzel
Orthosiphon spicatus (O. stamineus, O. aristatus)	Orthosiphon	Orthosiphonblätter
Panax Ginseng	Ginseng	Ginsengwurzel
Passiflora incarnata	Passionsblume	Passionsblumenkraut
Petasites hybridus	Pestwurz	Pestwurzelstock
Petroselinum crispum	Petersilie	Petersilienkraut, -wurzel
Peumus boldus	Boldo	Boldoblätter
Phaseolus vulgaris	Gartenbohne	Gartenbohnenhülsen
Pimpinella anisum	Anis	Anisfrüchte

lat. Name	dt. Name	Droge
Pimpinella saxifraga	Bibernelle	Bibernellwurzel
Piper methysticum	Kava-Kava	Kava-Kavawurzelstock
Plantago psyllium	Flohsamen	Flohsamen
Plantago ovata	Indischer Flohsamen	Ind. Flohsamenschalen
Plantago lanceolata	Spitzwegerich	Spitzwegerichkraut
Podophyllum peltatum	Fußblatt	Podophyllumwurzelstock, -harz
Polygonum hydropiper	Wasserpfeffer	Wasserpfefferkraut
Polygonum avicularis	Vogelknöterich	Vogelknöterichkraut
Populus	Pappel	Pappelknospen
Potentilla anserina	Gänsefingerkraut	Gänsefingerkraut
Potentilla erecta	Blutwurz	Tormentillwurzelstock
Primula veris, Primula elatior	Primel, Schlüsselblume	Primelblüten, -wurzel
Quercus robur	Eiche	Eichenrinde
Raphanus sativus	Rettich	Rettichwurzel
Rauwolfia serpentina	Schlangenwurz	Rauwolfiawurzel
Rhamus catharticus	Kreuzdorn	Kreuzdornbeeren
Rhamnus purshiana	Amerikan. Faulbaum	Amerikan. Faulbaumrinde
Rhamnus frangula	Faulbaum	Faulbaumrinde
Rheum palmatum	Rhabarber	Rhabarberwurzel
Ribes nigrum	Schwarze Johannisbeere	Schwarze Johannisbeeren
Rosa canina	Hundsrose	Hundsrosenfrüchte
Rosmarinus officinalis	Echter Rosmarin	Rosmarinblätter
Rubus fructicosus	Brombeere	Brombeerblätter
Ruscus aculeatus	Mäusedorn	Mäusedornwurzelstock
Salvia officinalis, -triloba	Salbei	Salbeiblätter
Sambucus nigra	Holunder	Holunderblüten
Saponaria officinalis	Seifenkraut	Rote Seifenwurzel
Sarothamus scoparius	Besenginster	Besenginsterblüten, -kraut
Sarsaparilla	Sarsaparille	Sarsaparillenwurzel
Scilla maritima	Meerzwiebel	Meerzwiebel
Secale cornutum	Mutterkorn	Mutterkorn
Serenoa repens, Sabal serrulata	Sägepalme	Sägepalmenfrüchte
Silybum marianum	Mariendistel	Mariendistelfrüchte
Solanum dulcamara	Bittersüß	Bittersüßstengel
Solidago virgaurea	Echte Goldrute	Goldrutenkraut
Symphytum officinalis	Beinwell	Beinwellwurzel, -kraut, -blätter

26.1 Pflanzenglossar lateinisch – deutsch

lat. Name	dt. Name	Droge
Taraxacum officinale	Löwenzahn	Löwenzahnwurzel mit -kraut
Thymus vulgaris	Echter Thymian	Thymiankraut
Tilia cordata Tilia platyphyllos	Winterlinde/ Sommerlinde	Lindenblüten
Tropaeolum majus	Kapuzinerkresse	Kapuzinerkresse, -samen, -blätter
Tussilago farfara	Huflattich	Huflattichblätter
Urtica urens, -dioica	Brennessel	Brennesselkraut, -blätter, -wurzel
Usnea barbata	Bartflechte	Bartflechten
Vaccinium myrtillus	Heidelbeere	Heidelbeeren
Valeriana officinalis	Baldrian	Baldrianwurzel
Verbascum densiflorum	Königskerze, Wollblume	Königskerzen-, Wollblumenblüten
Viola tricolor	Wildes Stiefmütterchen	Stiefmütterchenkraut
Viola odorata	Wohlriechendes Veilchen	Veilchenwurzel
Viscum album	Mistel	Mistelkraut
Vitex agnus castus	Mönchspfeffer, Keuschlammfrüchte	Keuschlammfrüchte
Xysmalobium undulatum	Uzara	Uzarawurzel
Zingiber officinalis	Ingwer	Ingwerwurzelstock

dt. Name	engl. Name
Adonisröschen	Adonis, false hellebore
Aloe vera	Aloe
Ammi visnaga	Khella
Ananas	Pineapple
Andorn	Marrubium
Anis	Common anise
Arnika	Arnica
Artischocke	Artichoke
Bärentraube	Arbutus uva-ursi
Baldrian	Vandal root, valerian
Ballonrebe	Cardiospermum
Benediktenkraut	Cardin, holy-thistle
Bilsenkraut	Poison tobacco, fetid nightshade
Birke	Birch
Bitterklee	Trefoil, bog myrtle
Bittersüß	Bittersweet nightshade, dulcamara
Blutwurz	Tormentilla
Brennessel	Nettle wort
Brombeere	Blackberry
Bockshornklee	Carob, locust bean
Boldo	Boldo
Campher	Camphor tree
Chinarindenbaum	Cinchona
Efeu	Common ivy
Eibisch	Althea
Eiche	Oak
Eisenkraut	Vervain
Eleutherococcus	Siberian ginseng
Engelwurz	Angelica
Enzian, gelber	Yellow gentian
Erdrauch	Earth smoke
Eukalyptus	Fever tree, eucalyptus
Faulbaum	Black alder
Fenchel	Fennel
Flohsamen	Plantain, psyllion
Fichte	Fir tree
Gänsefingerkraut	Silver weed, wild agrimony
Galgant	Galanga, indian root
Gelbwurz	Tumeric
Gewürznelke	Clove
Ginkgobaum	Ginkgo
Ginseng	Ginseng
Goldrute	Golden rod
Guajakholz	Guaiacum
Guarana	Guarana
Hafer	Oats
Hagebutte	Hip fruit, briar rose
Harongabaum	Haronga
Hauhechel	Wild liquorice

26.2 Pflanzenglossar deutsch – englisch

dt. Name	engl. Name
Hefe	Brewer's yeast
Heidelbeere	Blueberry
Herbstzeitlose	Colchicum
Herzgespann	Motherwort
Hirtentäschel	Sanguinary
Holunder	Elder
Hopfen	Hops
Ingwer	Ginger
Indigo, wilder	Wild indigo
Johannisbeere, schwarze	Black currant
Johanniskraut	St. John's wort
Kalmus	Acorus, calamus
Kamille	Chamomilla
Kapuzinerkresse, große	Indian cress
Kava-Kava	Kava Kava
Kegelblume, blaßfarbene	Echinacea
Kiefer	Pine oils
Knoblauch	Garlic
Königskerze	Verbascum
Kondurangobaum	Condurango
Kreuzdorn	Common buckthorn
Kümmel	Caraway
Kürbis	Pumpkin
Lavendel	Lavender
Lein	Flax
Lebensbaum	Thuja
Liebstöckel	Lovage
Linde	Lime
Löwenzahn	Dandelion
Mädesüß	Spirea ulmaria
Mäusedorn	Pettigree
Mahonie	Holly leaved berberis
Maiglöckchen	Convallaria
Malve	Mallow
Mariendistel	Marian-thistle
Melisse	Melissa
Meerrettich	Horseradish
Meerzwiebel	Squill
Minze, japanische	Japanese mint
Mistel	Mistletoe
Mönchspfeffer	Chaste tree
Mohn, kalifornischer	Californian poppy
Moos, isländisches	Cetraria
Myrrhe	British myrrh
Orange	Orange
Orthosiphon, Kumis	Java tea
Papayabaum	Papaya
Pappel, kanadische	European aspen, canadian poplar
Paprika	Capsicum

dt. Name	engl. Name
Passionsblume	Granadilla, passion flower
Pestwurz	Petasites vulgaris
Petersilie	Parsley
Pfefferminze	Peppermint
Pomeranze	Bitter orange
Primel	Primrose
Ratanhiawurzel	Rhatania, Krameria root
Rauwolfia	Rauwolfia
Rettich, schwarzer	Radish
Rhabarber	Rhubarb,
Ringelblume	Calendula
Rosmarin	Rosmary
Roßkastanie	Horse chestnut
Salbei	Sage
Sanddorn	Sea buckthorn
Sauerampfer	Sorrel
Schachtelhalm	Horsetail
Schafgarbe	Milfoil, thousandleaf
Schöllkraut, großes	Chelidonium
Schlangenwurz	Rauwolfia
Schlüsselblume	Primrose
Sägepalme	Sabal, saw palmetto
Senf, schwarzer	Mustard seed
Sennespflanze	Senna
Sonnenhut, blaßfarbener	Echinacea
Sonnenhut, purpurfarbener	Echinacea
Sonnentau	Dew plant
Spitzwegerich	Plantain
Steinklee	Melilot
Stiefmütterchen, wildes	Pansy viscum
Süßholz	Licorice
Taubnessel, weiße	White nettle
Tausendgüldenkraut	Centaury
Teufelskralle	Devil`s claw
Thymian	Common thyme
Tollkirsche	Belladonna
Traubensilberkerze	Cimicifuga
Uzarawurzel	Uzara
Wacholder	Juniper
Wasserpfeffer	Water pepper
Wegwarte	Chicory
Weide	Willow
Weißdorn	Hawthorn
Weinrebe	Grape wine
Wermut	Absinthium
Wolfstrapp	Water bugle
Weihrauch	Olibanum
Wintergrün	Aromatic wintergreen
Zaubernuß, virginische	Hamamelis
Zimt	Cinnamon

Ärztegesellschaft für Erfahrungsheilkunde e.V.
Postfach 10 28 69
69018 Heidelberg
Tel.: 0 62 21/48 95 07, Fax: 0 62 21/48 92 01

Arbeitsgemeinschaft Physikalische Medizin und Rehabilitation
Meckauer Weg 5
30629 Hannover
Tel.: 05 11/5 85 92 05, Fax: 05 11/5 85 92 06

Deutscher Naturheilbund (DNB)
Kreuzbergstr. 45
74564 Crailsheim
Tel.: 0 79 51/55 04, Fax: 0 79 51/4 46 54
Homepage: www.nhv.wetterau.de

Gesellschaft für Phytotherapie e.V.
Siebengebirgsallee 24
50939 Köln
Tel.: 02 21/4 20 19 15, Fax: 02 21/9 41 70 20
E-Mail: ges-phyto@t-online.de

Hufelandgesellschaft für Gesamtmedizin e.V.
Ortenaustr. 10
76199 Karlsruhe
Tel.: 07 21/88 62 76/77, Fax: 07 21/88 62 78

Internationale Gesellschaft für Biologische Medizin e.V.
Geschäftsstelle
Postfach 10 00 45
76481 Baden-Baden
Tel.: 0 72 21/50 11 15

Kneipp ÄRZTEbund e.V.
Gesellschaft für Naturheilverfahren
Postfach 14 63
86817 Bad Wörishofen
Tel.: 0 82 47/9 01 10, Fax: 0 82 47/9 01 11

Zentralverband der Ärzte für Naturheilverfahren e.V.
Bismarckstr. 3
72250 Freudenstadt
Tel.: 0 74 41/21 51

Tabelle 5 Adressen im Internet

www.datadiwan.de	System von Datenbanken und Datenbankverbindungen zur alternativen Medizin und zu wissenschaftlichen Grenzgebieten, umfangreiche Verbindungen zu deutschen Forschungs- und Anwendungszentren
www.healthy.net	Studiengruppen, Adressen, Ausbildung
www.lrz-muenchen.de/~ZentrumfuerNaturheilkunde/	viele Links zu klassischen und erweiterten Naturheilverfahren
www.magnet.at/ Wissensarchiv	Umfangreiches Archiv zu Gesellschaften, Basisinformationen und Links im Bereich der Ganzheitsmedizin, Vertretung mehrerer österreichischer Gesellschaften für Ganzheitsmedizin
www.naturheilkunde-aktuell.de	Suchplattform für Heilpraktiker und Patienten zur Naturheilkunde
www.zaen.de	Homepage des Zentralverbandes Ärzte für Naturheilverfahren (ZÄN)
ww.botanical.com/botanical/mgmh/ mgmh.html	Index mit Beschreibungen von über 800 Heilpflanzen, Rezepten und Giftpflanzen
www.herbweb.com	Übersichtsseite mit Verbindungen zu alphabetisch sortierten Pflanzenmonographien, viele Verweise
www.wic.net/waltzark/herbenc.htm	Heilpflanzen

28.1 Literatur

Verzeichnis häufig zitierter Literaturstellen

Frohne D, Pfänder HJ: Giftpflanzen, ein Handbuch für Apotheker, Toxikologen und Biologen. 4. Aufl., Wissenschaftliche Verlagsgesellschaft Stuttgart 1997.

Gruenwald J, Brendler T, Jaenicke C (Hrsg.): Physicians Desk Reference for Herbal Medicines. Medical Economics Company Inc., Montvale, 1988.

Hänsel R, Keller K, Rimpler H, Schneider G (Hrsg.): Hagers Handbuch der pharmazeutischen Praxis. 5. Aufl. Bde 4–6 (Drogen), Springer Verlag Berlin, Heidelberg, New York 1992–1994.

Madaus G: Lehrbuch der Biologischen Arzneimittel, Bde 1–3, Nachdruck Georg Olms Verlag, Hildesheim 1979.

Roth L, Daunderer M, Kormann K: Giftpflanzen, Pflanzengifte. 4. Aufl., Ecomed Fachverlag Landsberg/Lech 1993.

Schulz R, Hänsel R: Rationale Phytotherapie, Springer Verlag Heidelberg 1996.

Steinegger E, Hänsel R: Pharmakognosie. 5. Aufl., Springer Verlag Heidelberg 1992.

Teuscher E: Biogene Arzneimittel. 5. Aufl., Wissenschaftl. Verlagsgesellschaft Stuttgart 1997.

Wagner H, Wiesenauer M: Phytotherapie, Phytopharmaka und pflanzliche Homöopathika. Fischer Verlag, Stuttgart, Jena, New York 1995.

Wichtl M (Hrsg.): Teedrogen, 4. Aufl., Wiss. Verlagsgesellschaft Stuttgart 1997.

Halbfette Seitenzahlen = Haupttextstelle

Halbfette Seitenzahlen = Haupttextstelle

Halbfette Seitenzahlen = Haupttextstelle

Halbfette Seitenzahlen = Haupttextstelle

Halbfette Seitenzahlen = Haupttextstelle

Notizen

➤ Herz-Kreislauf-System

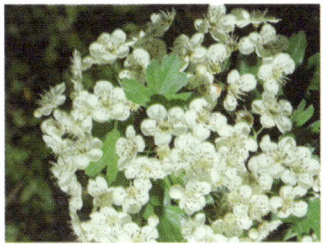

Weißdorn

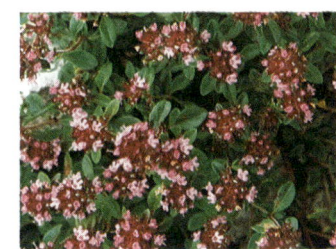

Ginkgo

➤ Atemwege

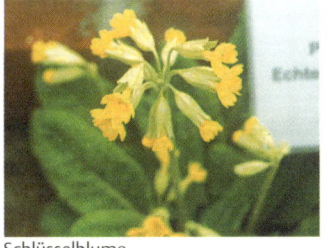

Schlüsselblume

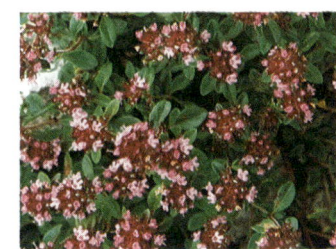

Thymian

➤ Mund

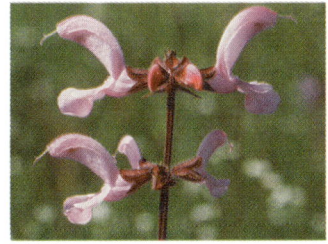

Salbei

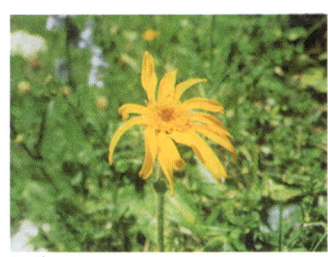

Arnika

➤ Verdauungstrakt

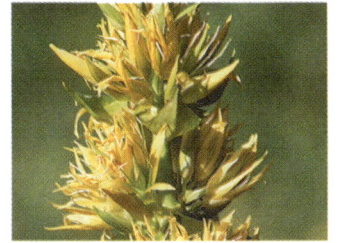

Gelber Enzian

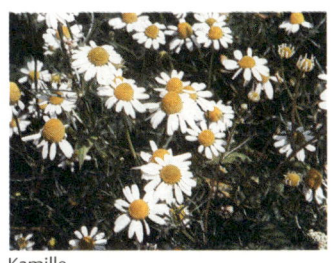

Kamille

➤ Harntrakt

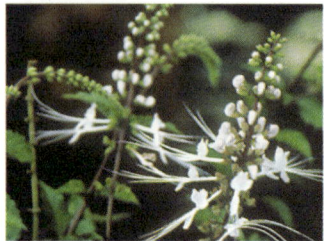

Orthosiphon

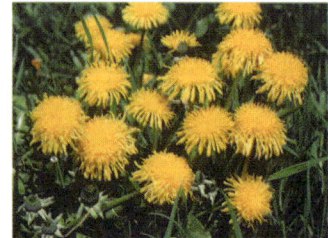

Löwenzahn

➤ Nervensystem

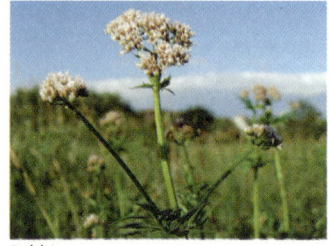

Baldrian

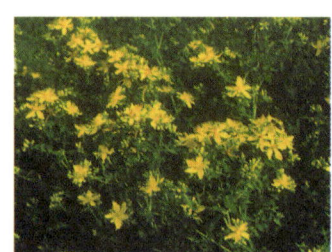

Johanniskraut

➤ Schwäche und Erschöpfungszustände

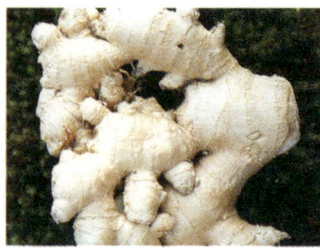

Ingwer

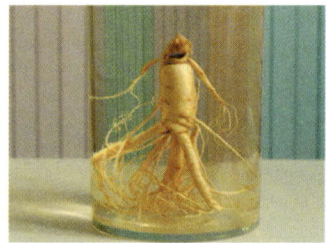

Ginseng

➤ Immunsystem

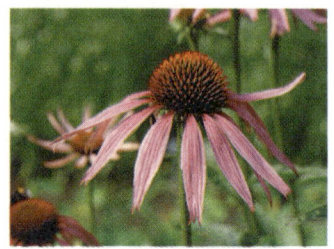

Sonnenhut

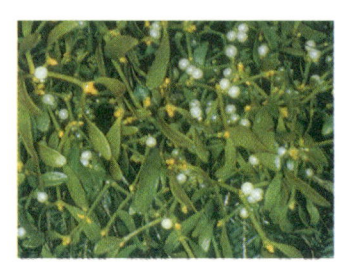

Mistel